国家出版基金项目
NATIONAL PUBLICATION FOUNDATION

中医历代名家学术研究丛书

主编 潘桂娟

潘桂娟 编著

陈士铎

Academic Research Series of Famous
Doctors of Traditional Chinese
Medicine through the Ages

"十三五"国家重点图书出版规划项目

全国百佳图书出版单位
中国中医药出版社
·北 京·

图书在版编目（CIP）数据

中医历代名家学术研究丛书.陈士铎/潘桂娟主编；
潘桂娟编著.—北京：中国中医药出版社，2022.6
ISBN 978-7-5132-7476-0

Ⅰ.①中… Ⅱ.①潘… Ⅲ.①中医学—临床医学—
经验—中国—清代 Ⅳ.① R249.1

中国版本图书馆 CIP 数据核字（2022）第 033685 号

中国中医药出版社出版

北京经济技术开发区科创十三街 31 号院二区 8 号楼
邮政编码 100176
传真 010-64405721
河北品睿印刷有限公司印刷
各地新华书店经销

开本 880×1230 1/32 印张 18 字数 460 千字
2022 年 6 月第 1 版 2022 年 6 月第 1 次印刷
书号 ISBN 978-7-5132-7476-0

定价 130.00 元
网址 www.cptcm.com

服 务 热 线 010-64405510
购 书 热 线 010-89535836
维 权 打 假 010-64405753

微信服务号 zgzyycbs
微商城网址 https://kdt.im/LIdUGr
官 方 微 博 http://e.weibo.com/cptcm
天猫旗舰店网址 https://zgzyycbs.tmall.com

如有印装质量问题请与本社出版部联系（010-64405510）
版权专有 侵权必究

2005年国家重点基础研究发展计划（973计划）课题"中医学理论体系框架结构与内涵研究"（编号：2005CB532503）

2009年科技部基础性工作专项重点项目"中医药古籍与方志的文献整理"（编号：2009FY120300）子课题"古代医家学术思想与诊疗经验研究"

2013年国家重点基础研究发展计划（973计划）项目"中医理论体系框架结构研究"（编号：2013CB532000）

国家中医药管理局重点研究室"中医理论体系结构与内涵研究室"建设规划

"十三五"国家重点图书、音像、电子出版物出版规划（医药卫生）

2021年度国家出版基金资助项目

项目来源及国家重点图书出版计划

前言

中医理论肇始于《黄帝内经》《难经》，本草学探源于《神农本草经》，辨证论治及方剂学发轫于《伤寒杂病论》。在此基础上，历代医家结合自身的思考与实践，提出独具特色的真知灼见，不断革故鼎新，充实完善，使得中医药学具有系统的知识体系结构、丰富的原创理论内涵、显著的临床诊治疗效、深邃的中国哲学背景和特有的话语表达方式。历代医家本身就是"活"的学术载体，他们刻意研精，探微索隐，华叶递荣，日新其用。因此，中医药学发展的历史进程，始终呈现出一派继承不泥古、发扬不离宗的繁荣景象。

中国中医科学院中医基础理论研究所，自2008年起相继依托2005年国家重点基础研究发展计划（973计划）课题"中医学理论体系框架结构与内涵研究"、2009年科技部基础性工作专项重点项目"中医药古籍与方志的文献整理"子课题"古代医家学术思想与诊疗经验研究"、2013年国家重点基础研究发展计划（973计划）项目"中医理论体系框架结构研究"，以及国家中医药管理局重点研究室（中医理论体系结构与内涵研究室）建设规划，联合北京中医药大学等16所高等院校及科研和医疗机构的专家、学者，选取历代具有代表性或学术特色突出的医家，系统地阐释与解析其学术思想和诊疗经验，旨在发掘与传承、丰富与完善中医理论，为提升中医师临床实践能力和水平提供参考和借鉴。本套丛书即是由此系列研究阶段性成果总结而成。

综观历史，凡能称之为"大医"者，大都博览群书，学问淹博赅洽，集百家之言，成一家之长。因此，我们以每位医家的内容独立成书，尽可能尊重原著，进行总结、提炼和阐发。本丛书的另一个特点是，将医家特色学术观点与临床实践相印证，尽可能选择一些典型医案，用以说明理论的实践价值，便于临床施用。本丛书列选"'十三五'国家重点图书、音像、电子出版物出版规划""医药卫生"类项目，收载民国及以前共 102 名医家。第一批 61 个分册，已于 2017 年出版。第二批 41 个分册，申报 2021 年国家出版基金项目已获批准，出版在即。

丛书各分册作者，有中医基础和临床学科的资深专家、国家及行业重点学科带头人，也有中青年骨干教师、科研人员和临床医师中的学术骨干，来自全国高等中医药院校、科研机构和临床单位。从学科分布来看，涉及中医基础理论、中医各家学说、中医医史文献、中医经典及中医临床基础、中医临床各学科。全体作者以对中医药事业的拳拳之心，共同努力和无私奉献，历经数年完成了这份艰巨的工作，以实际行动切实履行了"继承好、发展好、利用好"中医药的重大使命。

在完成上述科研项目及丛书撰写、统稿与审订的过程中，研究团队暨编委会和审订委员会全体成员精益求精之心始终如一。在上述科研项目负责人、丛书总主编、中国中医科学院中医基础理论研究所潘桂娟研究员主持下，由常务副主编陈曦副研究员、张宇鹏副研究员及各分题负责人——翟双庆教授、钱会南教授、刘桂荣教授、郑洪新教授、邢玉瑞教授、马淑然教授、文颖娟教授、陆翔教授、杨卫彬研究员、崔为教授、江泳教授、柳亚平副教授、王静波副教授等，以及医史文献专家张效霞教授，分别承担或参与了团队的组织和协调，课题任务书和丛书编写体例的起草、修订和具体组织实施，各单位课题研究任务的落实和分册文稿编写、审订等工作。编委会多次组织工作会议和继续教育项目培训，推进编撰工作进度，确保书稿撰写规范，并组织有关专家对初稿进行审订；最终，由总主编与常务副主编对丛书各分册进行复审、修订和统稿，并与全体作者充分交流，对各分册内容加以补充完善，而始得告成。

2016年2月，国家中医药管理局颁布《关于加强中医理论传承创新的若干意见》，指出要"加强对传承脉络清晰、理论特色鲜明的古代医家的学术思想研究"。2016年2月，国务院颁布《中医药发展战略规划纲要（2016—2030年）》，强调"全面系统继承历代各家学术理论、流派及学说"。上述项目研究及丛书的编写，是研究团队对国家层面"遵循中医药发展规律，传承精华，守正创新"号召的积极响应，体现了当代中医人敢于担当的勇气和矢志不渝的追求！通过此项全国协作的系统工程，凝聚了中医医史、文献、理论、临床研究的专门人才，培育了一支专业化的学术队伍。

在此衷心感谢中国中医科学院及其所属中医基础理论研究所、中医药信息研究所、研究生院，以及北京中医药大学、陕西中医药大学、山东中医药大学、云南中医药大学、安徽中医药大学、辽宁中医药大学、浙江中医药大学、成都中医药大学、湖南中医药大学、长春中医药大学、黑龙江中医药大学、南京中医药大学、河北中医学院、贵州中医药大学、中日友好医院16家科研、教学和医疗单位对此项工作的大力支持！衷心感谢中国中医科学院余瀛鳌研究员、姚乃礼主任医师、曹洪欣教授与北京中医药大学严季澜教授在项目实施和本丛书出版过程中给予的悉心指导与支持！衷心感谢中国中医药出版社有关领导及华中健编辑、芮立新编辑、伊丽萦编辑、鄢洁编辑及丛书编校人员的辛勤付出！

在本丛书即将付梓之际，全体作者感慨万千！希望广大读者透过本丛书，能够概要纵览中医药学术发展之历史脉络，撷取中医理论之精华，承绪千载临床之经验，为中医药学术的振兴和人类卫生保健事业做出应有的贡献！

由于种种原因，书中难免有疏漏之处，敬请读者不吝批评指正，以促进本丛书的不断修订和完善，共同推进中医历代名家学术的继承与发扬！

《中医历代名家学术研究丛书》编委会

2021 年 3 月

凡例

一、本套丛书选取的医家，为历代具有代表性或特色思想与临床经验者，包括汉代至晋唐医家 6 名，宋金元医家 19 名，明代医家 24 名，清代医家 46 名，民国时期医家 7 名，总计 102 名。每位医家独立成册，旨在对医家学术思想与诊疗经验等内容进行较为详尽的总结阐发，并进行精要论述。

二、丛书的编写，本着历史、文献、理论研究有机结合的原则，全面解读、系统梳理和深入研究医家原著，适当参考古今有关该医家的各类文献资料，对医家学术思想和诊疗经验加以发掘、梳理、提炼、升华、概括，将其中具有理论意义、实践价值的独特内容阐发出来。

三、丛书在总体框架上，要求结构合理、层次清晰；在内容阐述上，要求概念正确，表述规范，持论公允，论证充分，观点明确，言之有据；在分册体量上，鉴于每个医家的具体情况不同，总体要求控制在 10 万～ 20 万字。

四、丛书的每一分册的正文结构，分为"生平概述""著作简介""学术思想""临证经验"与"后世影响"五个独立的内容范畴。各分册将拟论述的内容按照逻辑与次序，分门别类地纳入以上五个内容范畴之中。

五、"生平概述"部分，主要包括医家姓名字号、生卒年代、籍贯等基本信息，时代背景、从医经历以及相关问题的考辨等。

六、"著作简介"部分，逐一介绍医家的著作名称（包括现存、已经亡佚又经后人辑复的著作）、卷数、成书年代、主要内容、学术价值等。

七、"学术思想"部分，分为"学术渊源"与"学术特色"两部分进行论述。前者重在阐述医家之家传、师承、私淑（中医经典或前代医家思想对其影响）关系，重点发掘医家学术思想的历史传承与学术渊源；后者主要从独特学术见解、学术成就、学术特点等方面，总结医家的主要学术思想特色。

八、"临证经验"部分，重点考察和论述医家学术著作中的医案、医论、医话，并有选择地收集历代杂文笔记、地方志等材料，从中提炼整理医家临床诊疗的思路与特色，发掘、总结其独到的诊治方法。此外，还根据医家不同情况，以适当方式选录部分反映医家学术思想与临证特色的医案。

九、"后世影响"部分，主要包括"学术影响与历代评价""学派传承（学术传承）""后世发挥"和"国外流传"等内容。其中，对医家的总体评价，重视和体现学术界共识和主流观点，在此基础上，有理有据地阐明新见解。

十、附以"参考文献"，标示引用著作名称及版本。同时，分册编写过程中涉及的期刊与学位论文，以及未经引用但能体现一定研究水准的期刊与学位论文也一并列出，以充分体现对该医家研究的整体状况。

十一、附以丛书全部医家名录，依照时间先后排列，以便查验。

十二、丛书正文标点符号使用，依据中华人民共和国国家标准《标点符号用法》（GB/T 15834—2011）。医家原书中出现的俗字、异体字等一律改为简化正体字，个别不能对应简化字的繁体字酌予保留。

《中医历代名家学术研究丛书》编委会

2021 年 3 月

内容提要

　　陈士铎，字敬之，号远公，别号朱华子，又号莲公，自号大雅堂主人；约生于明天启七年（1627），卒于清康熙四十六年（1707）；浙江山阴（今浙江绍兴）人，清代著名医家。著有《外经微言》《辨证奇闻》《辨证录》《辨症玉函》《脉诀阐微》《石室秘录》《本草新编》《洞天奥旨》等。陈士铎之学术，本于经典，受傅山传授及薛己、赵献可、张介宾等影响，其在基本理论、本草方剂、临床各科病证诊治上，颇具鲜明的自身特色。陈士铎不仅在阐释经典理论、传承前贤学术方面功莫大焉，而且其自身也堪称是一位颇具学术创见和临床经验，且成就卓著的医学大家。如《外经微言》是陈士铎的理论代表作，所论本于《黄帝内经》，但在理论上多有发挥；《石室秘录》从多个角度，阐发了临床诊疗的圆机活法；《辨证录》等临床专著中，不仅载有极为丰富的诊治经验和实际案例，且对病因病机、治法方药，多有精辟的理论阐释；从中可见其重视阴阳五行、重视命门、重视温补、重视痰证诊治，善于创制和运用新方剂。《本草新编》的七方论、十剂论及诸药论，也是独具特色，不同凡响。其根据"七方""十剂"理论，遣方精练，配伍严谨，重用主药；善用大剂量单味药或对药，效果卓著。本书内容包括陈士铎的生平概述、著作简介、学术思想、临证经验、后世影响。

陈士铎，字敬之，号远公，别号朱华子，又号莲公，自号大雅堂主人；约生于明天启七年（1627），卒于清康熙四十六年（1707）；浙江山阴（今浙江绍兴）人，清代著名医家。著有《外经微言》《辨证奇闻》《辨证录》《辨症玉函》《脉诀阐微》《石室秘录》《本草新编》《洞天奥旨》等。陈士铎之学术，本于经典，受傅山传授及薛己、赵献可、张介宾等影响，其在基本理论、本草方剂、临床各科病证诊治上，颇具鲜明的自身特色。陈士铎不仅在阐释经典理论、传承前贤学术方面功莫大焉，而且其自身也堪称是一位颇具学术创见和临床经验，且成就卓著的医学大家。如《外经微言》是陈士铎的理论代表作，所论本于《黄帝内经》，但在理论上多有发挥和创见；《石室秘录》从多个角度，阐发了临床诊疗的圆机活法；《辨证录》等临床专著中，不仅载有极为丰富的诊治经验和实际案例，且对病因病机、治法方药，多有精辟的理论阐释；从中可见其重视阴阳五行、重视命门、重视温补、重视痰证诊治，善于创制和运用新方剂。《本草新编》的七方论、十剂论及诸药论，也是独具特色，不同凡响。其根据"七方""十剂"理论，遣方精练，配伍严谨，重用主药；善用大剂量单味药或对药，效果卓著。

现代以来关于陈士铎学术的研讨情况，笔者在中国知网（CNKI）上，以"陈士铎"及其现存著作名称为关键词，检索到1982年至2020年的期刊论文209篇；学位论文14篇。已出版的相关著作，均为陈士铎著作的校注本。其中，中国中医药出版社于1999年出版的《陈士铎医学全书》，包括陈士铎传世的八部著作，后附校注者柳长华题为"陈士铎医学学术思想研究"的文章。学位论文方面，主要有孙佳的硕士学位论文《陈士铎医学思想研究》。上述研究的内容，主要涉及陈士铎的生平及著作考证、陈士铎及其著作与傅山及其著作的关系、陈士铎的著作及学术思想、陈士铎临床诊治特色、陈士铎方药研讨等。

陈士铎的著作内容丰富，涉及基本理论、临床各科、本草方剂等各个方面。本次整理研究，内容涉及陈士铎的生平、著作、学术渊源、学术特色、临证经验及后世影响等。但由于本书篇幅所限，故笔者主要基于《外经微言》《石室秘录》《辨证录》，阐述体现其原创性的基本理论、临证心法、诊治经验。此外，基于《本草新编》，阐述其七方论、十剂论的要点；就其用药特点及药论特色，加以简要的分析、论述，并辅以药论佐证。旨在为读者全面地了解陈士铎的医学理论，体会其临床诊疗特点及遣方用药特色，提供尽可能详实的有益参考。

本次整理研究依据的陈士铎著作版本：《洞天奥旨》，中国中医药出版社 1991 年出版。《辨证录》，人民卫生出版社 1989 年出版。《脉诀阐微》，见于《辨证录》，人民卫生出版社 1989 年出版。《外经微言》，中医古籍出版社 1984 年出版。《辨症玉函》，上海科学技术出版社 1989 年出版。《石室秘录》，中国中医药出版社 1991 年出版。《本草新编》，中国中医药出版社 1996 年出版。柳长华主编《陈士铎医学全书》，中国中医药出版社 1999 年出版。

在此衷心感谢参考文献的作者和支持本项研究的各位同仁！

中国中医科学院中医基础理论研究所　潘桂娟

2020 年 6 月

目
录

陈士铎

生平概述

陈士铎，字敬之，号远公，别号朱华子，又号莲公，自号大雅堂主人；约生于明天启七年（1627），卒于清康熙四十六年（1707）；浙江山阴（今浙江绍兴）人，清代著名医家。著有《外经微言》《辨证奇闻》《辨证录》《辨症玉函》《脉诀阐微》《石室秘录》《本草新编》《洞天奥旨》等。陈士铎之学术，本于经典，受傅山传授及薛己、赵献可、张介宾等影响，其在基本理论、本草方剂、临床各科病证诊治上，颇具鲜明的自身特色。陈士铎不仅在阐释经典理论、传承前贤学术方面功莫大焉，而且其自身也堪称是一位颇具学术创见和临床经验，且成就卓著的医学大家。如《外经微言》是陈士铎的理论代表作，所论本于《黄帝内经》，但在理论上多有发挥和创见；《石室秘录》从多个角度，阐发了临床诊疗的圆机活法；《辨证录》等临床专著中，不仅载有极为丰富的诊治经验和实际案例，且对病因病机、治法方药，多有精辟的理论阐释；从中可见其重视阴阳五行、重视命门、重视温补、重视痰证诊治，善于创制和运用新方剂。《本草新编》的七方论、十剂论及诸药论，也是独具特色，不同凡响。其根据"七方""十剂"理论，遣方精炼，配伍严谨，重用主药；善用大剂量单味药或对药，效果卓著。

一、时代背景

陈士铎所处的时代，是明代末期和清代前期。明代后期，政权越来越腐朽。明崇祯十七年（1644）三月，李自成率农民起义军攻陷北京，明王朝宣告结束。同年4月，清军入京，并正式建立了清王朝。从康熙到乾隆，既建成了一个满汉合一的统治模式，又将中国的封建制度推到了顶点。在"康乾盛世"，社会经济发展，出现了安定和繁荣的局面。明末清初社会动荡时期，出现过一批伟大的思想家，如方以智、王夫之、顾炎武、黄宗羲等。哲学上，他们批判宋明理学，阐发"经世致用"。康熙皇帝为了巩固统治，又大力推行宋明理学，祭祀孔子和朱熹，将其列入"十哲"，并亲撰"圣谕"以为弘扬；将《朱子全书》《性理精义》等发送各方；为了打击有反清复明嫌疑的文人，大兴"文字狱"。在这种背景下，有不少文人不问政治，致力于音韵、训诂、校勘等学问，形成了著名的"乾嘉考据学派"。

在雍正、乾隆时期官修的两部大书《古今图书集成》《四库全书》中，都有医学方面的内容。前者为大型类书，里面有《医部全录》。后者为丛书，其中子部有"医家类"。由于长期的历史发展积淀，加之现实社会多种因素的综合作用，在整个有清一代，中医学取得了自成体系的重大进步。清代前中期，中医学传统的理论体系已臻于成熟，临床各科的诊治理论与方法，都已有了完备的体系。这一时期医学发展的进步，主要体现在以下几个方面：其一，医学典籍的整理研究取得新进展。代表著作，如《素问集注》《灵枢集注》《难经直解》《难经经释》《尚论篇》《伤寒悬解》《伤寒溯源集》《伤寒论集注》《伤寒来苏集》《金匮要略论注》《金匮要略直解》等多部。其二，温病学说的发展与成熟。主要成就是确立了温病的辨证论治体系，提出了温病的独特诊断方法，确立了温病的清热养阴法则，进一步明确了伤寒与温病的区别。其三，临床医学有多方面的进步。内科杂病方面，明代温补学派思想续有发展；对具体病证的认识更加深化，临床诊治水平有新的提升；内科杂病著述更加丰富，如《证治汇补》《类证治裁》《医门法律》《金匮翼》等。妇产科方面，最具代表性的进步，是傅山在妇产科临证治疗上的成就及其代表著作《傅青主女科》。儿科方面，在儿科理论及临床诊治上，都有不少进步和提高；深化了对小儿的生理特点及儿科

"四大证"的认识，完善了调养和诊治的方法；重要的儿科专著有《幼科铁镜》《幼幼集成》《幼科释迷》等。外科方面，已明确疮疡科、正骨科属于外科；对外科病证的认识有所深化，在诊治水平上有所提高。较早的外科名著有《外科大成》《洞天奥旨》等。清代中期，外科领域形成正宗派、全生派、心得派三大流派。骨伤科，在检查诊断方面有明显的进步，治疗方法有新拓展，形成了中医骨伤科的特色诊治方法。眼科方面，金针拨障术的发展趋于高峰；《张氏医通》和《目经大成》，对拨障手法等有详尽的论述，对前代眼科病证有修正补充；将眼科理论和内科理论结合，从整体上认识眼科。此外，药物学在既往基础上多有深入的研究，有多方面的成就。药物学著作有《本草述》《本草新编》《本草备要》《本草崇原》等。方剂学著作有《医方集解》《医方考》等。

综上所述，清代前中期的医学发展有多方面的进步和成就。陈士铎与其师傅山，在这一历史阶段为医学发展做出了不同寻常的卓越贡献；无论是在医学理论上，还是在临床实践中，都具有很高的造诣，而且皆有独到的建树。陈士铎的医学思想和临证经验，有与其师傅山相通之处，同时在理法方药及临床各科疾病的诊治上，更具有自身独特风格和深厚学术积淀，值得对其进行深入研究。

二、生平纪略

陈士铎，字敬之，号远公，别号朱华子，又号莲公，自号大雅堂主人；浙江山阴（今浙江绍兴）人，生卒年月已不得详考。据清嘉庆八年（1803）《山阴县志》记载："陈士铎，邑诸生，治病多奇中，医药不受人谢，年八十卒。"《辨证录·凡例》自称："铎年过六旬，精神衰迈，二师传铎之言，愧难强记，恐至遗忘，辨论之处，或多未备，尤望同人之教铎也。"据《辨证录·自序》称，"二师传铎"之时是在康熙丁卯秋，即康熙二十六年（1687）秋。向上推六十年，当明天启七年（1627）。若此篇《凡例》可信的话，陈士铎大约生于明天启七年（1627），卒于清康熙四十六年（1707）。

关于陈士铎之家世，《辨症玉函》王之策序称："陈子为于越世胄，幼抑抱匡济，恒以公辅自命，人亦无不以公辅期之。"公辅，即国家之良臣。由此可知，陈士铎之家族为越地世代有名望之家。又如，《洞天奥旨·序》说："又虑证多方略，附祖父家传，采古今验方列于后。"《洞天奥旨·凡例》说："先大父安期公，生平颇好方术，游蜀遇峨眉山羽士，传有秘方，效验如响，亦登此编。"可见陈士铎之家族世代业医，祖上即颇好方术，并传有秘本。

陈士铎受家传之学影响，又因屡试皆不得志，遂潜心钻研医学。他遍访各地名人，博采诸家学术经验并著书立说，以供医界同仁参考。例如：陈士铎之曾孙陈凤辉，于乾隆五十五年（1790）所作《洞天奥旨·跋》曰："曾祖远公，自少习举子业，以数奇，屡试则蹶，已而出游京师，复不得志，遂究心医学焉。"数奇，即命运不好之意。《本草新编·凡例》曰："铎少喜浪游，凡遇名山胜地，往往探奇不倦。登眺时，多逢异人，与之辨难刀圭，实能开荡心胸，增益神志，苟有所得，必书笥中。"《辨证录·凡例》曰："铎壮游五岳，每逢异人传刀圭之书颇富，凡可引证，附载于各辨证条后，以备同人采择。"

通过陈士铎著作之"凡例"及内容，可以看出陈士铎不仅一生志在传承经典及前贤之学术，而且自身也非常注重理论研究和临床实践，其书中理法方药之论亦属严谨求实。如《辨证录·凡例》说："是编方法，亲试者十之五，友朋亲串传诵者十之三，罔不立取奇验，故敢付梓告世。然尤恐药有多寡轻重，方有大小奇偶，又将生平异传诸方，备载于后，便世临病酌用也。"据清嘉庆八年（1803）《山阴县志》记载："陈士铎，邑诸生，治病多奇中，医药不受人谢，年八十余卒，所著有《内经素问尚论》《灵枢新编》《外经微言》《本草新编》《脏腑精鉴》《脉诀阐微》《石室秘录》《辨证录》《辨症玉函》《六气新编》《外科洞天奥旨》《伤寒四条辨》《婴孺证治》《伤风指迷》《历代医史》《济世新方》《琼笈秘录》《黄庭经注》《梅花易数》等书行世。"

陈士铎一生著述颇丰。陈士铎之曾孙陈凤辉，在《洞天奥旨·跋》中称其"阐发医理二十余种，所著《素》《灵》《本草》《伤寒》《六气》《外经微言》《石室秘录》《辨证录》《脏腑精鉴》《脉诀阐微》《辨症玉函》等书，付梓行世已历有年所矣"。但陈士铎所著之书大多已佚，今尚存世者只有《外经微言》《石室秘录》《辨证奇闻》《辨证录》《辨症玉函》《脉诀阐微》《洞天奥旨》《本草新编》等。另据考证，汇集陈士铎全部著作的丛书，称为《洞垣全书》。

关于陈士铎之学术及其著作来源，特别是其与傅山之间的传承关系，后世学者尚有诸多疑问。首先，在陈士铎各书的自序、凡例及友人的序言中，多阐明其受术于岐伯天师及所遇"异人"等，《石室秘录》中还载有岐伯、张机、吕道人的序，但以上实为托名。因傅山坚持反清复明并曾以死相挟拒绝康熙的征聘，与清政府的关系势同水火，不便暴露真实姓名，故陈士铎有可能因此托名，使欲传承之学术尽早成书而刊行于世。另外，假托手法在道门著作中的运用极其普遍，陈士铎又是道门中人，故在其著作中运用假托也就不足为奇。其次，陈士铎的著作多称"敬习"或"述"，皆表示所述内容为他人之言，即陈士铎所谓得之于"异人"。如《辨证录·自序》说："铎，尼山之弟子也，敢轻言著作乎。闻二先生教，亦述之而已矣，何必讳其非仙哉。仙不必讳，而必谓是书非述也，得毋欺世以炫奇乎。"陈士铎生活在一个改朝换代的动荡时期，有着强烈的反清思想。其著作大多未能传世或长期未被刊行，与时局动荡及其反清思想不无关联。从陈士铎现存著作与傅山著作的诸多相同或相似之处，以及二人共同具有的组方用药特色中，不难看出可能存在的师承关系。但综观陈士铎著作及相关记载，其学术思想及临床诊疗特色的形成，与经典著作、家学渊源、师承传授、各家影响及自身学术研究与临证实践，均有着密切的关系，并非全部出于傅山传授。

从陈士铎对中医理论的阐发来看，首先是对阴阳五行有着独到的理解，并以"阴阳颠倒""五行生克"理论贯穿于其著作之中，将其作为分析病机和辨证论治的指导思想。其以"阴阳颠倒"理论，高度概括并诠释了阴阳之间所存在的互根互用、对立制约、消长平衡、相互转化等复杂关系。"阴阳颠倒"，就是强调将阴、阳这种"二"的状态回复到"一"，达到两者的和谐状态。治疗上也十分强调辨别疾病的阴阳属性。如"阴中求阳""阳中求阴""引火归原"及"取坎填离"之法，皆属阴阳颠倒之法，在陈士铎临证时广泛运用。陈士铎认为，五行除生克之常外，还可见"生克之变"，即生中克、克中生、生不全生、克不全克、生畏克而不敢生、克畏生而不敢克六种情况。陈士铎将"五行生克之变"理论，应用于临床实践，特别是脏腑辨证中；治疗常从主病脏腑及与之相关的多个脏腑入手，每隔二、隔三论治。他还创造性地提出"六脏七腑"学说，将"胞胎"归于脏中，将"心包络"归于腑中，从而强调了胞胎、心包络的重要地位。此外，其学术思想还受到道门思想的影响。

陈士铎立法处方以"奇"闻名。《石室秘录》全书共一百二十八法，从多个角度，阐发了颇具特色的诊疗法则，并注重因时、因地和因人制宜，从而使辨证论治更为全面、细致、准确。他还在诸法之下分设具体方剂，将所论治疗法则与临床运用紧密结合，使其更具可操作性，体现出辨证论治的圆机活法及丰富而完备的诊疗体系。这些诊疗法则，至今仍具有相当重要的临床参考价值。陈士铎之著作，在论述具体病证治疗时，不仅阐明该病证的常用治法，还指出常法治疗不效时当用何法何方，或提示常法之外还有何法同样可以奏效，并且明确指出前人在疾病认识与治疗上的一些片面观点，从而大大开阔了临床诊治的视角与思路。

陈士铎以脏腑辨证作为主要辨证方法，而在诸脏腑之中，尤为注重对脾肾先后二天的补益及肝胆气机的调理。他常以六味地黄汤或八味丸方加减化裁以补益肾中水火，使水火既济，阴阳调和。他继承并发扬了赵献可的命门真水真火学说，注重温补命火，同时又指出命门火衰当采用水中补火的治疗法则。他还十分重视对后天脾胃的补益，对胃虚者每以四君子汤加减治疗，对脾虚者则多以补中益气汤加减调理。其指出肾火能生脾土，故补脾必须补肾，常加肉桂、补骨脂（破故纸）、巴戟天等；而心火能生胃土，故补胃则必须补心，常加附子、石菖蒲、远志、酸枣仁等。他十分注重疏肝解郁、养血平肝，临证每以逍遥散加减论治。他认为百病多起于痰，无痰则不能成病，因而十分注重对痰证的诊疗并颇具特色。

陈士铎以"七方""十剂"作为组方用药的主要指导思想，并就"七方""十剂"提出自己的认识。其组方用药的最大特点，是遣方精炼、配伍严谨，重用主药。在他的处方之中，君药大多量大力宏，臣、佐、使药仅选必要的几味，且药量明显少于君药；尤其是佐使药的用量非常小，从而突出君药之效，尽量减少因用药过多、药效复杂而对君药功效产生不必要的削弱及制约。他还善以大剂量单味药或对药，治疗各种复杂的病证。

陈士铎在本草学方面亦有一定造诣。如清康熙三十年（1691），金以谋在为《本草新编》所作序中说："陈子远公，所著《石室秘录》，皆传自异人，而于青囊肘后阐发尤多，故拨盲起废，捷如响应。余既序之，梓以行世矣。无何，复邮《本草新编》。余读竟而益叹其术之奇也，服其心之仁也……而《本草》一编，略人所详，详人所略。考《纲目》辨疑诸善本，惟探注方与真赝，与甘温凉热治病炮制而已。兹则一药必悉其功用，权其损益，入某经通某脏，人能言之；入某经而治阴中之阳、阳中之阴，通某脏而补水中之火、火中之水，人不能言也。至或问辨疑，茧抽蕉剥，愈入愈细。举《灵枢》以上诸书，后世有误解误用者，必引经据史以明辨之，使人不堕云雾中。"

总而言之，陈士铎不仅在阐释中医经典理论、传承前贤学术方面功莫大焉，而且其自身也堪称是一位颇具学术创见和临床经验且成就卓著的医学大家；其传世著作内涵丰富、理法方药完备，具有重要的理论与实用价值，值得深入研究并充分地继承与发扬。

陈士铎

著作简介

一、《外经微言》

《外经微言》，共计九卷，每卷九篇，共八十一篇专题论述，题"岐伯天师传，山阴陈士铎号远公又号朱华子述"。该书是陈士铎阐述中医基本理论的著作，其中有不少独到的认识。此书仿《黄帝内经》体例，以黄帝、伯高等相互问答的形式叙述。所论内容主要包括天地人、四时六气、阴阳五行、脏腑、经络、病机、治则、养生等。其中，第一卷包括阴阳颠倒篇、顺逆探原篇、回天生育篇、天人寿夭篇、命根养生篇、救母篇、红铅损益篇、初生微论篇、骨阴篇；第二卷包括媾精受妊篇、社生篇、天厌火衰篇、经脉相行篇、经脉终始篇、经气本标篇、脏腑阐微篇、考订经脉篇、包络配腑篇；第三卷包括胆腑命名篇、任督死生篇、阴阳二跷篇、奇恒篇、小络篇、肺金篇、肝木篇、肾水篇、心火篇。第四卷包括脾土篇、胃土篇、包络火篇、三焦火篇、胆木篇、膀胱水篇、大肠金篇、小肠火篇、命门真火篇。第五卷包括命门经主篇、五行生克篇、小心真主篇、水不克火篇、三关升降篇、表微篇、呼吸篇、脉动篇、瞳子散大篇等。第六卷包括诊原篇、精气引血篇、天人一气篇、地气合人篇、三才并论篇、五运六气离合篇、六气分门、六气独胜篇、三合篇。第七卷包括四时六气异同篇、司天在泉分合篇、从化篇、冬夏火热篇、暑火二气篇、阴阳上下篇、营卫交重篇、五脏互根篇、八风固本篇等。第八卷包括八风命名篇、太乙篇、亲阳亲阴篇、异传篇、伤寒知变篇、伤寒同异篇、风寒殊异篇、阴寒格阳篇、春温似疫篇等。第九卷包括补泻阴阳篇、善养篇、亡阳亡阴篇、昼夜轻重篇、解阳解阴篇、真假疑似篇、从逆窥源篇、移寒篇、寒热舒肝篇。

由上可见,《外经微言》内容丰富,是一部不可多得的中医理论性著作。《辨证录·凡例》说:"岐天师传书甚富,而《外经》一篇尤奇。篇中秘奥,皆采之《外经》,精鉴居多,非无本之学也。铎晚年尚欲笺释《外经》,以求正于大雅君子也。"由此可知,《外经微言》是陈士铎晚年在医学理论上的集大成之作,其中八十一篇专题论述,每篇各有特色,分别从不同角度阐发了《黄帝内经》理论,是学习和研究中医学不可多得的参考文献,值得我们深入学习和钻研。

版本概况:《外经微言》一书,是 1980 年整理古医籍过程中发现的,该书现藏于天津市卫生职工医学院图书馆。本书前无序,后无跋,封皮残缺,印章亦已模糊难辨。卷首有"岐伯天师传,山阴陈士铎号远公,又号朱华子述"字样,其书末朱题"嘉庆二十年静乐堂书",其笔体与正文稍异,疑或后人所加。经有关专家鉴定,此为清代精抄本。经查阅多种图书目录,均未见记载《外经微言》一书,后查《山阴县志》方知陈士铎确有此书行世。

二、《辨证奇闻》

《辨证奇闻》,共计十五卷,题"山阴陈士铎远公父原本"。其主要论述内外妇儿及五官科病证诊治。后世有称《辨证录》是在此书基础上增删而成者。

本书卷一论述伤寒、中寒;卷二论述中风、痹证、心痛、胁痛、头痛、腹痛、腰痛;卷三论述咽喉、牙齿、鼻渊、目痛、耳痛、口舌、血症、遍身骨痛;卷四论述五郁、咳嗽、喘、怔忡、惊悸、虚烦、不寐、健忘、癫痫、狂、呆、呃逆;卷五论述关格、中满、反胃、鼓胀、厥症、春温;卷六论述火热、暑症、燥症、痿证、消渴；卷七论述痉痓、汗症、五瘅、泻、痢、癥瘕；卷八论述疟、虚、痨瘵、梦遗、阴阳脱、淋；卷九论述大便闭结、小便不通、内伤、疝气、奔豚、阴痿、痰证；卷十论述鹤膝、疠风、遗尿、脱肛、强阳不倒、发斑、火丹、离魂、痊夏、脚气、中邪、中妖、中毒、肠鸣、自笑、喑哑、瘟疫、种子；卷十一论述妇人带下病、血枯、血崩、调经、受妊、恶阻；卷十二论述安胎、小产、鬼胎、难产、血晕、胞衣不下、产后、下乳；卷十三论述惊疳吐泄、便虫、痘、疹、吃泥、胎毒；卷十四论述背痈、肺痈、肝痈、大肠痈、小肠痈、无名肿毒、对口、脑疽、囊痈、臂痈、乳痈、肚痈、多骨痈、恶疽、疔疮；卷十五论述杨梅疮、腰疽、擎疽、脚疽、鬓疽、唇疔、瘰疬、痔漏、顽疮、接骨、金疮、物伤、癞、刑杖。以上每种病证之下，均载有若干证候，对每种证候，均首列症状表现，次论病因病机，进而论述治法、方药，并说明方药的作用及配伍之理；对每种证候，除列出主治方剂外，还附有备选方剂。

版本概况：现存乾隆二十八年（1763）刻本、道光三年（1823）钱松自刻本、道光六年（1843）经元堂刻本、同治六年（1867）刻本等。后三种刊本，均是在乾隆本的基础上重刻。

三、《辨证录》

《辨证录》，共计十四卷，题"山阴陈士铎敬之甫号远公又号朱华子著述"，刊于清康熙二十六年（1687）。其主要论述内外妇儿及五官科病证诊治。此书内容与《辨证奇闻》多有重复，故有称此书是在《辨证奇闻》基础上增删而成者。

本书卷之一包括伤寒门、中寒门；卷之二包括中风门、痹证门、心痛门、胁痛门、头痛门、腹痛门、腰痛门；卷之三包括咽喉痛门、牙齿痛门、口舌门、鼻渊内、耳痛门（附耳聋）、目痛门、血症门、遍身骨痛门；卷之四包括五郁门、咳嗽门、喘门、怔忡门、惊悸门、虚烦门、不寐门、健忘门、癫痫门、狂病门、呆病门、呃逆门；卷之五包括关格门、中满门、翻胃门、鼓胀门、厥症门、春温门；卷之六包括火热症门、暑症门、燥症门、痿证门、消渴门；卷之七包括痉痓门、汗症门、五瘅门、大泻门、痢疾门、癥瘕门；卷之八包括疟疾门、虚损门、痨瘵门、梦遗门、阴阳脱门、淋证门；卷之九包括大便闭结门、小便不通门、内伤门、疝气门（附奔豚）、阴痿门、痰证门；卷之十包括鹤膝门、疠风门、遗尿门、脱肛门、强阳不倒门、发斑门、火丹门、离魂门、疰夏门、脚气门、中邪门、中妖门、中毒门、肠鸣门、自笑门（附自哭）、喑哑门、瘟疫门、种嗣门；卷之十一为妇人科，包括带门、血枯门、血崩门、调经门、受妊门、妊娠恶阻门；卷之十二包括安胎门、小产门、鬼胎门、难产门、血晕门、胞衣不下门、产后诸病门、下乳门；卷之十三为外科卷，包括背痈门、肺痈门、肝痈门、大肠痈门、小肠痈门、无名肿毒门、对口痈门、脑疽门、囊痈门、臂痈门、乳痈门、肚痈门、多骨痈门、恶疽门、疔疮门、杨梅疮门、腰疽门、擎疽门、脚疽门、鬓疽门、唇疔门、瘰疬门、痔漏门、顽疮门、接骨门、金疮门、物伤门、癫门、刑杖门；卷之十四为幼科卷，包括惊疳吐泻门、便虫门、痘疮门、疹症门、吃泥门、胎毒门。以上各门中，均载有若干种证候；对每种证候，均首列症状表现，次论病因病机，进而论述治法、方药，并说明方药的作用及配伍之理；每种证候，除列出主治方剂外，还附有备选方剂。

版本概况：现存乾隆十二年（1747）喻义堂刊本、嘉庆二十二年（1817）文诚堂刊本、道光二十六年（1846）王发越重刊本等。后两种刊本，都是在喻义堂本基础上重刻而成。

四、《辨症玉函》

《辨症玉函》共计四卷，题"山阴陈士铎远公甫敬习"，初刻时间不详。此书以阴阳、虚实、上下、真假为辨症纲领，并将各种病证分别归于"八纲"之下。

卷之一为阴症阳症辨，包括伤风伤寒、中风、吐症、泻症、疟疾、痢疾、癫狂、咳嗽、大小便闭、心痛、腹痛、头痛、目痛、双蛾、痈疮、脱症、汗症、痰症、肿胀、暑症、喘症、中邪、吐血、梦遗、吞酸、腰痛、霍乱、生产、小产、产后、子嗣。卷之二为虚症实症辨，包括咳嗽、喘症、双蛾、目痛、吐症、泻症、头痛、臂痛、足痛、齿痛、心痛、胁痛、腹痛、吐血、发狂、耳聋、疮痈、大小便闭、大渴、大汗。卷之三为上症下症辨，包括怔忡、痿症、气病、痰症、痨病、心惊、中满、关格。卷之四为真症假症辨，包括痈疽、火症、厥症、吐血衄血、发狂、大吐、大泻、大渴、狐疝、热入血室、痢疾、痰症、大满、疟疾、伤寒等。书中对每种病证，均首列症状表现，次论病因病机，进而论述治法、方药，并说明方药的作用及配伍之理；对病证之下的各种证候，除列出主治方剂外，还附有备选方剂。

版本概况：此书世间流通极少，现仅存康熙年间刻本，由上海古籍出版社影印出版。

五、《脉诀阐微》

《脉诀阐微》共计一卷，分为五篇，题"山阴陈士铎敬之甫别号远公述"。书中主要介绍38种脉象主病，辨兼现脉象，论寸关尺三部所主脏腑病变，决生死脉及妇人小儿脉诀等，是一部脉学专书。

版本概况：此书最早的刻本，刊刻于乾隆年间。此书因内容较少，单行不易。今通行的本子，不分卷次，均见附于《辨证录》之后。

六、《石室秘录》

《石室秘录》共计六卷，题"山阴陈士铎远公甫敬习"，初刻于康熙二十八年（1689）。此书是中医古籍中唯——一部以治法为主要内容和标目的著作。书中主论 128 种治法，具体阐述了内、外、妇、儿、五官科等约 100 种病证的诊治，其间对中医基本理论，如阴阳五行、天地人、精气神、脏腑、经络、诊治、养生等，都有精辟的论述且多有发挥。书中收载古今成方及自定方 500 余首，并具体论述了主治病证与方药。内容框架上，与六卷相应，分为礼集、乐集、射集、御集、书集、数集。

卷一（礼集） 论述正医法、反医法、顺医法、逆医法、内治法、外治法、完治法、碎治法、大治法、小治法、偏治法、全治法、生治法、死治法。

卷二（乐集） 论述上治法、中治法、下治法、先治法、后治法、急治法、缓治法、本治法、末治法、不内外治法、阴治法、阳治法、假治法、真治法、男治法、女治法、虚治法、实治法、寒治法、热治法、通治法、塞治法、解治法、敛治法、升治法、堕治法、开治法、闭治法、吐治法、泄治法。

卷三（射集） 论述王治法、霸治法、倒治法、缚治法、肥治法、瘦治法、摩治法、浴治法、达治法、发治法、夺治法、深治法、浅治法、长治法、短治法、日治法、夜治法、气治法、血治法、脏治法、腑治法、常治法、变治法、初治法、终治法、专治法、分治法、同治法、异治法、劳治法、逸治法、吸治法、引治法、单治法、双治法、立治法、卧治法、饥治法、饱治法。

卷四（御集） 论述富治法、贫治法、产前治法、产后治法、老治法、少治法、东南治法、西北治法、皮毛治法、肌肤治法、筋脉治法、温治法、清治法、收治法、散治法、软治法、坚治法、抑治法、扬治法、痰治法、火治法、静治法、动治法、春夏治法、秋冬治法、奇治法、平治法、奇治法、偶治法、形治法、气治法、暗治法、明治法等。

卷五（书集） 前半部分论述久治法、暂治法、远治法、近治法、轻治法、重治法、瘟疫治法、瘴疬治法、得治法、失治法、意治法、神治法等。后半部分论及伤寒相舌秘法，进而依次论及五行、脏腑、阴阳、昼夜、四时、气色、脉诀、强弱、寒热、生死、真假、老少、气血、命门、任督、子嗣、瘟疫，以及岐天师儿科治法、诸真人传授儿科、张真人传痘疹门、钱真人传痘疮神方、岐天师传治回毒方、岐天师又传治回毒岁久不愈方、岐真人传儿科秘法、长沙张真人传治小儿感冒风寒方。

卷六（数集） 论述 16 种病变之证治，包括伤寒门、中寒门、中暑门、水湿门、热症门、燥症门、内伤门、血症、腹痛、喉痛、气郁、癫症、狂症、呆病、厥症、斑疹、亡阳、痢疾、五绝、砒毒、虎伤、汤火伤、痈疽并无名疮毒等。

版本概况：现存康熙二十八年（1689）明德堂刊本、雍正八年（1780）广陵萱永堂刊本等。

七、《本草新编》

《本草新编》共计五卷，又称宫集、商集、角集、徵集、羽集。此书初刻于康熙三十年（1691）。书中对诸药性味、归经、功效、主治的论述，多有独到见解，是一部具有鲜明理论特色和临床实用价值的本草学著作。卷一之前，有凡例十六则、劝医六则、七方论、十剂论、辟陶隐居十剂内增入寒热二剂论、辟缪仲仁十剂内增升降二剂论。卷一至卷五，总计论及药物（包括所附药物）300余种。此书所收载的药物切于临床实用，对于药物的讨论也结合临床实际，能博采诸家之说并充分阐明个人见解。各卷收载的药物如下。

　　卷之一（宫集） 载有人参、黄芪、甘草、白术、苍术、熟地、生地、当归、牛膝、远志、石菖蒲。

　　卷之二（商集） 载有天冬、麦冬、五味子、菟丝子、甘菊花、薏苡仁、山药、知母、金钗石斛、肉苁蓉、补骨脂（破故纸）、羌活（独活）、柴胡、升麻、车前子、蒺藜子、青黛、天麻、蒲黄、何首乌、益母草、续断、金银花、巴戟天、五加皮、川芎、芍药、黄芩、黄连、桔梗、瓜蒌实（附天花粉）、紫菀、贝母、款冬花。

　　卷之三（角集） 载有广木香、香附、益智、砂仁、肉豆蔻、白豆蔻、藿香、高良姜、紫苏叶（梗、子）、防风、防己、荆芥、白芷、细辛、麻黄、葛根、威灵仙、秦艽、薄荷、香薷、葳蕤、蛇床子、龙胆草、泽泻、地栗粉、丹参、白薇、茵陈、青蒿、仙茅、附子、天南星、半夏、蓬莪术、骨碎补、泽漆、三七根、万年青、两头尖、柘木枝、蜀漆、白头翁、牡丹皮、大蓟、小蓟、刘寄奴、延胡索、郁金、艾叶、地榆、枲耳实（即苍耳子）、茜草、夏枯草、百部、百合、旋覆花、大黄、连翘、射干、苦参、牵牛。

　　卷之四（微集） 载有泽兰、萆薢、豨莶、海藻、甘遂、白及、白附子、王不留行、蒲公英、旱莲草、灯心草、山茨菇根、贯众、山豆根、羊踯躅、淫羊藿（一名仙灵脾）、没食子、肉桂、桂枝、柏实（一名柏子仁 柏叶）、黄柏、楮实子、淡竹叶（竹叶 竹沥）、茯苓（茯神）、槐实（槐米 槐花）、枳实（枳壳）、女贞实、厚朴、桑白皮（桑叶 桑椹）、山栀子、枸杞子（地骨皮）、辛夷、酸枣仁、杜仲、使君子、山茱萸、接骨木、蔓荆子、猪苓、南烛枝叶、蜀椒、吴茱萸、钩藤、大腹皮、槟榔、五倍子、皂荚、乌药、血竭、沉香、乳香、丁香、阿魏、没药、雷丸、麦芽、赤小豆、白扁豆、乌芝麻、巨胜子、火麻子、神曲、酒、醋、冬葵子、生姜、干姜（炮姜）、白芥子、莱菔子（即萝卜子）、瓜蒂、葱、韭（韭子）、蒜。

卷之五（羽集） 橘皮（陈皮 青皮）、桃核仁、杏仁、木瓜、乌梅、大枣、龙眼肉、榧子、枇杷叶、郁李仁、莲子（藕 花心）、芡实、甘蔗（砂糖）、覆盆子、金樱子、木通、山楂、胡桃肉、橄榄、白果、丹砂（水银 轻粉）、阳起石、禹余粮、石膏、硫黄、赤石脂、寒水石、石钟乳、代赭石、滑石、朴硝（芒硝 皮硝 元明粉）、花蕊石、矾石、磁石、铅（铅霜 黄丹 自然铜）、盐、虎骨茎（虎睛 虎肉 虎脂 附虎胆）、象皮、白马茎、牛黄、山羊血、驴溺、阿胶、熊胆、鹿茸（鹿角 鹿胶 鹿角霜 鹿骨 鹿血）、犀角、羚羊角、麝香、驴鞭、獭肝、膃肭脐、猬皮、雀卵、鼠骨（胆）、伏翼（夜明砂）、蜂蜜、五灵脂、蝉蜕、蜗牛、蝎、九香虫、蜚虻、僵蚕、晚蚕蛾（蚕沙）、桑螵蛸、白头蚯蚓、蟾酥、蝌蚪、白花蛇、鱼鳔、龟甲、鳖甲、蛤蚧、蝼蛄、鳗鱼、鳝鱼、螃蟹、海马、文蛤、真珠、牡蛎、水蛭、龙骨（龙齿）、海螵蛸、紫河车、人乳、胎发、童便（秋石）、浣裤汁、月水、水、火。

《本草新编》对以上药物的论述，较之诸家本草，可谓独具特色。其特色既体现在对每味药的药性、功效、主治方面，也体现在药物的配伍规律及临床运用方面；《本草新编》对每味药的论述，多由药论、应用、辨疑三个部分组成。所论内容丰富、见解独到、切于实用，具有重要的临床参考价值。

版本概况：此书现存版本，有康熙年间刊本，日本宽政元年（1789）

东园松田义厚翻刻本、手抄本等。

八、《洞天奥旨》

《洞天奥旨》共计十六卷，题"山阴陈士铎敬之甫号远公著"，刊于清康熙三十三年（1694）。此书卷一至卷四，论述疮疡标本、辨脉、善恶、虚实、顺逆、并发症、治法、调护等内容。卷五至卷十三，列述外科157种病证的证治。卷十四至卷十六，列载外科用方281首。各卷内容如下。

卷一 论述疮疡标本论、疮疡辨脉论、疮疡阴阳论、疮疡善恶论、疮疡经络论、疮疡内外论、疮疡火毒论、疮疡肿溃虚实论、疮疡顺逆论。

卷二 论述疮疡死生论、疮疡呕吐论、疮疡口渴论、疮疡秘结论、疮疡痛痒麻木论、疮疡寒热论、疮疡辨脓血论、疮疡险地论、疮疡死肉论。

卷三 论述疮疡生于富贵论、疔疮形症论、疮疡阴阳真假论、妊娠疮疡论、疮疡肥瘦人不同论、疮疡随症用药论、疮疡开住论、疮疡火灸论、疮疡刀针论等。

卷四 论述疮疡敷药论、疮疡治法论、疮疡调护论、舍痛从症论、舍脉从痛论、舍时从痛论、疮疡用金银花论、疮疡不可纯委鬼神论、产妇生疮疡宜用补阴论、疮疡不必随经络用药论。

卷五 论述背发、泥丸发、脑后发、耳后耳下发、耳前发、鬓发、脸发、对口发、目锐眦下发、颐发、唇发、肩臑发、肾俞发、腰下发。

卷六 论述胸乳上发、胸发、额发、两胁双发、流注发、环项发、肾阴发、对脐发、尻发、手背发（附手心发）、足背发（附足跟疽、足心发）、肺痈肺痿、肠痈、臀痈。

卷七 论述骨痈、腰痈、臂痈、膝痈、腋痈（附马刀侠瘿）、乳痈、箕门痈、眉疽、蠹疽、手足指疮（附脱疽）、筋疽、痨疽、喘疽、中庭疽、井疽、合阳疽。

卷八 论述疔疮、骨羡疮、骨毒滞疮、骨瘘疮、陈肝疮、赤炎疮、血胤疮、天疱疮、瘰疬疮、内外臁疮、人面疮、血风疮。

卷九 论述杖疮、秃疮、鱼脐疮、阴包毒疮、燕窝疮、羊胡疮、胎毒疮、恋眉疮、肺风疮、鱼岁鼻疮、粉花疮、裙边疮、脏毒痔漏疮、阴囊破裂漏水疮、胞漏疮、雌雄狐刺疮、水流麻根疮、肥粘疮、千日疮、时毒暑疖、齿䶖、白壳疮。

卷十 论述鼻、鼻痔、嵌指、鹅掌风、疥疮（附脓窠疮）、坐板疮、喉闭蛾疮、大麻风、蛇窠疮、蜘蛛疮、阴阳湿痰破疮（附脱脚）、杨梅疳疮、杨梅圈疮、杨梅结毒、翻花杨梅疮、阴阳杨梅疮、杨梅癣疮、杨梅痘子、齿𪘏、胎溻皮疮。

卷十一 论述风热疮、黄水疮、伤守疮、手足丫毒疮、胎窬疮、湿毒疮、火丹疮（附赤白游风）、内丹、飞灶丹、吉灶丹、鬼火丹、天火丹、天灶丹、水激丹、胡次丹、野火丹、烟火丹、胡漏丹、粉瘰瘤、筋瘤、骨瘤、石瘤、气瘤、血瘤赘、肉瘤赘。

卷十二 论述走马牙疳、口疳、鼻疳、喉疳、月蚀疳、旋指疳、袖手疳、臊疳、阴疳、妒精疳、无辜疳伤疮、湮尻疮、落脐疮、脐漏疮、金刃疮（附自刎）、火烧疮、汤烫疮、含腮疮、皲裂疮、漆疮、冻疮、箭毒疮。

卷十三 论述跌打损伤疮（附破伤风）、日晒疮、虎噬疮、犬咬疮、鼠啮疮、马汗疮、火瘢疮、灸火疮、汗渐疮、独骨疮、竹木签破伤水生疮、蛇咬疮、蜈蚣叮疮、蝎伤疮、蜂叮疮、蜊虫伤痛、蠼螋尿疮、人咬伤疮、砒霜累疮、水渍手足丫烂疮、手足麻裂疮、眼丹胞、偷针眼。

卷十四、卷十五、卷十六 载有奇方、疮疡肿溃诸方、疮疡刀针法。还有"劝医六则"。所论外科病证，除选录各家学说及方剂外，在辨证用药上多有发挥。

版本概况：此书现存版本，有乾隆五十五年（1790）大雅堂刊本，此外还有嘉庆年间聚贤堂刊本、纬文堂巾箱本，光绪年间善成堂刊本等。

陈士铎

学术思想

一、学术渊源

（一）家学渊源

陈士铎之家族世代业医，祖上即颇好方术并传有秘本。但详细情况，已无从可考。现仅从陈士铎著作序言、凡例中，获得少许线索。如《辨证录·凡例》说："祖父素好方术，遗有家传秘本，凡关合各症者，尽行采入，以成异书。"又如《洞天奥旨·自序》说："谈医用药，无非本诸洞天之传也。又虑证多方略，附祖父家传，采古今验方列于后，无证不备，无方不神，总不忍使千百世人因疮疡而夭丧也。"《辨症玉函》王之策序亦称："陈子为于越世胄，幼抱匡济，恒以公辅自命，人亦无不以公辅期之。"公辅，即国家之良臣，可见陈士铎之家族，为越地世代名望之家，其祖父素好方术，陈士铎从医是有家学渊源的。

（二）傅山传授

从存世的陈士铎著作与傅山著作的诸多相似中，不难看出二者的师承关系。例如:《石室秘录》的儿科部分，与《傅青主小儿科》内容基本相同;《辨证录》的调经门，与《傅青主女科》调经部的内容基本相同;《石室秘录》的男治法内容，与《傅青主男科》相应内容大致相同;《洞天奥旨》与傅青主的《青囊秘诀》，有着相似的外科学术观点，且部分病种和方药雷同。在组方用药上，二人也有着共同的特色，即组方精炼、重用主药，亦即君药、臣药多用至一两、二两，甚或三四两，而佐、使之药仅用一钱或三五分等。

此外，陈士铎系受傅山之传，从陈士铎的传世著作中也不难找到证明。例如：《脉诀阐微·鬼真君脉诀序》说："铎遇云中逸老于燕市，传法之备而不传《脉经》者，以《素问》《灵枢》二书言脉之多也。"可见，陈士铎之学术，除《脉经》外，均系受"云中逸老"所传。"云中"，汉郡名，大同古称"云中郡"。而傅青主世居大同，其六世祖始迁忻州，北有云中山，且康熙年间，山西逸老而又有医著者，非傅山莫属。可见，"云中逸老"当系傅山。

对于陈士铎与傅山的师承关系，也有学者持否定看法。其理由是，据《辨证录·自序》中载，陈士铎于丁卯秋，在燕市（今北京）得二师之传，即康熙二十六年（1687）。而此时，傅青主已辞世3年。由此认为，在时间上二者没有机会相遇。就此问题，今人李树德考察认为，傅山与陈士铎相遇的时段，可能是在"傅山晚年，被康熙钦点强抬进京应'博学鸿词科'，仅此一次；陈士铎到燕市用半年左右的时间受授傅山父子传书，也是只此一次，时间是康熙十七年（1678）秋，至康熙十八年（1679）春，地点在北京（燕市）崇文门外玉河之南园教寺中。陈士铎在《辨证奇闻》自序中称：'丁卯秋，余客燕市，黄菊初放……数共晨夕，遂尽闻诸论，阅五月别去。'除丁卯（康熙二十六年，1687）后错十年左右，其他情节完全一致，关键在时间后错，其目的要脱离与傅山父子关系"（《傅山医学全集·校考说明》）。此说可参。

（三）经典为本

陈士铎在学术上，虽然多有独具特色之创见，但从根本上来说，其学术思想还是源于《黄帝内经》《难经》《神农本草经》《伤寒杂病论》等中医经典。如其所著《外经微言》，就是在《黄帝内经》基础上，进一步阐发天地人、四时六气、阴阳五行、脏腑、经络、病机、诊法、治则、养生等中医基本理论；《石室秘录》《辨证奇闻》《辨证录》《辨症玉函》《洞天奥旨》

《脉诀阐微》《本草新编》等，结合临床诊疗实践所论理法方药，虽多有个人学术发挥，但在理论上与中医经典亦属一脉相承，甚至直接引用经典所论及方药予以阐发。

（四）旁参各家

明清时期，江浙一带中医学术十分繁荣，涌现出诸如薛己、赵献可、张介宾等一大批名医。陈士铎之学术思想和诊疗特色的形成，也在一定程度上受到这些医家的影响。例如：陈士铎注重温养命门、崇尚养气的思想，就是受到薛己、赵献可、张介宾等命门、元气学说的影响。其阴阳五行理论及脏腑辨证之法，吸收了张介宾的思想并加以完善。而陈士铎在用药上，也格外重视对张介宾提出的"药中四维"中人参、熟地的运用；对人参、熟地、大黄、附子的功效及临床应用的阐述，也大多是在参考张介宾学说的基础上，结合自己的临床体验加以发挥。

二、学术特色

陈士铎的学术特色，分别体现在基本理论、辨证施治、本草方剂、临床诊治等方面。陈士铎原著门类各异，内容丰富；本书旨在更充分地展现陈士铎原创性的医学理论、临证经验，但终归是受篇幅所限，因而，或分门别类，摘取要点；或根据原论，提要钩玄；或仅举例，以示大要。兹分别论述如下。

（一）中医基本理论

1. 阴阳五行论

阴阳颠倒论

《外经微言·第一卷·阴阳颠倒篇》，论及"阴阳颠倒"义。要点：至道之精，窈窈冥冥；至道之极，昏昏默默。无视无听，抱神以静，形将自正。必静必清，无劳汝形，无摇汝精，无思虑营营，乃可以长生。目无所见，耳无所闻，心无所知，汝神将守汝形，形乃长生。慎汝内，闭汝外，多知为败。天地有官，阴阳有藏，慎守汝身，物将自壮。我守其一，以处其和，故身可以不老。窈冥者，阴阳之谓。昏默者，内外之词。视听者，耳目之语。至道无形而有形，有形而实无形；无形藏于有形之中，有形化于无形之内；始能形与神全，精与神合。乾坤之道，不外男女。男女之道，不外阴阳。阴阳之道，不外顺逆，顺则生，逆则死。阴阳之原，即颠倒之术。世人皆顺生，不知顺之有死；皆逆死，不知逆之有生，故未老先衰。颠倒之术，即探阴阳之原。窈冥之中有神，昏默之中有神，视听之中有神。探其原而守神，则精不摇。探其原而保精，则神不驰。精固神全，则形体不敝。陈士铎总结说："此篇帝问而天师答之，乃首篇之论也。问不止黄帝而答止天师者，帝引天师之论也。帝非不知阴阳颠倒之术，明知故亦欲尽人皆知广成子之教也。"

阴阳论

《石室秘录·卷五·三论阴阳》，论及"人身阴阳"之义。要点：天地之道，不外阴阳；人身之病，亦不离阴阳。《内经》论阴阳，已无余义。然而，"止论其细微，反未论其大纲也"。人身之阴阳，其最大者，无过气血。《内经》虽概略言之，终究未曾言其至大。因气血之至大者，在气之有余与血之不足。气有余则阳旺而阴消，血有余则阴旺而阳消。阳旺而阴消者，当补其血；阴旺而阳消者，当补其气。阳旺而阴消者，宜泄其气；阴旺而阳消者，宜泄其血。欲阴阳补泻之宜，视气血之有余不足而已。

阴阳上下论

《外经微言·第七卷·阴阳上下篇》，论及"阴阳上下之义"。要点：阳在上，阴在下，阳气亦下行。阴阳之气，上下相同，阳之气未尝不行于下。寒厥到膝不到颠，头痛到颠不到膝，为阴气在下，阳气在上之明验。阴气生于阳,阳气生于阴,上下相通,无彼此之离。阳气从阴出于经脉之外,阴气从阳入于经脉之中,始得气血贯通而五脏七腑无不周遍。寒厥到膝,阳不能达,非阳气专在上而不在下。头痛到颠,阴不能降,非阴气专在下而不在上。天地不外阴阳,天地之阴阳不交,则寒暑往来、收藏生长咸无准实,人亦如此。陈士铎总结说:"阳宜达,阴宜降也。二者相反,则达者不达,降者不降矣。论理阳之达有降之势,阴之降有达之机,总贵阴阳之不可反也。"

五行生克论

《外经微言·第五卷·五行生克篇》,论及"五行生克"之义。要点:人之五行,心肝脾肺肾配火木土金水。生克之变者,生中有克,克中有生;生不全生,克不全克;生畏克而不敢生,克畏生而不敢克。所谓生中之克,如肾生肝,肾中无水,水涸而火腾,肝木受焚,则肾无以生;肝生心,肝中无水,水燥而木焦,心火无烟,则肝无以生;心之君火,包络之相火,二火无水将自炎,土不得火之生,反得火之害;脾生肺金,土中无水,无以生物,烁石流金,不生金反克金;肺生肾水,金中无水,不生水而反克水。此五行多水则不生,五行无水亦不生。所谓克中之生,肝克土,土得木以疏通,则土有生气;脾克水,水得土而蓄积,则土有生基;肾克火,火得水以相济,则火有神光;心克金,然肺金必得心火以锻炼;肺克木,然肝木必得肺金以斫削。此皆属克以生之者。所谓生不全生者,专言肾水。如各脏腑无不取资于肾,心得肾水而神明焕发,脾得肾水而精微化导,肺得肾水而清肃下行,肝得肾水而谋虑决断,七腑亦无不得肾水而布化。然而,取资多者,分给必少;亲于此者疏于彼,厚于上者薄于下。此生之所以难全。所谓克不全克者,专言肾火。肾火易动难静,易逆难顺,易上难下。故一动则无不动,一逆则无不逆,一上则无不上。其腾于心则躁烦,入于脾则干涸,升于肺则喘嗽,流于肝则焚烧,冲击于七腑则燥渴。肾火为雷火，亦为龙火；龙雷之火，其性虽猛，然聚则力专，分则势散，故无不克反无全克。所谓生畏克而不敢生者，如肝木生心火，而肺金太旺，肝畏肺克而不敢生心，则心气转弱，而金克肝木；心火生胃土，而肾火太旺，不敢生胃，则胃气更虚，水侵胃土；心包之火生脾土，而肾水过泛而不敢生脾，则脾气加困，水欺脾土；脾胃之土生肺金，而肝木过刚，脾胃畏肝而不敢生肺，则肺气愈损，木侮脾胃。肺金生肾水，而心火过炎，肺畏心克，不敢生肾，则肾气益枯，火刑肺金。肾水生肝木，而脾胃过燥，肾畏脾胃之土，不敢生肝，则肝气更涸，土制肾水。制之之法，制克以遂其生，则生不畏克；助生而忘其克，则克即为生。所谓克畏生而不敢克者，如肝木之盛由于肾水之旺，木旺而肺气自衰，柔金不能克刚木；脾胃土盛由于心火之旺，土旺而肝气自弱，僵木不能克焦土；肾水之盛由肺金之旺，水旺而脾土自微，浅土不能克湍水；心火之盛由于肝木之旺，火旺而肾气必虚，弱水不能克烈火；肺金之盛由于脾土之旺，金盛而心气自怯，寒火不能克顽金。制之之法，救其生不必制其克，则弱多为强。因其克反更培其生，则衰转为盛。陈士铎总结说："五行生克，本不可颠倒。不可颠倒而颠倒者，言生克之变也。篇中专言其变而变不可穷矣，当细细观之。"

水不克火论

《外经微言·第五卷·水不克火篇》，论及"水不克火"之义。要点：水不克火者，人有饮水而火不解者，外水不能制内火使然。人生于火，养于水。水养火者，此水为先天之真水。水克火者，其水为后天之邪水。饮水而火热不解者，外水不能救内火使然。其理在于，天开于子，地辟于丑，人生于寅，寅实有火。天地以阳气为生，以阴气为杀。阳即火，阴即水。然而，火有不同，有形之火属离火，无形之火为乾火。有形之火，水之所克；无形之火，水之所生。饮水而火不解者，无形之火得有形之水而不相入，不仅不能解，且有激之而火炽者。故水可少饮以解燥，不可畅饮以解氛。因无形之火旺，则有形之火微；无形之火衰，则有形之火盛；火得水反炽，必多饮水；水多则无形之火因之益微。无形之火微，而有形之火愈增酷烈之势，此外水之所以不能救内火，非水之不克火。治之之法，补先天无形之水，则无形之火自息。不可见其火热，饮水不解，劝多饮以速亡。陈士铎总结说："水分有形无形，何疑于水哉。水克有形之火，难克无形之火，故水不可饮也。说得端然实理，非泛然而论也。"

顺逆探原论

《外经微言·第一卷·顺逆探原篇》，论及"顺逆探原"之义。要点：阴阳之原，即生克之道；颠倒之术，即顺逆之理；知颠倒之术，即可知阴阳之原。阴阳不同，如天之阴阳，地之阴阳，人身之阴阳，男女之阴阳。显言其原，如五行顺生不生，逆死不死。生而不生者，金生水而克水，水生木而克木，木生火而克火，火生土而克土，土生金而克金，此即"害生于恩"。死而不死者，如金克木而生木，木克土而生土，土克水而生水，水克火而生火，火克金而生金，此即"仁生于义"。五行之顺，相生而相克；五行之逆，不克而不生。逆之至者，即顺之至。逆而顺之，如五行之顺，得土而化；五行之逆，得土而神；土以合之，土以成之。阴中有阳，杀之内以求生；阳中有阴，生之内以出死。逆而顺之，必先顺而逆之。如"绝欲而毋为邪所侵""守神而毋为境所移""练气而毋为物所诱""保精而毋为妖所耗"。诸如，"服药饵以生其津，慎吐纳以添其液，慎劳逸以安其髓，节饮食以益其气"等。心死则身生，死心之道，即逆之之功。心过死则身亦不生，生心之道，乃顺之之功。顺而不顺，始成逆而不逆。陈士铎总结说："伯高之问，亦有为之问也。顺中求逆，逆处求顺，亦死克之门也。今奈何求生于顺乎。于顺处求生，不若于逆处求生之为得也。"

社生论

《外经微言·第二卷·社生篇》，论及"社生"之义。要点：社日生人，皮毛皆白，非只鬓发之白。所谓社日，指金日。皮毛须鬓皆白者，得金之气使然。社本为土，气属金；社日生人，犯金之气，金气乃杀气。金中有土，土乃生气。人肺属金，皮毛亦属金；金之杀气，得土则生，逢金则斗。社之金气伐人皮毛，不入人脏腑，故得长年。有社日生人皮毛鬓发不尽白者，是生时不同的缘故。其生之时，非巳午时，必辰戌丑未时。巳午属火，火能制金之气。辰戌丑未土，不助金之气。社本为土，喜生恶泄，得土则生，生则不克。陈士铎总结说："社日生人，说来有源有委，非孟浪成文者可比。"

五行论

《石室秘录·卷五·一论五行》，论及"五行生克"之义。要点：五行之火木土金水，配心肝脾肺肾，人尽知之。然而，生中有克，克中有生，生不全生，克不全克，生畏克而不敢生，克畏生而不敢克，人未必尽知之。

生中有克：肾生肝，肾之中有火存焉；肾水干枯，肾不能生肝木；火无水制，则肾火沸腾，肝木必致受焚烧之祸，此生中有克；治当急补其肾中之水，水足而火息，肾不克木，而反生木。肝生心，肝之中有水存焉；肝火燥烈，肝不能生心火；木无水养，则肝木焦枯，心火必有寒冷之虞，此生中有克；治法当急补其肝中之水，水足而木旺，肝不克火，而反生火。心中之火为君火，心包之火为相火，二火之中，各有水焉。二火无水，则心燔灼而包络自焚，无以生脾胃之土；火无所养，则二火炽盛，必有燎原之害，此生中有克；治当补其心中之水，以生君火；更当补其肾中之水，以滋相火；水足而二火皆安，不去克脾胃之土，而脾胃之土自生。脾土克水，然土必得水以润之，而后可以生金；倘土中无水，则过于亢热，必有赤地千里、烁石流金之灾，不生金而反克金；治当补其脾阴之水，使水足以润土，而金之气有所资，则金有生而无克。肺金生水，然金亦必得水以濡之，而后可以生水；倘金中无水，则过于刚劲，不生水而反克水；治当补其肺中之水，使水足以济金，而水之源有所出，水有生而无克。以上五者，言生中有克，实有至理，非漫然立论。倘肾中无水，宜用六味地黄丸汤大剂与之；肝中无水，宜用四物汤；心中无水，宜用天王补心丸；心包无水，宜用归脾汤；脾胃无水，宜用六君子汤、四君子汤；肺经无水，宜用生脉散。

克中有生：肝克土，而肝木非土；然肝木未尝不能生土，土得木以疏通，则土有生气。脾克水，而脾土非水，然脾土未尝不能生水，水得土而蓄积，则水有根基。肾克火，而肾水非火不能生，无火则肾无温暖之气；然心火必得肾水以生之，水生火而火无自焚之祸。心克金，而心火非金不能生，无金则心无清肃之气；然肺金必得心火以生之，火生金而金无寒冷之忧。肺克木，而肺金非木不能生，无木则金无舒发之气；然而肝木必得肺金以生之，金生木而木无痿废之患。以上五者，亦存至理，"知其颠倒之奇，则治病自有神异之效"。

生不全生：肾生肝，而不能全生肝木，因无一脏不取资于肾。心得肾水而神明始焕发，脾得肾水而精微始化导，肺得肾水而清肃始下行，肝得肾水而谋虑始决断；六腑亦无不得肾水，而后可以分布之。此"肾经之不全生而无乎不生也"。

克不全克：肾克火，而不至全克心火。肾火无一脏不焚烧，如心得肾火而躁烦生，脾得肾火而津液干，肺得肾火而喘嗽病，肝得肾火而龙雷出。六腑亦无不得肾火，而见燥渴枯竭之症。此"肾经之不全克，而无乎不克也"。

生畏克而不敢生：肝木本生心火，而肝木畏肺金之克，不敢去生心火，则心气愈弱，不能制肺金之盛，而金愈克木；心火本生胃土，而心火畏肾水之侵，不敢去生胃土，则胃气转虚；不能制肾水之胜，而水益侵胃土；心包之火本生脾土，而心包之火畏肾水之泛，不敢去生脾土，则脾气更困，不能伏肾水之凌，而水益欺脾土；脾胃之土，所以生肺金，而脾胃之土畏肝木之旺，不敢去生肺金，则肺金转衰，不敢制肝木之犯，而木愈侮土；肾经之水，所以生肝木，而肾水畏脾胃之土燥，不敢去生肝木，则肝木更凋，不能制脾胃二土之并，而土愈制水。见其生而制其克，则生可全生；忘其克而助其生，则克且更克。

克畏生而不敢克：金克木，肺金之克肝，理当不畏于肾之生肝。不知肾旺则肝亦旺，肝旺则木盛，木盛则肺金必衰，虽性欲克木，但见茂林而自返。故木衰者，当补肾以生肝，不必制肺以扶肝。木克土，肝之克脾，理当不畏心之生脾。不知心旺则脾亦旺，脾旺则土盛，土盛则肝木自弱，虽性思克土，但遇焦土而自颓。故土衰者，当补心以培土，不必制木以救土。土制水者，脾之克肾，理当不畏于肺之生肾。不知肺旺则肾亦旺，肾旺则水盛，水盛则脾土自微，虽性欲制水，但见长江而自失。故水衰者，当补肺以益水，不必制土以蓄水。水制火者，肾水之克心，理当不畏肝之生心。不知肝旺则心亦旺，心旺则火盛，火盛则肾水必虚，虽性喜克火，见车薪而自退。故火衰者，当补肝以助心，不必制水以援心。火制金者，心之克肺，理当不畏脾之生肺。不知脾旺则肺亦旺，肺旺则金盛，金盛则心火自衰。虽性欲克金，见顽金而难克。故金衰者，当补土以滋金，不必息火以全金。此五行之妙理，实医道之精微。

2. 天地人论

天人一气论

《外经微言·第六卷·天人一气篇》，论及"天人一气"之义。要点：天有转移，人气随天而转移。天之转移，阴阳之气；人之气，亦阴阳之气，故随天气为转移。天之气有春夏秋冬，人之气有喜怒哀乐。天之气有日月，人之气有水火。天之气，有甲、乙、丙、丁、戊、己、庚、辛、壬、癸。人之气，有阳跷、阴跷、带、冲、任、督、阳维、阴维、命门、胞络。天之气有子、丑、寅、卯、辰、巳、午、未、申、酉、戌、亥。人之气，有心、肝、脾、肺、肾、心包、胆、胃、膀胱、三焦、大小肠，未尝无十二时。天有气，人即有气以应之。人气之变动，因乎人，亦因乎天。春宜温而寒，则春行冬令；春宜温而热，则春行夏令；春宜温而凉，则春行秋令；夏宜热而温，则夏行春令；夏宜热而凉，则夏行秋令；夏宜热而寒，则夏行冬令；秋宜凉而热，为秋行夏令；秋宜凉而温，为秋行春令；秋宜凉而寒，为秋行冬令；冬宜寒而温，为冬行春令；冬宜寒而热，是冬行夏令；冬宜寒而凉，是冬行秋令。倒行逆施，在天既变动若此。欲人脏腑中不随天变动，必不得之数。天气变动，人气随天而转移，宜尽人皆如此。人气随天而变者为常，人气不随天而变者为异常。人气不随天气而变，此正人守其常。此必平日固守元阳，未丧其真阴者。阴阳不调，则随天气之变动；彼自行其阴阳之正令，故能不变。有余者泻之，不足者补之，郁则达之，热则寒之，寒则温之，如此而已。此天人合一之旨。陈士铎总结说："天人合一，安能变乎。说得合一之旨。"

天人寿夭论

《外经微言·第一卷·天人寿夭篇》，论及"天人寿夭"之义。要点：形有缓急，气有盛衰，骨有大小，肉有坚脆，皮有厚薄，可分寿夭。人有形则有气，有气则有骨，有骨则有肉，有肉则有皮。形必与气相合，皮必与肉相称，气血经络必与形相配。形充而皮肤缓者寿，形充而皮肤急者夭。形充而脉坚大者，气血之顺，顺则寿；形充而脉小弱者，气血之衰，衰则危。形充而颧不起者，肉胜于骨，骨大则寿，骨小则夭。形充而大，肉䐃坚有分理者，皮胜于肉，肉疏则夭，肉坚则寿。形充而大，肉无分理者，皮仅包乎肉，肉厚寿，肉脆夭。此为天生，人不可勉强。故见则定人寿夭，即可测人生死。寿夭定于天，挽回天命者在人。寿夭听于天，戕贼其形骸，泻泄其精髓，耗散其气血，不必至天数而先天者，天不任咎。天不可回，而天可节。节天之有余，补人之不足，善全其天命。在天之夭难回，在人之夭易延，当修己之天，以全天命。陈士铎总结说："天之夭难延，人之夭易延。亦训世延人之夭也。伯高之论，因天师之教而推广之，不可轻天师而重伯高也。"

人之强弱论

《石室秘录·卷五·八论强弱》，论及"人之强弱"之义。要点：人有南北之分者，分于强弱。南方人之弱，远远不及北方人之强。然而，南方人亦有强于北方人者，北方人亦有弱于南方人者，亦不可一概而论。然而，统治强弱，又断断不可，当观人以治病，不可执南北以治强弱。天下有偏阴偏阳之分，偏于阳者，虽生于南而亦强；偏于阴者，虽生于北而亦弱。故偏于阳者，宜用寒凉之剂；偏于阴者，宜用温热之品。

地气合人论

《外经微言·第六卷·地气合人篇》，论及"地气合人"之义。要点：天人同气，地气亦同于人。地气之合于人气，《素问》《灵枢》已有详论。但《内经》言地气统天气而并论，未尝分言地气。地气有独合于人气之时，言其合则合，言其分则分。人之独合于地气，如地有九州，人有九窍；左目合冀，右目合雍，鼻合豫，左耳合扬，右耳合兖，口合徐，脐合荆，前阴合营，后阴合幽。冀之地气逆，而人之左目病。雍之地气逆，人之右目病。豫之地气逆，而人之鼻病。扬之地气逆，而人之左耳病。兖之地气逆，而人之右耳病。徐之地气逆，而人之口病。荆之地气逆，而人之脐病。营之地气逆，而人之前阴病。幽之地气逆，而人之后阴病。此地气之合病气。验者，人气之漓。不验者，人气之固。固者多，漓者少，故验者亦少。既有不验，恐非定理。陈士铎总结说："地气实合于天，何分于人乎？地气有验不验者，非分于地气，已说其合，胡必求其合哉。"

三才并论

《外经微言·第六卷·三才并论篇》，论及"三才之义"。要点：五运之会，以司六气。六气之变，以害五脏。此五运之阴阳，即万物之纲纪，变化之父母，生杀之本始。《素问·天元纪大论》以广五运六气之义。五运基于五行，论五运即阐释五行。然五行止有五，五运变成六，明者视六犹五，昧者眩六为千。五运乘阴阳而变迁，五脏因阴阳而变动。执五运以治病未必有合，舍五运以治病未必相离。遗五运以立言，则医理缺其半。统五运以立言，则医道该其全。阴阳之气，有盈有虚；男女之形，有强有弱；盈者虚之兆，虚者盈之机，"两相伏也"。强者弱之媒，弱者强之福，"两相倚也"。合天地人以治邪，不可止执五运以治邪；合天地人以扶正，不可止执五运以扶正；医道合天地人，始无弊端。人之阴阳与天地相合，阳极生阴，阴极生阳，未尝有异。阳有二阳，有阳之阳，有阴之阳；君火为阳之阳，相火为阴之阳。人有君火、相火，而天地亦有之，始成其为天，成其为地。使天地无君火，万物何以昭苏；天地无相火，万物何以震动。天地之君火，为日之气。天地之相火，为雷之气。雷出于地而轰于天，日临于天而照于地。上下相合，人亦如此。合天地人以治病，则得其全；执五运以治病，则缺其半。陈士铎总结说："六气即五行之论，知五行即知六气矣。世不知五运，即不知五行也。不知五行，即不知六气矣。"

五运六气离合论

《外经微言·第六卷·五运六气离合篇》，论及"五运六气离合"之义。要点：五运非六气，则阴阳难化；六气非五运，则疾病不成，二者合而不离。寒、暑、湿、燥、风、火为六气，金、木、水、火、土为五运。六气可分，而五运不可分。因病成于六气，可指为寒、暑、湿、燥、风、火；病成于五运，不可指为金、木、水、火、土。以金病必兼水，水病必兼木，木病必兼火，火病必兼土，土病必兼金。且有金病而木亦病，木病而土亦病，土病而水亦病，水病而火亦病，火病而金亦病。故六气可分门以论症，五运终难拘岁以分门。六气随五运以为转移，五脏因六气为变乱，此分之不可分。五运之盛衰，随五脏之盛衰为强弱；五脏盛而六气不能衰，五脏强而六气不能弱。逢司天在泉之年，寒暑湿燥风火，有病有不病者，正五脏强而不弱。因而，五脏盛者则不畏运气之侵。陈士铎总结说："六气之病，因五脏之不调也。五脏之不调，即五行之不正也，调五行即调六气矣。"

六气分门论

《外经微言·第六卷·六气分门篇》，论及"六气分门"之义。要点：五运六气合而不离，是统而言之。五运不可分，六气不可合。六气之中，有暑火之异；暑火皆为火，火亦不一。暑为外火，火为内火，火与火相合而相应。内火之动，必得外火之引；外火之侵，必得内火之召；似可合以立论，而终不可合以分门，是因内火与外火有异。外火为君火，内火为相火。君火即暑，相火即火；暑乃阳火，火乃阴火。六气分阴阳，分三阴三阳；三阴三阳分阳火阴火，即分君、相之二火。五行概言火而不分君、相。六气分言火而各配支、干。二火分配，而暑与火各司其权，各成其病，故必宜分言之。陈士铎总结说："五行止有一火，六气乃有二火。有二火乃分配支干矣。支干虽分，而君、相二火实因六气而异。言之于不可异而异者，异之于阴阳之二火也。"

六气独胜论

《外经微言·第六卷·六气独胜篇》，论及"六气独胜"之义。要点：天地之气，阴阳尽之，阴阳足以包天地之气。阴阳之中，变化错杂，未可以一言尽之。其变化，六气可以尽之。六气之中，有余不足，胜复去留，前已述之。尚有一端未言，如遇司天在泉之年，不随天地之气转移，实有其故。辰戌之岁，太阳司天而天柱不能窒抑之，此属肝气之胜。己亥之岁，厥阴司天而天蓬不能窒抑之，此属心气之胜。丑未之岁，太阴司天而天蓬不能窒抑之，此属包络之气胜。子午之岁，少阴司天而天冲不能窒抑之，此属脾气之胜。寅申之岁，少阳司天而天英不能窒抑之，此属肺气之胜。卯酉之岁，阳明司天而天芮不能窒抑之，此属肾气之胜。司天之胜，如上所述。在泉之胜，丑未之岁，太阳在泉而地晶不能窒抑之，此属肝胆之气胜；寅申之岁，厥阴在泉而地玄不能窒抑之，此属心与小肠之气胜；辰戌之岁，太阴在泉而地玄不能窒抑之，此属包络三焦之气胜；卯酉之岁，少阴在泉而地苍不能窒抑之，此属脾胃之气胜。己亥之岁，少阳在泉而地彤不能窒抑之，此属肺与大肠之气胜；子午之岁，阳明在泉而地阜不能窒抑之，此属肾与膀胱之气胜。顺天地之气者昌，逆天地之气者亡。顺之昌者，顺天地之正气。逆之亡者，逆天地之邪气。人有可独胜者，是因人之强弱不同，纵欲与节欲有异。陈士铎总结说："天蓬、地玄，独有二者，正分其阴阳也。阴阳同而神亦同者，正显其顺逆也。可见宜顺不宜逆矣。"

八风固本论

《外经微言·第七卷·八风固本篇》，论及"八风固本"之义。要点：八风出于天地，人身之五风合而成病；人无五风，则天地之风不能犯。八风分天地，八风者，春夏秋冬、东西南北之风；春夏秋冬之风，时令之风，属于天；东西南北之风，方隅之风，属于地。然而，地得天之气，风乃长；天得地之气，风乃大。此八风属于天地，可分而不可分。人之五风，合于天地。五风者，心、肝、脾、肺、肾之风。五脏虚而风生，以内风召外风，天地之风始翕然相合。五脏不虚，内既无风，外风则无以能入。内风不治，外风益入。善治八风者，治脏固其本，治风卫其标。陈士铎总结说："小风之来，皆外感也。外感因于内招，故单治内不可也，单治外亦不可也。要在分之中宜合，合之中宜分也。"

八风命名论

《外经微言·第八卷·八风命名篇》，论及"八风命名"之义。要点：

八风分春夏秋冬、东西南北；东西南北，不止四风；合之四时，则八风不足以概之。又言风不止八，而八风实足概之。风从东方来，得春气；风从东南来，得春气而兼夏气；风从南方来，得夏气；风从西南来，得夏气而兼秋气；风从西方来，得秋气；风从西北来，得秋气而兼冬气；风从北方来，得冬气；风从东北来，得冬气而兼春气，此方隅时令合而成八。八风之名，东风名和风，东南风名薰风，南风名热风，西南风名温风，西风名商风，西北风名凉风，北风名寒风，东北风名阴风，此方隅时令合而名之。八风应病，和风伤在肝，外病在筋；薰风伤在胃，外病在肌；热风伤在心，外病在脉；温风伤在脾，外病在腹；商风伤在肺，外病在皮；凉风伤在膀胱，外病在营卫；寒风伤在肾，外病在骨；阴风伤在大肠，外病在胸胁。此方隅时令与脏腑相合而相感。然而，脏腑内虚，八风因得而中之；邪之所凑，其气必虚，此非空言。人有脏腑不虚而八风中之者，此"暴风猝中"，不治而自愈。陈士铎总结说："八风之来皆外感也。外感因于内召，故治内而外邪自散。若自外病者，不必治之。"

太乙论

《外经微言·第八卷·太乙篇》，论及"太乙"之义。要点：八风可以占疾病之吉凶，因天人一理，故可预占以断之。但有验有不验者，是因人事之不同，天未尝不可占。八风休咎，无日无时不可占。如风从东方来，寅卯辰时则顺，否则为逆，逆则病；风从北方来，申酉戌时则顺，否则逆，逆则病；风从南方来，巳午未时则顺，否则逆，逆则病；风从北方来，亥子丑时则顺，否则逆，逆则病。古之占风，多以太乙之日为主。占风以太乙日，决病有验有不验者。舍太乙以占吉凶，恐不验者更多。因太乙移日，天必应之风雨；风雨和则民安而病少，风雨暴则民劳而病多。太乙在冬至日有变，占在君；太乙在春分日有变，占在相；太乙在中宫日有变，占在相吏；太乙在秋分日有变，占在将；太乙在夏至日有变，占在民。所谓有变者，太乙居五宫之日，得非常之风；各以其所主占之，生吉克凶，多不爽。所谓风雨之暴，暴风从南方来，其伤人则内舍于心，外在脉，其气主热；暴风从西南方来，其伤人则内舍于脾，外在肌，其气主弱；暴风从西方来，其伤人则内舍于肺，外在皮肤，其气主燥；暴风从西北方来，其伤人则内舍于小肠，外在手太阳脉，脉绝则溢，脉闭则结不通，善暴死，其气主清；暴风从北方来，其伤人则内舍于肾，外在骨与肩背之膂筋，其气主寒；暴风东北方来，其伤人，内舍于大肠，外在两胁腋骨下及肢节，其气主温；暴风从东方来，其伤人则内舍于肝，外在筋纽，其气主湿；暴风东南方来，其伤人则内舍于胃，外在肌肉，其气主重着。以上，言风雨以概之。人见风辄病者，若仅执太乙以占风，执八风以治病，是"泥于论风"。因百病皆始于风，人之气血虚馁，风乘虚辄入，并非"待太乙居宫"。陈士铎总结说："人病全不在太乙，说得澹而有味。"

亲阳亲阴论

《外经微言·第八卷·亲阳亲阴篇》，论及"亲阳亲阴"之义。要点：所谓风、寒之异，风指八风，寒指寒气。虽风未有不寒者，要之风与寒各异。风与寒有异，入人脏腑亦有异。风入风府，寒不入风府。因风为阳邪，寒为阴邪。阳邪主降，阴邪主升。主降者，由风府之穴而入，自上而下。主升者，不由风府，由脐之穴而入，自下而上。阴邪不从风府入，因风府之穴为阳经之穴。脐之穴，为阴经之穴。阳邪从阳而入，故风入风门。阴邪从阴而入，故寒入脐。阳亲阳，阴亲阴，此乃天地自然之道。风穴招风，寒穴招寒。风门，为风穴，宜风之入。脐虽非寒穴，但其通于命门，命门火旺，则寒不能入；命门火衰，则腹内阴寒，脐亦必寒，故阴寒之邪，遂乘虚寒之隙，夺脐而入。陈士铎总结说："阳邪入风府，阴邪入脐，各有道路也。"

三合论

《外经微言·第六卷·三合篇》，论及"三合"之义。要点：寒暑燥湿风火，此为六气。天地之运化，合于人而生病，此五行之生化使然。人之五脏，分金木水火土，彼此有胜负而人病。此脏腑之自病，亦关于六气。脏腑之五行，即天之五行，地之五行，天地人三合而生化出。所谓三合之生化，东方生风，风生木，木生酸，酸生肝，肝生筋，筋生心；在天为风，在地为木，在体为筋，在气为柔，在脏为肝；其性为瞬，其德为和，其用为动，其色为苍，其化为荣，其虫毛，其政为散，其令宣发，其变摧拉，其眚陨落，其味为酸，其志为怒；怒伤肝，悲胜怒；风伤肝，燥胜风；酸伤筋，辛胜酸。此天地之合人肝。

南方生热，热生火，火生苦，苦生心，心生血，血生脾；在天为热，在地为火，在体为脉，在气为炎，在脏为心；其性为暑，其德为显，其用为燥，其色为赤，其化为茂，其虫羽，其政为明，其令郁蒸，其变炎烁，其眚燔焫，其味为苦，其志为喜；喜伤心，恐胜喜；热伤气，寒胜热；苦伤气，咸胜苦。此天地之合人心。

中央生湿，湿生土，土生甘，甘生脾，脾生肉，肉生肺；在天为湿，在地为土，在体为肉，在气为充，在脏为脾；其性静坚，其德为濡，其用为化，其色为黄，其化为盈，其虫倮，其政为谧，其令云雨，其变动注，其眚淫溃，其味为甘，其志为思；思伤脾，怒胜思；湿伤肉，风胜湿；甘伤脾，酸胜甘。此天地之合人脾。

西方生燥，燥主金，金生辛，辛生肺，肺生皮毛；在天为燥，在地为金，在体为皮毛，在气为成，在脏为肺；其性为凉，其德为清，其用为固，其色为白，其化为敛，其虫介，其政为劲，其令雾露，其变肃杀，其眚苍落，其味为辛，其志为忧；忧伤肺，喜胜忧；热伤皮毛，寒胜热；辛伤皮毛，苦胜辛。此天地之合人肺。

北方生寒，寒生水，水生咸，咸生肾，肾生骨髓，髓生肝；在天为寒，在地为水，在体为骨，在气为坚，在脏为肾；其性为凛，其德为寒，其用为藏，其色为黑，其化为肃，其虫鳞，其政为静，其令为寒，其变凝冽，其眚冰雹，其味为咸，其志为恐；恐伤肾，思胜恐；寒伤血，燥胜寒；咸伤血，甘胜咸。此天地之合人肾。

五脏合金木水火土，"斯化生之所以出也"。天地不外五行，六气即五行。五行五而六气六，五行得六气，则五行之变化无穷。六气之中，各配五行，独火有二，火有君、相之分；人身火多于水，五脏之中，无脏非火；是以天地之火亦多于金木水土，正显"天地之合于人耳"。

陈士铎总结说："五行不外五脏，五脏即六气之论也。因五行止有五，惟火为二，故六气合二火而论之，其实合五脏而言之也。"

四时六气异同论

《外经微言·第七卷·四时六气异同篇》，论及"四时六气异同"之义。要点：五脏合五时，六经应六气。然《素问·诊要经终论》以六气应五脏，而终于六经；《素问·四时刺逆从论》以六经应四时，而终于五脏；《素问·诊要经终论》以经脉之生于五脏，而外合于六经；《素问·四时刺逆从论》以经脉本于六气，而外连于五脏。人身之脉气，上通天，下合地，未可一言而尽，故"彼此错言之耳……医统天地人以立论，不知天何知地，不知地何知人"。脉气循于皮肉筋骨之间，内合五行，外合六气，难以一言而尽，不得不分之以归于一。五时之合五脏，即六气之合五脏。六气之应六经，即五时之应六经。陈士铎曰："何尝异，何必求同；何尝同，不妨言异。人惟善求之可耳。"

司天在泉分合论

《外经微言·第七卷·司天在泉分合篇》，论及"司天在泉分合"之义。要点：司天在泉，二气相合；岁半以上，天气主之；岁半以下，地气主之。

司天之气主上半岁，在泉之气主下半岁。司天之气主上半岁，春夏乃天之阴阳，阳生阴长，天之气，故上半岁主之。在泉之气主下半岁，秋冬乃地之阴阳，阴杀阳藏，为地之气，故下半岁主之。天地之气，无日不交；司天之气始于地之左，在泉之气奉乎天之右。一岁之中，互相感召，虽分而实不分。不分言之，则阴阳不明，无以得阴中有阳，阳中有阴之义。司天之气，始于地而终于天；在泉之气，始于天而终于地；天地升降，环转不息，实有如此，所以可合而亦可分之。司天之气始于地之左，地中有天；在泉之气始于天之右，天中有地。陈士铎总结说："司天在泉，合天地以论之，才是善言天地者。"

从化论

《外经微言·第七卷·从化篇》，论及"从化"之义。要点：燥从热发，风从燥起，埃从风生，雨从湿注，热从寒来。五行各有胜，亦各有制。制之太过，则受制者应之，反从其化。所以，热之极者，燥必随之，此金之从火；燥之极者，风必随之，此木之从金；风之极者，尘霾随之，此土之从木；湿蒸之极者，霖雨随之，此水之从土；阴寒之极者，雷电随之，此火之从水。此乃承制相从之理。从火者润其金，从金者抒其木，从木者培其土，从土者导其水，从水者助其火。毋不足，毋有余，得其平而不从矣。润其金而金仍从火，抒其木而木仍从金，培其土而土仍从木，导其水而水仍从土，助其火而火仍从水。此阴阳之已变，水火之已漓，非药石针灸之可疗。陈士铎总结说："言浅而论深。"

冬夏火热论

《外经微言·第七卷·冬夏火热篇》，论及"冬夏火热"之义。要点：冬令严冷凛冽之气，逼人肌肤，人宜畏寒，反生热症。因外寒则内益热，外寒内热，人宜同病，之所以独热，是因肾中水虚，不能制火，因外寒相激而火发。人生无脏非火，无腑非火，无不藉肾水相养。肾水盛则火藏，肾水涸则火动；内无水养则内热已极，又得外寒束之，则火之郁气一发，多不可救。火必有所助而后盛，火发于外，外无火助，宜火之少衰，乃热病发于夏转轻，发于冬反重。此正显火郁之气，暑日气散而火难居，冬日气藏而火难泄；难泄而泄之，则郁怒之气所以难犯而转重。治当辨其火热之真假，无论冬夏。陈士铎总结说："治郁无他治之法，人亦治郁而已矣。"

暑火二气论

《外经微言·第七卷·暑火二气篇》，论及"暑火二气"之义。要点：暑与火皆热症，六气分而为二。暑病成于夏，火病四时皆有，故分而为二。火病虽四时有之，然多成于夏，热蕴于夏而发于四时，宜暑包之。火不止成于夏，四时皆可成。火宜藏不宜发，火发于夏日者，火以引火。其在四时，虽无火之可发，而火蕴结于脏腑之中，每能自发。其酷烈之势，较外火引之者更横。火不可发，发则多不可救。暑与火热同而实异，惟其不同，故夏日之火不可与春秋冬之火共论。惟其各异，即夏日之暑不可与夏日之火并举。火病乃脏腑自生之热，非夏令暑热所成之火。故火症生于夏，仍是火症，不可谓火是暑、暑即是火。"暑火非一也，分二气宜矣"。陈士铎总结说："暑与火不可并论，独吐至理。"

昼夜论

《石室秘录·卷五·四论昼夜》，论及"昼夜"之义。要点：昼夜最可辨病之阴阳，然而最难辨。阳病昼重而夜轻，谓阳气与病气交旺。然亦有阳病而昼不重者，是阳气虚之故。阴病昼轻而夜重，阴气与病气交旺。然而，亦有阴病而夜反轻者，是阴气虚之故。阳气与病气交旺者，此阳未虚之症，故元阳敢与邪气相争而不止。虽见之势重，其实病反轻。当助其阳气以祛邪，不可但祛邪而不补其阳气。阴气与病气交旺者，此阴未衰之症，故真阴与邪气相战而不已。虽见之势横，其实病未甚。助其阴气以逐邪，不必仅逐邪而不补其阴气。阳虚则昼不重，视其势若轻，而不知其邪实重。

元阳虚极，不敢与阳邪相战，有退缩不前之意，非阳旺而不与邪斗。阴虚而夜反轻，视其势亦浅，而不知其邪实深。真阴微甚，不敢与阴邪相犯，"有趋避不遑之象，非阴旺而不与邪角也"。此阴阳辨于昼夜，不可为病之所愚。然而，尚不可拘于此，或昼重而夜亦重，或昼轻而夜亦轻；或有时重，有时不重；或有时轻，有时不轻。此阴阳之无定，而昼夜之难拘。又不可泥于补阳之说，当峻补于阴，而少佐其补阳之品，则阴阳有养，而邪气则不战自逃。总之，"论阴阳亦不能出经之微"。

3. 精气神论

营卫交重论

《外经微言·第七卷·营卫交重篇》，论及"营卫交重"之义。要点：阳气出于卫气，阴气出于营气。阴主死，阳主生。阳气重于阴气，宜卫气重于营气，营卫交重。交重之旨，宗气积于上焦，营气出于中焦，卫气出于下焦。有天有地，有阳气，有阴气。人禀天地之二气，亦有阴阳。卫气属阳，由下焦至中焦以升于上焦，从阴出阳。营气属阴，由中焦至上焦以降于下焦，从阳入阴。二气并重，交相上下，交相出入，交相升降，而后能生气于无穷。阴阳不可离，但阴气难升。因阴气精专，必随宗气以同行于经隧之中；始于手太阴肺经太渊穴，而行于手阳明大肠经、足阳明胃经、足太阴脾经、手少阴心经、手太阳小肠经、足太阳膀胱经、足少阴肾经、手厥阴心包经、手少阳三焦经、足少阳胆经、足厥阴肝经，而又始于手太阴肺经。阴在内，不在外。阴主守内，不主卫外。故营、卫二气，人身并重，不可重卫轻营。陈士铎总结说："营卫原并重也，世重卫而轻营者，不知营卫也。"

精气引血论

《外经微言·第六卷·精气引血篇》，论及"精气引血"之义。要点：九窍出血，乃血不归经所致，治当引其血之归经则病可愈。九窍出血，脏腑之血皆出。血失一经者重，血失众经者轻。失一经者，伤脏腑。失众经者，伤经络。血已出，补气以引之，补精以引之。气虚则血难摄，治以补气摄血，或补精引血。血之妄行，由肾火之乱动所致。肾火乱动，由肾水之大衰。血得肾火而有所归，亦必得肾水以济之。肾水、肾火，如夫妇之不可离。肾水旺而肾火自归，肾火安而各经之血自息，即所谓补精可引血。当先补气后补精，气虚不能摄血，血摄而精可生；精虚不能藏血，血藏而气益旺，故补气必须补精。虽然血之妄出，疑火之作祟，但不宜清火而当补精。血至九窍之出，则火尽外泄，热变为寒；不可再清热泻火，清热泻火则血愈多。陈士铎总结说："失血，补气本是妙理，谁知补精即补气乎。补气寓于补精之中，补精寓于补血之内，岂是泛然作论者。寒变热，热变寒，参得个中趣，才是大罗仙。"

回天生育论

《外经微言·第一卷·回天生育篇》，论及"回天生育"之义。要点：人生子嗣，天命居半，人事居半。天不可回，人事则可尽。男子不能生子者，病有九；女子不能生子者，病有十。男子九病，为精寒、精薄、气馁、痰盛、精涩、相火过旺、精不能射、气郁、天厌。女子十病，为胞胎寒、脾胃冷、带脉急、肝气郁、痰气盛、相火旺、肾水衰、任督病、膀胱气化不行、气血虚而不能摄。治疗之法，男子精寒者，温其火；精薄者，益其髓；气馁者，壮其气；痰盛者，消其涎；精涩者，顺其水；火旺者，补其精；精不能射者，助其气；气郁者，舒其气；天厌者，增其势，则男子无子而可以有子，不可徒益其相火。女子胞胎冷者，温其胞胎；脾胃冷者，暖其脾胃；带脉急者，缓其带脉；肝气郁者，开其肝气；痰气盛者，消其痰气；相火旺者，平其相火；肾水衰者，滋其肾水；任督病者，理其任督；膀胱气化不行者，助其肾气以益膀胱；气血不能摄胎者，益其气血以摄胎，则女子无子而可以有子，不可徒治其胞胎。陈士铎总结说："男无子有九，女无子有十，似乎女多于男也。谁知男女皆一乎，知不一而一者，大约健其脾胃为主，脾胃健而肾亦健矣，何必分男女哉。"

救母论

《外经微言·第一卷·救母篇》，论及"救母"之义。要点：天癸之水，男女皆有之，惟妇人经水谓之天癸。因天癸之水为壬癸之水，壬水属阳，癸水属阴，二水皆为先天之水。男为阳，女为阴，故妇人经水以天癸名之。其实，壬癸未尝不合。男子之精，不以天癸为名。因精者，合水火名之；水中有火，始成其精。称其为精，而壬癸之义已包含于内，故不以天癸名之。精与经为同一水，同中有异。男之精，守而不溢；女之经，满而必泄。癸水，为海水，上应月，下应潮；月有盈亏，潮有往来，女子之经水应之，故潮汐月有信，经水亦月有期。以天癸名之，别其水为癸水，随天运为转移。男之精，阳中之阴，其色白。女之经，阴中之阳，其色赤。况且，流于任脉，通于血海，故血与经合而成浊流。女子阴有余而阳不足，故满而必泄。男子阳有余而阴不足，故守而不溢。女子未至二七则任冲未盛，阴气未动，女犹如纯阳，故不行经。女子过二七，不行经而怀孕者，名为暗经，并非无经。无不足，无有余，乃女中最贵者。终身不字，行调息之功，必定长生。妇女经水，上应月，下应潮，宜月无愆期。但有至有不至者，是人事之乖违所致。天癸之水，生于先天，亦长于后天。妇女纵欲伤任督之脉，则经水不应月；怀抱忧郁以伤肝胆，则经水闭而不流。因人非水火不生，火乃肾中之真火，水乃肾中之真水。水火盛则经盛，水火衰则经衰。任督脉通于肾，伤任督未有不伤肾者。交接时，纵欲泄精，精伤则任督之脉亦伤。任督脉伤，不能行其气于腰脐，则带脉亦伤，故经水有至有不至。经水为火中之水，水衰不能制火，则火炎水降，经水必先期而至。火衰不能生水，则水寒火冷，经水必后期而至。经水之愆期，因水火之盛衰。肝胆伤而经闭者，是因肝藏血，又最喜疏泄；胆与肝为表里，胆木气郁，肝木之气亦郁；木郁不达，则任冲血海皆抑塞不通，久则血枯。心肾之交接，责在胞胎，亦责在肝胆。肝胆气郁，胞胎上交肝胆，不上交于心，则肾之气亦不交于心。心肾之气不交，各脏腑之气抑塞不通，肝克脾，胆克胃，脾胃受克，失其生化之司，则不能资于心肾。水火未济，肝胆之气愈郁。肝胆久郁，反现假旺之象，外若盛内实虚，则疏泄失常。此木郁所以水闭之故。经水为天一之水，出于肾经，故以经水名之。经水为至阴之精，有至阳之气存于其中，故经水色赤，非色赤即血。经水为肾气所化，非肾精所泻。女子肾气有余，故变化无穷。肾化为经，经化为血，各经气血无不随之而各化。因而，肾气通则血通，肾气闭则血闭。气闭宜责之于肾，心肝脾之气郁而经亦闭。因肾水之生，不由于三经。肾水之化，实关于三经。肾不通肝之气，则肾气不能开。肾不交心之气，则肾气不能上。肾不取脾之气，则肾气不能成。此"交相合而交相化也"。若一经气郁，气即不入于肾，而肾气即闭。况且，三经同郁，肾无所资，则无以化气而成经。因而，"经闭乃肾气之郁所致，非止肝血之枯使然"。若徒补其血，则郁不宣而反生火。徒散其瘀，则气益微则反耗精。不仅无益，反而有害。陈士铎总结说："一篇救母之文，真有益于母者也。讲天癸无余义，由于讲水火无余义也。水火之不通，半成于人气之郁。解郁之法，在于通肝胆也，肝胆通则血何闭哉！正不必又去益肾也。谁知肝胆不郁而肾受益乎，郁之害亦大矣。"

红铅损益论

《外经微言·第一卷·红铅损益篇》，论及"红铅损益"之义。要点：方士采红铅接命，慎欲者，采之服食延寿；纵欲者，采之服食丧躯。红铅，名延景丹。红铅为天癸水，其中虽包阴阳之水火，溢满于外则水火之气尽消。经水"甫出户辄色变"，独"首经之色不遽变者，全其阴阳之气也"。男子阳在外，阴在内；女子阴在外，阳在内。首经，为坎中之阳。坎中之阳，可补离中之阴；独补男有益，补女有损。补男，为阳以济阴；补女，为阳以亢阳。陈士铎总结说："红铅何益于人，讲无益而成有益者，辨其既济之理也。谁谓方士非恃之以接命哉。"

初生微论

《外经微言·第一卷·初生微论篇》，论及"人以天癸为主"之义。要点：人之初生，目不能睹，口不能餐，足不能履，舌不能语，三月而后见，八月而后食，期岁而后行，三年而后言。是因人之初生，两肾水火未旺；三月而火乃盛，故两目有光；八月而水乃充，故两龈有力；期岁则髓旺而膑生；三年则精长而囟合；男十六岁而天癸通，女十四岁而天癸化。男以八为数，女以七为数。《内经》首论天癸，叹天癸难生易丧。男必至十六岁而天癸满，年未至十六岁皆未满之日。女子必至十四岁而天癸盈，年未至十四岁皆未满之日。既满既盈，又随年俱耗，示人宜守此天癸。男八八之后犹存，女七七之后仍在，似乎天癸之未尽。常数可定，变数不可定。此论常而不论变。陈士铎总结说："人生以天癸为主，有则生，无则死也。常变之说，惜此天癸也。二七、二八之论，亦可言而言之，非不可言而不言也。"

媾精受妊论

《外经微言·第二卷·媾精受妊篇》，论及"媾精受妊"之义。要点：肾为作强之官，故受妊而生人。生人者，即肾之技巧，技巧成于水火之气。水火气弱则生女，水火气强则生男。男女俱有水火之气，气同至则技巧出焉，一有先后则不成胎。男泄精，女泄气，女子泄精则气脱，男子泄气则精脱，无以成胎。女气中有精，男精中有气，女泄气而交男子之精，男泄精而合女子之气，此技巧之所以出也。所生男女，有强有弱，自分于父母之气；且有清浊寿夭之异，气清则清，气浊则浊，气长则寿，气促则夭，皆本于父母之气。生育本于肾中之气，但五脏七腑之气，一经不至皆不成胎。媾精者，动肾中之气，亦与五脏七腑相关。肾藏精，亦藏气。藏精者，藏五脏七腑之精。藏气者，藏五脏七腑之气。藏则俱藏，泄则俱泄。精即血，气无形，血有形，无形化有形，有形不能化无形。精虽有形，而精中之气正无形。无形隐于有形，故能静能动，动则化，化则技巧出矣。陈士铎总结说："男女不媾精，断不成胎。胎成于水火之气，此气即男女之气也。气藏于精中，精虽有形而实无形也。形非气乎，故成胎即成气之谓。"

天厌火衰论

《外经微言·第二卷·天厌火衰篇》，论及"天厌火衰"之义。要点：世有天生男子音声如女子，外势如婴儿，此属"天厌"。此为"父母之咎"所致。人道交感，先火动而后水济之；火盛者生子必强，火衰者生子必弱；水盛者生子必肥，水衰者生子必瘦。天厌之人，乃先天之火微。水火衰盛，宜分强弱肥瘦，不宜外阳之细小。肾中之火，为先天之火，属无形之火。肾中之水，为先天之水，属无形之水。火得水而生，水得火而长，言肾内之阴阳。水长火，则水为火之母；火生水，则火为水之母。人得水火之气以生身，则水火即人之父母。天下有形不能生无形，无形实生有形。外阳之生，实内阳之长；内阳旺，而外阳必伸。内阳旺者，得火气之全；内阳衰者，外阳亦无以壮大。火既不全，则无以生身。孤阴不生，孤阳不长。天厌之人，仅仅是火不全，未尝无阴阳；偏于火者，阳有余而阴不足；偏于水者，阴有余而阳不足。阳既不足，即不能生厥阴之宗筋。陈士铎总结说："外阳之大小，视水火之偏全，不视阴阳之有无耳。"

呼吸论

《外经微言·第五卷·呼吸篇》，论及"呼吸"之义。要点：人气之呼吸，应天地之呼吸，天地人同之。心肺主呼，肾肝主吸，是呼出乃心肺，吸入乃肾肝。一呼不再呼，一吸不再吸，故呼中有吸，吸中有呼。呼出，属阳气之出。吸入，属阴气之入。故呼应天，而吸应地；呼不再呼，呼中有吸；吸不再吸，吸中有呼。故呼应天而亦应地，吸应地而亦应天。所以，呼出心、肺，从天言之；吸入肾、肝，从地言之。呼出肾、肝，从地言之；吸入心、肺，从天言之。独阳不生，呼中有吸，阳中有阴；独阴不长，吸中有呼，阴中有阳。天之气不降，则地之气不升。地之气不升，则天之气不降。天之气下降，即天之气呼出。地之气上升，即地之气吸入。故呼出心肺阳气，而肾肝阴气辄随阳而俱出。吸入肾肝阴气，而心肺阳气辄随阴而俱入。所以，阴阳之气虽有呼吸，而阴阳之根无间隔；呼吸之间虽有出入，而阴阳之本无两歧。陈士铎总结说："呼中有吸，吸中有呼，是一是二，人可参天地也。"

骨阴论

《外经微言·第一卷·骨阴篇》，论及"骨阴"之证治。要点：婴儿初生，无膝盖骨，或囟骨、耳后完骨皆无，此属阴气不足。阴气，指真阴之气。婴儿纯阳无阴，食母乳而阴乃生，阴生而囟骨、耳后完骨、膝盖骨生。生则儿寿，不生则夭。其不生者，因三骨属阴，得阴则生，然亦必阳旺而长。婴儿阳气不足，食母乳而三骨不生，其先天之阳气亏。阳气先漓，先天已居于缺陷，食母之乳补后天而无余，故三骨不生。三骨不生则难以长寿，因囟门不合则脑髓空，完骨不长则肾宫虚，膝盖不生则双足软；脑髓空则风易入，肾宫虚则听失聪，双足软则颠仆多。三骨不全亦有延龄者，三者之中惟耳无完骨者或可延龄，然而不能无疾病。若囟门不合、膝盖不生，吾未见有生者，此属孤阳无阴。陈士铎总结说："孤阳无阴，人则不生，则阴为阳之天也。无阴者，无阳也。阳生于阴之中，阴长于阳之外，有三骨者，得阴阳之全也。"

老少论

《石室秘录·卷五·十二论老少》，论及"老少"之治。要点：老人与小儿最难治。因老人气血已衰，服饮食则不生精而生病；小儿精气未满，食饮食则伤胃而伤脾，故老人、小儿当另立一门。治老人气血虚衰当生精，治小儿脾胃伤当开胃健脾。生精者，生其肾中精。人生肾气有余，而后脾胃之气行；脾胃气行，而后分精四布于各脏腑，俱得相输以传化。老人生精用养老丸方，用熟地八两，巴戟天四两，山茱萸四两，北五味子一两，薏仁三两，芡实四两，车前子一两，牛膝三两，山药四两，各为末，蜜为丸。每日吞五钱，自能生精壮气，开胃健脾。治小儿脾胃伤，宜治肾以生土。小儿过于饮食，必致伤胃；久之，胃伤而脾亦伤，脾伤而肺金亦伤，肺金伤而肾水更伤。小儿至肾水之伤，则痨瘵之症起，鸡胸犬肚之证见。如治之不得法，而仍治以治胃之药，未能奏功，杂然攻利之药并进，殇人夭年可悯。今立一方，治小儿肾脏之损，实有奇功，方名全幼丸，用熟地二两，麦冬一两，山药三两，芡实三两，车前子一两，神曲五钱，白术一两，地栗粉三两，鳖甲三两，生何首乌三两，茯苓二两，各为末，蜜为丸。每日白滚汤送下三钱，一料前症尽愈。

子嗣论

《石室秘录·卷五·十六论子嗣》，论及"子嗣"之病。要点：人生子嗣，虽曰天命，多关人事。有男子不能生子者，有女子不能生子者。男子不能生子有六病，女子不能生子有十病。男子六病，为精寒、气衰、痰多、相火盛、精少、气郁。精寒者，肾中之精寒，虽射入子宫，而女子胞胎不纳，不一月而即堕。气衰者，阳气衰，气衰则不能久战，以动女子之欢心，男精已泄，而女精未交，无以生物。精少者，虽能射，而精必衰薄，胞胎之口大张，细小之入，何能餍足，故随入而随出。痰多者多湿，多湿则精不纯，夹杂之精，纵然生子，必然夭丧。相火盛者，过于久战，女精已过，而男精未施；及男精既施，而女兴已寝，亦不能生育。气郁者，乃肝气抑塞，不能生心包之火，则怀抱忧愁，而阳事因之不振等。故精寒者温其火，气衰者补其气，痰多者消其痰，火盛者补其水，精少者添其精，气郁者舒其气，则男子无子者可以有子，不可徒补其相火。女子十病，为胎胞冷、脾胃寒、带脉急、肝气郁、痰气盛、相火旺、肾水衰、任督病、膀胱气化不行、气血虚而不能摄。胎胞之脉，所以受物者，暖则生物，而冷则杀物。纵男子精热而射入，亦难以茹之而不吐。脾胃虚寒，则带脉之间必然无力，精即射入于胞胎，亦无以胜任。带脉宜驰不宜急，带脉急者，由于腰脐之不利；腰脐不利，则胞胎无力，不能载物。肝气郁则心境不舒，不能为欢于床第。痰气盛之妇人必肥胖，或身肥则下体过胖，子宫缩入，难以受精；即或男子甚健，鼓勇而战，射精直入，而湿由膀胱，必有泛滥之虞。相火旺者，则过于焚烧；焦干之地，又苦草木之难生。肾水衰者，则子宫燥涸，禾苗无雨露之润，亦成萎黄，必易堕胎。任督之间，倘有疝瘕之症，则精不能施，因外有所障使然。膀胱与胞胎相近，倘气化不行，则水湿之气必且渗入于胎胞，而不能受妊。女子怀胎，必气血足而后能养。倘气虚则阳衰，血虚则阴衰，气血双虚，则胞胎下坠而不能升举，小产之不能免。故胎胞冷者温之，脾胃寒者暖之，带脉急者缓之，肝气郁者开之，痰气盛者消之，相火旺者平之，肾水衰者补之，任督病者除之；膀胱气化不行者，助其肾气；气血不能摄胎者，益其气血。则女子无子者，亦可以有子，不可徒治其胞胎。总之，"男女之病，各各不同，得其病之因，用其方之当，何患无子哉。以男子六病，女子十病，问人之有无，即可知用药之宜也"。

气血论

《石室秘录·卷五·十三论气血》，论及"治气血"之义。要点：气无形，血有形。人知治血必须理气，使无形生有形，殊不知治气必须理血，使有形生无形。但无形生有形，每在于仓皇危急之日；而有形生无形，要在于平常安适之时。人见用气分之药速于见功，用血分之药难于奏效，遂信无形能生有形，而疑有形不能生无形。"不知气血原叠相生长，但止有缓急之殊"，故吐血之时，不能速生血，亟当补其气；吐血之后，不可纯补气，当缓补其血。气生血，而血无奔轶之忧；血生气，而气无轻躁之害。此即气血之两相须而两相得。

4. 脏腑论

五脏互根论

《外经微言·第七卷·五脏互根篇》，论及"五脏互根"之义。要点：阴阳之变迁，阴中有阳，阳中有阴，阴阳互根，原无定位。但若求之，亦可有定位。惟各有位，故其根生生不息。如阳中有阴，阴居阳位者，肺开窍于鼻，心开窍于舌，脾开窍于口，肝开窍于目，肾开窍于耳，厥阴与督脉会于颠。又如，阴中有阳，阳居阴位者，肝与胆为表里，心与小肠为表里，肾与膀胱为表里，脾与胃为表里，肺与大肠为表里，包络与三焦为表里。所谓互根之位，如耳属肾而听声，声属金，是耳中有肺之阴；鼻属肺而闻臭，臭属火，是鼻中有心之阴；舌属心而知味，味属土，是舌中有脾之阴。又如，目有五轮，通贯五脏；脑属肾，各会诸体，是耳与脑有五脏之阴。所谓七腑阳中有阴者，大肠俞在脊十六椎旁，胃俞在脊十二椎旁，小肠俞在脊第十八椎，胆俞在脊十椎旁，膀胱俞在中膂第二十椎，三焦俞在肾俞之上，脊第十三椎之旁；包络无俞，寄于膈俞，在上七椎之旁，是七腑阳中有阴之位。陈士铎总结说："阴中有阳，阳中有阴，无位而有位者，以阴阳之有根也。"

脏腑阐微论

《外经微言·第二卷·脏腑阐微篇》，论及"脏六腑七"之义。要点：心肝脾肺肾，为五行之正，故名五脏。胞胎非五行之正，虽属脏但不以脏名之。因心火、肝木、脾土、肺金、肾水，一脏各属一行；胞胎处"水火之歧，非正也"，故不可称六脏。肾中有火亦水火之歧，之所以称"脏"，是因肾中之火为先天之火，居两肾中而肾专司水。胞胎上系心，下连肾，往来于心肾，接续于水火之际，可名为火，亦可名为水，但非"水火之正"。胞胎之所以为脏，是因胞胎处水火之两歧，心肾之交，非胞胎之系不能通达上下，不仅妇人有之，男子亦有。因其两歧，置于五脏之外，非胞胎之不为脏。男女各有之，但"系同而口异"。男女无此系，则水火不交，受病相同。女系无口，则不能受妊，此胞胎蕴生生之机，属阴而藏于阳。胞胎之系，上出于心之膜膈，下连两肾，此男女之同。惟女下大而上细，上无口而下有口，故能纳精以受妊。关于腑七而名六，大小肠、膀胱、胆、胃、三焦、包络，为"七腑"；包络不称腑者，尊之为帝。包络为脾胃之母，土非火不生。五脏六腑之气咸仰于心君，心火无为，必藉包络有为，往来宣布胃气，能入脾气，能出各脏腑之气，始能变化。尊心为君火，称包络为相火，《外经》"咸以为则"。陈士铎总结说："脏六而言五者，言脏之正也。腑七而言六者，言腑之偏也。举五而略六，非不知胞胎也；举六而略七，非不知包络也。有雷公之问，而胞胎、包络昭于古今矣。"

胆腑命名论

《外经微言·第三卷·胆腑命名篇》，论及"胆腑命名"之义。要点：大肠又称白肠，小肠又称赤肠。胆非肠，之所以称之为青肠，是因胆贮青汁，有入无出，能通而贮之，故亦以肠名之。青属木之色，胆属木，其色青，故又名青肠。十一脏取决于胆，属腑亦有脏名。"十一脏取决于胆"属"省文"，并非腑可名脏。因"胆司渗，凡十一脏之气得胆气渗之，则分清化浊，有奇功焉"。胆有入无出，是渗主入而不主出，其所以能化浊，是因"清渗入则浊自化，浊自化而清亦化矣"。清渗入而能化，渗入而仍渗出。胆为清净之府，渗入者，为清气；遇清气之脏腑，亦以清气应之；"应即渗之机，然终非渗也"。脏腑皆取决于胆，受"胆之渗"。大小肠膀胱皆受之而膀胱独多，膀胱分"胆之渗"则胆之气虚，胆虚则"胆得渗之祸"。故胆旺则"渗益"，胆虚则"渗损"。胆渗酒热之气则受损，故酒热之气胆之所畏，过多则"渗失所司"而胆受损，非"毒结于脑则涕流于鼻也"。治宜刺胆络之穴，则病可已。陈士铎总结说："胆主渗，十二脏皆取决于胆者，正决于渗也。胆不能渗又何取决乎。"

奇恒论

《外经微言·第三卷·奇恒篇》，论及"奇恒"之义。要点：奇恒之腑，与五脏并主藏精，既可名腑，亦可名脏。脑、髓、骨、脉、胆、女子胞，称奇恒之腑。"以其能藏阴"，故又可以名脏。阴，即肾中之真水。真水，即肾精。精中有气，而脑、髓、骨、脉、胆、女子胞皆能藏之，故既可名腑，亦可名脏。修真之士，必留心于此。人欲长生，必知此六义，而后可以养精气，结胞胎。胞属之女子，而男子未尝无胞；男子有胞而后可以养胎息，故修真之士必知此六者。奇恒之腑中至要者，为胞与脑。脑为泥丸，即上丹田；胞为神室，即下丹田。骨藏髓，脉藏血，髓藏气，脑藏精，气血精髓尽升泥丸，下降于舌，由舌下华池，由华池下廉泉、玉英，通于胆，下贯神室。世人多欲，故血耗气散，髓竭精亡。如知藏而不泻，即"返还之道"。奇恒之腑之六者宜藏，藏之道在于"毋摇精，毋劳形，毋思虑营营，非不泻之谓"，此关乎生命。陈士铎总结说："脑、髓、骨、脉、胆、女子胞，非脏也，非脏而以脏名之，以其能藏也，能藏故以脏名之，人可失诸藏乎。"

肺金论

《外经微言·第三卷·肺金篇》，论及"肺金"之义。要点：肺属金，脾胃属土，土宜生金。土有时不能生金，因脾胃土旺而肺金则强，脾胃土衰而肺金则弱。然而，脾胃之气太旺，反非肺金之所喜，因土中火气过盛之故。土为肺金之母，火为肺金之贼，生变为克，则属不宜。金畏火克，宜避火，又亲火。因肺近火，则"金气之柔者必销"。然肺离火，则"金气之顽者必折"。贵在"微火以通熏肺"。故土中无火，不能生肺金之气；而土中多火，亦不能生肺金之气。所以，烈火为肺之所畏，微火为肺之所喜。

关于金木之生，肺金理当制肝木之旺。而肝中火盛，则金受火炎，肺则失清肃之令。肺"避火不暇"，则无以制肝木。即"木气空虚，已不畏肺金之刑"。况且，金受火制，则肺金之气必衰；肝木之火愈旺，势必横行无忌，侵伐脾胃之土，即所谓欺子弱而凌母强。肝火克伐脾胃，肺失化源则益加虚弱；肺弱则难以下生肾水，水无金生则水不能制火；不仅上焦之火焚烧，而中焦之火亦随之更炽，甚且下焦之火亦挟水沸腾。肺金之所以"召火"，是因肺属娇脏，位居各脏腑之上；火性上炎，不发则已，发则诸火应之，故肺金独受其害。肺为娇脏，若因诸火威逼而金破不鸣，仍赖肾之水以救之。因而"肺肾相亲更倍于土金之相爱"。因土生金，而金难生土；肺生肾，而肾能生肺，"昼夜之间，肺肾之气实彼此往来两相通而两相益也"。金得水以解火，然金有时亦不畏火，此属"其变"。烁金之火属烈火，火气自微则无以烁金。故金非惟不畏火，且能侮火。火难制金，则金气日旺；肺成顽金，过刚而不可犯，于是肃杀之气必来伐木；肝受金刑，力难生火，火势转衰而变为寒，此火已不足可畏。然而，火过寒，则无温气以生土，土亦无以生金。久之，火寒而金亦寒。金化为水，而水不生木者，是因"金受火融之水也"。真水生木而融化之，此属"水克木"。陈士铎总结说："肺不燥不成顽金，肺过湿不成柔金，以肺中有火也。肺得火则金益，肺失火则金损。故金中不可无火，亦不可有火也。水火不旺，金反得其宜也。"

肝市论

《外经微言·第三卷·肝木篇》，论及"肝木"之义。要点：肝属木，木非水不养，故肾为肝之母。肾衰则木不旺，此肝木之虚，皆肾水之涸。然肝木之虚，不全责肾水之衰，属肝木自郁所致。木喜疏泄，遇风寒之邪、拂抑之事，肝辄气郁不舒。肝郁必下克脾胃，制土有力，则木气自伤，势必求济肾水；水生木而郁气未解，反助克土之横；土怒水助，转来克水，肝不受肾之益，肾且得土之损，必定受病；肾既病，自难滋肝木之枯；肝无水养，其郁更甚，郁甚而克土愈力；脾胃受伤，气难转输，必求救于心火；心火因肝木之郁，全不顾心；心失化源，则无以生脾胃之土，反嗔肺金不制肝木，乃出其火而克肺；肺无土气之生，复有心火之克，则肺金难以自存。木性曲直，必得金制有成。今金弱木强，则肝寡于畏，任郁之性以自肆；土无可克，水无可养，火无可助，于是木空受焚。此木无金制而愈郁。所以，治肝必解郁为先，郁解而肝气自平，不至克土。土无木克，则脾胃之气自易升腾，自必忘克肾水而转生肺金。肺金得脾胃二土之气，则金气自旺，令行清肃。肾水无匮乏之忧，且金强制木，木无过旺而肝气平。肝气最恶抑郁，其次则恶不平，不平之极即郁之极，故平肝尤尚解郁。肝气不平，则肝中之火过旺；肝火过旺，由肝木之塞；外闭内焚，非烁土之气，即耗心之血。火旺宜为心之所喜，然温火生心，烈火逼心，所以，火盛之极，可暂用寒凉以泻。肝郁之极，宜兼用疏泄以平肝。陈士铎总结说："木不郁则不损，肝木之郁即逆之之谓也。人能解郁，则木得其平矣。何郁之有。"

肾水论

《外经微言·第三卷·肾水篇》，论及"肾水"之义。要点：肾属水，此水属先天真水。水生于金，故肺金为肾之母。然而，"必得脾土之气熏蒸，肺始有生化之源"。金生水而水养于金，肾水非肺金不生，肺金非肾水不润。肺居上焦，诸脏腑之火，咸来相逼，苟非肾水灌注，则肺金立化。所以，二经子母最为关切，无时不交相生，亦无时不交相养。因而，补肾者必须益肺，补肺者必须润肾，始既济而成功。肾交肺而肺益生肾，则肾有生化之源。肾既优渥，乃分其水以生肝。肝木之中本自藏火，有水则木且生心，无水则火且焚木；木得水之济，则木能自养。木养于水，木有和平之气，自不克土。而脾胃得遂其升发之性，则心火不至躁动。自然水不畏火之炎，乃上润而济心。水润心固是水火之既济，但恐火炎而水不来济。水不润心，故木无水养；木无水养，肝必干燥；火发木焚，烁尽脾胃之液，肺金救土之不能，则无以生肾中之水。水涸而肝益加燥，肾无沥以养肝，更无以灌之于心。肝木愈横，心火愈炎，肾水畏焚，因不上济于心，此肾衰之故，非所谓肾旺之时。心无水养，则心君不安，遂移其火以逼肺。肺金最畏火炎，随移其热于肾，而肾因水竭。水中之火正无所依，得心火之相会，"翕然升木变出龙雷，由下焦而腾中焦，由中焦而腾上焦，有不可止遏之机"。此五脏七腑均受其害，不仅心受损。非火多为害，水少亦可为炎。五脏有脏火，七腑有腑火，火到之所，同气相亲，故其势易旺，所异者，"水以济之也"。而水为肾脏之独有，且水中又有火。水之不足，难敌火之有余。此肾脏所以有补无泻之故。各脏腑皆取资于水，宜爱水而畏火。火多水少，泻南方之火，即补北方之水。水火又相根，无水则火烈，无火则水寒；火烈则阴亏，水寒则阳消。阴阳两平，必水火既济。土能克水，而土亦能生水。水得土以相生，则土中出水，始足以养肝木而润各脏腑。陈士铎总结说："五行得水则润，失水则损。况取资多而分散少乎。故水为五行之所窃，不可不多也。说得水之有益，有此可悟水矣。"

心火论

《外经微言·第三卷·心火篇》，论及"心火"之义。要点：心火为君火，宜静不宜动。心静则火息，心动则火炎。息则脾胃之土受其益，炎则脾胃之土受其灾。因脾胃之土喜温火之养，恶烈火之逼。温火养则土有生气而成活土，烈火逼则土有死气而成焦土。焦火无以生金，肺金干燥，必求济于肾水，而水不足以济之。人身之肾水原非有余，况心火之太旺，则难以上升于心中。心无水济则心火更烈，其克肺益甚。肺畏火刑，必求援于肾，肾水火两腾，升于上焦而与心相战。肺不受肾水之益，反得肾火之虐。此时肝经之木见肺金太弱，亦出火以焚心。此乃心火动极，安其心而火可息。寒凉之法可暂用，但不可久用。暂用则火化为水，久用则水变为火。因心火必得肾水以济之，滋肾安心则心火永静，舍肾安心则心火仍动。凡水火未有不相克者，而心肾水火则可相交而相济。此因水之不同之故。肾中邪水最克心火，肾中真水最养心火，心中之液即肾内真水。肾之真水旺而心火安，肾之真水衰而心火沸。是以心肾交而水火既济，心肾开而水火未济。心在上，肾在下。心肾之交，虽胞胎导之，实肝木介之。肝木气通，肾无阻隔；肝木气郁，心肾即闭塞。肾水为肝木之母，补肾即所以通肝。木非水不旺，火非木不生；欲心液之不枯，必肝血之常足；欲肝血之不乏，必肾水之常盈。补肝木之要，不外乎补肾水。陈士铎总结说："心火，君火也。君心为有形之火，可以水折。不若肾中之火，为无形之火也。无形之火，可以水养。知火之有形、无形，而虚火、实火可明矣。"

脾土论

《外经微言·第四卷·脾土篇》，论及"脾土"之义。要点：脾为湿土，土生于火，是火为脾土之父母。脾土之父母，不止一火。心经之君火，包络、三焦、命门之相火，皆生之。然而，君火之生脾土甚疏，相火之生脾土甚切。而相火之中，命门之火尤为最亲。因命门盛衰即脾土盛衰，命门生绝即脾土生绝。命门为脾土之父母，实关死生。非若他火之可旺可微、可有可无。命门火过旺，多非脾土之宜。因火少则土湿，无发生之机；火多则土干，有燥裂之害。因脾为湿土，土中有水；命门为水中之火，火藏水中，则火为既济之火，自无亢焚之祸，与脾土相宜。故火盛亦盛，火衰亦衰，火生则生，火绝则绝。若火过于旺，是火胜于水。水不足以济火，乃未济之火。火似旺而实衰，属假旺而非真旺，与脾土不相宜。非惟不能生脾，转能耗土之生气；脾土无生气则赤地干枯，欲化精微以润各脏腑则难。且火气上炎，与三焦包络之火直冲而上，与心火相合，火愈旺而土愈耗，以致成为焦土。肺金非土不生，今土成焦土，中鲜润泽之气，则无以生金。肺乏土气之生，又多火气之逼，金弱木强，为必至之势。木强凌土，而土败更难生金，肺金绝而肾水亦绝，水绝则木无以养，木枯自焚，益添火焰，则土愈加燥。此火之有余，乃水之不足所致，补水则火自息。然而，徒补水则水不易生，补肺金之气则水有化源。肾得水以制火，则水火相济，火无偏旺之害，此治法之必先补水。陈士铎总结说："脾土与胃土不同生，脾土与胃土生不同，虽生土在于火也，然火各异。生脾土必须于心，生胃土必须于包络。心为君火，包络为相火也。二火断须补肾，以水能生火耳。"

胃土论

《外经微言·第四卷·胃土篇》，论及"胃土"之义。要点：脾胃皆属土，脾为阴土，胃为阳土。阴土逢火则生，阳土必生于君火。心火为君火，土生于火，火来生土，两者相亲。胃土遇三焦命门之相火，则辞之不受。因相火与胃不相合，故相火得之而燔，不若君火得之而乐。然心包之火亦是相火，其与胃亲。因心包络乃代君火以司令者，故心包相火即与君火无异，此胃土之所以相亲之故。心包代心之职，胃土取资心包，无异取资心火。但二火生胃土则受益，二火助胃火则受祸。因胃土衰则喜火之生，胃火盛则恶火之助。胃阳土宜弱不宜强。因胃为多气多血之府，其火易动，动则燎原而不可制。不仅"烁肺焚心"，且火盛而致水涸；火沸上腾，可能"烁肾水烧肝木"。火盛必济之水，然此水非外水，外水可暂救以止炎，非常治之法。必大滋其内水之匮，内水即肾水。然而火盛之时，滋肾之水，亦不能泻胃之火。因火旺则不易灭，水衰则难骤生。救焚之法，先泻胃火，后以水济之。火不息则土不安，先息火后济水，则"甘霖优渥，土气升腾，自易发生万物"。此泻胃正所以救胃，是泻火而非泻土。此救胃又所以救肾，并救各脏腑。胃气安宁，肝来克胃，亦因肝木之燥。木燥则肝气不平，不平则木郁不伸，上克胃土，土气自无生发之机，故调胃之法以平肝为重。肝气平，又以补水为急，水旺而木不再郁。水不易旺，仍须补肺金；肺金旺则生水，水可养木；金旺则制木，木不克土，则胃得其生发之性。陈士铎总结说："胃土以养水为主，养水者，助胃也。胃中有水，则胃火不沸，故补肾正所以益胃也。可见胃火之盛由于肾水之衰，补肾水正补胃土也。故胃火可杀，胃火宜培，不可紊也。"

包络火论

《外经微言·第四卷·包络火篇》，论及"包络火"之义。要点：心包之火无异于心火，其生克相同，亦有所不同。例如：心火生胃，心包之火不止生胃。心火克肺，心包之火不止克肺。因心包之火生胃，亦能死胃。胃土衰得心包之火而土生，胃火盛得心包之火而土败。土母既败，肺金之子则无以生。同一火，而生克有异。心火属阳火，其势急而可避；心包之火属阴火，其势缓而可亲。故心火之克肺，一时之刑；心包之克肺，实久远之害。"害生于刑者，势急而患未大害。害生于恩者，势缓而患渐深也"。救治之法，亦在制火之有余而已。心包阴火，窃心之阳气以自养之，亦必得肾之阴气以自存。心欲温肾，肾欲润心，皆先交心包以通之，使肾水少衰；心又分其水气，肾且供心火之不足，不能"分余惠以慰心包"。心包干涸则害胃土，补肾水之枯"则水足灌心而化液，即足注心包而化津，此不救胃，正所以救胃也"。胃土过旺，必泻心包之火。然心包之火，可暂泻而不可久泻。因心包逼近于心，泻包络则心火不宁。肝经之木为心包络之母，泻肝则心包络之火必衰。"暂泻肝则包络损其焰，而不至于害心；即久泻肝则心君减其炎，亦不至于害包络，犹胜于直泻包络也"。泻肝经之木，可救急而不可图缓。善后之法，水旺则火衰，此既济之道。不能舍补肾水而别求泻火之法。陈士铎总结说："包络之火为相火，相火宜补不宜泻也。宜补而用泻，必害心包矣。"

三焦火论

《外经微言·第四卷·三焦火篇》，论及"三焦火"之义。要点：三焦称腑，实为虚腑。无腑而称腑，有随寓为家之义。故逢木则生，逢火则旺。即逢金、逢土"亦不相仇而相得，总欲窃各脏腑之气以自旺也"。各脏腑之气，非三焦不能通达上下，故"乐其来亲而益之以气"。各脏腑乐与三焦相亲，最亲者为胆木。胆与肝为表里，肝胆为三焦之母，即三焦之家。然而，三焦之性，喜动恶静，上下同流。三焦之火最善制水，非亲水而喜入于水。水无火气之温，则水成寒水。寒水之所以化物，是因肾中之水，得三焦之火而生；膀胱之水，得三焦之火而化。火与水合，实有既济之欢。但恐火过于热，制水太甚，水不得益而得损，必有干燥之苦。治疗之法，泻火而水自流。三焦无腑，泻三焦之火，当视助火之脏腑以泻之，即所以泻三焦。陈士铎总结说："三焦之火附于脏腑，脏腑旺而三焦旺，脏腑衰而三焦衰。故助三焦在于助各脏腑也，泻三焦火可置脏腑于不问乎？然则三焦盛衰全在于各脏腑也。"

胆木论

《外经微言·第四卷·胆木篇》，论及"胆木"之义。要点：胆寄于肝，而木必生于水。肾水生木，必先生肝，肝即分其水以生胆。胆与肝为表里，实手足相亲，无彼此之分。故肾水旺而肝胆同旺，肾水衰而肝胆同衰，非仅肝血旺而胆汁盈，肝血衰而胆汁衰。然亦有肾水不衰，胆气自病者。因胆之汁主藏，胆之气主泄，故喜通不喜塞。而胆气又最易塞，一遇外寒则胆气不通，一遇内郁则胆气不通。单补肾水不舒胆木，则木中之火不能外泄，势必下克脾胃之土，木土交战多致胆气不平，非助火以刑肺，必耗水以亏肝，于是胆郁肝亦郁。肝胆交郁，其塞益甚。故必以解郁为先，不可徒补肾水。胆郁而肝亦郁，肝舒而胆亦舒。舒胆之后，济之补水，则"水荫木以敷荣，木得水而调达，既不绝肝之血，有不生心之液者乎"。自此"三焦得木气以为根，即包络亦得胆气以为助，十二经无不取决于胆也"。陈士铎总结说："肝胆同为表里，肝盛则胆盛，肝衰则胆衰，所以治胆以治肝为先。肝易于郁，而胆之易郁，又宁与肝殊乎，故治胆必治肝也。"

膀胱水论

《外经微言·第四卷·膀胱水篇》，论及"膀胱水"之义。要点：水属阴，膀胱之水谓之阳水。膀胱之水，水中藏火。膀胱无火，水不化，故以阳水名之。膀胱腑中本无火，恃心、肾二脏之火相通化水，水始可藏而亦可泄。火属阳，膀胱既通火气，则阴变为阳。膀胱通心肾之火，然亲于肾而疏于心。心火属阳，膀胱亦属阳。膀胱与肾为表里，最为关切，故肾亲于膀胱，而膀胱亦不能疏于肾。心不与膀胱相合，"毋怪膀胱之疏心矣"。然心虽不合于膀胱，而心实与小肠为表里，小肠与膀胱正相通。心合小肠，不得不合膀胱，故心与膀胱若远而实近。膀胱之阳水，喜通阴火而不喜通阳火；似心火来亲，未必得之化水。然而，肾火不通心火，则阴阳不交，膀胱之阳火因而难化。心火下交于肾，则心包、三焦之火齐来相济，助胃以化膀胱之水。若心不交肾，心包、三焦之火各奉心火以上炎，则不能下通于肾。既不下降，则不能代君以化水。君火无为，相火有为；君火不下降，包络相火正可代君出治。心火不交，则相火亦不降。君火交而相火降，则膀胱得火而水化。君火离而相火降，则膀胱得火而水干。虽君火恃相火而行，亦相火必藉君火而治。肾得心火之交，又得包络之降，阴阳合为一性，竟不能分肾为阴、心为阳。膀胱可寒而不可过寒，可热而不可过热。过寒则遗，过热则闭，皆心肾不交之故。此"水火所以重既济耳"。陈士铎总结说："膀胱本为水腑。然水中藏火，无水不交，无火亦不交也。故心肾二脏皆通于膀胱之腑。膀胱不通，又何交乎！交心肾，正藏水火也。"

大肠金论

《外经微言·第四卷·大肠金篇》，论及"大肠金"之义，要点：金能生水，大肠属金。大肠之金，为阳金，不能生水，且藉水以相生。水不生金，而能养金，养即是生。人身火多于水，大肠离水，实无以养，而水苦无多。所异者，"脾土生金，转输精液，庶无干燥之虞。而后以肾水润之，便庆濡泽耳。是水土俱为大肠之父母也"。土生金而大肠益燥，土柔而大肠润，土刚而大肠燥。土刚之所以燥，是因土刚因火旺而刚；土刚而生金更甚；然未免同火俱生。金喜土而畏火，虽生而实克，因而必燥。水润金，又善荡金。大肠得真水而养，得邪水而荡。邪正不两立，势必相遇而相争。邪旺而正不能敌，则"冲激澎湃，倾肠而泻"，故大肠尤宜防水。防水者，防外来之水，非防内存之水。人非水火不生，防水不若培土。土旺足以制水，土旺自能生金。制水"不害邪水之侵"，生金"无愁真水之润"，自必火静而金安，可传导而变化。大肠无火，往往不能传导变化。大肠恶火，又最喜火。恶火，是恶阳火。喜火，是喜阴火。阴火不同，而肾中之阴火尤其所喜。喜火者，喜其火中之有水。肾火虽水中之火，然而克金。肺肾为子母，气无时不通，肺与大肠为表里，肾气生肺，即生大肠。大肠得肾中水火之气，始得司其开阖。如水火不入于大肠，开阖无权，则不能传导变化。陈士铎总结说："大肠无水火何以开阖，开阖既难，何以传导变化乎，可悟大肠必须于水火也。大肠无水火之真，即邪来犯之，故防邪仍宜润正耳。"

小肠火论

《外经微言·第四卷·小肠火篇》，论及"小肠火"之义。要点：小肠与心为表里，与心同气，属火无疑。其体则为水之路，故小肠又属水。小肠属阳，不属阴；兼属之水者，因其能导水。水无火不化，小肠有火，故能化水；水不化火，而火且化水，此"小肠属火明矣"。惟小肠之火代心君以变化，心即分其火气以与小肠，始得导水以渗入于膀胱。然有心之火气、无肾之水气，则心肾不交，水火不合，则水不能遽渗于膀胱。膀胱为水腑，得火而化，亦必得水而亲。小肠之火欲通膀胱，必得肾中真水之气以相引，而后心肾会而水火济，可渗入亦可传出。小肠为受盛之官，既容水谷；肠内无水，必藉肾水之通膀胱。真水则存而不泄，邪水则走而不守。小肠得肾之真水，故能化水谷而分清浊，不随水谷俱出。此"小肠所以必资于肾气耳"。陈士铎总结说："小肠之火，有水以济之。故火不上焚而水始下降也。火不上焚者，有水以引之也。水不下降者，有火以升之也。有升有引，皆既济之道也。"

命门真火论

《外经微言·第四卷·命门真火篇》，论及"命门真火"之义。要点：命门属火，无形有气，居于两肾之间，能生水亦藏于水，藏于水以生水。火非水不藏，无水则火沸。水非火不生，无火则水绝，水与火两相生而两相藏。命门之火，既与两肾相亲，宜与各脏腑相疏。命门为十二经之主，不止肾恃之为根，各脏腑亦无不相合。十二经之火，皆后天之火；后天之火，非先天之火不化。十二经之火得命门先天之火则生生不息，而后可转输运动变化于无穷。此十二经"所以皆仰望于命门，各倚之为根也"。命门之火气甚微，十二经"皆来取资，尽为分给，不虞匮乏"。命门居于水火中，水火相济则取之无穷。命门水火虽不全属于肾，亦不全离乎肾。各经之水火均属后天，独肾中水火则属先天。后天火易旺，先天火易衰，故命门火微，必须补火；而补火必须补肾，又必兼水火补之，正以命门之火可旺，而不可过旺。火之过旺，为水之过衰。水衰不能济火，则火无所制，必焚沸于十二经，不受益而受损。故补火必须于水中补之，水中补火则命门与两肾有既济之欢，分布于十二经亦无未济之害。命门之系人生死甚重，主不明则十二官危，所谓主者正指命门。七节之旁有小心，小心亦指命门。命门为主，前人所未言者，如"窈窈冥冥，其中有神，恍恍惚惚，其中有气"，亦指命门。命门居于肾，通于任督，更与丹田神室相接。存神于丹田，所以温命门。守气于神室，所以养命门。修仙之道，无非温养命门。命门旺而十二经皆旺，命门衰而十二经皆衰。命门生而气生，命门绝而气绝。陈士铎总结说："命门为十二经之主。《素问》不明言者，以主之难识耳。然不明言者，未尝不显言之也，无如世人不悟耳。经天师指示，而命门绝而不绝矣。秦火未焚之前，何故修命门者少，总由于不善读《内经》也。"

命门经主论

《外经微言·第五卷·命门经主篇》，论及"命门经主"之义。要点：肾中之命门，为十二经之主。或谓"最神者为心，宜以心为主，不宜以肾中之命门为主"。以心为主，此主之所以不明。主在肾之中，不在心之内。然而，离心非主，离肾亦非主。命门不仅通于心肾，五脏七腑无不共相贯通。人非火不生，命门属火，为先天之火。十二经得命门之火始能生化，虽十二经来通于命门，亦命门之火原能通之。肾火属无形之火，肾水属无形之水。有形之火，水能克之；无形之火，水能生之。火克于水者，为有形之水；火生于水者，为无形之水。然而，无形之火偏能生无形之水，故火不藏于火，转藏于水，即所谓一阳陷于二阴之间。人身先生命门而后生心，心生肺，肺生脾，脾生肝，肝生肾，相合而相生，亦相克而相生。十二经非命门不生，正不可以生克而拘视之。故心得命门而神明应物，肝得命门而谋虑，胆得命门而决断，胃得命门而受纳，脾得命门而转输，肺得命门而治节，大肠得命门而传导，小肠得命门而布化，肾得命门而作强，三焦得命门而决渎，膀胱得命门而蓄泄。此十二经为主之官，而命门为十二官之主。有此主则十二官治，无此主则十二官亡。命门为主，供十二官之取资。其火易衰，其火亦易旺。然衰乃真衰，旺乃假旺。先天之火，非先天之水不生；水中补火，则真衰者不衰；火中补水，则假旺者不旺。见其衰，补火而不济之以水则火益微；见其旺，泻火而不济之以水则火益炽。陈士铎总结说："命门在心肾之中，又何说之有，无如世人未知也。此篇讲得畅快，非无主之文。"

命门论

《石室秘录·卷五·十四论命门》，论及"命门"之义。要点：命门为十二经之主，《内经》已详言之。但命门之经虽彰，而命门之旨尚晦。人非火不能生活，有此火而后十二经始得其生化之机。命门之火为先天之火，此火无形而居于水之中。天下有形之火，为水之所克；无形之火，为水之所生。火克于水者，为有形之水。火生于水者，为无形之水。然而无形之火，偏能生无形之水，故火不藏于火，而转藏于水。命门之火属阳火，为"一阳陷于二阴之间者"。人先生命门，而后生心。心得命门，而神明有主，始可以应物。肝得命门而谋虑，胆得命门而决断，胃得命门而能受纳，脾得命门而能转输，肺得命门而治节，大肠得命门而传导，小肠得命门而布化，肾得命门而作强，三焦得命门而决渎，膀胱得命门而收藏，无不借命门之火以温养之。此火宜补而不宜泻，宜于水中以补火，尤宜于火中以补水，使火生于水，而还以藏于水。倘日用寒凉以伐之，则命门之火微，无以生养十二经。此《内经》所谓"主不明则十二官危，非重言命门欤"。

小心真主论

《外经微言·第五卷·小心真主篇》，论及"小心真主"之义。要点：物之生，生于阳；物之成，成于阴；阳属火，阴属水。阴阳有先后天之殊，后天之阴阳藏于各脏腑，先天之阴阳藏于命门。命门为水火之源，水为阴中之水，火为阴中之火。水火均属阴，命门藏阴不藏阳。阴中之水，属真水；阴中之火，属真火。真火，为真水之所生；真水，为真火之所生。水生于火者，火中有阴。火生于水者，水中有阳。故命门之火谓之原气，命门之水谓之原精。精旺则体强，气旺则形壮。命门水火，实藏阴阳，所以为十二经之主。主者，即十二官之化源。命门之精气尽，则水火两亡，阴阳间隔，真息不调，人病辄死。阴阳有偏胜，阴胜者非阴盛，命门火微；阳胜者非阳盛，命门水竭。阴胜于下者，水竭其源则阴不归阳。阳胜于上者，火衰其本则阳不归阴。阳不归阴，则火炎于上而不降。阴不归阳，则水沉于下而不升。可见命门为水火之府、阴阳之宅、精气之根、死生之窍。七节之旁，中有小心，小心即命门。膈肓之上，中有父母，是指三焦、包络，非言小心。小心在心之下、肾之中。陈士铎总结说："小心在心肾之中，乃阴阳之中也。阴无阳气则火不生，阳无阴气则水不长。世人错认小心在膈肓之上，此命门真主不明也，谁知小心即命门哉。"

三关升降论

《外经微言·第五卷·三关升降篇》，论及"三关升降"之义。要点：三关为河车之关，上玉枕，中肾脊、下尾闾。三关，关人生死，故名曰关。生死之义，命门之火为水中之火，水火之中实藏先天之气。脾胃之气，为后天之气。先天之气不交于后天，则先天之气不长。后天之气不交于先天，则后天之气不化，二气必昼夜交而后生生不息。然而，后天之气必得先天之气，先交而后生；而先天之气必由下而上，升降诸脾胃，以分散于各脏腑。三关，为先天之气所行之径道。气旺则升降无碍，气衰则阻，阻则人病。助命门之火，益肾阴之水，则气自旺。陈士铎总结说："人有三关，故可生可死。然生死实在先天，不在后天也。篇中讲后天者返死而生，非爱生而恶死。人能长守先天，何恶先天之能死乎。"

5. 经络论

经脉相行论

《外经微言·第二卷·经脉相行篇》，论及"经脉相行"之义。要点：十二经脉有自上行下者，有自下行上者，各不相同。手之三阴从脏走手，手之三阳从手走头，足之三阳从头走足，足之三阴从足走腹，此上下相行之数。手之三阴：太阴肺，少阴心，厥阴包络。手太阴从中府走大指之少商，手少阴从极泉走小指之少冲，手厥阴从天池走中指之中冲，皆从脏走手。手之三阳：阳明大肠，太阳小肠，少阳三焦。手阳明从次指商阳走头之迎香，手太阳从小指少泽走头之听宫，手少阳从四指关冲走头之丝竹空，皆从手走头。足之三阳：太阳膀胱，阳明胃，少阳胆。足太阳从头睛明走足小指之至阴，足阳明从头头维走足次指之厉兑，足少阳从头前关走四指之窍阴，皆从头走足。足之三阴：太阴脾，少阴肾，厥阴肝。足太阴从足大指内侧隐白走腹之大包，足少阴从足心涌泉走腹之俞府，足厥阴从足大指外侧大敦走腹之期门，皆从足走腹。逆顺之义，手之阴经，走手为顺，走脏为逆；手之阳经，走头为顺，走手为逆；足之阴经，走腹为顺，走足为逆；足之阳经，走足为顺，走头为逆。足之三阴，皆走于腹，独少阴之脉下行。冲脉，为五脏六腑之海，五脏六腑皆禀于冲脉。其上者，出于颃颡，渗诸阳，灌诸精，下注少阴之大络，出于气冲，循阴阳内廉入腘中，伏行骭骨内，下至内踝之后，属而别；其下者，并由少阴经渗三阴。其在前者，伏行出跗属，下循跗，入大指间，渗诸络而温肌肉，故别络邪结则跗上脉不动，不动则厥，厥则足寒。此足少阴之脉少异于三阴而走腹之例。少阴肾经中藏水火，不可不曲折以行，其脉不若肝脾之可直行于腹。肾之性喜逆行，故由下而上，此属以逆为顺。逆行则病，逆而顺故不病。若顺走是违其性，则反生病。陈士铎总结说："十二经脉有走手、走足、走头、走腹之异，各讲得凿凿。其讲顺逆不同处，何人敢措一辞。"

经脉终始论

《外经微言·第二卷·经脉终始篇》，论及"经脉终始"之义。要点：十二经之脉既有终始，《灵枢》《素问》已详言之，而走头、走腹、走足、走手之义，尚未明了。手三阳从手走头，足三阳从头走足，乃"高之接下"。足三阴从足走腹，手三阴从腹走手，乃"卑之趋上"。阴阳无间，故"上下相迎，高卑相逐，与昼夜循环同流而不定耳"。阴阳，似人身之夫妇；气血，乃人身之阴阳。夫倡则妇随，气行则血赴；气主煦之，血主濡之。"乾作天门，大肠司其事也。巽作地户，胆持其权也。泰居艮，小肠之昌也。否居坤，胃之殃也"。十二经顺逆之别，足三阴自足走腹，为顺；自腹走足，为逆。足三阳自头走足，为顺；自足走头，为逆。手三阴自脏走手，为顺；自手走脏，为逆。手三阳自手走头，为顺；自头走手，为逆。足之三阴从足走腹，"惟足少阴肾脉绕而下行，与肝脾直行者，以冲脉与之并行也，是以逆为顺"。陈士铎总结说："十二经有头腹手足之殊，有顺中之逆，有逆中之顺，说得更为明白。"

经气本标论

《外经微言·第二卷·经气本标篇》，论及"经气本标"之义。要点：足太阳之本，在跟以上五寸中，标在两络命门；足少阳之本，在窍阴之间，标在窗笼之前；足少阴之本，在内踝下三寸中，标在背腧；足厥阴之本，在行间上五寸所，标在背腧；足阳明之本，在厉兑，"标在人迎颊挟颃颡"；足太阴之本，在中封前上四寸中，标在舌本；手太阳之本，在外踝之后，标在命门之上一寸；手少阳之本，在小指次指之间上二寸，标在耳后上角下外眦；手阳明之本，在肘骨中上至别阳，标在颜下合钳上；手太阴之本，在寸口中，标在腋内动脉；手少阴之本，在锐骨之端，标在背腧；手心主之本，在掌后两筋之间二寸中；标在腋下三寸。此标本之所在。气之标本，皆不可刺。因气各有冲，冲不可刺。如气冲，胸气有冲，腹气有冲，头气有冲，胫气有冲，皆不可刺。头之冲为脑，胸之冲为膺与背腧，腧亦不可刺。腹之冲，为背腧与冲脉及左右之动脉；胫之冲，即脐之气街及承山踝上以下。此皆不可刺。此外，大气之抟而不行者，积于胸中，藏于气海，出于肺，循咽喉，呼吸而出入。此气海犹气街，应天地之大数，出三入一，皆不可刺。陈士铎总结说："十二经气各有标本，各不可刺。不可刺者，以冲脉之不可刺也。不知冲脉，即不知刺法也。"

包络配腑论

《外经微言·第二卷·包络配腑篇》，论及"包络配腑"之义。要点：

天有六气，化生地之五行；地有五行，化生人之五脏。有五脏之阴，即宜有五腑之阳。脏止五、腑有七者，心包络，腑也，性属阴，故与脏气相同，所以分配于六腑。脏称五，不称六。心包络非脏非腑，与三焦相合。包络与三焦为表里，二经皆有名无形。五脏有形，与形相合；包络无形，故与无形相合。肺合大肠，心合小肠，肝合胆，脾合胃，肾合膀胱，此乃天合。三焦与心包络相合，恐非天合。包络非脏，而与三焦合者，包络里，三焦表。三焦之气本与肾亲，亲肾不合肾者，因肾有水气，故不合肾而合于包络。包络之火气出于肾，三焦取火于肾。膀胱与肾为表里，则肾之火气必亲膀胱而疏三焦。包络得肾之火气，自成其腑，代心宣化，虽腑犹脏。包络无他腑之附，得三焦之依而更亲，是以三焦乐为表，包络亦自安于里。孤者不孤，自合者永合。包络为腑，三焦亦自成腑，三焦为包络之使。包络即膻中，为心之膜膈，近于心宫，遮护君主，代心宣化。各腑皆有表里，故不听包络之使，惟三焦无脏为表里，故包络可以使之。包络代心出治腑与脏，同三焦听使于包络，犹听使于心，故包络为里，三焦为表，并非勉强附会。陈士铎总结说："包络之合三焦，非无因之合也。包络之使三焦，因其合而使之也，然合者仍合于心耳，非包络之司为合也。"

任督死生论

《外经微言·第三卷·任督死生篇》，论及"任督死生"之义。要点：十二经脉之外，有任督二脉，此二脉不可忽略。以二经散见于各经，故言十二经脉而二经已统会于中。任脉行胸之前，督脉行背之后。任脉起于中极之下，以上毛际循腹里，上关元，至咽咙，上颐循面，入目眦，此任脉之经络。督脉起于少腹，以下骨中央，女子入系廷孔；在溺孔之际，其络循阴器，合篡间，绕篡后，即前后二阴之间，别绕臀，至少阴与巨阳中络者，合少阴，上股内后廉，贯脊属肾，与太阳起于目内眦，上额交颠上，入络脑，至鼻柱，还出别下项，循肩膊，夹脊抵腰中，入循膂，络肾。其男子循茎下至篡，与女子等。其少腹直上者，贯脐中央，上贯心，入喉上颐环唇，上系两目之下中央，此督脉之经络。虽督脉止于龈交，任脉止于承浆，其实二脉同起于会阴。止于龈交者，未尝不过承浆；止于承浆者，未尝不过龈交；行于前者亦行于后，行于后者亦行于前，循环周流，彼此无间。故任督分之为二，合之仍一。会阴为至阴之所，任脉由阳行于阴，故脉名阴海。督脉由阴行于阳，故脉名阳海。非龈交穴为阳海，承浆穴为阴海。阴交阳而阴气生，阳交阴而阳气生，任督交而阴阳自长，不如海之难量，故以海名之。二经气行则十二经之气通，二经气闭则十二经之气塞；男则成疝，女则成瘕，非遗溺即脊强。肾之气必假道于任督，二经气闭则肾气塞；女不受妊，男不射精，而人道绝。然则，任督二经之脉络，即人死生之道路。陈士铎总结说："任督之路，实人生死之途。说得精好入神。"

任督论

《石室秘录·卷五·十五论任督》，论及任督二脉。要点：任督之脉，在脏腑之外别有经络，每为世医之所略。不知此二部之脉不可不讲，非若冲、跷之脉可有可无。任脉，起于中极之下，以上毛际，循腹里，上关元，至咽喉，上颐循面入目，此任脉之经络。督脉起于少腹以下骨中央，女子入系廷孔；在溺孔之际，其络循阴器，合篡间，绕篡后，即前后二阴之间；别绕臀，至少阴，与巨阳中络者，合少阴上股内后廉，贯脊属肾；与太阳起于目内眦，上额交颠上，入络脑，还出别下项，循肩膊，夹脊抵腰中，入循膂络肾。其男子循茎下至篡，与女子等。其少腹直上者，贯脐中央，上贯心入喉，上颐环唇，上系两目之下中央，此督之经。二经之病，各有不同，实则治法相同。六经之脉络，原相贯通，治任脉之疝瘕，而督脉之遗溺、脊强亦愈。然此二脉者，为胞胎之主脉，无则女子不受妊，男子难作强以射精。此脉之宜补而不宜泻，补则外肾壮大而阳旺，泻则外肾缩细而阳衰；补则子宫热而受妊，泻则子宫冷而难妊。今人不知任督之至要，所以用药亦不效，知任督则不难治病。

阴阳二跷论

《外经微言·第三卷·阴阳二跷篇》，论及阴阳二跷之脉。要点：奇经八脉中有阴跷、阳跷之脉。阴跷脉，为足少阴肾经之别脉，起于然骨之照海穴，出内踝上；又直上之，循阴股以入于阴，上循胸里，入于缺盆，上出人迎之前，入于目下鸠，属于目眦之睛明穴，合足太阳膀胱之阳跷而上行，此阴跷之脉。阳跷脉，为足太阳膀胱之别脉，亦起于然骨之下申脉穴，出外踝下，循仆参，郄于跗阳，与足少阳会于居髎，又与手阳明会于肩髃及巨骨，又与手太阳阳维会于臑俞，与手足阳明会于地仓及巨髎，与任脉足阳明会于承泣，合足少阴肾经之阴跷下行，此阳跷之脉。跷脉之起止，阳始于膀胱而止于肾，阴始于肾而止于膀胱。男之阴跷起于然骨，女之阴跷起于阴股；男之阳跷起于申脉，女之阳跷起于仆参。知同而治同，知异而疗异，则阳跷之病不至阴缓阳急，阴跷之病不至阳缓阴急。陈士铎总结说："二跷之脉，分诸男女。《内经》微别，人宜知之，不可草草看过。"

小络论

《外经微言·第三卷·小络篇》，论及"小络"之义。要点：膜原与肌腠不同，肌腠在膜原之外。但肌腠、膜原皆有脉，其所以分者，正分于其脉。肌腠之脉，内连于膜原；膜原之脉，外连于肌腠。外引小络痛者，邪在肌腠。内引小络痛者，邪在膜原。小络在膜原之间。陈士铎总结说："小络一篇，本无深文，备载诸此。以小络异于膜原耳，知膜原之异，即知肌腠之异也。"

脉动论

《外经微言·第五卷·脉动篇》，论及"脉动"之义。要点：手太阴肺、足阳明胃、足少阴肾，三经之脉常动不休。脉之常动不休者，不止肺、胃、肾。四末阴阳之会者，为气之大络；四街，为气之曲径；周流一身，昼夜环转，气无一息之止，脉无一晷之停。肺、胃、肾脉独动者，胜于各脏腑，非三经之气独动不休。气之在脉，为邪气中之，有清气中之，有浊气中之。邪气中之，清气中在上，浊气中在下，此皆客气。见于脉中，决于气口。气口虚，补而实之；气口盛，泻而泄之。十二经动脉之穴，手厥阴心包经动脉，在手之劳宫；手太阴肺经动脉，在手之太渊；手少阴心经动脉，在手之阴郄；足太阴脾经动脉，在腹冲门；足厥阴肝经动脉，在足之太冲；足少阴肾经动脉，在足之太溪；手少阳三焦经动脉，在面之和髎；手太阳小肠经动脉，在项之天窗；手阳明大肠经动脉，在手之阳溪；足太阳膀胱经动脉，在足之委中；足少阳胆经动脉，在足之悬钟；足阳明胃经动脉，在足之冲阳。各经时动时止，不若胃为六腑之原，肺为五脏之主，肾为十二经之海，各自常动不休。陈士铎总结说："讲脉之动处，俱有条理，非无因之文也。"

6. 养生论

命根养生论

《外经微言·第一卷·命根养生篇》，论及"命根养生"之义。要点：人生天地之中，不能与天地并久者，为不体会天地之道所致。天赐人以长生之命，地赐人以长生之根。天地赐人以命根者，"父母予之也"。合父母之精以生人之身，则精即人之命根。魂魄藏于精之中，魂属阳，魄属阴；魂趋生，魄趋死。魂魄皆属神，凡人皆有。神内存则生，外游则死。魂最善游，由于心之不寂所致。抱神以静者，正抱心而同寂。精为肾中之水，水性主动。心之不寂者，由于肾之不静。肾水之中，有真火在其中。水欲下而火欲升，则精不静，精动而心摇。然而，制精之不动，仍在于心之寂。有心寂而肾精欲动者，因水火原本相须，无火则水不安，无水则火亦不安。制心而精动者，由于肾水之涸。补先天之水以济心，则精不动而心易寂。陈士铎总结说："精出于水，亦出于水中之火也。精动由于火动，火不动则精安能摇乎？可见精动由于心动也，心动之极则水火俱动矣。故安心为利精之法也。"

善养论

《外经微言·第九卷·善养篇》，论及"善养"之义。要点：春三月谓之发陈，夏三月谓之蕃秀，秋三月谓之容平，冬三月谓之闭藏。此已详载于《素问·四气调神大论》。调四时则病不生，不调四时则病必作。所谓调四时者，是指调阴阳之气，在人而不在时。春三月调木气，调木气者顺肝气。夏三月调火气，调火气者顺心气。秋三月调金气，调金气者顺肺气。冬三月调水气，调水气者顺肾气。肝气不顺则逆春气，少阳之病应之。心气不顺则逆夏气，太阳之病应之。肺气不顺则逆秋气，太阴之病应之。肾气不顺则逆冬气，少阴之病应之。四时之气，调之实难，因阴阳之气不易调，故人多病。人以胃气为本，四时失调，致生疾病，仍调其胃气而已。胃调脾自调，脾调而肝心肺肾无不顺。先时以养阴阳，阳根于阴，阴根于阳，养阳则取之阴，养阴则取之阳；以阳养阴，以阴养阳，贵养之于豫，则邪气不能干。闭目塞兑，内观心肾，养阳则漱津送入心，养阴则漱津送入肾，无他异法。阴阳不违背而人无病，《内经》皆养阳养阴之法。阴阳之变迁不常，奇恒之病，必用奇恒之法疗之；豫调心肾，养阴阳于无病之时。然而，病急不可缓，病缓不可急，亦视病之如何。故不宜汗而不汗，所以养阳；宜汗而急汗之，亦所以养阳；不宜下而不下，所以养阴；宜下而大下之，亦所以养阴。养阳养阴，并非专尚补而不尚攻。用攻于补之中，正善于攻；用补于攻之内，正善于补。攻补兼施，养阳而不损于阴，养阴而不损于阳，可谓善于养阴阳者。陈士铎总结说："善养一篇，俱非泛然之论，不可轻用攻补也。"

四时论

《石室秘录·卷五·五论四时》，论及"四时"之义。要点：春夏秋冬，各有其令，得其时则无病，失其时则病生。宜"先时加谨，不可后时以恃药也"。此外，尚有导引法，可并行不悖。①先春养阳法：每日闭目冥心而坐，心注定肝中，咽津七口，送下丹田，起立，双手自抱两胁，微摇者三，如打恭状，起立待气定，再坐如前法，咽津七口，送下丹田，永无风症之侵。一月可行六次，多多更妙。②先夏养阴法：每日闭目冥心而坐，心中注定于心，咽津十四口，送下心中，永无暑气之侵。③先秋养阴法：每日闭目冥心而坐，心注肺中，咽津送下丹田者十二口，以双手攀足心者三次，候气定，再如前咽津送下丹田者七口而后止，永无燥热之病。④先冬养阳法：每日五更坐起，心中注定两肾，口中候有津水，送下丹田者三口，不必漱津，以手擦足心；火热而后已，再送津三口至丹田，再睡，永无伤寒之症。而长生之法。亦在其中。长夏不必更有方法。此乃"妙方也。惜人不肯行耳，行则必能却疾"。

7. 诊治论

诊原论

《外经微言·第六卷·诊原篇》，论及"诊原"之义。要点：五脏六腑各有原穴，诊之可以知病。诊原，即切腧，或名诊腧。诊脉，不若"诊原"。原，指脉气之所注。切脉之法，繁而难知；切腧之法，约而易识。切腧之法，不外阴阳。气来清者属阳，气来浊者属阴；气来浮者属阳，气来沉者属阴；浮而无者，为阳将绝；沉而无者，为阴将绝；浮而清者，为阳气之生；沉而清者，为阴气之生；浮而浊者，为阴血之长；浮而清者，为阳血之长。以此诊腧，则可见生死浅深。以上所述，为"诊原"之要领。陈士铎总结说："诊原法，不传久矣。天师之论，真得其要也。"

气色论

《石室秘录·卷五·六论气色》，论及"察色"之要领。要点：有病必须察色，察色必须观面，而各有部位，不可不知。面之上两眉心候肺，色红则火，色青则风，色黄则湿，色黑则痛，色白则寒。两眼之中为明堂，乃心之部位。明堂之下，在鼻之中，乃肝之部位，肝位之两傍以候胆。鼻之尖上以候脾，鼻尖两傍以候胃。两颧之上以候肾，肾位之上以候大肠。肝胆位下，鼻之两傍，以候小肠。肺位之上为额，以候咽喉。额之上，以候头面。心位之傍，以候膻中。鼻之下人中为承浆，以候膀胱。三焦无部位，上焦寄于肺，中焦寄于肝，下焦寄于膀胱。其余各部位，依据《灵枢》则无差错。五色之见，各出于本部，可照五色以断病；一如肺经法断之，无不神验。但其中有生有克，青者而有黄色，则木克土；红者而有黑色，则水克火；黄者而有红色，则火生土；黑者而有白色，则金生水。克者死，生者生。治之法，克者救其生，生者制其克，否则病不能即瘥。然其中有从内出外，有从外入内者。从内出外者，病欲解而不欲藏；从外入内者，病欲深而不欲散。欲解者病轻，欲深者病重。治之法，解者助其正，深者逐其邪，否则病不能遽衰。所谓内外之别，指色之沉而浊者为内，色之浮而泽者为外。五色既见于部位，必细察其浮沉，以知其病之浅深；细审其枯润，以观其病之生死；细辨其聚散，以知其病之远近；细观其上下，而知其病之脏腑。其间之更妙者，在察五色之有神无神而已。色暗而神存，虽重病亦生；色明而神夺，虽无病亦死。然有神无神，辨之于色之黄明。倘色黄而有光彩，隐于皮毛之内，虽五色之分见，则预后无忧。此观神之法，不可不知。

脉诀论

《石室秘录·卷五·七论脉诀》，论及"脉诀"十法。要点：脉诀，大约言之愈多则其旨益晦，当以简要切脉为尚，不必纷纷于七表八里。切脉之最要者在浮沉，其次则迟数，又其次则大小，又其次则虚实，又其次则涩滑而已。知此十脉，则九人之病不能出其范围。至于死脉，亦不过鱼虾之游、禽鸟之喙、屋漏弹石、劈索水流之异。知十法之常，即可知六法之变，则不难知人之疾病。脉诀原不必多，多则反晦。明言十法，至简至要，可以为万世切脉之法。

伤寒相舌法

《石室秘录·卷五·伤寒相舌秘法》，论及"伤寒相舌秘法"及治疗方药。要点：凡见舌系白苔者，属邪火未甚，可用小柴胡汤解之；舌系黄苔者，属心热，可用黄连、栀子以凉之。凡见黄而带灰色者，属胃热，可用石膏、知母以凉之；凡见黄而带红者，属小肠、膀胱之热，可用栀子以清之；见舌红而白者，属肺热，用黄连、苏叶以解之。见舌黑而带红者，属肾虚而夹邪，用生地、玄参（即元参），又入柴胡以和解之。见舌红而有黑星者，属胃热极，用石膏以治之；玄参、干葛亦可，终不若石膏之妙。见舌红而有白点者，属心中有邪，宜用柴胡、黄连以解之，此为心肝同治。见舌红而有大红点者，乃胃热而带湿，须茵陈五苓散以利之。水湿必归膀胱以散邪，非肉桂不能引入膀胱，但止可用一二分，不可多入。见舌白苔而带黑点，亦属胃热，宜用石膏以凉之。见舌黄而有黑者，属肝经实热，用柴胡、栀子以解之。见舌白而黄者，属邪将入里，急用柴胡、栀子以解之，不使入里。柴胡乃半表半里不可不用之药。见舌中白而外黄者，属邪入大肠，必须五苓散以分水，水分则泄止。见舌中黄而外白者，乃邪在内而非外，邪在上而非下，止可加柴胡、枳壳以和解，不可骤用大黄以轻下；天水散加五苓散亦可，终不若柴胡、枳壳直中病原；少加天水散则更妥，或不加，用天水散加五苓散亦可。见舌根黄而光白者，属胃热而带湿，亦须用石膏为君，而少加去水之品，如猪苓、泽泻之味。见舌黄而隔一瓣一瓣者，乃湿邪已入大肠，急用大黄、茵陈下之，不必用抵当汤、十枣汤。若下之迟，则不得不用之。然须辨水与血之分，下水用十枣汤，下血用抵当汤。见舌有红中如虫蚀者，乃水未升而火来乘，亦须用黄连、柴胡以和解之。见舌红而开裂如人字者，乃邪初入心，宜用石膏、黄连以解之。见舌有根黑而尖带红者，乃肾中有邪未散，宜用柴胡、栀子以解之。见舌根黑而舌尖白者，乃胃火乘肾，宜用石膏、知母、玄参以解之，不必论其渴与不渴，不必问其是否下利。舌根黑而舌尖黄者，亦邪将入肾，须急用大黄下之。然须辨其腹痛与不痛，按之腹痛而手不能近者，急下之。否则，只用柴胡、栀子以和解之。见舌纯红而独尖黑者，属肾虚而邪火来乘，不可用石膏汤；当用玄参一两或二两以救之，多有能生者。见舌有中心红晕，而四围边防纯黑者，乃君相之火炎腾，急用大黄加生地两许下而救之，十人中亦可救五六人。见舌有中央灰黑，而四边微红者，属邪结于大肠，下之则愈，不应则死；以肾水枯槁，不能润之推送，此时又不可竟用熟地补肾之药。邪未散不可补，补则愈加胀急，适所以害之；必邪下而后以生地滋之则可，然亦不可多用。见舌有纯灰色，中间独两晕黑者，亦邪将入肾，急用玄参两许，少加柴胡治之。见舌有外红而内黑者，此火极似水，急用柴胡、栀子、大黄、枳实以和利之；若舌又见刺，则火亢热之极，尤须多加前药。总之，内黑而外白，内黑而外黄，皆与前症同，与上同治，十中亦可得半生。惟舌中淡黑，而外或淡红，外或淡白，内或淡黄者，较前少轻，俱可以前法治之，十人中可得八人生。见舌有纯红而露黑纹数条者，此水来乘火，属阴症。其舌苔必滑，必恶寒恶水，下喉必吐。倘现纯黑之舌，属死症，不须治之。水极似火，火极似水，一带纯黑，俱不可治。把握伤寒知舌之验法，庶不致临证差误。

病之真假论

《石室秘录·卷五·十一论真假》，论及"病之真假"及遣方用药之法。

要点：病之有真有假，大约寒热之症居多；因真假之病难知，而用药者不可徒执泛逆之治法。治真寒假热之法，而不必尽以汤剂为尚。如人下部冰凉，上部大热，渴欲饮水，下喉即吐，此真寒反现假热之象以欺人。自当用八味汤，大剂搅冷与饮。人或不敢用，或用之不多，或病患不肯服，可用下法：以一人强有力者，擦其脚心，如火之热，不热不已，以大热为度；后用吴茱萸一两为末，附子一钱，麝香一分，为细末，以少少白面入之，打为糊，作膏二个，贴在脚心之中；少顷必睡熟，醒来下部身热，而上部之火自息；再急以八味汤与之，则病去如失。至于治真热假寒之法，则又不然。如人外身冰凉，内心火炽，发寒发热，战栗不已，此内真热反现假寒之象。自当用三黄石膏汤加生姜，乘热饮之。医或信之不真，或病家不肯与服，可用下法：井水一桶，以水扑心胸，似觉心快；扑之至二三十次，则内热自止，而外之战栗不觉顿失。急以玄参、麦冬、白芍各二两，煎汤与之，任其恣饮，则病不致再甚矣。此法"遵而行之，人无死法矣"。

表微论

《外经微言·第五卷·表微篇》，论及"表微"之义。要点：《素问·阴阳别论》所谓阴结、阳结，是合脏腑言之。阴结阳结，是言阴阳之气结。合脏腑言之，非阳结而阴不结，阴结而阳不结。阴阳之道，彼此相根，独阳不结，独阴亦不结。《素问·阴阳别论》所谓刚与刚，乃专言脏腑。阳阴气不和，脏腑有过刚之失。两刚相遇，阳过旺则阴不相接。脏刚传腑，则刚在脏；腑刚传脏，则刚在腑。《素问·阴阳别论》中，所谓阴搏阳搏，是专言十二经之脉，非言脏腑。虽然，十二脏腑之阴阳不和，而后十二经脉始现阴阳之搏，否则搏之象不现于脉。然则，阴搏阳搏，言脉而即言脏腑。陈士铎总结说："阳结、阴结、阴搏、阳搏，俱讲得微妙。"

异传论

《外经微言·第八卷·异传篇》，论及"异传"之义。要点：各脏腑之病皆有死期，有一日即死者，有二三日死者，有四五日死者，有五六日至十余日死者。病有传经、不传经之异，故死有先后。所谓传经，邪自外来，内入脏腑，必传经。所谓不传经，正气虚自病，则不传经。移寒移热，即指传经。移即传之义，然移缓传急。移者，属脏腑自移。传者，属邪不欲在此腑而传之彼脏。故移之势缓而凶，传之势急而暴，"其能杀人则一也"。所谓传经杀人，是指邪入于心一日死；邪入于肺，三日传于肝，四日传于脾，五日传于胃，十日死。邪入于肝，三日传于脾，五日传于胃，十日传于肾；又三日，邪散而愈，否则死。邪入于脾，一日传于胃，二日传于肾，三日传于膀胱，十四日邪散而愈，否则死。邪入于胃，五日传于肾，八日传于膀胱，又五日传于小肠，又二日传于心则死。邪入于肾，三日传于膀胱，又三日传于小肠，又三日传于心则死。邪入于膀胱，五日传于肾，又一日传于小肠，又一日传于心则死。邪入于胆，五日传于肺，又五日传于肾，又五日传于心则死。邪入于三焦，一日传于肝，三日传于心则死。邪入于包络，一日传于胃，二日传于胆，三日传于脾，四日传于肾，五日传于肝，不愈则再传，再传不愈则死。邪入于小肠，一日传于膀胱，二日传于肾，三日传于包络，四日传于胃，五日传于脾，六日传于肺，七日传于肝，八日传于胆，九日传于三焦，十日传于大肠，十一日复传于肾，如此再传不已则死。邪入于大肠，一日传于小肠，二日传于三焦，三日传于肺，四日传于脾，五日传于肝，六日传于肾，七日传于心则死。不传心，仍传小肠则生也。邪入于胆，往往不传，故无死期可定。然邪入于胆，往往如见鬼神，有三四日即死者，此属热极自焚也。陈士铎总结说："移缓传急，确有死期可定，最说得妙。"

阴寒格阳论

《外经微言·第八卷·阴寒格阳篇》，论及"阴寒格阳"之义。要点：大小便闭结不通，饮食辄吐，面赭唇焦，饮水亦呕，脉又沉伏，属肾虚寒盛，阴盛格阳。少阴肾经，恶寒喜温。肾寒则阳无所附，升而不降。因肾中有水火存焉，火藏水中，水生火内，两相根而两相制，邪入则水火相离而病生矣。寒热之邪皆能离之，而寒邪为甚。寒感之轻，则肾中之虚阳上浮，不至格拒之至。寒邪太盛，拒绝过坚，阳杜阴而力衰，阴格阳而气旺；

阳不敢居于下焦，冲逆于上焦；上焦冲逆，水谷入喉，则无以下入于胃，当治以阳热之品。阳宜阴折，热宜寒折。今阳在上而作热，不用寒反用热，不治阴反治阳；上热者下逼之使热，阳升者阴去之使升。故上热者下正寒，以阴寒折之，转而害之，故不若"以阳热之品顺其性而从治之，则阳回而阴且交散也"。陈士铎总结说："阴胜必须阳折，阳胜必须阴折，皆从治之法也。"

瞳子散大论

《外经微言·第五卷·瞳子散大论》，论及"瞳子散大"之义。要点：目病，瞳子散大，必得之内热、多饮。内热属气血之虚，气血虚则精耗。五脏六腑之精皆上注于目，瞳子尤精之所注。精注瞳子而目明，精不注瞳子而目暗。瞳子散大，则视物必无准，然往往视小为大。瞳子之系通于脑，脑热则瞳子亦热，热极而瞳子散大。瞳子之精为神水，得脑气之热则水中无非火气，火欲爆而光不收，则瞳子散大。此"火之虐"，必饮火酒兼食辛热之味所致。火酒大热，得辛热之味以助之则益热。且辛之气散，而火酒谓气酒，亦主散。况火酒属至阳之味，阳之味必升于头面，火热之毒直归于脑中。脑中之精，最恶散而最易散，得火酒辛热之气，有随入随散者。脑气既散于中，而瞳子散大应于外。彼气血未虚者，脑气尚不至尽散，故瞳子亦无散大之象，然目则未有不昏者。陈士铎总结说："瞳子散大，不止于酒。大约肾水不足，亦能散大。然水之不足，乃火之有余也。益其阴而火降，火降而散大者不散大也。不可悟火之虐乎？必认作火酒之一者，尚非至理。"

春温似疫论

《外经微言·第八卷·春温似疫篇》，论及"春温似疫"之义。要点：春日之疫，非独感风邪所致，亦即春疫并非春温。春温有方，而春疫无方。春温有方而时气乱之，则有方者变而无方，故与疫气正相同。二者同中有异，疫气热中藏杀，时气热中藏生。时气者，不正之气。脏腑闻正气而阴阳和，闻邪气而阴阳乱。不正之气即邪气，故闻之而辄病，转相传染。闻邪气而不病者，因脏腑自和，邪不得而乱之。春温传染，亦脏腑之虚。脏腑实而邪远，脏腑空而邪中。陈士铎总结说："温似疫症，不可谓温即是疫，辨得明爽。"

补泻阴阳论

《外经微言·第九卷·补泻阴阳篇》，论及"补泻阴阳"之义。要点：人身阴阳，分于气血；气血之要，在气血有余、不足而已。气有余则阳旺阴消，血不足则阴旺阳消。治之法，阳旺阴消者，当补其血；阴旺阳消者，当补其气。阳旺阴消者，宜泻其气；阴旺阳消者，宜泻其血。无不足，无有余，则阴阳平和。补血则阴旺阳消，不必再泻其气；补气则阳旺阴消，不必重泻其血。补血以生阴者，言其常补阴；泻气以益阴者，言其暂泻阳。补气以助阳者，言其常补阳；泻血以救阳者，言其暂泻阴。故新病可泻，久病不可轻泻；久病宜补，新病不可纯补。治血必当理气，治气亦宜理血。气无形，血有形，无形生有形者，为变；有形生无形者，属常。变治急，常治缓。势急不可缓，亟补气以生血；势缓不可急，徐补血以生气。因气血两相生长，非气能生血，血不能生气。气生血者，其效速；血生气者，其功迟。宜急而亟者，治失血之骤；宜缓而徐者，治失血之后。气生血，则血得气而安，而无忧其沸腾；血生气，则气得血而润，无虞其干燥。如血失补血则气且脱，血安补气则血反动。陈士铎总结说："气血俱可补也，当于补中寻其原，不可一味呆补为妙。"

亡阴亡阳论

《外经微言·第九卷·亡阴亡阳篇》，论及"亡阴亡阳"之义。要点：人汗出不已，非尽亡阳。汗症未有非热者，热病即阳病。热极则阳气难固，故汗泄亡阳。溺属阴，汗属阳，阳之外泄，非尽亡阳者，因阳根于阴，阳之外泄由于阴之不守所致。阴守其职，则阳根于阴，阳不能外泄。阴失其职，则阴欲自顾不能，故难以摄阳气之散亡，故阳亡本于阴之先亡。阴阳相根，无寸晷之离。阴亡而阳随之即亡，故阳亡即阴亡，不分先后。阴阳同亡，宜阴阳之共救，乃救阳则汗收而可生，救阴则汗止而难活。因阴生阳则缓，阳生阴则速，救阴而阳之绝不能遽回，救阳而阴之绝可以骤复，故救阴不若救阳。尽管如此，阴阳不可离，救阳之中，附以救阴之法，则阳回而阴亦自复。阴阳之亡，非旦夕之故，当于其未亡之前先治之，此至关重要。亡阴亡阳，皆肾中水火之虚。阳虚补火以生水，阴虚补水以制火，可免其两亡。陈士铎总结说："阴阳之亡，由于阴阳之两不可守也，阳摄于阴，阴摄于阳，本于水火之虚，虚则亡，又何疑哉。"

昼夜轻重论

《外经微言·第九卷·昼夜轻重篇》，论及病之"昼夜轻重"之义。要点：病有重轻，宜从昼夜辨之。阳病昼重，阴病昼轻；阳病夜轻，阴病夜重。昼重夜轻，阳气旺于昼，而衰于夜。昼轻夜重，阴气旺于夜，而衰于昼。阳病昼轻，阴病夜轻，此阴阳之气虚所致。详而言之，阳病昼重夜轻，此阳气与病气交旺，阳气未衰，正与邪斗尚有力，故昼反重；夜则阳衰，阳衰不与邪斗，邪亦不与正斗，故夜反轻。阴病昼轻夜重，此阴气与病气交旺，阴气未衰，正与邪争尚有力，故夜反重。昼则阴衰，阴衰不敢与邪争，邪亦不与阴争，故昼反轻。有邪既不与正相战，病犹不瘥者，因重乃真重，轻乃假轻。假轻者，视之轻而实重，邪且重入而未退。且轻重无常，或昼重夜亦重，或昼轻夜亦轻，或时重时轻，此为阴阳之无定，昼夜之难拘者。治之之法，昼重夜轻者，助阳气以祛邪；昼轻夜重者，助阴气以祛邪，皆不可专祛其邪。昼夜俱重，昼夜俱轻，与时重时轻，峻于补阴，佐以补阳，又不可泥于补阳而专于祛邪。陈士铎总结说："昼夜之间，轻重自别。"

解阳解阴论

《外经微言·第九卷·解阳解阴篇》，论及"解阳解阴"之义。要点：阳病解于戌，阴病解于寅。阳病解于戌者，为解于阴。阴病解于寅者，为解于阳。然解于戌者不始于戌，解于寅者不始于寅；不始于戌者，由寅始之；不始于寅者，由亥始之。解于戌而始于寅，非解于阴乃解于阳；解于寅而始于亥，非解于阳乃解于阴。阳解于阳，阴解于阴之义，因十二经均有气王之时，气王则解。十二经之王气，少阳之气王于寅卯辰，太阳之气王于巳午未，阳明之气王于申酉戌，太阴之气王于亥子丑，少阴之气王于子丑寅，厥阴之气王于丑寅卯。少阴之王与各经不同，因少阴主肾水，水中藏火，火属阳。子时一阳生，丑时二阳生，寅时三阳生，阳进则阴退，故阴病遇子丑寅而解，为解于阳。少阴解于阳，非解于阴者，因天一生水，子时水生，即是王地，故少阴遇子而渐解。少阳之解始于寅卯，少阴厥阴之解终于寅卯，是因寅为生入之首，卯为天地门户；始于寅卯者，阳得初之气；终于寅卯者，阴得终之气。三阳之时王，各王三时；三阴之时王，连王三时。因阳行健，其道长，故各王其时；阴行钝，其道促，故连王其时。阳病解于夜半，阴病解于日中，是因夜半以前属阴，夜半以后属阳；日中以后属阴，日中以前属阳。阳病必于阳王之时，先现解之机，至夜半而尽解。阴病必于阴王之时，先现解之兆，至日中而尽解。此虽阳解于阳，实阳得阴之气；虽阴解于阴，实阴得阳之气。此"阳根阴，阴根阳"之义。陈士铎总结说："阳解于阴，阴解于阳，自有至义，非泛说也。"

真假疑似论

《外经微言·第九卷·真假疑似篇》，论及病之"真假疑似"之义。要点：病有真假，有真中之假，假中之真，寒热虚实尽之。所谓寒热，寒乃假寒，热乃真热。因内热之极，外现假寒之象，此属心火之亢，火极似水，治以寒则解；热乃假热，寒乃真寒，下寒之至，上发假热之形，此属肾火之微，水极似火，治以热则解。所谓虚实，虚乃真虚，实乃假实。因清肃之令不行，饮食难化，上越中满，此脾胃假实，肺气真虚，补虚则实消。实乃真实，虚乃假虚，疏泄之气不通，风邪相侵，外发寒热，此肺气假虚，肝气真实，治实则虚失。此外，有时实时虚，时寒时热，状真非真，状假非假，此为阴阳之变，水火之绝。治之早则生，治之迟则死。早治之法，救胃肾之气，则绝者不绝，变者不变。水火各有其假，而火尤难辨。真火每现假寒，假火每现真热。辨之有法，真热者为阳症，真热现假寒，为阳症似阴，属外寒内热。真寒者为阴症，真寒现假热，为阴症似阳，属外热内寒。外寒内热者，属真水之亏，邪气之胜。外热内寒者，属真火之亏，正气之虚。真水真火，为肾中水火。肾火得肾水以相资，则火为真火，热为真热；肾火离肾水以相制，则火为假火，热成假热。辨真辨假，以外水试之，真热得水则解，假热得水则逆，治宜补其水则假火自解。假热之症，用热剂而瘥，是因肾中之火喜阴水相济，亦喜阴火相引，滋其水，用火引之，则假火易藏，非舍水而竟用火。治火之法，补真水则真火亦解。虽然，治火又不可纯补水，祛热于补水之中，则"假破真现矣"。陈士铎总结说："不悟真何知假，不悟假何知真。真假之间，亦水火之分也。识破水火之真假，则真假何难辨哉。"

从逆窥源论

《外经微言·第九卷·从逆窥源篇》，论及"从逆窥源"之义。要点：病有真假，症有从逆。寒热之症，气顺者多真，气逆者多假。凡气逆者皆假寒假热，知其假则不难治真。气逆者，为真阴之虚所致。因真阴实为肾水，肾水之中有火存焉；火得水而伏，火失水而飞；凡气逆之症，皆阴水不能制阴火所致。人身之火不同，有阴火、阳火；阳火得阴水而制者，为阴阳之顺；阴火得阴水而伏者，为阴阳之逆。阴阳逆者，属五行之颠倒。治当逆而伏者，正顺而制之。如肾有两歧，水火藏其内，无火而水不生，无水而火不长，水火不可离。火在水中，故称阴火，其实水火自分阴阳。阴火善逆，阴水亦易逆，此正显水火之不可离。火离水而逆，水离火而亦逆。水火相离之故，是因人节欲少而纵欲多，过泄其精则阴水亏，水亏则火旺，水不能制火而火逆。泄精损水，因火在水中，故水泄而火亦泄，泄久则阴火亏；火亏则水寒，火不能生水而水逆。故治气逆者皆以补肾为主，水亏致火逆者，补肾则逆气自安；火亏致水逆者，补肾而逆气亦安。不足宜补，有余宜泻，本属治之常法。但治肾之水火，则不尚泻而尚补。因肾中水火，"各脏腑之所取资也，故可补不可泻，而水尤不可泻也"。各脏腑有火无水，皆肾水滋之，"一泻水则各脏腑立槁矣"。气逆之症，虽有水火之分，而水亏者为多。故水亏者补水，而火亏者亦必补水。水旺则火衰，水生则火长；补水而火不衰，补水而火不长。补水以衰火者，益水之药宜重；补水以长火者，益水之药宜轻。陈士铎总结说："人身之逆，全在肾水之不足。故补逆必须补水，水足而逆者不逆也。"

移寒论

《外经微言·第九卷·移寒篇》，论及"移寒"之义。要点：肾移寒于脾，脾移寒于肝，肝移寒于心，心移寒于肺，肺移寒于肾，此即"五脏之移寒"。脾移热于肝，肝移热于心，心移热于肺，肺移热于肾，肾移热于脾，此即"五脏之移热"。五脏有寒热之移，六腑有移热而无移寒。五脏为五行之正，六腑为五行之副。五脏受邪，独当其胜；六腑受邪，分受其殃。且脏腑之病，"热居什之八，寒居什之二"。寒易回阳，热难生阴，故热非一传而可止。脏传未已，又传诸腑；腑又相传，寒则得温而解。在脏有不再传者，因六腑无移寒之证。寒入于腑而传于腑，甚则传于脏，此邪之自传，非移寒之谓。移之义，乃本经受寒，虚不能受，移之于他脏腑。陈士铎总结说："六腑有移热而无移寒，以寒之不移也，独说得妙，非无征之文。"

寒热舒肝论

《外经微言·第九卷·寒热舒肝篇》，论及"寒热舒肝"之义。要点：病有寒热，不尽由于外邪，其故在肝。肝喜疏泄，不喜闭藏；肝气郁而不宣，则胆气亦随之而郁；胆木气郁，无以生心火，故心之气亦郁；心气郁则火不遂其炎上之性，无以生脾胃之土；土无火养，则土为寒土，无发生之气；肺金无土气之生，则其金不刚，而无清肃之气；木寡于畏，反克脾胃之土，土欲发舒而不能，土木相刑，彼此相角，而成作寒作热之病。此未曾有外邪之干犯，乃五脏之郁气自病。徒攻其寒而热益盛，徒解其热而寒益猛。合五脏以治之，舒肝木之郁，则诸郁尽舒。陈士铎总结说："五郁发寒热，不止木郁也。而解郁之法独责于木，以木郁解而金土水火之郁尽解，故解五郁惟尚解木郁也，不必逐经解之。"

寒热论

《石室秘录·卷五·九论寒热》，论及"病之寒热"之义。要点：病之有寒热，半成于外来之邪，然亦有无邪而身发寒热者，不可不知。无邪而身发寒热，乃肝气郁而不得宣，胆气亦随之而郁；木之气既郁滞，而心之气自然不舒；心、肝、胆三经皆郁，则脾胃之气不化；肺金无养，其金不刚，上少清肃之气下行，而木寡于畏；土且欲发泄而不能，于是作寒作热，似疟非疟，而不能止。倘用祛邪之药，则其势更甚。惟有舒其木气，而寒热自除。此"亦创论也，方宜用逍遥散，大加白芍可也"。

生死论

《石室秘录·卷五·十论生死》，论及"生死"之义。要点：知生死而后可以为医。生中知死，死中知生，实属不易。知生中之死者，如伤寒症，七日不汗则死。知死中有生者，如中风、中恶、中毒。医之道，当于生中之死，而辨其不死；于死中之生，而辨其不生。伤寒至七日犹无汗，人皆谓必死，而独断其不死者，非因其无汗而可生。因伤寒邪盛，禁汗之不得出。其人无烦躁之盛，肾水犹存，邪不能熬干之，虽无汗，必有汗；七日来复，并非虚言。此生中之死，而辨其不死之法。中风不语，中恶不出声，中毒致闷乱，虽其人之气犹存，似乎不死。然而，遗尿则肾绝，手撒则肝绝，水不下喉则脾胃绝，舌本强则心绝，声如鼾则肺绝。五脏无一生，无有不死者。倘有一脏之未绝，则不至于死。看何脏之绝，而救何脏之气，则死犹不死。然而，五脏之中尤最急者，莫过心肾；心肾之药，莫过人参、附子二味；二味相合，则无经不入。救心肾，而各脏亦无不救之。虽将死之人，必有痰涎之作祟，似祛痰化涎之药，亦不可轻度。然不多用人参，而止用祛痰化涎之药，适足以死之。即或偶尔生全，未几仍归于死。此死中之生，而辨其不生之法。

伤寒知变论

《外经微言·第八卷·伤寒知变篇》，论及"伤寒知变"之义。要点：伤寒一日，巨阳受之，头项痛，腰脊强。巨阳者，足太阳经。其脉起于目内眦，上额，交颠，入络脑，还出别下项，循肩膊内，夹脊抵腰中。寒邪必先入于足太阳之经，邪入足太阳，则太阳之经脉不通，为寒邪所据，故头项痛，腰脊强。二日阳明受之，宜身热，目疼，鼻干，不得卧。而头项痛，腰脊强者，此巨阳之余邪未散所致。太阳之邪未散，则不入阳明。二日阳明受之，是因邪留恋太阳，未全入阳明，故头项尚痛，腰脊尚强，非二日阳明之邪全不受。三日少阳受之，宜胸胁痛，耳聋，邪宜出阳明。既不入少阳，而头项、腰脊之痛与强，仍未除者，是因此邪不欲传少阳，转回于太阳。邪传少阳，宜传入于三阴之经。而三日之后，太阳之症仍未除，是因阳经善变，且太阳之邪与各经之邪不同。各经之邪循经而入，太阳之邪出入自如，有入有不尽入者。惟不尽入，故虽六七日而其症未除。甚至七日之后，犹然头项痛、腰脊强。此太阳之邪乃原留之邪，非从厥阴复出而传之足太阳。四日太阴受之，腹满嗌干。五日少阴受之，口干舌燥。六日厥阴受之，烦满囊缩，亦有不尽然者。阴经不变，不变而变者，邪过盛使然。然则，三阳三阴之经皆善变，变则不可以拘泥于日数。变而不失其常，则变则可生，否则死矣。两感者，为越经之传，并非为变。陈士铎总结说："伤寒之文，世人不知，读此论人能悟否，无奈治伤寒者不能悟也。"

伤寒同异论

《外经微言·第八卷·伤寒异同篇》，论及"伤寒异同"之义。要点：伤寒有六，非冬伤于寒者，皆不得谓之伤寒。其异在于，有中风，有中暑，有中热，有中寒，有中湿，有中疫，其病皆与伤寒有别。伤寒，为冬月感寒邪，入营卫，由腑而传于脏者。暑热之症，感于夏，不感于三时，似非伤寒。风寒湿疫，多感于冬日，亦非伤寒。百病皆起于风，四时之风每直中于脏腑，非若传经之寒，由浅而深入。寒之中人，自在严寒，不由营卫直入脏腑，是不从皮肤渐进，非传经之伤寒。水王于冬，而冬日之湿反不深入，因冬令收藏，他时则易感。疫来无方，四时均能中疫，而冬疫常少，二症俱不传经，皆非伤寒。热病之所以谓之伤寒，是因寒感于冬，则寒必变热；热变于冬，则热即为寒。故三时之热病不可谓寒，冬日之热病不可谓热，因三时之热病不传经，冬日之热病必传经。热病传经，乃伤寒之类，而非正伤寒。《素问·热论》有热病传经之文，而伤寒反无之，是因类宜辨而正不必辨，知类即知正。陈士铎总结说："伤寒必传经，断在严寒之时，非冬日伤寒举不可谓伤寒也。辨得明，说得出。"

风寒殊异论

《外经微言·第八卷·风寒殊异篇》，论及"风寒殊异"之义。要点：冬伤于寒与春伤于寒不同。春伤于寒者，属风而非寒，此风即为寒。冬日之风则寒，春日之风则温；寒伤深，温伤浅；伤深者入少阳而传里，伤浅者入少阳而出表，故两者不同。至于传经，伤冬日之风则传，伤春日之风则不传。其所以不传，是因伤浅者，伤在皮毛；皮毛属肺，故肺受之，不若伤深者入于营卫。春伤于风，头痛鼻塞，身亦发热，与冬伤于寒者无异。因风入于肺，鼻为之不利，因鼻主肺。肺既受邪，肺气不宣，失清肃之令，必移邪而入于太阳。膀胱畏邪，坚闭其经，水道失行，水不下泄，火乃炎上，因而头痛。头乃阳之首，既为邪火所据，则一身之真气皆与邪争而身热。肺为胃之子，肺受邪，宜胃来援；邪入肺而恶热，口渴之症生。胃为肺之母，见肺子之寒，必以热救之。胃之热，乃心火生之；胃得心火之生，则胃土过旺，助胃必克肺。火能刑金，故因益而反损。呕吐，是因风伤于太阴所致。风在地中，土必震动，水泉上溢则呕吐，散风而土自安。风邪入于太阳，头痛有痛与不痛之别。因肺通于鼻，鼻通于脑，风入于肺，自能引风入脑而作头痛。肺气旺，则风入于肺而不上走于脑，故不痛。春伤于风，往来寒热，热结于里。是因冬寒入于太阳，久则变寒；春风入于太阳，久则变热。寒则动，传于脏；热则静，结于腑。寒在脏，则阴与阳战而发热；热在腑，则阳与阴战而发寒，随脏腑之衰旺，分寒热之往来。伤寒之邪属寒邪，伤风之邪属风邪。寒邪入胃，胃恶寒而变热；风邪入胃，胃喜风而变温，温则不大热。得风以扬之，火必外泄，故汗出。春伤于风，下血，谵语，此热入血室所致，并非狂证。伤于寒者，热自入于血室之中，其热重；伤于风者，风祛热入于血室之内，其热轻。谵语而潮热者，其脉必滑。风邪入胃，胃中无痰，则发大热，而谵语之声高；胃中有痰，则发潮热而谵语之声低。潮热发谵语，为痰所致，滑者痰之应。伤于寒者邪下行，伤于风者邪上冲。寒乃阴邪，阴则走下；风乃阳邪，阳则升上。治寒邪，先定厥，后定悸；治风邪，先定悸，后定厥，此不可误。伤于风而发热，如见鬼者，此乃虚邪所致。实邪从太阳来，邪炽而难遏；虚邪从少阴来，邪旺而将衰。实邪，火逼心君而外出，神不守于心；虚邪，火引肝魂而外游，魄不守于肺。陈士铎总结说："风与寒殊，故论亦殊，人当细观之。"

瘟疫论

《石室秘录·卷五·十七论瘟疫》，论及"瘟疫"流行及治法。要点：古人所谓疫来无方，非言治疫之无方，乃言致疫之无方。大约瘟疫之来，多因人事之相召，而天时之气运适相感所致。故气机相侵，而地气又复相应，合天地之气，而瘟疫成焉。侵于一乡，则一乡之人病；酿于一城，则一城之人病；流于千里，则千里之人病。甚且死亡相继，阖门阖境，无不皆然。瘟疫治法，如用贯众一枚，浸于水缸之内，加入白矾少许，人逐日饮之，则瘟疫之病不生，可谓真至神之法。此为"先制瘟疫之法"。

（二）治则治法论

《石室秘录》立法分门颇具特色。陈士铎所论一百二十八法，注重因时制宜、因地制宜和因人制宜，并依据病因病机、病程、病位、病势、病变表现等遣方用药。陈士铎还在所立一百二十八法之下分设主治方剂，将治则治法理论与遣方用药紧密结合，因切合临床实用而颇具可操作性，体现出其辨证施治的圆机活法，建立了理法方药有机结合的临床诊疗体系，具有相当重要的理论意义和临床实用价值。

兹就《石室秘录》所论一百二十八法，加以大体分类如下（表1）。

表1 《石室秘录》一百二十八法分类

立法依据	治法
因人制宜	男治法　女治法　肥治法　瘦治法　劳治法　逸治法　富治法　贫治法　老治法　少治法
因地制宜	东南治法　西北治法
因时制宜	日治法　夜治法　春夏治法　秋冬治法　饥治法　饱治法　产前治法　产后治法

续表

立法依据	治法							
病因病机	痰治法	火治法	吐治法	泄治法	正医法	反医法	完治法	碎治法
	偏治法	全治法	先治法	后治法	形治法	气治法	同治法	异治法
	气治法	血治法	阴治法	阳治法	假治法	真治法	虚治法	实治法
	寒治法	热治法	解治法	敛治法	开治法	闭治法	常治法	变治法
	专治法	分治法	单治法	双治法	生治法	死治法	温治法	清治法
	轻治法	重治法	瘟疫治法	瘴疠治法				
病程	长治法	短治法	初治法	终治法	久治法	暂治法	远治法	近治法
	王治法	霸治法	静治法	动治法	奇治法	平治法	收治法	散治法
	软治法	坚治法						
病位	内治法	外治法	上治法	中治法	下治法	大治法	小治法	本治法
	末治法	不内外治法	深治法	浅治法	暗治法	明治法	脏治法	腑治法
	皮毛治法	肌肤治法	筋脉治法					
病势	顺医法	逆医法	急治法	缓治法	通治法	塞治法	升治法	堕治法
	抑治法	扬治法	达治法	发治法	夺治法	吸治法	引治法	
其他	意治法	神治法	倒治法	缚治法	摩治法	浴治法	立治法	卧治法
	得治法	失治法	奇治法	偶治法				

（三）七方十剂论

陈士铎在《本草新编》的"七方论"和"十剂论"中，论述了其对于"七方""十剂"的理解和运用，成为其组方用药的主要指导思想。

1. 七方论

"七方"，是以方剂组成作为分类依据。"七方"之概念，最早可追溯至《黄帝内经》。如《素问·至真要大论》云："君一臣二，奇之制也；君二臣四，偶之制也；君二臣三，奇之制也；君二臣六，偶之制也。""近者奇之，远者偶之，汗者不以奇，下者不以偶；补上治上制以缓，补下治下制以急；

急则气味厚，缓则气味薄。""奇之不去则偶之，是谓重方。""君一臣二，制之小也；君一臣三佐五，制之中也；君一臣三佐九，制之大也。"金·成无己《伤寒明理论》云："制方之用，大、小、缓、急、奇、偶、复七方是也。"（《伤寒明理药方论序》）将《黄帝内经》中的"重"改为"复"，并明确提出"七方"的概念。陈士铎对"七方"有独到的认识。

（1）大方

"大方"是指君药用量及力量之大，而非药味之多。其曰："不知大方者，非论多寡，论强大耳。方中味重者为大，味厚者为大，味补者为大，味攻者为大，岂用药之多为大乎。虽大方之中亦有用多者，而终不可谓多者即是大方也。或疑大方不多用药，终难称为大方，不知大方之义在用意之大，不尽在用药之多也。譬如补也，大意在用参之多以为君，而不在用白术、茯苓之多以为臣使也。推之寒热表散之药，何独不然，安在众多之为大哉。或疑大方在用意之大，岂君药亦可小用之乎。夫君药原不可少用也，但亦有不可多用之时，不妨少用之。然终不可因少用而谓非君药，并疑少用而谓非大方也。"总而言之，对于每个具体方剂而言，方中味重者为大，味厚者为大，味补者为大，味攻者为大。陈士铎对于大方的理解，也是其临证组方往往味少而量宏的主要原因。

（2）小方

"小方"并非指药味之少，而是指方中药物的升降浮沉。其曰："君一臣三佐五，制之中也。君一臣二，制之小也。中即小之义。凡病有轻小不可以大方投者，必用小方以治之。小方之中，如用君药至二钱者，臣则半之，佐又半之，亦不可以君药少于臣，臣药少于佐也。夫小方所以治轻病也，轻病多在上，上病而用大方，则过于沉重，必降于下而不升于上矣。小方所以治小病也，小病多在阳，阳病而用大方，则过于发散，必消其正而衰其邪矣。故用小方者，亦宜小而小，非不可小而故小也……不知小方者，非论轻重，论升降耳，论浮沉耳。方中浮者为小，升者为小也，岂用药少者为小乎。虽小方多用，而要不可谓少用药之方即是小方也……不知小方之义，全不在用药之少也。病小宜散，何尝不可多用柴胡；病小宜清，何尝不可多用麦冬；病小宜提，何尝不可多用桔梗；病小宜降，何尝不可多用厚朴。要在变通于小之内，而不可执滞于方之中也。"总之，浮者为小，升者为小，以升浮之药为主药的方剂即为小方。小方多用于治疗较轻的病证，而轻病多在上、在阳。因此，小方主要适用于治疗上病及阳病。因为上病若用大方，则过于沉重，"必降于下而不升于上矣"。

（3）缓方

关于"缓方"，陈士铎提出"补上治上，制以缓。缓者，迟之之谓也。上虚补上，非制之以缓，则药趋于下而不可补矣。上病治上，非制之以缓，则药流于下而不可治矣。然而，缓之法不同。有甘以缓之之法，凡味之甘，其行必迟也。有升以缓之之法，提其气而不下陷也。有丸以缓之之法，作丸而不作汤，使留于上焦也。有作膏以缓之之法，使胶粘于胸膈间也。有用无毒药以缓之之法，药性平和，功用亦不可骤也。有缓治之方，庶几补上不补下，治上不治下矣。"以上所论，丰富了缓方的内涵，具体阐明了缓方当用于"补上治上"；因病在上，只有使用缓剂，才能使药物作用于上，"流于下"则必病不可治。关于"缓方"的运用法度，"宜缓而缓，未可概用缓也"。缓方"大约治缓症者为多。如痿症也，必宜缓"。

（4）急方

关于"急方"，陈士铎提出"补下治下，制以急。夫病之急也，岂可以缓治哉。大约治本之病宜于缓，治标之病宜于急。然而，标本各不同也。有本宜缓而急者，急治其本；有标不宜缓而急者，急治其标。而急之方实有法焉。有危笃急攻之法，此邪气壅阻于胸腹肠胃也。有危笃急救之法，此正气消亡于阴阳心肾也。有急用浓煎大饮汤剂之法，使之救火济水，援绝于旦夕也。有急用大寒大热毒药之法，使之上涌下泄，取快于一时也。有急治之方，庶几救本而不遗于救标，救标正所以救本矣。"以上所论，阐明"急方"用于"补下治下"；急方之法，有危笃急攻之法，用于邪气壅阻于胸腹肠胃之证；有危笃急救之法，用于正气消亡于阴阳心肾之证；有急用浓煎大饮汤剂之法，使之救火济水，援绝于旦夕；有急用大寒大热毒药之法，使之上涌下泄，取快于一时。

（5）奇方

关于"奇方"，陈士铎提出奇方即指单方，即用一味药以出奇，而不必以多味取胜。其云："君一臣二，君二臣三，奇之制也。所谓奇之制者，言数之奇也。盖奇方者，单方也。用一味以出奇，而不必多味以取胜。药味多，未免牵制，反不能单刀直入。凡脏腑之中，止有一经专病者，独取一味而多其分两，用之直达于所病之处，自能攻坚而奏功如神也。"例如，用白术一味以利腰脐之湿，用当归一味以治血虚头晕，用川芎一味以治头风，用人参一味以救脱救绝，用茯苓一味以止泻，用菟丝子一味以止梦遗，用杜仲一味以除腰疼，用山栀子一味以定胁痛，用甘草一味以解毒，用大黄一味以攻坚，用黄连一味以止呕，用山茱萸一味以益精止肾泄，用生地一味以止血，用甘菊花一味以降胃火，用薏仁一味以治脚气，用山药一味以益精，用肉苁蓉一味以通大便，用补骨脂一味以温命门，用车前子一味以止水泻，用蒺藜子一味以明目，用忍冬藤一味以治痈，用巴戟天一味以强阳，用荆芥一味以止血晕，用蛇床子一味以壮阳，用元参一味以降浮游之火，用青蒿一味以消暑，用附子一味以治阴虚之喉痛，用艾叶一味以温脾，用地榆一味以止便血，用蒲公英一味以治乳疮，用旱莲草一味以乌须，用皂角一味以开关，用使君子一味以杀虫，用赤小豆一味以治湿，用花蕊石一味以化血。"以上皆以一味取胜，扩而充之，又在人意见耳"。总之，药味多之处方，则未免相互牵制，不如"单刀直入"。若脏腑之中，只有一经专病，独取一味药而加重其用量，使之直达病所，则容易奏效。关于单味药之"奇方"的使用，"七方论"还分析指出："或疑奇方止用一味则奇，虽奏功甚神，窃恐有偏胜之弊也。顾药性未有不偏者也，人阴阳气血亦因偏胜而始病，用偏胜之药以治偏胜之病，则阴阳气血两得其平而病乃愈。然则奇方之妙在药之偏胜，不偏胜不能去病矣。或疑方用一味，功虽专而力必薄，不若多用数味则力厚而功专。不知偏胜之病，非偏胜之药断不能成功。功成之易，正因其力厚也，谁谓一味之方力薄哉。"此论着重阐明"人阴阳气血亦因偏胜而始病，用偏胜之药以治偏胜之病，则阴阳气血两得其平而病乃愈"；指出"偏胜之病，非偏胜之药断不能成功"。

（6）偶方

关于"偶方"，是指二味相合即运用对药，而非指两方相合而言。其曰："君二臣四，君二臣六，偶之制也。又曰：远者偶之，下者不以偶。盖偶亦论数耳。是偶方者，重味也，乃二味相合而名之也。如邪盛，用单味以攻邪而邪不能去，不可仍用一味攻邪，必更取一味以同攻其邪也。如正衰，用单味补正而正不能复，不可仍用一味补正，必另取一味以同补正也……夫二味合而成方者甚多，吾不能悉数；示以成方，不若商以新方也。"如：人参与当归并用，可以治气血之虚。黄芪与白术同施，可以治脾胃之弱。人参与肉桂同投，可以治心肾之寒。人参与黄连合剂，可以治心胃。人参与川芎并下，则头痛顿除。人参与菟丝并煎，则遗精顿止。黄芪与川芎齐服，则气旺而血骤生。黄芪与茯苓相兼，则利水而不走气。黄芪与防风相制，则祛风而不助胀。是皆创新之方，实可作偶之证。至于旧方，如参附之偶，姜附之偶，桂附之偶，术苓之偶，芪归之偶，归芎之偶，甘芍之偶，皆为二味之合。"临证裁用，存乎其人"。此言邪盛用单味药攻邪而邪不能去时，则必再取一味药与之共同攻其邪；如正衰用单味药补正而正不能复时，则必再取一味药与之共同补其正。此外，还指出"夫方无君臣佐使者，止奇方也……偶方之中，自有君臣之义、佐使之道，乌可不分轻重多寡而概用之耶"。

（7）复方

关于"复方"，是指将成方加减化裁，增减药味或药量以改变其攻补之性；或将多方相合，使之相辅相成或相反相成。其曰："奇之不去则偶之。偶之是谓重方。重方者，复方之谓也。或用攻于补之中，复用补于攻之内，或攻多而补少，或攻少而补多，调停于补攻之间，斟酌于多寡之际，可合数方以成功，可加他药以取效，或分两轻重之无差，或品味均奇之不一，神而明之，复之中而不见其复，斯可谓善用复方者乎。"陈士铎还提出复方"用药不可杂"。若"用方而杂，是杂方而非复方矣。古人用二方合之，不见有二方之异，而反觉有二方之同，此复方之所以神也。否则，何方不可加减，而必取于二方之相合乎"。论中强调"知药性之深者，始可合用复方，否则不可妄用，恐相反相恶，反致相害"。

2. 十剂论

"十剂"，是以治法作为分类依据。"十剂"之说始于北齐·徐之才。《本草纲目·序例》云："徐之才曰：药有宣、通、补、泄、轻、重、涩、滑、燥、湿十种。"徐之才还提出"宣可去壅""通可去滞""补可去弱""泄可去闭""轻可去实""重可去怯""滑可去着""涩可去脱""燥可去湿""湿可去枯"。金·成无己《伤寒明理药方论序》云："制方之体，宣、通、补、泻、轻、重、涩、滑、燥、湿十剂是也。"至此，方书中有了"十剂"这一名称。陈士铎认为，"十剂"是组方用药的重要准则，并在前人基础上对"十剂"的内涵予以补充。

（1）宣剂

宣可去壅。如"木郁达之，火郁发之，土郁夺之，金郁泄之，水郁折之"，皆属宣法。又如，气郁则不能上通于咽喉、头目、口舌之间，血郁则不能上通于胸腹脾胃经络之内，故"上而或哕，或咳，或嗽，或呕之症生；中而或痞，或满，或塞，或痛，或饱，或胀之症起；下而或肿，或泻，或利，或结，或蓄，或黄之症出"。对上述病证，若不用宣剂以扬其气，则气壅塞而不舒；若不用宣剂以散其血，则血凝滞而不走，故"必宣之而木郁可条达矣，必宣之而火郁可启发矣，必宣之而金郁可疏泄矣，必宣之而水郁可曲折矣，必宣之而土郁可杀夺矣"。

"十剂论"中还指出，郁症不止五种，而宣郁之法亦不止两种，如"有郁之于内者，有郁之于外者，有郁之于不内不外者"。郁于内者，如七情之伤；郁于外者，如六淫之伤；郁于不内不外者，如跌仆坠堕之伤。"治七情之伤者，开其结；治六淫之伤者，散其邪；治跌仆坠堕之伤者，活其瘀，皆所以佐宣之之义也"。关于宣法的用途，不止开郁解郁，亦不只散邪。宣之大义，邪在上者，可宣而出之；邪在中者，可宣而和之；邪在下者，可宣而泄之；邪在内者，可宣而散之；邪在外者，可宣而表之。

（2）通剂

通可去滞。凡留而不行之证，必通而行之；或通皮肤，或通经络，或通表里，或通上下，或通前后，或通脏腑，或通气血；"既知通之异，而后可以用通之法"。如"通营卫之气，即所以通皮肤也；通筋骨之气，即所以通经络也；通内外之气，即所以通表里也；通肺肾之气，即所以通上下也；通膀胱之气，即所以通前后也；通脾胃之气，即所以通脏腑也；通阴阳之气，即所以通气血也。虽因不通而通之，亦因其可通而通之耳"。其通法之用药，通营卫，则用麻黄、桂枝；通筋骨，则用木瓜、淫羊藿；通内外，则用柴胡、薄荷；通肺肾，则用苏叶、防己；通膀胱，则用肉桂、茯苓；通脾胃，则用通草、大黄；通阴阳，则用附子、葱、姜。通剂药甚多，但因所通不同，故通剂之药亦不尽相同。如"用通于补之中，用通于塞之内，而后不通者可通，将通者即通，已通者悉通也。然则用通之剂，全在善用通也"。用通之剂，关键在于辨别虚实。"虚之中用通剂，不妨少而轻；实之中用通剂，不妨多而重"。

（3）补剂

补可去弱，但补之法亦不一。如"补其气以生阳""补其血以生阴""补其味以生精""补其食以生形"。阳虚补气，则气旺而阳亦旺；阴虚补血，则血盛而阴亦盛；精虚补味，则味足而精亦足；形虚补食，则食肥而形亦肥。还有一法，即"行吐纳以生神"。补气、补血、补味、补食四法之中，又有诸多变化。如补气有朝夕之异，有脏腑之异，有前后之异；补血有老少之异，有胎产之异，有衰旺之异，有寒热之异；补味有软滑之异，有消导之异，有温冷之异，有新久之异，有甘苦之异，有燔熬烹炙之异。补食有南北之异，有禽兽之异，有果木之异，有米谷菜豆之异，有鱼鳖虾蟹之异。"补各不同，而变化以为法……总在人临证而善用之也"。如虚证宜补，但愈补愈虚者，"是虚不受补，非虚不可补也"，故补之法亦当变通。如于"补中少增消导之品，补内而用制伏之法，不必全补而补之，不必纯补而补之，更佳也"。即所谓"补中有消，补中有制，才非徒补"。

（4）泻剂

泻可去闭，然而泻之法亦不一。如"有淡以泻之，有苦以泻之，有滑以泻之，有攻以泻之，有寒以泻之，有热以泻之"。利小便，为淡以泻之；利肺气，为苦以泻之；利大肠，为滑以泻之；逐痛祛滞，为攻以泻之；陷胸降火，为寒以泻之；消肿化血，为热以泻之。"虽各病之宜泻者甚多，或于泻之中而寓补，或于补之中而寓泻，总不外泻之义也"。泻之法有六：淡以泻之者，用茯苓、猪苓；苦以泻之者，用黄芩、葶苈；滑以泻之者，用当归、滑石；攻以泻之者，用芒硝、大黄；寒以泻之者，用瓜蒌、厚朴；热以泻之者，用甘遂、巴豆。"夫泻之药不止此，广而用之，全恃乎人之神明"。关于泻剂"治闭"与"治开"，指出"开闭俱可用也。不宜闭而闭之，必用泻以启其门；不宜开而开之，必用泻以截其路。然而治开即所以治闭，而治闭即所以治开，正不可分之为二治也"。又强调指出"治病不可轻用泻剂"，但"知泻剂而后可以治病，知泻法而后可以用剂也"。

（5）轻剂

轻可去实。此实者，指邪气实而非正气实。但须知"邪实者，用祛邪之药，药愈重而邪反易变，药愈轻而邪反难留"。如"人见邪实而多用桂枝，反有无汗之忧。人见邪实而多用麻黄，又有亡阳之失。不若少用二味，正气无亏而邪又尽解，此轻剂之妙也"。轻剂所以散邪，并非邪轻者药可用轻，邪重者亦可用轻。"治邪之法，止问药之当与否也。用之当则邪自出，原不在药之轻重也。安在药重者始能荡邪哉"。此言祛邪不必重用祛邪之药。如有邪气重者，用轻剂反易去之。此因"邪初入之身，其势必泛而浮，乘人之虚而后深入之，故治邪宜轻不宜重也。倘治邪骤用重剂，往往变轻为重，变浅为深，不可遽愈"。不如"先用轻剂，以浮泛之药少少发散，乘其不敢深入之时，易于祛除之"。此外，须知"药味之轻者，药剂亦不必重"。因味愈轻而邪尤易散，剂愈重而邪转难解。

（6）重剂

重可去怯。此怯者，指正气怯而非邪气怯。去怯，即"扶怯"，扶正之义。"正气强则邪气自弱，正气损则邪气自旺"。但须知"正气既怯，不敢与邪相斗，攻邪而邪愈盛矣。故必先使正气之安固，无畏乎邪之相凌相夺，而后神无震惊之恐，志有宁静之休，此重剂所以妙也"。扶怯必用重剂，是因气怯者心惊，血怯者心动。心惊必用止惊之品，心动必用安动之味。不用重药，则无以镇静之。"惟是重药不可单用，或佐之以补气，则镇之而易于止惊；或佐之以补血，则静之而易于制动也"。重剂止怯，意在"镇心"以"助胆"。因"怯之意虽出于胆，而怯之势实成于心，以重剂镇心，正所以助胆也"。此外，还论及"五脏七腑皆能成怯。治怯舍重剂，何以治之哉。又在人之善于变通耳"。

（7）滑剂

滑可去着，指邪留于肠胃之间，不得骤化，非用滑剂则无以通利，但"徒滑之正无益也"。因而，有润其气以滑之者，有润其血以滑之者，有润其气血而滑之者。物碍于上焦，欲上而不得上，润其气而咽喉自滑；食存于下焦，欲下而不得下，润其血而肛门自滑；滞秽积于中焦，欲上而不得，欲下而不得，欲留中而又不得，吾润其气血而胸腹自滑。如上所述，滑之法虽分而为三，而滑之变不止于三。有补其水以滑之，有补其火以滑之。补水者，补肾中真水；补火者，补肾中真火。真水足而大肠自润，真火足而膀胱自通。此滑之变法。又补水以润大肠，是剂之滑；补火以通膀胱，则非剂之滑。因膀胱得火而不通者，乃膀胱之邪火使然。膀胱有火则水涩，膀胱无火水亦涩。因"膀胱之水，必得命门之火相通，而膀胱始有流通之乐；然则补火正所以滑水，谓非滑之之剂乎"。此"补火以滑水，实阐轩岐之秘"。此外，虽言滑剂治涩，但亦有病非涩而亦滑之者。因"滑剂原非止治涩也。滑非可尽治夫涩，又何可见涩而即用滑剂乎。不宜滑而滑之，此滑剂之无功也。宜滑而滑之，虽非涩之病，偏收滑之功"。

（8）涩剂

涩可去脱。如"遗精而不能止，下血而不能断，泻水而不能留"者，"不急用药以涩之"，必危及生命。然而，涩之亦不易，有开其窍以涩之者，有遏其流以涩之者，有因其势以涩之者。精遗者，"尿窍闭也，吾通尿窍以闭精，则精可涩"；水泻者，"脾土崩也，吾培土气以疏水，则水泻可涩"。血下者，"大肠热也，吾滋金液以杀血，则血下可涩矣"。但须知"反用滑于涩之中"，因"徒涩"则必不能涩。因"涩之甚，斯滑之甚矣。求涩于涩之内，则涩止见功于一旦，而不能收功于久长；用滑于涩之中，则涩难收效于一时，而实可奏效于永远"。其理在于"滑以济涩之穷，涩以济滑之变，能用滑以治涩，则滑即涩剂也。况涩又不全涩乎，欲谓之不涩不可也"。虽言涩剂治脱，而脱症不止三病，故当根据病机与病候，予以变通而广其治法，即所谓"涩剂实不止三法也，举一可以知乎"。

（9）燥剂

燥可去湿。湿有在上、在中、在下之分，湿有在经、在皮、在里之异，未可一概用之。如在上之湿，苦以燥之；在中之湿，淡以燥之；在下之湿，热以燥之；在经之湿，风以燥之；在皮之湿，薰以燥之；在里之湿，攻以燥之。燥不同，审虚实而燥之，则无不宜也"。然而，湿症最难治，能辨其虚实而治者为"善治"。辨虚实，指辨其水湿之真伪。"真湿之症，其症实；伪湿之症，其症虚"。知水湿之真伪，方可以燥剂治湿。须知"湿症原不可全用燥"，还当根据病候而兼用其他治法。但"湿症有不可无燥剂之时，而燥剂有不可治湿症之日，此燥剂必宜讲明，实有关轻重，而非可有可无之剂也"。

（10）湿剂

湿可去枯。湿与燥相宜，故用湿以润燥。燥有在气、在血、在脏、在腑之殊，有在内、在外、在久、在近之别，未可一概用之。如气燥，辛以湿之；血燥，甘以湿之；脏燥，咸以湿之；腑燥，凉以湿之。内燥，寒以湿之；外燥，苦以湿之；久燥，温以湿之；近燥，酸以湿之。"燥不同，审虚实而湿之，则无不宜也"。又"论燥之症，虽百方而不足以治其常；论湿之方，若八法而已足以尽其变"。临证治疗，变通在心，言辞难以尽之，亦即"阐发湿剂之义，大约八法尽之，而变通何能尽乎，亦在人临证而善悟之耳"。

以上所述为陈士铎之"十剂论"。其曰："以上十剂，明悉乎胸中，自然直捷于指下，然后细阅新注之《本草》，通经达权，以获其神，守常知变，以造于圣，亦何死者不可重生，危者不可重安哉。"

（四）用药特点

1. 善用单味

陈士铎善用大剂量单味药，即前文中所说的"奇方"。而且，他在《石室秘录·卷四》专门论述"奇治法"。其曰："奇治者，可以一味而成功，不必更借重二味也，故曰奇治，非奇异之奇也。"其中，还以瓜蒂散、车前子、独参汤、白术为例，对"奇治法"及运用加以阐述。如"瓜蒂散"，以之涌吐胸膈间痰食，止用瓜蒂如法煎服即可，"不必再添别药"。因瓜蒂专能上涌，"若杂之他药，反不能透矣。譬如人善跳跃，一人牵扯其身，转不自如"。车前子煎服止水泻，"不必更加别药，以分消之也"。因"车前子性滑而能分水谷，倘兼附之他药，又如人善入水者，一人牵其足，则反下沉"。独参汤治气脱、吐血之急症，可先用一味独参汤救急。因人参善能补气，"接续于无何有之乡；加之别药，则因循宛转"。白术治腰痛不能俯仰者，单用白术（又名利腰散），酒水煎汤饮之，即止疼痛，不必更加他药。以上所述，皆"所以可以专用，而不可以双用"之理。

陈士铎应用单味药之例，还有用当归治血虚头晕，用川芎治头风，用茯苓止泻，用菟丝子止梦遗，用杜仲除腰疼，用山栀子定胁痛，用甘草解毒，用大黄攻坚，用黄连止呕，用山茱萸益精止肾泄，用熟地治心肾不交，用生地止血，用甘菊花降胃火，用薏苡仁治脚气，用山药益精，用肉苁蓉通大便，用补骨脂温命门，用蒺藜子明目，用忍冬藤治痈，用巴戟天强阳，用荆芥止血晕，用蛇床子壮阳，用元参降浮游之火，用青蒿消暑，用附子治阴虚喉痛，用艾叶温脾，用地榆止便血，用蒲公英治乳疮，用旱莲草乌须，用皂荚开关，用使君子杀虫，用赤小豆治湿，用花蕊石化血，等等。

2. 重视配伍

陈士铎善用"对药"，即前文所说的"偶方"。《石室秘录·卷四》所谓"偶治法"，即指药用"两味"之法。其曰："偶治者，方中不能一味奏功，乃用二味兼而治之也。"其中，还以吐血用当归、黄芪，中寒用附子、人参，中热用元参、麦冬为例，对"偶治法"及运用加以阐述。例如：吐血者，则必血虚，治血虚自当用当归，还必加黄芪以补气。因血乃有形之物，不能速生，必得气旺以生血，故必用黄芪以补其气。中寒者，阴寒内盛，阳气外越，祛寒自当用附子，还必加人参以补气。若不急补其气，则必致阳气衰亡。中热者，上焦火气弥漫，不用降火之品，则无以救焚，可用元参退其浮游之火，再加入麦冬滋阴。因胃火沸腾，则肺金必燥，故必用麦冬以润之，则火自然可息。

陈士铎应用对药之例，还有人参与当归并用，治气血之虚；黄芪与白术同施，治脾胃之弱；人参与肉桂同投，治心肾之寒；人参与黄连合剂，以治心胃；人参与川芎并下，以除头痛；人参与菟丝并煎，以止遗精；黄芪与川芎齐服，使气旺而血骤生；黄芪与茯苓相兼，使利水而不走气；黄芪与防风相制，使祛风而不助胀。关于对药的配伍原理，也多有阐述。例如：吐血用当归、黄芪，当归补血，但有形之血不能速生，必得气旺以生血，故必用黄芪以补其气；中寒用附子、人参，附子回阳，但若元阳不能速回，则一线之气在若存若亡之间，不急补其气，则元阳出走而不返，故必兼用人参；中热用玄参、麦冬，玄参退浮游之火，但胃火沸腾，则肺金自燥，故必用麦冬以润之，则肺足以自养，不藉胃土之奉膳，则胃土足以自资，而火自然可息。另外，前人方中的参附、姜附、桂附、术苓、芪归、归芎、甘芍等，也皆是陈士铎临证常用药对。

此外，《本草新编》中就某味药与诸药的配伍使用，也多有论述。举例如下。

人参

关于人参与诸药的配伍运用，《本草新编·卷之一》云："人参乃君药，宜同诸药共用，始易成功。如提气也，必加升麻、柴胡；如和中也，必加陈皮、甘草；如健脾也，必加茯苓、白术；如定怔忡也，必加远志、枣仁；如止咳嗽也，必加薄荷、苏叶；如消痰也，必加半夏、白芥子；如降胃火也，必加石膏、知母；如清阴寒也，必加附子、干姜；如败毒也，必加芩、连、栀子；如下食也，必加大黄、枳实。用之补则补，用之攻则攻，视乎配合得宜，轻重得法耳。"

熟地

关于熟地与诸药的配伍使用，《本草新编·卷之一》云："熟地乃至阴之品，性又至纯，非佐之偏胜之药，断断不能成功，此四物汤补血所以必益之当归、白芍、川芎也。推之而与人参同用，可以补心肾之既济；与白术同用，可以补脾肾之有亏；与麦冬、五味同用，可以滋肺肾之将枯；与白芍同用，可以益肝肾之将绝；与肉桂同用，可以助命门之火衰；与枣仁同用，可以安膻中之火沸；与地榆同用，可以清大肠之血；与沙参同用，可以凉胃中之炎；与玄参同用，可以泻阳明之焰。然必用至一两、二两为君，而加所佐之味，或五钱或八钱，自易取胜于万全也。倘熟地少用，其力不全，又何以取胜哉。内惟肉桂止可用一二钱，不可用至三钱之外，余则可与熟地多用而无忌者也……产后正宜重用也。产妇血大亏，不用熟地以生新血，用何药乎？虽佛手散乃产后圣药，然能加入熟地，则生血尤奇。凡产后血晕诸病，同人参、当归并用，必建殊功，不特产后脐腹急痛者始可用之也。夫肾中元气，为后天之祖，熟地禀先天之气而生，产妇亏损血室，元气大耗，后天之血既不能速生，正藉先天之气以生之。用熟地以助后天，实有妙理，非泛论也。"关于熟地补肾水，用山药、山茱萸相佐之理，《本草新编·卷之一》云："盖肾水非得酸不能生，山茱萸味酸而性又温，佐熟地实有水乳之合。然而山茱萸味过于酸，非得熟地之甘温，山茱萸亦不能独生肾水也。配合相宜，如夫妇之好合，以成既济之功也。"

生地

关于生地止血，宜与荆芥、三七配伍。《本草新编·卷之一》云："夫生地既善凉血，热血妄行，或吐血，或衄血，或下血，宜用之为君；而加入荆芥以归其经，加入三七根末以止其路，又何热之不除而血之不止哉"。

当归

关于当归在产后的运用，提出为避免"当归滑肠"，故产后用"可佐白术、山药"。《本草新编·卷之一》云："产后不用当归补血，实无第二味可以相代。即平素滑肠，时当产后，肠亦不滑，正不必顾忌也。或过虑其滑，即前条所谓佐之白术、山药，则万无一失矣。"

远志

远志补心补肾，关键在于配伍。《本草新编·卷之一》云："远志益心，自是心经主药，补心多于补肾，何必辨哉。虽然心肾之气，实两相通也，既两相通，则远志之补心肾，又何有于两异。惟是用药者或有重轻，则补心补肾亦各有分别。补心之药多用，远志重在补心。补肾之药多用，远志重在补肾。补心补肾虽若有殊，而通心通肾正无或异也。"

石菖蒲

关于石菖蒲的配伍运用，《本草新编·卷之一》云："止可为佐使，不可为君药……开心窍，必须君以人参；通气，必须君以芪、术。遗尿欲止，非多加参、芪不能取效。胎动欲安，非多加白术不能成功。除烦闷，治善忘，非以人参为君，亦不能两有奇验也。"进而辨析说："或问石菖蒲必得人参而始效，是石菖蒲亦可有可无之药也。此吾子过轻石菖蒲矣。石菖蒲实有专功也。凡心窍之闭，非石菖蒲不能开，徒用人参，竟不能取效。是人参必得菖蒲以成功，非菖蒲必得人参而奏效。盖两相须而两相成，实为药中不可无之物也。"

瓜蒂

关于瓜蒂散的配伍运用，《辨证录·卷之五·翻胃门》云："瓜蒂散原是吐药，得萝卜子、枳壳以消食，得半夏、天花粉以荡痰，得韭汁以逐血。诚恐过于祛除，未免因吐而伤气，又加入人参、甘草以调和之，使胃气无损，则积滞易扫。"

3. 重用主药

遣方精炼、重用主药，是陈士铎组方用药的突出特点之一。其在《石室秘录》中，将这种用药量大力宏，直折病所的组方特点称为"霸法"，认为方剂效力的强弱不在于药味的多寡，而在于药力及药量的大小。在其处方之中，注重对君、臣、佐、使的合理配伍。君药大多量大力宏，臣、佐、使药仅选必要的几味，且药量明显少于君药。尤其是佐使药的用量非常小，从而突出君药之效，以免因用药过多、药效复杂，而对君药功效产生不必要的削弱及制约。提出"大方之中，如用君药至一两者，臣则半之，佐又半之。不可君药少于臣药，臣药少于佐使"。又提出"小方之中，如用君药至二钱者，臣则半之，佐又半之，亦不可以君药少于臣，臣药少于佐也"（《本草新编·七方论》）。而陈士铎处方又多善用大方，每以药味厚重且具有明显补、泻之效的药物为君药，君药往往可用至一两、二两甚或三四两，臣药有时也用到一二两，而佐使之药大多仅用一钱或三五分。

（五）药论举隅

《本草新编》药论的特点，较之诸家本草，可谓独具特色。其特色既体现在每味药的药性、功效、主治方面，也体现在药物的配伍规律及临床运用方面；而且在论述每味药物时，都会以问答方式进行"辨疑"，进行深入的阐述。《本草新编》对每味药的论述，多由药论、应用、辨疑三个部分组成。所论内容丰富、见解独到，切于实用，具有重要的参考价值。限于本书篇幅所限，仅列举《本草新编·卷之一》所载人参、黄芪、甘草、白术、苍术、熟地、生地、当归、牛膝、远志、石菖蒲等药论，以说明《本草新编》药论的框架和内涵特色。以下为原论，"概论""应用""辨疑"，均为笔者所加，以便彰显其内容层次。

1. 人参论

【概述】

人参，味甘，气温，微寒，气味俱轻，可升可降，阳中有阴，无毒。乃补气之圣药，活人之灵苗也。能入五脏六腑，无经不到，非仅入脾、肺、心而不入肝、肾也。五脏之中，尤专入肺、入脾。其入心者十之八，入肝者十之五，入肾者十之三耳。世人止知人参为脾、肺、心经之药，而不知其能入肝、入肾。但肝、肾乃至阴之经，人参气味阳多于阴，少用则泛上，多用则沉下。故遇肝肾之病，必须多用之于补血补精之中，助山茱、熟地纯阴之药，使阴中有阳，反能生血生精之易也。

【应用】

盖天地之道，阳根于阴，阴亦根于阳；无阴则阳不生，而无阳则阴不长，实有至理，非好奇也。有如气喘之症，乃肾气之欲绝也，宜补肾以转逆，故必用人参，始能回元阳于顷刻，非人参入肾，何能神效如此。（批：肾虚气不归原而喘，乃是虚喘。人参定喘嗽须多用，一服即止。若是肺家实火而喘，断不可用）又如，伤寒厥症，手足逆冷，此肝气之逆也，乃用四逆等汤，亦必多加人参而始能定厥；非人参入肝，又何能至此。是人参入肝、肾二经，可共信而无疑也。惟是不善用人参者，往往取败。

盖人参乃君药，宜同诸药共用，始易成功。如提气也，必加升麻、柴胡；如和中也，必加陈皮、甘草；如健脾也，必加茯苓、白术；如定怔忡也，必加远志、枣仁；如止咳嗽也，必加薄荷、苏叶；如消痰也，必加半夏、白芥子；如降胃火也，必加石膏、知母；如清阴寒也，必加附子、干姜。如败毒也，必加芩、连、栀子；如下食也，必加大黄、枳实。用之补则补，用之攻则攻，视乎配合得宜，轻重得法耳。

　　然而，人参亦有单用一味而成功者，如独参汤，乃一时权宜，非可恃为常服也。盖人气脱于一时，血失于顷刻，精走于须臾，阳绝于旦夕，他药缓不济事，必须用人参一二两或四五两，作一剂，煎服以救之。否则，阳气遽散而死矣。此时未尝不可杂之他药，共相挽回，诚恐牵制其手，反致功效之缓，不能返之于无何有之乡。一至阳回气转，急以他药佐之，才得保其不再绝耳。否则阴寒逼人，又恐变生不测。可见人参必须有辅佐之品，相济成功，未可专恃一味，期于必胜也。

　　【辨疑】

　　（1）或疑人参乃气分之药，而先生谓是入肝、入肾，意者亦血分之药乎？夫人参岂特血分之药哉，实亦至阴之药也。肝中之血，得人参则易生。世人以人参为气分之药，绝不用之以疗肝肾，此医道之所以不明也。但人参价贵，贫人不能长服为可伤耳。（批：人参疗肝肾才得精血之长生，妙论也）

　　（2）或疑人参既是入肾之药，肾中虚火上冲，以致肺中气满而作嗽，亦可用乎？此又不知人参之故也。夫肾中水虚，用参可以补水；肾中火动，用参反助火矣。盖人参入肝、入肾，止能补血添精，亦必得归、芍、熟地、山茱，同群以共济；欲其一味自入于肝、肾之中，势亦不能。如肾中阴虚火动，此水不足而火有余，必须补水以制火，而凡有温热之品，断不可用。即如破故、杜仲之类，未尝非直入肾中之味，亦不可同山茱、熟地而并用。况人参阳多于阴之物，乌可轻投，其不可同用明甚。不知忌而妄用之，则肺气更满，而嗽且益甚。所谓肺热还伤肺者，此类是也。至火衰而阴虚者，人参断宜重用。肾中下寒之剧，则龙雷之火不能下藏于至阴之中，势必直冲而上，至于咽喉，往往上热之极而下体反畏寒，两足如冰者有之。倘以为热，而投以芩、连、栀、柏之类，则火焰愈炽。苟用人参同附子、桂、姜之类以从治之，则火自退藏，消归乌有矣。盖虚火不同，有阳旺而阴消者，有阴旺而阳消者，正不可执之概用人参以治虚火也。

（3）或问人参乃纯正之品，何故攻邪反用之耶？不知人参乃攻邪之胜药也。凡人邪气入身，皆因气虚不能外卫于皮毛，而后风寒暑湿热燥之六气始能中之。是邪由虚入，而攻邪可不用参以补气乎。然而用参以攻邪，亦未可冒昧也。当邪之初入也，宜少用参以为佐；及邪之深入也，宜多用参以为君；及邪之将去也，宜专用参以为主。斟酌于多寡之间，审量于先后之际，又何参之不可用，而邪之不可攻哉。故邪逼其气，陷之至阴之中，非人参何能升之于至阳之上；邪逼其气，拒于表里之间，非人参何能散于腠理之外。邪逼其气，逆于胸膈之上，非人参何能泻之于膀胱之下。近人一见用人参，病家先自吃惊，而病患知之有死之心，无生之气，又胡能取效哉。谁知邪之所凑，其气必虚。用人参于攻邪之中，始能万无一失。余不得不畅言之，以活人于万世也。（批：人参不是攻邪之药，而遇邪气盛，正气虚，佐之以攻邪，则取胜也）用人参于攻邪之中，亦自有说。邪之轻者，不必用也。人之壮实者，不必用也。惟邪之势重而人之气虚，不得不加人参于攻药之中，非助其攻，乃补其虚也。补虚邪自退矣。

（4）或问人参阳药，自宜补阳，今曰兼阴，又宜补阴，是人参阴阳兼补之药，何以阳病用参而即宜，阴病用参反未安也？不知人参阳多阴少，阳虚者阴必虚，阳旺者阴必旺；阳虚补阳，无碍于阴，故补阳而阳受其益，补阳而阴亦受其益也。阳旺补阳，更助其阳，必有火盛之虞，阳火盛则阴水必衰，阴水衰而阳火更盛，阳且无补益之宜，又安望其补阴乎，故谓人参不能补阴非也。人参但能补阳虚之阴，不能补阳旺之阴耳。又何疑于人参之是阳而非阴哉。（批：人参补阳虚之阴，千古定论）

（5）或问人参不能补阳旺之阴，自是千秋绝论。然吾以为补阴之药中，少加人参，似亦无碍，使阴得阳而易生，不识可乎。此真窥阴阳之微，而深识人参之功用也。但用参于补阴之中，不制参于补阴之内，亦有动火之虞，而制参之法何如。参之所恶者，五灵脂。五灵脂研细末，用一分，将水泡之，欲用参一钱，投之五灵脂水内，即时取起，入于诸阴药之内，但助阴以生水，断不助阳以生火，此又千秋不传之秘。余得异人之授，亲试有验，公告天下，以共救阳旺阴虚之症也。（批：此人未知用参以救阳旺阴虚者，所以寡效。今得此法，可以善用之矣）

（6）或问喘胀之病，往往用参而更甚，是人参气药，以动气也。吾子不言治喘胀，深有卓见。嗟乎。人参定喘之神方，除胀之仙药，如何说气药动气耶。夫喘症不同，有外感之喘，有内伤之喘；有外感之胀，有内伤之胀。外感之喘，乃风邪入于肺也，用山豆根、柴胡、天花粉、桔梗、陈皮、黄芩之类即愈，固非人参所能治也。若内伤之喘，乃平日大亏其脾胃之气，一时气动，挟相火而上冲于咽喉，觉脐下一裹之气升腾，出由胸膈，直奔而作喘，欲睡不能，欲行更甚。其状虽无抬肩作声之象，然实较外感之症而大重。盖病乃气不归原，肾气虚绝，下无藏身之地，不得不上而相冲，看其气若盛而实虚，非有余之症，乃不足之症也。此时若用外感之药，则气更消亡，不得不用人参以挽回于垂绝。然而，少用则泛上，转觉助喘，必须用至一二两，则人参始能下行，生气于无何有之乡，气转其逆而喘可定也。（批：气绝非多用参不能救，不独救喘症也）外感之胀，乃水邪也，按之皮肉必如泥土之可捻，用牵牛、甘遂各二钱泻之，一利水而症愈，不必借重人参也。若内伤之胀，似水而非水，乃脾胃之气大虚，虚胀而非实胀也。此时若作水治，则气脱而胀益甚，不得不用人参以健脾胃之气。然而骤用人参，则脾胃过弱，转不能遽受，反作饱满之状，久则胃气开而脾气亦健，渐渐加用人参，饱满除而胀亦尽消也。谁谓人参非治喘胀者哉。（批：气虚中满，非参不除，先少后多，实有次第，用参必加行气之药，渐渐引之，使入于胃方投）

（7）或问人参乃升提气分之药，今用之以定喘，是又至阴之药也。吾子言人参入肾，信矣，然何以舍喘之外，别不能用参以补肾，此予所未解也。曰：人参入肾，乃一时权宜，非中和之道也。大凡气绝者，必皆宜用人参以救之。盖气绝非缓药可救，而肾水非补阴之药可以速生。人参是气分之药，而又兼阴分，所以阳生而阴亦生，救元阳正所以救真阴也。君以为舍喘之外，别不能用参以补肾，吾以为凡用参救绝者，无非补肾也，肾气不生，绝必难复。然则救绝者，正救肾也。故肾不至绝，不必用参；肾既至绝，不得不用参矣。（批：人参救气绝，即救肾气之绝也，论特精妙）

（8）或问人参生气者也，有时不能生气而反破气，其故何也？夫人参生气而不破气者也。不破气而有时如破气者，盖肺气之太旺也。肺气旺则脾气亦旺，肺气之旺，因脾气之旺而旺也。用人参以助气，则脾愈旺矣，脾旺而肺有不益旺乎。于是咳嗽胀满之病增，人以为人参之破肺气也，谁知是人参之生脾气乎。夫脾本生肺，助气以生肺之不足，则肺受益；助气以生肺之有余，则肺受损。惟是肺气天下未有有余者也，何以补其不足而反现有余之象？因肺中有邪火而不得散，不制其克肺金之邪，而反补其益肺金之气，此肺金之全不受生而转且受克也。然则治之法，制其邪火而兼益其肺气，则自得人参之生，不得人参之破矣。又乌可舍人参而徒泻肺气哉。

（9）或问人参健脾土之旺，以克水者也，何以水湿之症，用人参而愈加肿胀乎？曰：此非人参之不健脾土，乃脾土之不能制肾水耳。肾水必得脾土之旺，而水乃不敢泛滥于中州。惟其土之不坚，而后水之大旺，欲制水，必健土矣。健土之药，舍人参何求。然而土之所不坚者，又因于火之太微也。火在水之中，不在水之外，补土必须补火，则补火必在水之中补之。用人参以健土，是克水也，克水则火愈微矣，火愈微则水愈旺，水愈旺而土自崩，又何能克水哉。故水胀之病，愈服人参而愈胀也。然则治之法奈何？先补水以生火，后补火以生土，用人参于补肾之中，亟生火于水之内，徐用人参于补肾之内，再生土于火之中，自然肾生水而水不泛，肾生火而土不崩，又何必去人参以防其增胀哉。（批：补肾中之火，乃是真火，不可误认作心中之阳火）

（10）或又问补火以生土，则土自不崩；补水以生火，欲水之不泛难矣。岂人参同补肾药用之，即可制水以生火乎？曰：水宜补以消之，不宜制以激之；水火之不相离也，补火不补水，则火不能生；补水更补火，则水不能泛。补水以生火者，即于水中补火也。益之以人参者，以人参同补肾之药兼施，则人参亦能入肾，使阳气通于肾内而火尤易生。盖阴无阳不长，肾水得阳气而变化，肾火即随阳气而升腾。然而，人参终是健脾之物，自然引火而出于肾内，入于脾矣。火既入脾，土自得养。是人参乃助水以生火，非克水以生土也。又何疑于补水而水泛哉。（批：人参助水以生火，非克水以生土。议论真泄天地之奇）

（11）或疑人参功用，非一言可尽，宜子之辩论无穷，然吾恐议论多而成功少，反不若从前简约直捷痛快之为妙也。嗟乎。余岂好辩哉。其不得已之心，窃比于子舆氏耳。盖当今之世，非畏人参，即乱用人参。畏用之弊，宜用而不用；乱用之弊，不当用而妄用，二者皆能杀人。余所以辩人参之功，增畏用者之胆；辩人参之过，诛乱用者之心。

（12）或疑人参补气血之虚，虚即用人参可矣，何必问其症，而先生多论若此，恐世人心疑，反不敢用人参矣。曰：用人参不可无识，而识生于胆之中。故必讲明其功过，使功过既明，胆识并到，自然随症用参；无先后之背缪，无多寡之参差，无迟速之舛错，既收其功，而又绝其害矣。吾犹恐言之少，无以助人之胆识，而子反以论多为虑乎。

（13）或问人参阳药，何以阴分之病用之往往成功？先生谓阴非阳不生是矣，然而世人执此以治阴虚之病，有时而火愈旺，岂非阴虚不宜用参之明征乎？古人云：肺热还伤肺，似乎言参之能助肺火也。夫人参何能助火哉，人参但能助阳气耳。阴阳虽分气血，其实气中亦分阴阳也。阴气必得阳气而始生，阳气必得阴气而始化，阴阳之相根，原在气之中也。人参助阳气者十之七，助阴气者十之三。于补阴药中，少用人参以生阳气，则阳生而阴愈旺；倘补阴药中，多用人参以生阳气，则阳生而阴愈亏。故用参补阴，断宜少用，而非绝不可用也。

（14）或问先生阐发各病用人参之义，既详且尽，而独于伤寒症中略而不言，岂伤寒果不可以用参乎？不知伤寒虚症，必须用参，而坏症尤宜用参也。虚症，如伤寒脉浮紧，遍身疼痛，自宜用麻黄汤矣。但其人尺脉迟而无力者，又不可轻汗，以荣中之气血亏少故耳。气血亏少，不胜发汗，必须仍用麻黄汤而多加人参以补之，使元气充足，能生气血于无何有之乡，庶乎可矣。倘少用人参而多加麻黄，则元气既虚，力难胜任，亦取败之道也。（批：于伤寒门中用参者，另开生路）

（15）或问伤寒脏结，亦可用人参以救之乎？夫脏结之病，乃阴虚而感阴邪，原是死症，非人参可救。然舍人参又无他药可救也。盖人参能通达上下，回原阳之绝，返丹田之阴，虽不能尽人而救其必生，亦可于死中而疗其不死也。

（16）或问伤寒烦躁，亦可用人参乎？夫烦躁不同，有下后而烦躁者，有不下而烦躁者。不下而烦躁者，乃邪感而作祟，断不可用人参。若下后而烦躁，乃阴阳虚极，不能养心与膻中也，必须用人参矣。但其中阴虚阳虚之不同，必须分别。阴虚者，宜于补阴之中少用人参以补阴；阳虚者，宜于补阳之中多用人参以补阳。而阴虚阳虚何以辨之？阴虚者，夜重而日轻；阳虚者，日重而夜轻也。

（17）或问阳明病谵语而发潮热，脉滑而疾，明是邪有余也，用承气汤不大便，而脉反变为微涩而弱，非邪感而津液干乎？欲攻邪而正气益虚，欲补正而邪又未散，此际亦可用人参乎？嗟乎。舍人参又何以夺命哉，惟是用参不敢据为必生耳。法当用人参一两、大黄一钱，同煎治之，得大便而气不脱者即生，否则未可信其不死。

（18）或问先生谓伤寒坏症，尤宜用参，不识何以用之？夫坏症者，不宜汗而汗之，不宜吐而吐之，不宜下而下之也，三者皆损伤胃气。救胃气之损伤，非人参又何以奏功乎？故不宜汗而汗之，必用人参而汗始收；不宜吐而吐之，必用人参而吐始安；不宜下而下之，必用人参而下始止也。用人参则危可变安，死可变生。然不多加分两，则功力有限，亦未必汗吐下之可皆救也。

（19）或问伤寒传经，入于少阴，手足四逆，恶寒呕吐，而身又倦卧，脉复不至，心不烦而发躁，是阳已外越而阴亦垂绝也。用人参于附子之中，亦能救乎？嗟乎。阴阳两绝，本不可救，然用人参于附子之中，往往有生者。盖真阴真阳，最易脱而最难绝也，有一线之根，则救阳而阳即回，救阴而阴即续也。以真阴真阳原自无形，非有形可比。宁用参、附以生气于无何有之乡，断不可先信为无功，尽弃人参不用，使亡魂夜哭耳。

（20）或问伤寒传经，入少阴，脉微细欲绝，汗出不烦，上吐而下又利，不治之症也，亦可用人参以救之乎？夫舍人参又何以救之哉，但须加入理中汤内，急固其肾中之阳，否则真阳扰乱，顷刻奔散，单恃人参，亦无益矣。（批：更阐发得妙）

（21）或问伤寒下利，每日十余次，下多亡阴，宜脉之虚矣。今不虚而反实，亦可用人参以补其虚乎？夫下利既多，脉不现虚而反现实，非脉之正气实，乃脉之邪气实也。邪实似乎不可补正，殊不知正虚而益见邪盛，不亟补正，则邪盛而正必脱矣。论此症，亦死症也。于死中求生，舍人参实无别药。虽然，徒用人参而不用分消水邪之味佐之，则人参亦不能建非

常之功。宜用人参一二两，加茯苓五六钱同服，庶正气不脱，而水邪可止也。（批：探本穷源，故能尽其变也）

2. 黄芪论

【概论】

黄芪，味甘，气微温。气薄而味厚，可升可降，阳中之阳也。无毒，专补气。入手太阴、足太阴、手少阴之经。其功用甚多，而其独效者，尤在补血。夫黄芪乃补气之圣药，如何补血独效。盖气无形，血则有形。有形不能速生，必得无形之气以生之。黄芪用之于当归之中，自能助之以生血也。

【应用】

夫当归原能生血，何藉黄芪，不知血药生血其功缓，气药生血其功速，况气分血分之药，合而相同，则血得气而速生，又何疑哉。或疑血得气而生，少用黄芪足矣，即不少用，与当归平用亦得，何故补血汤中反少用当归而倍用黄芪？不知补血之汤，名虽补血，其实单补气也。失血之后，血已倾盆而出，即用补血之药，所生之血不过些微，安能遍养五脏六腑，是血失而气亦欲失也。在血不能速生，而将绝未绝之气，若不急为救援，一旦解散，顷刻亡矣。故补血必先补气也。但恐补气则阳偏旺而阴偏衰，所以又益之当归以生血，使气生十之七而血生十之三，则阴阳有制，反得大益。生气而又生血，两无他害也。至于补中益气汤之用黄芪，又佐人参以成功者也。人参得黄芪，兼能补营卫而固腠理，健脾胃而消痰食，助升麻、柴胡，以提气于至阴之中，故益气汤中无人参，则升提乏力；多加黄芪、白术，始能升举。倘用人参、白术而减去黄芪，断不能升气于至阴也。故气虚之人，毋论各病，俱当兼用黄芪，而血虚之人尤宜多用。惟骨蒸痨热与中满之人忌用，然亦当临症审量。（批：无黄芪不能提气于至阴，创论亦是确论）

【辨疑】

（1）或问黄芪性畏防风，而古人云黄芪得防风，其功愈大，谓是相畏而相使也，其说然乎？此说亦可信不可信之辞也。黄芪无毒，何畏防风，无畏而言畏者，以黄芪性补而防风性散也。合而用之，则补者不至大补，而散者不至大散，故功用反大耳。（批：黄芪欲防风者，以防风能通达上下周身之气，得黄芪而生，黄芪达表，防风御风，外来之风得黄芪而拒绝也）

（2）或问黄芪补气，反增胀满，似乎黄芪不可补气也，岂有药以解其胀，抑可不用黄芪耶？夫黄芪乃补气药，气虚不用黄芪，又用何药。然服之而增胀满者，非黄芪之助气，乃黄芪之不助气也。阴阳有根，而后气血可补。阴阳之根将绝，服补药而反不受补。药见病不能受，亦不去补病矣。此黄芪补气而反增胀满，乃不生气之故。然亦因其不可生而不生也，又岂有别药以解其胀哉。

（3）或问黄芪气分之药，吾子以为补血之品，是凡有血虚之症，俱宜用黄芪矣，何以古人用补血之药多用四物汤、佛手散，绝不见用黄芪之补血者，岂古人非欤？古人未尝非也，第以血症不同，有顺有逆；顺则宜用血药以补血，逆则宜用气药以补血也。盖血症之逆者，非血逆而气逆也，气逆而后血逆耳。血逆而仍用血分之药，则气不顺而血愈逆矣，故必须补气以安血也。气逆则血逆，气安则血安，此不易之理也。凡血不宜上行，呕咯吐衄之血，皆逆也。血犹洪水，水逆则泛滥于天下，血逆则腾沸于上焦。徒治其血，又何易奏平成哉。故必用补气之药于补血之中，虽气生夫血，亦气行夫血也。此黄芪补血汤所以独胜于千古也。（批：补血分气逆气顺，确有见解）

（4）或问黄芪以治气逆之血，发明独绝，然而亦有用四物汤、佛手散以止血而效者，又是何故？洵乎吾子之善问也。夫血逆亦有不同，有大逆，有小逆。大逆者，必须补气以止血；小逆者，亦可调血以归经。用四物汤、佛手散治血而血止者，血得补而归经也。盖血最难归经，何以四物、佛手偏能取效，正因其血逆之轻耳。逆轻者，气逆之小也；逆重者，气逆之大也。以四物汤、佛手散治血而血安，虽亦取效，终必得效之迟，不若补血汤治气而血止得效之捷也。

（5）或问黄芪补气，初作胀满，而少顷安然者，何也？此气虚见补，反作不受也。黄芪补气之虚，而胃中之望补，更甚于别脏腑。黄芪一入胃中，惟恐有夺其补者，乃闭关而不肯吐，此胀满所由生也。治之法，用黄芪不可单用，增入归、芎、麦冬三味，使之分散于上下之间，自无胀满之忧矣。故服黄芪胀满有二症，一不能受而一过于受也。过于受者，服下胀而少顷宽；不能受者，初胀轻而久反重，以此辨之最易别耳。

（6）或问黄芪补气之圣药，宜乎凡气虚者，俱可补之矣，何喘满之病反不用者？恐其助满而增胀也。先生既明阴阳之道，深知虚实之宜，必有以教我也。曰：黄芪补气而不可治胀满者，非黄芪之故，不善用黄芪之故也。夫大喘大满，乃肾气欲绝，奔腾而上升，似乎气之有余，实是气之不足。古人用人参大剂治之者，以人参不能助胀而善能定喘耳，用之实宜。然天下贫人多而富人少，安得多备人参救急哉。古人所以用黄芪代之，而喘满增剧，遂不敢复用，且诔（誌）之书曰：喘满者不可用黄芪，因自误而不敢误人也。谁知黄芪善用之以治喘满实神。铎受异人传，不敢隐也。黄芪用防风之汁炒而用之，再不增胀增满，但制之实有法。防风用少，则力薄不能制黄芪；用多则味浓，又嫌过制黄芪；不惟不能补气，反有散气之忧。大约黄芪用一斤，用防风一两。先将防风用水十碗煎数沸，滤去防风之渣，泡黄芪二刻，湿透，以火炒之干；再泡透，又炒干，以汁干为度；再用北五味三钱，煎汤一大碗；又泡半干半湿，复炒之，火焙干，得地气，然后用之。凡人参该用一两者，黄芪亦用一两。定喘如神，而又不增添胀满，至妙之法，亦至便之法也。凡用黄芪，俱宜如此制之。虽古人用黄芪加入防风，治病亦能得效，然其性尚未制伏，终有跳梁之虞，不若先制之为宜，彼此畏忌而成功更神，又何喘病之不可治哉。（批：用制黄芪以治喘者，救贫寒之人也。若富贵膏粱之子，毕竟宜用人参）

（7）或疑黄芪得防风其功更大，用黄芪加入防风足矣，而必先制而后用，毋乃太好奇乎？不知用黄芪而加防风，则防风之性与黄芪尚有彼此之分；不若先制之，调和其性情，制伏其手足，使之两相亲而两相合，绝不知有同异之分。如异姓之兄弟胜于同胞，相顾而收其全功也。

（8）或疑黄芪补气之虚，止可补初起之虚，而不可补久病之虚，予问其故。曰：初虚之病，用黄芪易受；久虚之病，用黄芪难受也。嗟乎。虚病用补，宜新久之皆可受。其不可受者，非气之虚，乃气之逆也。气逆之虚，必用人参，而不可用黄芪。在初虚气逆之时，即忌黄芪矣，何待久病而后不可用哉。若气虽虚而无逆，则久病正宜黄芪，未有不服之而安然者也。谁谓黄芪之难受乎。（批：黄芪不能补气逆之虚，妙论）

（9）或疑黄芪补气，何以必助之当归以补血，岂气非血不生耶？不知气能生血，而血不能生气；不能生气，而补气必补血者，非取其助气也。盖气虚之人，未有不血亦随之而俱耗者也。我大用黄芪以生气，则气旺而血衰，血不能配气之有余，气必至生血之不足，反不得气之益，而转得气之害矣。故补气必须补血之兼施也。但因气虚以补气，而复补其血，则血旺而气仍衰，奈何。不知血旺则气不去生血，故补血而气自旺，不必忧有偏胜之虞。然多补其气而少补其血，则又调剂之甚宜也。

（10）或问黄芪何故必须蜜炙，岂生用非耶？然疮疡之门，偏用生黄芪，亦有说乎？曰：黄芪原不必蜜炙也，世人谓黄芪炙则补而生则泻，其实生用未尝不补也。

3. 甘草论

【概述】

甘草，味甘，气平，性温，可升可降，阳中阳也。他书说阴中阳者，误。无毒。反甘遂，不可同用，同用必至杀人。入太阴、少阴、厥阴之经。能调和攻补之药，消痈疽疔毒，实有神功。尤善止诸痛，除阴虚火热，止渴生津。但其性又缓，凡急病最宜用之。

【应用】

故寒病用热药，必加甘草，以制桂、附之热。热病用寒药，必加甘草，以制石膏之寒。下病不宜速攻，必加甘草以制大黄之峻。上病不宜遽升，必加甘草以制栀子之动，缓之中具和之义耳。独其味甚甘，甘则善动，吐呕家不宜多服，要亦不可拘也。甘药可升可降，用之吐则吐，用之下则下，顾善用之何如耳。

【辨疑】

（1）或问中满症忌甘，恐甘草助人之胀乎？不知中满忌甘，非忌甘草也。中满乃气虚中满。气虚者，脾胃之气虚也。脾胃喜甘，安在反忌甘草。因甘草性缓，缓则入于胃而不即入于脾。胃气即虚，得甘草之补，不能遽然承受，转若添其胀满者，亦一时之胀，而非经久之胀也。故中满之症，反宜用甘草，引人参、茯苓、白术之药，入于中满之中，使脾胃之虚者不虚，而后胀者不胀，但不可多用与专用耳。盖多用则增满，而少用则消满也。专用则添胀，而同用则除胀也，谁谓中满忌甘草哉。（批：中满忌甘草，反用之以成功，可见药宜善用，何独甘草哉）

（2）或问甘草乃解毒之圣药，古人盛称而吾子约言，岂甘草不可以解毒也？嗟乎。甘草解毒，无人不知，然尽人皆知解毒，而尽人不知用之也。愚谓甘草解毒，当分上、中、下三法。上法治上焦之毒，宜引而吐之；中法治中焦之毒，宜和而解之；下法治下焦之毒，宜逐而泻之。（批：甘草解毒分上、中、下三法，实确而妙）吐之奈何？用甘草一两，加瓜蒂三枚，水煎服。凡有毒，一吐而愈。和之奈何？用甘草一两五钱，加柴胡三钱、白芍三钱、白芥子三钱、当归三钱、陈皮一钱，水煎服，毒自然和解矣。泻之奈何？用甘草二两，加大黄三钱、当归五钱、桃仁十四粒、红花一钱，水煎服，毒尽从大便出矣。此三者，虽不敢谓解毒之法尽乎此，然大约亦不能出乎此。毋论服毒、中毒与初起疮毒，皆可以三法治之。此用甘草解毒之法，人亦可以闻吾言而善用之乎。

（3）或问甘草乃和中之药，攻补俱用，不识亦有不宜否？夫甘草，国老也，其味甘，甘宜于脾胃。然脾胃过受其甘，则宽缓之性生；水谷入之，必不迅于传导，而或至于停积瘀滞。夫水谷宜速化者也，宜速化而不速化，则传于各脏腑，未免少失其精华，而各脏腑因之而不受其益者有之。世人皆谓甘草有益而无损，谁知其益多而损亦有之乎。知其益而防其损，斯可矣。或疑甘草在药中不过调和，无大关系，此论轻视甘草矣。甘草实可重用以收功，而又能调剂以取效，盖药中不可缺之药，非有可无之品也。

（4）或疑甘草视之平平，世医无不轻之，先生独重者，何好恶与人殊乎？曰：甘草乃夺命之药，如之何而忽之，诚观上、中、下解毒之妙，神效无比，亦可以悟甘草之宜重而不宜轻矣，况调和百药更有殊功乎。

（5）或问细节甘草，其性少寒，可泻阴火，不识阴虚火动之症，亦可多用之乎？吾谓甘草乃泻火之品，原不在细小也。细小泻火，岂粗大者反助火乎？惟是甘草泻火，用之于急症者可以多用，用之于缓症者难以重加。盖缓症多是虚症，虚则胃气必弱，而甘草性过于甘，多用难以分消，未免有饱胀之虞，不若少少用之，则甘温自能退大热耳。若阴虚之症，正胃弱也，如何可多用乎。毋论粗大者宜少用，即细小者亦不可多用也。

4. 白术论

【概述】

白术，味甘辛，气温，可升可降，阳中阴也，无毒。入心、脾、胃、肾、三焦之经。除湿消食，益气强阴，尤利腰脐之气。（批：白术利腰脐之气，原是利肾中之湿也。肾不湿则腰不疼，湿去而腰脐自利矣）有汗能止，无汗能发，与黄芪同功，实君药而非偏裨。

【应用】

往往可用一味以成功，世人未知也，吾今泄天地之奇。如人腰疼也，用白术二三两，水煎服，一剂而疼减半，再剂而痛如失矣。夫腰疼乃肾经之症，人未有不信。肾虚者用熟地、山茱以补水未效也，用杜仲、破故纸以补火未效也，何以用白术一味而反能取效？不知白术最利腰脐，腰疼乃水湿之气浸入于肾宫，故用补剂，转足以助其邪气之盛；不若独用白术一味，无拘无束，直利腰脐之为得。夫二者之气，原通于命门；脐之气通，而腰之气亦利；腰脐之气既利，而肾中之湿气何能久留，自然湿去而痛忽失也。通之而酒湿作泻，经年累月而不愈者，亦止消用此一味，一连数服，未有不效者。而且湿去而泻止，泻止而脾健，脾健而胃亦健，精神奋发，颜色光彩，受益正无穷也。是白术之功，何亚于人参乎。

不特此也，如人患疟病，用白术二两、半夏一两，米饭为丸，一日服尽即愈。夫疟病，至难愈之病也。用柴胡、青皮散邪不效，用鳖甲、首乌逐邪不效，用草果、常山伐邪不效，何以用白术二两为君，半夏一两为臣，即以奏功？不知白术健脾开胃之神药，而其妙尤能祛湿；半夏祛痰，无痰不成疟，而无湿亦不成痰；利湿则痰已清其源，消痰则疟已失其党；况脾胃健旺，无非阳气之升腾，疟鬼又于何地存身哉。此效之所以甚捷也。

由此观之，则白术非君药而何。推之二陈汤，必多加白术所以消痰也；四君子汤，必多加白术所以补气也；五苓散，必多加白术所以利水也；理中汤，必多加白术所以祛寒也；香薷饮，必多加白术所以消暑也。至于产前必多加白术以安胎，产后必多加白术以救脱，消食非多用白术何以速化，降气非多用白术何以遽定，中风非多用白术安能夺命于须臾，痞块非多用白术安能救困于败坏哉。人知白术为君药而留心于多用也，必能奏功如神矣。

【辨疑】

（1）或问白术利腰脐而祛湿，若不在腰脐者，似非可利，胡为凡有湿病皆不能外耶？此未明乎腰脐之义也。人之初生，先生命门；命门者，肾中之主，先天之火气也。有命门而后生五脏七腑，而脐乃成，是脐又后天之母气也。命门在腰而对乎脐，腰脐为一身之主宰。腰脐利而人健，腰脐不利而人病矣。凡有水湿，必侵腰脐，但有轻重之分耳。治水湿者，一利腰脐而水即入于膀胱，从小便而化出，所以得水必须利腰脐，而利腰脐必须用白术也。况白术之利腰脐者，利腰脐之气，非利腰脐之水也。腰脐之气利，则气即通于膀胱，而凡感水湿之邪，俱不能留，尽从膀胱外泄，是白术不利之利，正胜于利也。（批：利气非泻气之谓，正利其气通膀胱也。膀胱非气不行，气闭则塞，气通则开。白术利气以利水，所以必用之也）

（2）或问白术健脾祛湿，为后天培土圣药，真缓急可恃者也。虽然人知白术益人，而不知白术之损人也。白术利水，则其性必燥。世人湿病，十居其四，而燥症十居其六。肺气之燥也，更用白术以利之，则肺气烁尽津液，必有干嗽之忧；胃气之燥也，更用白术以利之，则胃气炎蒸津液，必有口渴之虑。脾气之燥也，更用白术以利之，则脾气焦枯津液，必有肠结之苦。盖宜于湿者，不宜于燥也。祛湿既受其益，则添燥安得不受其损哉。

（3）或疑白术乃祛湿生津之上品，而先生谓其性燥，不可治肺、胃、脾三家之燥病，吾不得其义也。夫白术生津，但能生水火既济之津，不能生水火未济之津也。如湿病宜祛其湿，则燥病宜解其燥，亦明矣。乃不解其燥，而反用燥以治之，即能生津，亦为火所烁矣。况白术祛湿，则内无津液而外无水气，又从何而生津乎？此白术止可治湿而不可治燥也。虽然白术性虽燥，终是健脾之物，脾健而津液自生。用润药以佐其燥，则白术且自失其燥矣，又何能助燥哉。（批：性燥而润制之，白术何往不可善用乎）

（4）或疑白术健脾生胃，有时用白术而脾胃不能受补者何也？此虚不受补也。脾胃之气，喜生发而不喜闭塞。白术正开胃开脾之圣药，何至用之而反无功，明是土崩瓦解之象。而土崩瓦解之故，由于肾火之大败也。土非火不生，火非土不旺，脾胃之土必得肾中之火相生，而土乃坚刚，以消水谷。今因肾水既枯，而肾火又复将绝，土既无根培之，又何益乎。徒用白术以健脾开胃，而肾中先天之火已耗尽无余，如炉中烬绝，益之薪炭，而热灰终难起焰。此生之不生，乃脾不可生，非白术能生而不生也。（批：无根之土，必须培火）

（5）或又问脾土固肾火所生，而胃土实心火所生，肾火绝而心火未绝，宜用白术以健胃，尚可以生土也。夫胃土非心火不生，而心火必得肾火以相济；肾火绝，又何以济心之不足乎。心火因肾火之绝，而心火欲救肾火而未遑，又何能救胃哉。胃既不可救，则胃无二火之生；胃气欲不亡，不可得矣。胃气既亡，而白术虽能健脾，而欲生胃无从也。（批：脾土生于肾火，胃土生于心火，虽有所分，其实脾胃皆生于肾火也，故肾一绝而脾胃两无可救矣）

（6）或又问心、肾二火既绝，故用白术而无功；吾救心、肾之火而兼用白术，则不生者可以生矣。嗟乎。先天之火虽绝而未绝也，后天之火一绝而俱绝矣。肾中之火，先天之火也。心中之火，后天之火也。后天火绝者，由于先天之火先绝也。救先天之火，则后天之火自生。救后天之火，则先天之火难活。故救火者，必须先救肾中之火，肾火生则心火不死，肾火绝则心火不生。故欲救脾胃之生，不可徒救心火之绝，非心火之不宜救也，救肾火正所以救心火耳。倘肾火之绝不及救，而徒救夫心火，多用桂、附于白术、人参之中，欲救心以救肾也，终亦必亡而已矣，况仅用白术，又何以救之哉。（批：阐发白术之义，得如许奇论，真石破天惊）

（7）或疑白术性燥，脾胃有火者不宜用，恐其助热也。此等议论，真民生之大不幸也。夫白术甘温，正能祛热；脾胃有火者，安在不相宜。（批：白术甘温，正解火热）惟胃中邪火沸腾，不可用之以助邪。倘胃中虚火作祟，非白术之甘温，又何以解热哉。世人一见白术，无论有火无火，与火之是虚是邪，一概曰白术助火不宜用，更有疑白术为闭气者，尤为可笑。白术利腰脐之气，岂有腰脐利而脾胃反不利者乎。

（8）或疑白术闭气，闭上焦之气也。先生谓利腰脐之气，乃利下焦之气，上下各不相同，恐未可以利下而并疑上焦之俱利也。曰：腰脐为生气之根，岂有根本大利而枝叶不舒发之理。彼言白术之闭气者，言气虚散失者，白术能补而收闭其耗散之气也。世人错认闭字，致使白术利气之药，反同闭气之品而弃之。此千古之冤也。

（9）或问白术阳药，能益脾土之阴，是白术自能生阳中之阴乎，抑必有藉于补阴之味以生阳也？曰：阳药补阳，而白术偏能于阳中补阴，是白术亦阴分之药也。白术既阴阳兼补，得阴阳之药，皆相济而成功，安在入诸补阴以生阳，入诸补阳而不能生阴哉。

（10）或疑白术阳药，而补脾气之阴，是阳能生阴也，又何以阳又能生阳乎？夫阴阳原两相生也，阳以生阳，不若阳以生阴之速，但不可谓阳不生阳也。白术阳药，以生脾中之阴者十之八，而生脾中之阳者十之二耳。

5. 苍术论

【概述】

苍术，气辛，味厚，性散能发汗。入足阳明、太阴经。亦能消湿，去胸中冷气，辟山岚瘴气，解瘟疫尸鬼之气，尤善止心疼。但散多于补，不可与白术并论。《神农经》曰：必欲长生，当服山精。此言白术，非指苍术也。苍术可辟邪，而不可用之以补正。各本草诸书混言之，误矣。

【应用】

然而，苍术善用之，效验如响。如人心气疼，乃湿夹寒邪，上犯膻中也。苍术不能入膻中，然善走大肠而祛湿，实其专功也。故与川乌同用，引湿邪下行，使寒气不敢上犯膻中，而心痛立定。若不用苍术而用白术，则白术引入心中，反大害矣。

【辨疑】

（1）或问苍术阳药，最能辟邪，宜乎凡有邪气，皆可尽除，何以有效有不效也？夫邪之所凑，其气必虚。然而气虚亦有不同，有气虚而兼湿痰者，有气虚而带燥痰者。苍术补气，兼善祛湿，以治气虚湿痰而中邪者，自是神效。以治气虚燥痰之中邪者，则苍术性燥，不燥以增燥乎，势必邪得燥而更甚，又何以祛邪哉。此所以治之而不效也。

（2）或问苍术发汗，不及白术远甚，谓白术能止汗也。嗟乎。苍术之妙，全在善于发汗，其功胜于白术。凡发汗之药，未有不散人真气者。苍术发汗，虽亦散气，终不甚也。虚人感邪，欲用风药散之者，不若用苍术为更得。盖邪出而正又不大伤，汗出而阳又不甚越也。（批：苍术散气虚之邪，实胜诸风药）

（3）或疑苍术之功，不及白术远甚，何《神农本草》不分别之耶？不知苍术与白术原是两种，以神农首出之圣智，岂在后人下哉，是必分辨之明矣。因传世久远，叠遭兵火，散失不存耳。今经后人阐发甚精，其不可同治病也。既彰彰矣，又何可二术之不分用哉。

（4）或问苍术与白术，性既各别，而神农未辨明者，必有其故。吾子谓是世久散失，似乎臆度之辞，非定论也。嗟乎。白术止汗，苍术出汗，其实相反，关系甚钜，安有此等之悬殊。以神农之圣而不亟为指示乎。吾故信其必先辨明而后乃遗失也。

6.熟地论

【概述】

熟地，味甘，性温，沉也，阴中之阳，无毒，入肝肾二经。生血益精，长骨中脑中之髓。真阴之气非此不生，虚火之焰非此不降。洵夺命之神品，延龄之妙味也。世人以其腻滞，弃而不用，亦未知其功效耳。夫肾有补而无泻，是肾必宜补矣。然而补肾之药，正苦无多。山茱萸、牛膝、杜仲、北五味之外，舍熟地又用何药哉。况山茱萸、牛膝不可为君，而杜仲又性过于温，可以补肾火之衰，而不可补肾水之乏。此熟地之必宜用也。熟地系君药，可由一两以用至八两。盖补阴之药与补阳之药，用之实有不同。补阳之药，可少用以奏功，而补阴之药，必多用以取效。以阳主升而阴主降，阳升，少用阳药而气易上腾；阴降，少用阴药而味难下达。熟地至阴之药，尤与他阴药有殊，非多用之，奚以取胜。或谓熟地至阴之药，但其性甚滞，多用之而腻膈生痰，万一助痰以生喘，亦甚可危也。此正不知熟地之功力也。自神农尝草之后，将此味失谈，遂使后世不知其故。虽历代名医多有发明，而亦未尝言其秘奥。夫熟地岂特不生痰，且能消痰；岂特不滞气，且善行气，顾人用之何如耳。夫痰有五脏之异。痰出脾、肺者，用熟地则助其湿，用之似乎不宜。倘痰出于心、肝、肾者，舍熟地又何以逐之耶。

【应用】

故人有吐痰如清水者，用二陈消痰化痰之药，百无成功，乃服八味汤，而痰气之汹涌者顷刻即定，非心、肝、肾之痰用熟地之明验乎。（批：心火郁、肝气逆、肾水衰，皆能生痰，非熟地不能化也）更有一种，朝夕之间，所吐皆白沫，日轻而夜重，甚则卧不能倒。用六味汤，大加熟地、山茱萸，一连数服，而痰即大减；再服数十剂，白沫尽消而卧亦甚安，又非熟地消痰之明验乎。熟地消痰而不生痰，又何疑哉。至于气之滞也，服地黄汤而消痰于顷刻，犹谓气之不行也可乎。（批：熟地行气而不滞气，论实创开）人生饮食，脾肾之气行，水谷入腹，不变痰而变精。惟其脾肾之虚也，水谷入腹，不化精而化痰矣。用地黄汤而痰消者，往往多能健饭，是熟地乃开胃之圣品也。其所以能开胃者何也？胃为肾之关，肾水旺而胃中之津液自润，故肾气足而胃气亦足，肾气升而胃气亦升也。然则熟地行气而非滞气，不又可共信哉。气行痰消，乌能作喘，尤所不必疑者矣。（批：阴虚之人胃气不开，用熟地反易饥而嗜食，胃中阴邪散而正气伸，故开胃）

【辨疑】

（1）或问熟地既是君药，亦可单用一味以奏功乎？夫熟地虽是君药，不可独用之以取胜。盖阳药可以奇用，而阴药必须偶用也。况熟地乃至阴之品，性又至纯，非佐之偏胜之药，断断不能成功。此四物汤补血所以必益之当归、白芍、川芎也。推之而与人参同用，可以补心肾之既济；与白术同用，可以补脾肾之有亏；与麦冬、五味同用，可以滋肺肾之将枯；与白芍同用，可以益肝肾之将绝；与肉桂同用，可以助命门之火衰；与枣仁同用，可以安膻中之火沸；与地榆同用，可以清大肠之血；与沙参同用，可以凉胃中之炎；与玄参同用，可以泻阳明之焰。然必用至一两、二两为君，而加所佐之味，或五钱或八钱，自易取胜于万全也。倘熟地少用，其力不全，又何以取胜哉。内惟肉桂止可用一二钱，不可用至三钱之外，余则可与熟地多用而无忌者也。

（2）或问产前必用熟地以补血，不识产后亦可重用乎？曰：产后正宜重用也。产妇血大亏，不用熟地以生新血，用何药乎？虽佛手散乃产后圣药，然能加入熟地，则生血尤奇。凡产后血晕诸病，同人参、当归并用，必建殊功，不特产后脐腹急痛者始可用之也。夫肾中元气，为后天之祖，熟地禀先天之气而生；产妇亏损血室，元气大耗，后天之血既不能速生，正藉先天之气以生之。用熟地以助后天，实有妙理，非泛论也。

（3）或问熟地腻膈生痰，世人以姜汁、砂仁制之可乎？顾熟地何尝腻膈也。熟地味甘而性温，味甘为脾胃所喜，性温为脾胃所宜，脾胃既不相忤，又何所忌而腻膈哉。况熟地乃阴分之药，不留胃中，即留肾中。胃为肾之关门，胃见肾经之味，有不引导至肾者乎。腻膈之说，起于不知医理之人，而不可惑深知医理之士也。虽姜汁开胃，砂仁苏脾，无碍于熟地，而终不可谓熟地之腻膈生痰耳。（批：自腻膈生痰之说出，世人畏熟地而不敢用，今得远公阐发，可以破惑矣）

（4）或谓熟地既不腻膈，何以六味地黄丸中加茯苓、山药、泽泻，非因其腻膈而用之乎？是以茯苓、山药、泽泻，为制熟地之品，亦何其轻视茯苓、山药、泽泻哉。肾宜补而不宜泻，既用熟地以补肾，岂可复用利药以泻肾，况又用利药以制补肾之药，使之有泻而无补乎，是熟地之不宜制也明矣。熟地既不宜制，用茯苓、山药、泽泻之三味，非因制熟地也，亦明矣。熟地既不宜制，用茯苓、山药、泽泻之三味，非因熟地之腻膈也，抑又明矣。然则用三味之意谓何？因熟地但能滋阴而不能祛湿，但能补水而不能生阳，用三味以助其成功，非用三味而掣其手足也。

（5）或问熟地既不腻膈，何以生痰？前人言之，岂无见而云然乎？曰：熟地实消痰圣药，而世反没其功，此余所以坚欲辨之也。凡痰之生也，起于肾气之虚；而痰之成也，因于胃气之弱。肾气不虚，则胃气亦不弱。肾不虚则痰无从生，胃不弱则痰无由成也。然则欲痰之不成，必须补胃；而欲痰之不生，必须补肾。肾气足而胃气亦足，肾无痰而胃亦无痰。熟地虽是补肾之药，实亦补胃之药也。胃中津液原本于肾，补肾以生胃中之津液，是真水升于胃矣。真水升于胃，则胃中邪水自然难存，积滞化而痰涎消，有不知其然而然之妙。熟地消痰不信然乎，而可谓其腻膈而生痰乎。

（6）或问熟地补肾中之水，何必又用山药、山萸以相佐？盖肾水非得酸不能生，山茱萸味酸而性又温，佐熟地实有水乳之合。然而山茱萸味过于酸，非得熟地之甘温，山茱萸亦不能独生肾水也。配合相宜，如夫妇之好合，以成既济之功也。

（7）或问熟地入于八味地黄丸中，何独为君？盖八味丸补肾中之火也。然火不可以独补，必须于水中补之。补火既须补水，则补水之药必宜为君矣。方中诸药，惟熟地乃补水之圣药，故以之为君。有君则有臣，而山药、山茱佐之。有臣则有佐使，而丹皮、泽泻、茯苓从之。至于桂、附，反似宾客之象。盖桂、附欲补火而无能自主，不得不推让熟地为君，补水以补火也。

（8）或问熟地可独用以治病乎？熟地亦可以独用者也。凡遇心肾不交之病，只消熟地二两，煎汤饥服，而心肾交于眉睫。人以为熟地乃肾经之药，谁知其能上通于心乎。夫心肾不交之病，多是心火太过而肾水大亏也。用熟地以滋其肾中之枯干，肾得水之滋，而肾之津即上济于心；心得肾之济，而心之气即下交于肾，又何黄连、肉桂之多事哉。

（9）或问熟地既可单用以成功，凡遇心肾不交之病，竟用熟地一味为丸，朝夕吞服之得乎？此则又不宜也。熟地单用，只可偶尔出奇，要必须辅之以茯神、山药，佐之以山茱、枣仁，始可久用以成功耳。

（10）或问熟地宜多用以奏功，抑宜少用以取效乎？熟地宜多不宜少也。然而用之得宜，虽重用数两不见多；用之失宜，虽止用数钱未见少。用之于肾水大亏之日，多用犹觉少；用之于脾土大崩之时，少用亦觉多；

用之于肾火沸腾之病，用多而殊欠其多；用之于胃土喘胀之症，用少而殊憎其少。全在用之得宜，而多与不多，不必计也。

（11）或疑熟地腻滞，补阴过多，终有相碍，未可单用一味以取胜，然前人亦有用一味以成功者何也？愚谓熟地单用以出奇，实偶然权宜之法，不若佐之他味，使两味以建功之更胜。如治心肾之亏也，加入龙眼肉；如治肝肾之亏也，加入白芍；如治肺肾之亏也，加入麦冬。如治脾肾之亏也，加入人参，或加白芍。既无腻膈，更多捷效，是在人之权变耳。（批：又开无数法门）

（12）或疑肾虚者，宜用熟地，以阴补阴也，何以补胃者亦用之，补胆者亦用之耶？此固古人权宜之法，然亦至当之法也。夫胃为肾之关门，肾虚则胃亦虚，补肾正所以补胃也。胆虽附于肝，而胆之汁必得肾之液渗入，始无枯涸之忧；肾虚则胆亦虚，补肾正所以补胆也。倘见胃之虚而徒用补胃之药，则香燥之品，愈烁其肾水之干；见胆之虚而只用补胆之味，则酸涩之剂，愈耗其肾水之竭。肾水既虚，而胃、胆愈弱矣。惟用熟地以补肾，而胃与胆取给于肾而有余，自然燥者不燥，而枯者不枯，谁谓阳症不宜补阴哉。

（13）或疑熟地至阴之药，多用之以滋肾宜也。然何以至阳之病，古人亦用以奏效，岂熟地亦阳分药乎？熟地非阳分药也。非阳分之药而偏用之以治阳病者，阳得阴而平也。阳非阴不伏，用熟地以摄至阳之气，则水升火降，阴阳有既济之美矣。

（14）或疑熟地滋阴而不能开胃。孰知熟地正开胃之神药也。胃为肾之关门，肾中枯槁，全藉胃之关门搬运水谷以济其困乏，岂有肾中所喜之物，而胃反拒绝之理。况肾虚无水，则胃中无非火气，亦望真阴之水以急救其干涸也。然则熟地正胃之所喜，不独肾之所喜也。安有所喜者投之，不亟为开关以延入者乎。所以肾虚之人，必用熟地以开胃耳。至于肾水不亏，胃中无火，一旦遽用熟地，未免少加胀闷，是不善用熟地也。谁谓熟地尽闭胃之物哉。

7. 生地论

【概述】

生地，味苦甘，气寒，沉也，阴也。入手少阴及手太阴。凉头面之火，清肺肝之热，亦君药也。其功专于凉血止血，又善疗金疮，安胎气，通经，止漏崩，俱有神功。但性寒，脾胃冷者不宜多用。

【应用】

夫生地既善凉血，热血妄行，或吐血，或衄血，或下血，宜用之为君；而加入荆芥以归其经，加入三七根末以止其路，又何热之不除而血之不止哉。然而，此味可多用而不可频用，可暂用而不可久用也。当血之来也，其势甚急，不得已重用生地，以凉血而止血。若血一止，即宜改用温补之剂，不当仍以生地再进也。今人不知其故，惊生地止血之神，视为灵丹妙药，日日煎服；久则脾胃太凉，必至泄泻，元气困顿，而血又重来。不悟生地用多，反疑生地用少，仍然更进，且有增其分两，至死而不悟者，亦可悲也夫。

【辨疑】

（1）或问生地与熟地同是一物，而寒温各别，入汤煎服，非生地变为熟地耶？曰：生地不先制为熟，则味苦，苦则凉；生地已制为熟，则味甘，甘则温，何可同日而语。譬如一人，先未陶淑，其性刚；后加涵养，其性柔，生、熟地何独不然。

（2）或问生地凉血以止血，是生地实救死妙药也。吾见世人服生地以止血，不敢再用，改用他药，而仍然吐血，一服生地而血又即止，安在生地之不宜久服乎？曰：服生地止血之后，改用他药，而仍吐血者，非不用生地之故，乃改用他药不得其宜之故耳。夫止血之后，不可不补血，然而补血实难。补血之药，未有不温者，而吐血之后，又最忌温，恐温热之性引沸其血也。补血之药，又未有不动者，而吐血之后又最忌动，恐浮动之气又催迫其血也。然则用生地止血，当用何药以善其后乎？六味地黄汤加五味、麦冬，则平而不热，静而不动，服之则水升火降，永无再犯之忧，又安在生地之必宜服哉。

（3）或疑生地虽凉，要亦不甚，以治虚热之病，似应相宜，何禁用甚严也？不知生地之凉，不特沁入于胃，且沁入于脾；不特沁入于脾，又沁入于肾。故久服则脾肾俱伤，往往致大瘕之泻，不可不慎用也。

（4）或疑生地止血甚神，而泻中有补，似亦与玄参之类可齐驱而并驾也。然而，玄参尚可重用，而生地断宜轻用也。盖生地沉阴之性，凉血是其所长，退火是其所短，不比玄参既退浮游之火，而又滋枯涸之水也。生地凉血，则血虽止而不行。生地不能退火，则火欲炎而难静，久则火上腾而血亦随沸矣。

（5）或疑生地寒凉，可以止血，以血得寒而止乎，抑血得补而止乎？夫生地凉中有补，血得凉而止，亦得补而止也。盖血非凉则无以遏其上炎之势，非补亦无以投其既济之欢，故生地止血建功实神者，正以凉中有补也。

（6）或疑生地清肺肝之热，肺肝俱属阴，补阴即不能奏功之速，自宜久服之为得，安在生地只可暂用而不可常服耶？曰：生地清肺肝之热，亦只清一时之热耳。肺肝之火，初起多实，久病多虚。生地清初起之热，则热变为寒；清久病之热，则热愈增热。盖实火得寒而势解，虚火得寒而焰起也。故生地只可一时暂用，而断断不可长用耳。

8. 当归论

【概述】

当归，味甘辛，气温，可升可降，阳中之阴，无毒。虽有上下之分，而补血则一。东垣谓尾破血者，误。入心、脾、肝三脏。但其性甚动，入之补气药中则补气，入之补血药中则补血，入之升提药中则提气，入之降逐药中则逐血也。而且用之寒则寒，用之热则热，无定功也。

【应用】

功虽无定，然要不可谓非君药。如痢疾也，非君之以当归，则肠中之积秽不能去；如跌伤也，非君之以当归，则骨中之瘀血不能消；大便燥结，非君之以当归，则硬粪不能下；产后亏损，非君之以当归，则血晕不能除。肝中血燥，当归少用，难以解纷；心中血枯，当归少用，难以润泽；脾中血干，当归少用，难以滋养。是当归必宜多用，而后可以成功也。倘畏其过滑而不敢多用，则功用薄而迟矣。而或者谓当归可臣而不可君也，补血汤中让黄芪为君，反能出奇以夺命；败毒散中让金银花为君，转能角异以散邪，似乎为臣之功胜于为君。然而当归实君药，而又可以为臣为佐使者也。用之彼而彼效，用之此而此效，充之五脏六腑，皆可相资，亦在人之用之耳。用之当，而攻补并可奏功；用之不当，而气血两无有效。用之当，而上下均能疗治；用之不当，而阴阳各鲜成功。又何论于可君而不可臣，可臣而不可佐使哉。

【辨疑】

（1）或问当归补血，而补气汤中何以必用，岂当归非血分之药乎？曰：当归原非独补血也，实亦气分之药；因其味辛而气少散，恐其耗气，故言补血，而不言补气耳。其实补气者十之四，而补血者十之六，子试思产后非气血之大亏乎。佛手散用当归为君，川芎为佐，人以为二味乃补血之圣药也，治产后血少者，似乎相宜，治产后气虚者，似乎不足；乃何以一用佛手散而气血两旺，非当归补血而又补气，乌能至此，是当归亦为气分之药，不可信哉。

（2）或问当归性动而滑，用之于燥结之病宜也，用之下利之症，恐非所宜，何以痢症必用之耶？夫痢疾与水泻不同。水泻者，脾泻也。痢疾者，肾泻也。脾泻最忌滑，肾泻最忌涩。而肾泻之所以忌涩者何故？盖肾水得邪火之侵，肾欲利而火阻之；肾欲留而火迫之，故有后重之苦。夫肾水无多，宜补而不宜泻也。若下多亡阴，肾水竭而愈加艰涩矣。故必用当归以下润其大肠。大肠润而肾水不必来滋大肠，则肾气可安。肾气安而大肠又有所养，火自不敢阻迫于肾矣，自然火散而痢亦安，此当归所以宜于下痢而必用之也。（批：水泻忌滑，痢疾喜滑，当归润滑，正其所宜）

（3）或问当归既是君主之药，各药宜佐当归以用之矣，何以时为偏裨之将反易成功，得毋非君主之药乎？士铎曰：当归性动，性动则无不可共试以奏功也。所以入之攻则攻，入之补则补。然而当归虽为偏裨之将，其气象自有不可为臣之意，倘驾御不得其方，未必不变胜而为负，反治而为乱也。

（4）或问当归不宜少用，亦可少用以成功乎？曰：用药止问当与不当，不必问多与不多也。大约当归宜多用者，在重病以救危；宜少用者，在轻病以杜变；不敢多用，固非疗病之奇，不肯少用，亦非养病之善也。

（5）或问当归滑药也，有时用之而不滑者何故？凡药所以救病也。肠胃素滑者，忌用当归，此论其常也。倘变生意外，内火沸腾，外火凌逼，不用润滑之当归，又何以滋其枯槁哉。当是时，吾犹恐当归之润滑，尚不足以救其焦涸也，乌可谓平日畏滑而不敢用哉。

（6）或问当归专补血而又能补气，则是气血双补之药矣。曰：当归是生气生血之圣药，非但补也。血非气不生，气非血不长。当归生气而又生血者，正其气血之两生，所以生血之中而又生气，生气之中而又生血也。苟单生气，则胎产之门，何以用芎、归之散，生血于气之中。苟单生血，则止血之症，何以用归、芪之汤，生气于血之内。惟其生气而即生血，血得气而自旺；惟其生血而即生气，气得血而更盛也。

（7）或问当归气味辛温，虽能活血补血，然终是行走之性，每致滑肠。缪仲醇谓与胃不相宜，一切脾胃恶食与食不消，并禁用之；即在产后、胎前亦不得入，是亦有见之言也。嗟嗟！此似是而非，不可不亟辨也。当归辛温，辛能开胃，温能暖胃，何所见而谓胃不相宜耶。夫胃之恶食，乃伤食而不能受也。辛以散之，则食易化。食不消者，乃脾气寒也。脾寒则食停积而不能化矣，温以暖之，则食易消。至于产前产后，苟患前症，尤宜多用，则胃气开而脾气健，始可进饮进食，产前无堕产之忧，产后无退母之怯。试问不用当归以救产后之重危，又用何物以救之。岂必用人参而后可乎。夫人参止可治富贵之家，而不可疗贫寒之妇，天下安得皆用人参以尽救之哉。此当归之不可不用，而不可误听仲醇之言，因循坐视，束手而不相救也。如畏其滑肠，则佐之白术、山药之味，何不可者。

（8）或疑当归滑肠，产妇血燥，自是相宜。然产妇亦有素常肠滑者，产后亦可用当归乎？曰：产后不用当归补血，实无第二味可以相代。即平素滑肠，时当产后，肠亦不滑，正不必顾忌也。或过虑其滑，即前条所谓佐之白术、山药，则万无一失矣。

（9）或疑当归乃补血之圣药，凡见血症自宜用之，然而用之有效有不效者，岂当归非补血之品乎？当归补血，何必再疑，用之有效有不效，非当归之故，乃用而不得其法之故也。夫血症有兼气虚者，有不兼气虚而血虚者，有气血双虚而兼火者，原不可一概用当归而单治之也。血症而兼气虚，吾治血而兼补其气，则气行而血自归经；血症而气血双虚，吾平补气血，而血亦归经。血症气血双虚而兼火作祟，吾补其气血而带清其火，则气血旺而火自消，又何至血症之有效有不效哉。

（10）或问缪仲醇谓疗肿痛疽之未溃者，忌用当归，亦何所见而云然耶？夫仲醇之谓不可用者，恐当归性动，引毒直走胃中，不由外发，致伤胃气故耳。殊不知引毒外散，不若引毒内消之为速。用当归于败毒化毒药中，正取其性动，则引药内消，直趋大便而出，奏功实神。故已溃者断宜大用，使之活血以生肌；即未溃者尤宜急用，使之去毒而逐秽也。

9. 牛膝论

【概述】

牛膝，味甘酸，气平，无毒。蜀产者佳。善走十二经络，宽筋骨，补中绝续，益阴壮阳，除腰膝酸疼，最能通尿管涩痛，引诸药下走。近人多用此药以治血癥血瘕，绝无一效，亦未取其功用而一思之也。夫血癥血瘕，乃脾经之病。牛膝能走于经络之中，而不能走于肠腹之内。况癥瘕之结痰、包血也。牛膝乃阴分之药，总能逐血而不能逐痰，此所以终岁而无效耳。至于血晕血虚，儿枕作痛，尤不宜轻用，而近人用之，往往变生不测，亦未悟用牛膝之误也。

【应用】

牛膝善走而不善守。产晕，血虚之极也，无血以养心，所以生晕。不用归、芎以补血，反用牛膝以走血，不更下之石乎。虽儿枕作痛，似乎有瘀血在腹，然而产后气血大亏，多有阴寒之变，万一不是瘀血，而亦疑是儿枕之作痛，妄用牛膝以逐瘀，去生远矣。故必手按之而痛甚者，始可少用牛膝于归、芎之内，否则勿轻用耳。

【辨疑】

（1）或问牛膝最善堕胎，是非补剂，似产前均宜忌之。然前人间用于产前，而胎安然不损者何耶？夫牛膝岂堕胎药哉，乃补损药也。凡有断续者，尚可再接，岂未损者而反使之堕乎。古人有用牛膝，合之麝香之中，外治以堕胎，取其性走之意。然而堕胎实麝香之故，而非牛膝也。从未闻用牛膝内治而能堕胎者，但性既善走，在胎产亦不宜多用，而终不可谓牛膝是堕胎之物也。

（2）或问牛膝乃下部之药，用之以补两膝，往往未见功效，岂牛膝非健步之药乎。夫牛膝治下部，前人言之未可尽非；但膝之坚实，非牛膝之可能独健也。膝之所以健者，由于骨中之髓满，髓空斯足弱矣。故欲膝之健者，必须补髓，然而髓之所以满者，又由于肾水之足；肾水不足，则骨中之髓何由满。故欲补骨中之髓者，又须补肾中之精也。虽牛膝亦补精之味，而终不能大补其精，则单用牛膝以治肾虚之膝，又何易奏效哉。

（3）或问牛膝健足之药，近人见下部之病辄用之，而取效甚少，得毋止可健膝而不可健足耶？不知健膝即所以健足，而健膝不可徒健夫膝也。凡足之所以能步者，气充之也。不补气以运足，而徒用牛膝以健膝，膝且不能健，又何以健足哉。（批：健足由于健膝，膝健由于气充，至论也）

（4）或疑牛膝血分之药，入气分药中转易成功，其故何也？盖牛膝性善走，气亦善走，两相合则气无止遏，而血无凝滞，自然血易生而气易旺，又安有不成功者哉。

（5）或疑牛膝乃补中续绝之圣药，何子反略而不谈？曰：牛膝补中续绝，前人已言之矣，何必再论。惟是补中续绝，实别有说。盖牛膝走而不守，能行血于断续之间，而不能补血于断续之内，必须用牛膝于补气补血之中，而后能收其续绝之效。此补中续绝之义，实前人所未及也。

10. 远志论

【概述】

远志，味苦，气温，无毒，而能解毒，安心气，定神益智，多服强记；亦能止梦遗，乃心经之药，凡心经虚病俱可治之。然尤不止治心也，肝、脾、肺之病俱可兼治。此归脾汤所以用远志也。而吾以为不止治心、肝、脾、肺也。夫心肾常相通者也，心不通于肾，则肾之气不上交于心；肾不通于心，则心之气亦不下交于肾。远志定神，则君心宁静而心气自通于肾矣，心之气既下通于肾，谓远志但益心而不益肾，所不信也。

【应用】

是远志乃通心肾之妙药，故能开心窍而益智，安肾而止梦遗，否则心肾两离，何能强记而闭守哉。

【辨疑】

（1）或问远志既是心经之药，心气一虚，即宜多加以益心，何故前人少用也？不知心为君主，君心宁静则火不上炎；心虚而少益其火，则心转受大补之益。倘多用远志以益心，必致添火以增焰，是益心而反害心矣。所以远志止可少用，而断不可多用也。（批：添火增炎，新）

（2）或问远志益心，而子又曰益肾，毕竟补心多于补肾，抑补肾多于补心乎？盖远志益心，自是心经主药，补心多于补肾，何必辨哉。虽然心肾之气，实两相通也。既两相通，则远志之补心肾，又何有于两异。惟是用药者或有重轻，则补心补肾亦各有分别。补心之药多用，远志重在补心。补肾之药多用，远志重在补肾。补心补肾虽若有殊，而通心通肾正无或异也。

（3）或问远志上通心而下通肾，有之乎？曰：有之。有则何以上通心者每用远志，而下通肾者绝不用远志耶？不知肾药易通于心，而心药难通于肾，故用肾药，不必又用远志；而用心药，不可不用远志也。（批：远志补心而不补肾，然能通肾，通肾自然补肾矣，亦宜活看）

（4）或问远志益心而不效，岂多用之故乎，然未尝多用而仍然不效者何也？盖肾气乘之也。夫肾益心者也。虽曰水克火，实水润心也。然则肾何以乘心也。肾之乘心者，非肾气之旺，乃肾气之衰；肾水旺则肾益心，肾水衰则肾克心也。不滋肾以益水，徒用远志以益火，则火愈旺而心愈不安矣。毋怪其少用而亦不效也。苟用远志于熟地、山茱之内，则肾得滋而心火肾受益矣。

（5）或问陈言《三因方》用远志酒，治一切痈疽、发背、阴毒有效，子何略而不言？非不言也。陈言单举远志一味以示奇，其实酒中不止远志也。单藉远志以治痈，未有不败者。盖痈毒至于发背，其势最横、最大，岂区区远志酒汁傅之，即能奏功乎，此不必辨而知其非也。或用金银花为君，佐之远志则可，然亦蛇足之说。不若竟用金银花半斤，加当归一二两，甘草四五钱，治之之为神。

（6）或疑远志不可治痈，前人何故载之书册，以误后人，想亦有功于痈，吾子未识耳。嗟乎！远志治痈，余先未尝不信，每用之而不效，今奉岐夫子之教，不觉爽然自失，悔从前误信耳。至于用金银花方治痈，屡获奇效，故敢辟陈言而特载用新方，无使后人再误如铎也。

（7）或疑远志益心而不益肾，而吾子必曰兼益肾，似乎心肾之亏者，单用远志一味，而心肾两补矣。何以肾虚者，必另加补肾之药，不单用远志乎？不知远志可引肾之气以通心，非助肾之水以滋心也。故通心肾者，用远志一味，而心肾已受两益矣。若心肾两虚者，乌或全恃远志哉。（批：总之，远志并非可单用之药）

11. 石菖蒲论

【概述】

石菖蒲，味辛而苦，气温，无毒。能开心窍，善通气，止遗尿，安胎除烦闷，能治善忘。但必须石上生者良，否则无功。然止可为佐使，而不可为君药。

【应用】

开心窍，必须君以人参。通气，必须君以芪、术。遗尿欲止，非多加参、芪不能取效。胎动欲安，非多加白术不能成功。除烦闷，治善忘非以人参为君，亦不能两有奇验也。

【辨疑】

（1）或问石菖蒲必得人参而始效，是石菖蒲亦可有可无之药也。此吾子过轻石菖蒲矣。石菖蒲实有专功也。凡心窍之闭，非石菖蒲不能开；徒用人参，竟不能取效，是人参必得石菖蒲以成功，非石菖蒲必得人参而奏效。盖两相须而两相成，实为药中不可无之物也。

（2）或问石菖蒲何故必取九节者良，市上易者，且不止九节，节之多寡，可不问乎？石上菖蒲，凡细小者俱可用。而前人取九节者，取九窍之俱可通也。其实石菖蒲俱能通心窍，心窍通而九窍俱通矣。

（3）或疑石菖蒲能治健忘，然善忘之症用之绝少效验，何耶？善忘之症，因心窍之闭耳。心窍之闭者，由于心气之虚；补心之虚，舍人参无他药也。不用人参以补虚，惟恃石菖蒲以开窍，窍开于一时而仍闭，又何益哉。夫开心窍尚君以人参，岂治善忘而反遗人参能取效乎？

陈士铎

临证经验

一、临证心法

《辨证录》《辨症玉函》《辨证奇闻》《洞天奥旨》，以及《石室秘录》《本草新编》等，充分论述了陈士铎临床诊治的圆机活法及丰富经验。本节仅根据其治则治法专著《石室秘录》，简要论述其独创的一百二十八法。书中对此一百二十八法，原按礼集、乐集、射集、御集、书集、数集分类。本次整理，为方便读者理解其治法体系的内涵，笔者对一百二十八法做如下大体分类，并基于每种治法的原论，扼要阐明其概念含义、立法依据、主治病证、遣方用药等。

（一）因人制宜之法

1.男治法

《石室秘录·卷二》"男治法"，是指针对男性特有疾病的治法。主要就狐疝、强阳不倒、痿而不振，论其辨证施治。

狐疝

"疝气一症，大约皆肝木之病"，疝病中惟有狐疝发生于男子。狐疝"日间缩在囊之上，夜间垂在囊之下"。此病属"寒湿"之体，"又感阴阳不正之气"所致。治以扶正去疝汤（杜若、沙参、肉桂、桂枝、小茴香、橘核）。亦可用逐狐丹（白术、沙参、柴胡、白芍、王不留行）治疗，服药后，有"一剂即出而不缩"之效。此外，还载有"孙真君传治疝方"（沙参、橘核、肉桂、柴胡、白芍、陈皮、吴茱萸），谓此方服"一剂即定痛，二剂即全愈"。

强阳不倒

强阳不倒，是由于"虚火上炎"而"肺金之气不能下行"所致，治以养阳汤（玄参、肉桂、麦冬）。此方"妙在用元参以泻肾中浮游之火，尤妙肉桂三分引其入宅而招散其浮游之火"，加之"麦冬又助肺金之气清肃下行以生肾水，水足火自息矣"。

痿而不振

痿而不振，是由于"日泄其肾中之水，而肾中之火亦日消亡"所致。治以起阳至神丹（熟地、山茱萸、肉桂、人参、枸杞子、茯神、杜仲、白术，水煎服）。此方"用热药于补水之中，则火起而不愁炎烧之祸"。服后有"一剂起，二剂强，三剂妙"之效。论中还提出可治"痿而不振"的"强阳神丹"（熟地、肉桂、覆盆子、黄芪、巴戟天、柏子仁、麦冬、当归、白术，为丸）。

2. 女治法

《石室秘录·卷二》"女治法"，是指针对女性特有疾病的治法。主要就风邪入血室、妇人"羞隐"处病证、妇人阴内生虫、妇人阴门边生疮，论其辨证施治。

风邪入血室

"妇人经期适来，为寒风所中，则经水必然骤止"。由于"经不外泄，必变为寒热，时而身战，时而身凉，目见鬼神，心中惊悸"。可治以刺期门之法，"一刺出血立已"。亦可治以汤剂（柴胡、当归、白芍、枳壳、炒栀子、甘草、陈皮、生地）。此方"妙在用柴胡于白芍之中"。如前所述，因"经血不能外出，则血藏于血室之中；藏而不出，则血化为热，气郁结不伸，必在半表半里之间，以兴妖作怪。柴胡真半表半里之药，用白芍直入血室，和平而分解之"。因"热入血室，非热也，乃风邪壅之而热也，所以用柴胡一散而愈"。

妇人"羞隐"处病证

"妇人羞隐之处，不便明言，然大约非寒则热耳"。治以四物汤加味（当归、白芍、川芎、熟地、甘草、柴胡、白芥子、黄芩、炮姜，水煎）。服后"较前平善，则是虚症"；若"未好，则是热病作祟。方中大加栀子三钱治之，必奏功也"。

妇人阴内生虫

"妇人阴内生虫，乃湿热也"。治以"鸡肝入药末引之"；或以蚯蚓炙干为末，将蜜煮成膏，将药捣于其中，"纳入阴户，虫尽死矣，自然随溺而下"。

妇人阴门边生疮

"妇人阴门边生疮，作痒作痛不止者"，治以熏洗之方（蛇床子、花椒、白矾）；煎煮后"乘热熏之，温则洗之"，则可"一次即止痒，二次即止痛，三次即痊愈"。

3. 肥治法

《石室秘录·卷三》"肥治法"，是指治肥人气虚痰湿证之法。论中就肥人"气虚多痰"而论其辨证施治。指出肥人多痰乃脾胃运化失常所致，治疗上不仅要补益脾胃，且当兼补命门之火。论曰："肥治者，治肥人之病也。肥人多痰，乃气虚也。虚则气不能运行，故痰生之。则治痰焉可仅治痰哉，必须补其气，而后带消其痰为得耳。"方用火土两培丹（人参、白术、茯苓、薏苡仁、芡实、熟地、山茱萸、北五味、杜仲、肉桂、砂仁、益智仁、白芥子、橘红，为丸），健脾补肾，温补命门。"此方之佳，全在肉桂之妙，妙在补命门心包之火；心包之火足，自能开胃以祛痰；命门之火足，始能健脾以祛湿"；而肉桂于补药之中，"行其地天之泰，水自归经"，则痰无从积。煎药之方——补气消痰饮（人参、白术、茯苓、熟地、山茱萸、肉桂、砂仁、益智仁、半夏、陈皮、神曲），可"治气虚而兼补肾水、肾火"，使

"肾中水火足，而脾胃之气自健，痰亦渐消矣"。论中提示"此方肥人可常用也"。

4. 瘦治法

《石室秘录·卷三》"瘦治法"，是指治瘦人阴虚火旺证之法，主要就"瘦人多火"而论其辨证施治。瘦人多火，是水之不足使然；治疗上以"补水"以镇阳光为法。论曰："瘦人多火，人尽知之。然而火之有余，水之不足也。不补水以镇阳光，又安能祛火而消其烈焰哉。"方用添阴汤（熟地、玄参、生地、麦冬、白芍、丹皮、沙参、地骨皮、天冬、陈皮、桑叶，为丸），滋阴清热祛火。此方"妙在玄参去浮游之火，而又能调停五脏之阳。各品之药，阴多于阳，则阴气胜于阳气。自然阴胜阳消"。论中还提出煎药之方——去薪汤（玄参、麦冬、天冬、生地、熟地、山萸、北五味子、白芍、丹皮、白芥子、甘草）。此方"皆滋阴之药，而又不凝滞于胃中"，若"瘦人常服，必无火症之侵矣"。

5. 劳治法

《石室秘录·卷三》"劳治法"，是指治疗久坐、久卧之人，使之行走、攀援之法。论曰："劳治者，使之身劳而后治之也。如人久坐则血滞筋疏，久卧则肉痿而骨缩，必使之行走于途中，攀援于岭上，而后以药继之也。"所用方药，为补血汤化裁方（当归、白芍、黄芪、甘草、陈皮、防风、半夏，水煎服）。因"久坐、久卧之人，其血甚滞；若再补血，则血有余而气不足，未免血胜于气矣。似宜急以补气之药补之"。故方中以黄芪补气，又因"气之能生，必本血之能养"，故方中仍以当归、白芍补血，旨在使"血气和平，而滞者不滞，痿者不痿矣"。

6. 逸治法

《石室秘录·卷三》"逸治法"，是指治疗过劳之人，劝其安闲休息之法。主要就"过劳""气劳""血劳"而论其辨证施治。论曰："逸者，因人之过劳，而劝其安闲，而后以汤丸之药继之者也。凡人太劳，则脉必浮大不伦，按之无力。若不劝其安闲休息，必有吐血损症之侵，故逸治不可不讲也。"逸治法，或"遨游于山水，或习静于房闱，或养闲于书史琴玩，或偷娱于笙箫歌板，是随地皆可言欢，而生人无非乐境"。如此一来，"自足转火宅而清凉，变劳心为暇豫也。后以滋补之方继之，自然开怀，饮食易于消磨矣"。方用人参、白术、茯苓、熟地、山茱、砂仁、当归、白芍、黄芪、麦冬、北五味、陈皮、神曲，为丸。此方中皆为"补气补血补精之妙品"，且"有斡旋之力"；故"久服滋人，不致有偏胜之祸也"。论中称"逸治之方，惟此最佳"。此外，书中还载有两方：其一，治"气之劳"，用劳气方（人参、黄芪、茯苓、白术、白芍、陈皮、炙甘草、麦冬、北五味子、远志、白芥子，为丸）。此方"乃补气药也。人有伤气而右脉大者，最宜服此方"。其二，治"血之劳"，用伤血方（熟地、白芍、当归、山茱萸、麦冬、五味子、远志、生枣仁、茯神、白芥子、橘红、肉桂，为丸）。此方"专治血之不足也"，倘左手脉大于右手者，乃伤血也，宜服此方。如"身夜热者，加地骨皮五两，去肉桂。无血人服之，实有奇功"。

7. 富治法

《石室秘录·卷四》"富治法"，是指治"膏粱富贵之人"正虚感邪之法。主要论述"治膏粱富贵之人宜补正气"。论曰："富治者，治膏粱富贵之人也。身披重裘，口食肥甘，其腠理必疏，脾胃必弱。一旦感中邪气，自当补正为先，不可以祛邪为急。若惟知推荡外邪，而不识急补正气，必至变生不测，每至伤亡，不可不慎也。"方用人参、白术、甘草、陈皮、茯苓、半夏，为"君主之药"；倘有风邪，加桂枝或柴胡；伤暑加香薷，伤湿加猪苓，伤热加黄连，伤气加白芍，伤寒加肉桂，水煎服。"此方之妙，妙在健脾顺气，正补而邪自退。况又逐经各有加减妙法……此富贵之善治也"。

8. 贫治法

《石室秘录·卷四》"贫治法"，是指治"藜藿之民，单寒之子"之法。论曰："贫治者，藜藿之民，单寒之子，不可与富贵人同为治法，故更立一门。"因"贫贱之人，其筋骨过劳，腠理必密；所食者粗粝，无燔熬烹炙之味入于肠胃，则胃气刚健可知。若亦以富贵治法治之，未必相宜也"。方用白术、茯苓、白芍、甘草、半夏、陈皮、厚朴共七味为主；有风者加桂枝或柴胡，有火者加黄连或栀子，有湿者加猪苓，有燥者加麦冬、苏叶，有寒者加肉桂，有暑者加香薷，有热者加石膏，伤米食者加麦芽，伤肉食者加山楂，伤面食者加萝卜子。总之，"以此方加减，无不神效。此贫贱治法，实有圆机，赖世医审之"。

9. 老治法

《石室秘录·卷四》"老治法"，是指治老年人"气血既衰"之法。主要论述"老人宜补肾"。论曰："老人之气血既衰，不可仍照年少人治法。"因年老之人"食多则饱闷，食少则困馁；食寒则腹痛，食热则肠燥"，故"此老人最难调治，而医之用药，不可不知其方也"。治疗上，丸方用六味丸，加麦冬、北五味子，"与之常服，则肠无燥结之苦，胃有能饮之欢"。而且，"此方之妙，竟可由六十服至百年，终岁不断常服"。由于"老人气血之虚，尽由于肾水之涸。六味丸妙在极补肾水，又能健脾胃之气，去肾中之邪火，而生肾中之真阳，所以老人最宜也"。鉴于老人有"最不肯节饮食"者，论中备有"统治伤食多痰之症"方（人参、茯苓、白芥子、麦冬、薏苡仁、山药、陈皮、麦芽、山楂、神曲、萝卜子、甘草，水煎服）。以此方为基础，有火者加玄参，有寒者加肉桂，有痰者加半夏，有食者加山楂、麦芽，有湿者加泽泻，有暑者加香薷，有燥者加麦冬、苏叶，不眠者加枣仁，胁痛者加白芍，心痛者加栀子，咳嗽者加桔梗，腰酸者加熟地、杜仲，足无力者加牛膝等。

10. 少治法

《石室秘录·卷四》"少治法"，是指治少年血气方刚者之法，主要论述"少年人宜治脾胃"。论曰："少年人血气方刚，不可动用补血，必看其强弱如何，而后因病下药，自然无差。"方用厚朴、茯苓、陈皮、甘草、半夏、砂仁、车前子，水煎服。此方为主，而逐症加减，自易奏功。症见畏寒，属伤寒者，加桂枝；畏风，属伤风者，加柴胡；畏食，属伤食者，加麦芽、山楂；伤酒者，加干葛；畏湿，属伤湿者，加茯苓、泽泻；恶热属伤热者，加石膏；畏暑，属伤暑者，加香薷；痰多者，加半夏、天花粉等。论曰："此治少年之方法"，重在"管其脾胃，则诸药虽加而不伤胃气，故易奏功"。

（二）因地制宜之法

1. 东南治法

《石室秘录·卷四》"东南治法"，是治东南之地气虚之人，当治以补益中气之法。论曰："东南治者，东方之人与南方之人同治也。东南俱系向明之地，腠理疏泄，气虚者多，且天分甚薄，不比西北之人刚劲。若照西北人治法治之，立见危殆矣。"故以补中益气汤（人参、白术、当归、黄芪、柴胡、升麻、陈皮、甘草，水煎服）加减，按老少贫富治法用之。

2. 西北治法

《石室秘录·卷四》"西北治法"，是指西北之地内有郁滞之人，当治以清热泻火、理气消食之法。论曰："西北人赋质既坚，体亦甚壮，冷水冷饭，不时常用，始觉快然；一用热剂，便觉口鼻双目火出。故治法与东南人迥别。"方用黄连、黄芩、栀子、陈皮、枳壳、厚朴、甘草、麦芽，水煎服。有食加山楂，伤食加大黄，有痰加天花粉，伤风加柴胡，伤暑加香薷，伤热加石膏，怒气伤肝加白芍，余者俱照病加减。又"因其强而多用消导之品"，若体强健者还可加大黄。

（三）因时制宜之法

1. 日治法

《石室秘录·卷三》"日治法"，是指治"日间发寒热"之法。论曰："日治者，病重于日间，而发寒热较夜尤重。此等症必须从天未明而先截之。"方用补正逐邪汤（柴胡、当归、黄芪、人参、陈皮、半夏、青皮、枳壳、白术、甘草、干姜，水煎服）。此方"妙在加柴胡于参、芪、归、术之中。盖邪之敢在日间作祟者，欺其正气之衰也。今用祛邪之品同补正之药，共相攻邪，则正气有余，邪自退舍"。论中还备有"阴阳兼治汤"（人参、白术、甘草、陈皮、柴胡、熟地、白芥子，水煎服），此方"治日间之症，尤易奏功"。

2. 夜治法

《石室秘录·卷三》"夜治法"，是指治"夜发寒热"之法。论曰："夜治者，病重于夜间而发热者也。或寒少而热多，或热少而寒多；一到天明，便觉清爽；一到黄昏，便觉沉困。此阴气甚虚，故行阳分则病减，行阴分则病重也。"治以"补阴辟邪丹"（熟地、山茱萸、当归、白芍、鳖甲、柴胡、白芥子、陈皮、生何首乌、茯苓、北五味、麦冬，水煎服）。此方"妙在鳖甲同柴胡并用，又以诸补阴之药，合而攻之也"。而且，"生何首乌直入阴经，亦能攻邪，加以白芥子去脏腑之滞痰，又不耗其真阴之气"。论中还指出，"阴邪之盛，必发夜间无疑矣。然亦有阴邪而兼带阳邪，亦发于夜间，其病亦发寒发热，无异纯阴邪气之症，但少少烦躁耳，不比阴症之常静也。法当于补阴之中，少杂阳药一二味，使阴长阳消，自然奏功如响"。有鉴于此，立方如下：熟地、山茱萸、当归、鳖甲、柴胡、白芥子、陈皮、生何首乌、茯苓、北五味子、麦冬，还可在方中加入人参、白术。此方"可治阴邪而兼治阳邪之症"。

3. 春夏治法

《石室秘录·卷四》"春夏治法"，是指"春宜理气""夏宜健脾"。论曰："春夏治者，随春夏发生之气而治之得法也。春宜疏泄，夏宜清凉，亦不易之法也。然而舒发之中，宜用理气之药；清凉之内，宜兼健脾之剂，未可尽为舒发与清凉也"。论中称"春夏治法最妙，以老幼加减法门法通用之"。

春宜理气

春宜用"迎春汤"（人参、黄芪、柴胡、当归、白芍、陈皮、甘草、神曲，水煎服）理气。此方有人参、黄芪以理气，又有柴胡、白芍、当归以养肝而舒木气，则"肝木不克脾土，而自然得养矣"。

夏宜健脾

夏宜用"养夏汤"（麦冬、玄参、五味子、白术、甘草、香薷、神曲、茯苓、陈皮，水煎服）健脾。此方妙在"健脾之中而有润肺之药"，使脾健而肺润；又益之以祛暑之品，以防感受暑热之邪。

4. 秋冬治法

《石室秘录·卷四》"秋冬治法"，是指"秋宜润肺""冬宜补肾"。论曰："秋冬治者，以顺秋气之肃、冬气之寒也。然秋天而听其气肃，冬令而顺其气寒，则过于肃杀矣。法当用和平之药以调之，使肃者不过于肃，而寒者不过于寒也。"

秋宜润肺

秋宜用"润秋汤"（麦冬、北五味、人参、甘草、百合、款冬花、天花粉、苏子，水煎服）润肺。此方妙在"不寒不敛、不热不散，则肺金既无干燥之患，而有滋润之益"。

冬宜补肾

冬宜用"温冬饮"（白术、茯苓、山茱萸、熟地、肉桂、生枣仁、枸杞子、菟丝子、薏苡仁，水煎服）补肾。此方"补肾之水多，补肾之火少，使水不寒而火不沸"，乃"秋冬治法之佳妙者"，可"以老少门法加减之"。

5. 饥治法

《石室秘录·卷三》"饥治法"，是指在饥饿时用药之法。论曰："饥治者，不可饱食，俟其饥而用药治之也。如伤寒邪火初退之时，虫痛枵腹，胃空之候是也。"主要就"伤寒""虫痛""霍乱"，论其辨证施治。

伤寒

"伤寒火退邪散，则胃气初转，最忌急与之食。一得食，则胃气转闭，不可复开"。此时即以药下之，则必胃气大伤，而火邪复聚，反成不可解之症。若禁食则"中州之地自然转输，渐渐关开搬运，不至有阻隔之虞"。方用"退邪消食饮"（陈皮、甘草、白芍、神曲、枳壳、厚朴、栀子、茯苓、麦芽，水煎服）。此方"药味平平，似无甚奇妙"。然而，此症本不可以大剂出奇，"得此平调，转能化有事为无事。然必待饥饿之时，始可与服。若正饱之时服之，徒滋满闷而已矣"。

虫痛

"虫痛之症，得食则痛减，无食则痛增"。治以酸梅汤一盏试之，饮下而痛即止者，即是虫痛。饮下而痛增重或少减者，则非虫痛。方用"杀虫丹"（楝树根、黄连、乌梅肉、吴茱萸、炒栀子、白薇、白术、茯苓、甘草、鳖甲，蜜为丸）。此丸必须乘其饥饿思食之时与之，服后即使痛甚，亦不可与之水。因"虫系湿热所生，故祛热是标，燥湿是本"。然较之燥湿，健脾尤为治本。此方妙在"健脾之中而用杀虫之品"，方中亦可加大黄三钱；腹之上痛不宜加，腹之下痛宜加。

霍乱

"霍乱之症，一时而来，少顷即定，切不可与之食"。当令其忍饥一日，而后以"定乱汤"（陈皮、甘草、白术、茯苓、山楂、香薷、藿香、木瓜、白芍，水煎服）治之，则痛不再发。因霍乱为暑之热气所致，"暑热得食，复聚而不可解，所以必使之饿，则暑邪尽散也"。虫为湿热所生，故"祛热是标，燥湿是本；燥湿是标，健脾是本"。

6. 饱治法

《石室秘录·卷三》"饱治法"，是指于饱饭后服药，或宜饱食以治上焦病证之法。论曰："饱治者，病在上焦，用药宜饱饭后食之，此一法也。又病宜吐，宜饱食之后，用药以吐之，又一法也。又有不必吐，宜饱食以治之，又一法也。"主要就"治上焦火""治上焦痰""治胃寒""治脾寒""治痨虫""消肺痰"，论其辨证施治。

治上焦火

"病在上焦者，头目上之病也，用上清丸之类"。属上焦之火者，俱可服上清丸化裁方（苏叶、薄荷、白芷、黄芩、甘草、桔梗、麦冬、天冬、半夏、陈皮、蔓荆子、柴胡，水打成丸）。每服三钱，饱食后服。此方妙在"清火而不伤中气，强弱人感中风邪，上焦有风火者，服之俱妙"。

治上焦痰

上焦痰气甚盛，而下焦又虚者，不可下之。乃令其饱食后，以药服之即吐，吐至饮食即止。在下无碍，而上焦之痰火，一吐而愈。"此治法之巧者"。方用"加参瓜蒂散"（瓜蒂、人参），水三大碗，煎数沸饮之，即大吐。此方妙在"瓜蒂散中加入人参"。因吐必伤气，今以瓜蒂吐之，而人参仍补其胃中之气，虽大吐而不伤胃，故能"一吐而即定"。

治胃寒

胃口寒而痛，手按之而少止者，可"饱食以治之"。方用"五香汤"（人参、白术、肉桂、肥鸭，将药入鸭腹内，煮之极烂，外以五味和之，葱椒之类俱不忌，更以腐皮同煮），令其"饱餐食尽"；不能食尽亦可，但不必又食米饭。"一餐而痛如失矣"。此"饱食之法，真有奇效"。因胃寒未有不胃气虚者，若服汤药则难以久留于胃中，因而难以奏效。若"药入鸭腹"而饱食之，则有助于药力集中作用于胃；若"正气久留于胃中，则邪气自避于胃外也"，胃痛亦必随之而愈。

治脾寒、治痨虫

脾病也可治以"饱食法"。脾寒而痛者，"在心之下与左右也"。方用"莲花肚"（猪肚、莲肉、红枣、肉桂、小茴香、白糯米，将各药同米俱入肚中，以线扎住口，外用清水煮之，煮熟以极烂为度），"一气顿食，蘸甜酱油食之"。如未饱，"再用米饭压之，而痛如失矣"。又方用肥鳗、白薇、小茴香、甘草、薏苡仁、榧子去壳，同在砂锅内，用水煮烂，加五味和之，乘饥饱餐一顿。"不可少留些须，以食尽为度，不必再食饭食，亦半日不可茶水，凡有痨虫，尽皆死矣"。

消肺痰

治人患痰病久不愈者，用猪肺头一个，以萝卜子五钱，研碎，白芥子一两，研碎，五味调和，饭锅蒸熟。"饭后顿食之，一个即愈"。此方乃治上焦之痰，汤药不能愈者，用此神验。可"尽消其膜膈之痰，亦治之最巧者"。

（四）基于病因病机之法

1. 痰治法

《石室秘录·卷四》"痰治法"，是指治痰病之法。论曰："痰治者，痰塞于咽喉之间，虽是小病，而大病实成于此，古人所以另立门以治之。然而所立之方，皆是治痰之标，不足治痰之本也，故立二陈汤，以治上中下新暂久之病，通治之而无实效也。今另立三方，一治初起之痰，一治已病之痰，一治久病之痰。痰病虽多，要不能越吾之范围也。"本论主要就"初起之痰""已病之痰""久病之痰""老痰""顽痰"，论其辨证施治。

初起之痰

初起之痰，"伤风咳嗽吐痰是也"。治用半夏、陈皮、天花粉、茯苓、甘草、苏子，水煎服。服"二剂可以消痰矣"。此方可去上焦之痰。论曰："上焦之痰，原止在胃中而不在肺；去其胃中之痰，而肺金气肃，何致火之上升哉。"

已病之痰

已病之痰，"痰在中焦也。必观其色之白与黄而辨之，最易分明"。痰色黄者，乃火将退；痰色白者，乃火正炽。火炽者，治宜用寒凉之药；火将退者，宜加祛逐之药。方用白术、茯苓、陈皮、甘草、白芥子、栀子，水煎服；火痰加枳壳。此方为健脾之剂，并非祛痰之剂。"然而痰之多者，多由于脾气之湿；今健其脾气，则水湿之气下行"。又加以消痰之药，可祛除中焦之痰。论中还附有治已病之痰方：白术、茯苓、陈皮、天花粉、益智仁、人参、薏苡仁。有火者加黄芩，无火者加干姜，水煎服。此方亦健脾而祛湿，且不耗气，不助火之沸腾。服"二剂而痰症自消"。

久病之痰

久病之痰，乃肾虚之痰证，"切不可以作脾湿生痰论之"。因"久病不愈，未有不肾水亏损者，非肾水泛上为痰，即肾火沸腾为痰"。此久病之痰，治当补肾以祛逐之。方用熟地、茯苓、山药、薏苡仁、芡实、山茱萸、北五味、麦冬、车前子、益智仁，水煎服。此方为"治水泛为痰之圣药"。若火沸为痰者，在方中加肉桂一钱。此方之妙，"纯是补肾之味，而又兼祛湿之品，化痰之味"。若水入肾宫，自变化为真精，则不再升腾而为痰。此治下焦有痰之法。

论中还提出三首治"久病之痰"及"老痰""顽痰"之方：其一，以六味地黄丸加麦冬、五味子，可治"久病之痰"；若命门火衰者，可加附子、肉桂。其二，痰久留胸膈而不化为"老痰"，方用"消渴散"（白芍、柴胡、白芥子、茯苓、陈皮、甘草、丹皮、天花粉、薏苡仁，水煎服）治之。此方妙在用白芥子为君，薏苡仁、白芍为臣，柴胡、天花粉为佐，"使老痰无处可藏，自然渐渐消化。此方可用八剂，老痰无不消者"。其三，治"顽痰"成块而塞在咽喉者，方用贝母、甘草、桔梗、紫菀、半夏、茯苓、白术、神曲、白矾，水煎服。此方"妙在贝母与半夏同用，一燥一湿"；又有白矾以消块，桔梗、紫菀以祛邪，甘草调中，"使痰无处藏避"。

2. 火治法

《石室秘录·卷四》"火治法"，是指治"火之有余"之法。论曰："火治者，治火之有余也。火症甚多，惟阳明一经最难治。知治阳明之法，则五脏之火、各腑之火，无难专治矣。"本论主要就"阳明胃火""治各经之火"，论其辨证施治。

阳明胃火

阳明本胃土，其火乃生于心包。心包之火，属于相火，故"必以辛凉大寒之品，大剂投之，恣其快饮"。此火得寒而少息，热得凉而略停，然必添入健胃之药，始可奏功。胃火之沸腾，终由于肾气之不足；祛胃火，必须补胃土，滋肾水。方用竹叶石膏汤化裁（石膏、知母、麦冬、甘草、糯米、竹叶、人参，水煎服）。方中石膏用量，依据火势之盛衰而增减。"胃火之盛，非此汤不能平"。其人必大渴饮水，见其有汗如雨者，可放胆治以此方，否则不可轻用。此方"纯是降胃火之药，所以急救先天之肾水也。此症一日不治，即熬干肾水而不救。故不得已用此霸道之药也"。若无汗而渴，属肾火有余而肾水不足者，不可用此方，以免重伤其肾水。可治以熟地、山茱萸、北五味子、麦冬、玄参，水煎服。此方所治似"白虎证"，但须知此非胃火之热所致。

对于"阳明之火"，论中还另有一说："阳明之火虽起于心包，实成于肝木之克之也。肝木旺则木中有火，不特木来克土，而转来助焰。肝木之火，半是雷火，一发则震地轰天。阳明得心包之火而沸腾，又借肝木龙雷之火以震动，如何可以止遏。故轻则大渴，重则发狂也"。治此证之方，可将白芍加至数两。其意在于，"先用石膏汤以祛火，随加白芍以平木，木平而火无以助焰，自然胃火孤立无援。又加麦冬以平肺金之气，则金有水润，不必取给于胃土，而胃土可以自救，况又有石膏、知母之降火哉"。因而，依据此法施治，可"除热"以"定狂"，方用"法制白虎汤"（石膏、知母、麦冬、半夏、甘草、竹叶、糯米、白芍，如法煎服）。此方之妙，不在石膏、知母之降胃火；而"妙在白芍之平肝木，使木气有养不来克土，并不使木郁生火，以助胃火也"；又"妙在麦冬以清肺金，使金中有水，胃火难炎，且去制肝，无令克土也"。

各经之火

论中以"泻火圣神汤"（栀子、白芍、甘草、丹皮、玄参，水煎服）为基础方，治各经之火。如心火加黄连，肺火加黄芩，胃火加石膏，肾火加知母、黄柏，大肠火加地榆，小肠火加麦冬、天冬，膀胱火加泽泻，等等。此外，还有"治火独治肝经"之说。因肝属木，木易生火，治火者首治肝，"肝火一散而诸经之火俱散"，故加清肝火之药，即可去各经之火。

3. 吐治法

《石室秘录·卷二》"吐治法"，是指治"痰块壅塞"之法。论曰："吐治者，病在胃口之间不能下，则必上越而吐之。"本论主要就"痰块壅塞"，论述如何正确运用吐法，尤其强调当慎用吐法。如人上焦壅滞痰块，不上不下，塞在胸间，气喘，欲呕不能，欲吐不肯，治宜用阴阳水探吐之，或用瓜蒂、藜芦煎汁，饮之即吐。"然必痰气与火结在胸间作痛者，始可用此法吐之，否则断断不可"。因人之元气，不可一伤；吐一次，则五脏反复，必损寿元。故"必问其人胸痛否，气塞否，喉间有所碍否，痰吐出黄否，有此数种，始可用前药以吐之"。此吐治之一法，当因人而宜而用之，亦即吐不可轻用，不知禁忌而妄吐之，必致"五脏反复不宁"。如何权衡是否适用吐法，论中提出"宜吐之症，必须看其痰，吐在壁上，有光亮者，放心吐之，余则皆忌。光亮者，如蜗牛之涎一样光亮也。但看见光亮者，无论其痰在上、中、下，此光亮之色，必须俟其痰迹干而分辨之，不可据其湿痰时，而即以为光亮也"。

4. 泄治法

《石室秘录·卷二》"泄治法"，是指治"腠理郁闭"之发汗法。论曰："泄治者，汗之也。邪居于腠理之间，不肯自出。必用汗药以疏泄之。"方用荆芥、桔梗、防风、甘草、苏叶、白术、茯苓、陈皮，水煎服。此方"妙在用白术为君，而以表汗为佐使"。人之脾气健运，而皮毛腠理始得开合自如。方用白术"以健土祛湿而利腰脐，邪已难于久住"；况有防风、荆芥、苏叶之品，尽散外邪，再以甘草从中调治，则"邪不必攻而自散矣。此泄治之佳者"。论中还指出，此方倘治冬月之泄汗，或可斟酌后加入少许桂枝或麻黄。又言"泄治方用白术，与苏合丸用白术同意，其法甚妙"。

5. 正医法

《石室秘录·卷一》"正医法"，是指五脏之病从本脏而治的方法，但从他脏而治本脏，亦属"正医"之法。本论主要就"肺经生痈""久嗽服气法""水泻""血痢""水肿""两胁胀满吞酸吐酸""腰痛""怔忡不寐"等，论述其辨证施治。兹以"肺经生痈""血痢"为例，阐明"本脏病可从他脏施治"之理。

肺经生痈

论中指出，"治肺之法，正治甚难，当转治以脾；脾气有养，则土自生金，咳嗽自已"。如肺生痈疡，方用清金消毒汤（玄参、生甘草、金银花、当归，水煎服）加麦冬。方中"惟麦冬乃清肺火之品，余俱入脾、入肝、入心之药"。因其"入肝则平木，而不必肺金用力以制之，则肺金得养矣。

入脾则脾土能生肺金，而肺金又得养矣。入心经则心火不凌肺金，而肺经又得养矣。虽前药乃治心、治脾、治肝之药，似乎隔一、隔二、隔三治法，其实乃正治肺金也"。论中还指出，上方中"加白芍三钱更妙，平肝火，使心火弱，不来克肺也"。

血痢

论中指出，"血痢者，乃肝经来克脾土也。虽因脾土之湿，又加暑热暗侵，瓜果内伤所致。然终因肝木太旺无制，凌脾土而然也"。故方用白芍、当归滋肝而平木。"肝木得养，不来下克脾土，则土亦得养，而血痢自痊矣"。不过，其理不尽如此。论中还指出，血痢虽有痛与不痛之分，其实皆火邪夹湿气所致。本方"妙在用当归、白芍滑利之，则火邪利于直下，不只平肝木而救脾土也"。

6. 反医法

《石室秘录·卷一》"反医法"，是指正虚邪盛之急症，当"急宜固其正气"，或可少佐以祛邪之品。论曰："凡人有病发狂如见鬼状，或跌倒不知人，或中风不语，或自卧而跌在床下者，此皆正气虚而邪气犯之也。似宜正治邪为是，然而邪之所凑，其气必虚；不治其虚，安问其余。此所以急宜固其正气，而少佐以祛痰祛邪之药为妙"。本论主要就"发狂""卒倒不知人""中风堕地"而论述其辨证施治。

发狂

发狂见鬼者，乃正虚所致，治以祛狂至神丹（人参、白术、半夏、天南星、附子，水煎）"大剂灌之，狂自定矣"。论曰："此见鬼为虚，而非实热。方用人参，同入于祛痰、祛邪之药内，乃因其反而反治之也。"若"发狂不知人而不见鬼者，乃热也"，则不可与祛狂至神丹；可用人参、白芍、白芥子、半夏、天南星、黄连、陈皮、甘草组方，水煎服。此方"妙在用黄连"，黄连入心则可"引诸补心之味，同群相济，或补或泻"；黄连"用于补剂之中，正此意也"。

卒倒不知人

卒倒不知人，亦属气虚，亦可用前方（祛狂至神丹）治疗。论曰："跌倒不知人，虽因气虚，然未有无痰而能跌倒者。既跌倒，亦未有不知人者，故必须祛痰，而佐以助正之药，此前方（祛狂至神丹）之所以可兼治也"。

中风堕地

中风堕地，"纯是气虚。气虚之人，未有不生痰者。痰重，卒中卒倒，有由来也。然徒治其痰，而不补其气，即所以杀之也"。三生饮，"妙在用人参一两。同生附、半夏、南星祛邪荡涤之药，驾驭而攻之"。因而，中风不语者，方用三生饮（人参、天南星、生半夏、生附子，水煎）"急灌之"。或卧跌床下者，即中风类病证，又名尸厥，"亦以三生饮救之"。论中强调，"中风等症，非大加人参以祛驾其邪，则痰不能开而邪不能散。方中妙在用人参至一两，始有力量"。

7. 完治法

《石室秘录·卷一》"完治法"，是指"不必支解刀破"之治法。论曰："完者，如病头痛、脑痛、手足两臂疼痛、两肩背疼痛、腰以下痛，不必支解刀破，囫囵而治之也。"本论主要就"头痛""脑痛""两臂肩膀痛""两足痛""腰下痛"而论其辨证施治。

头痛

论中指出，头痛可用黄酒、细辛、川芎、白芷，煮酒，"一醉而愈"。因头痛至终年累月，其邪深入于脑，一二钱之散药，难以上至颠顶而深入于脑中，必多用细辛、川芎、白芷以"大散之"。因"风邪在头，非多用风药，必难成功"。既愈之后，必须用"补血生水汤"（熟地、芍药、当归、川芎、山茱萸、麦冬，水煎服）四剂为妙。论中还载有另一首治头痛方，药用川芎、沙参、蔓荆子、细辛，水煎加黄酒调匀。早晨服之，则"一剂永不再痛"。此方"妙在用沙参",沙参补阴,原不入脑;今用于川芎之中,而蔓荆、细辛直走于颠,则沙参不能下行,与诸药共入于脑中。脑痛者,"因脑阴之虚,风得留之而不去。今补其脑则风不能存,而脑痛自愈,而头痛亦除矣"。此方不仅治头痛,还兼治脑痛,"无不神效"。

脑痛

脑痛,治以"清脑平酒丹"(黄酒、柴胡、白芍、辛夷、郁李仁、麦冬、桔梗、甘草,水煎,入前酒饮之),"饮之以酒,必以醉为度"。脑痛之病,乃风入胆经所致;"胆应于脑,故脑痛"。柴胡辛散,故以白芍和之,"则不散气而转能散邪"。辛夷、郁李仁,皆入胆之妙品;桔梗、甘草,又入肺之妙药。胆病兼治肺,是因鼻上通于脑,脑热则必下流清水,久则必成鼻渊;兼治其肺,则肺气清肃,自去平胆木之旺,而清涕不致下行。"此立方之神妙有如此"。

两臂痛与两肩膊痛

两臂痛与两肩膊痛,方用黄酒、当归、白芍、柴胡、羌活、半夏、陈皮、白芥子、秦艽、附子,水煎取汁;入黄酒内,"一醉为度"。臂与肩膊,属手经之病,是肝气郁滞所致。本方"妙在用白芍为君,以平舒肝木之气,不来侵克脾胃之气";柴胡、羌活,又善祛风,且直走手经之上;秦艽亦是风药,兼附而攻,邪自退出;半夏、陈皮、白芥子,皆"祛痰圣剂",使风邪去而痰不留;"更得附子,无经不逐,又何有余邪之尚存哉,自然一醉而愈也"。

两足痛、腰以下痛

两足痛、腰以下痛,用黄酒、黄芪、防风、薏苡仁、杜仲、茯苓、车前子、肉桂,水煎取汁入酒内,"一醉而愈"。腰足痛,属肾虚而气衰,不能运动;更加之湿,自必作楚。此方"妙在不补肾而单益气,气足则血生,血生则邪退";又助之以薏苡仁、茯苓、车前子之祛湿,使湿去则血更活。

更助杜仲之健肾，肉桂之温肾，防风之荡风，可谓相畏而相使，相佐而相成。论中还载有一方，称"治腰痛如神"。方用白术、芡实、薏苡仁，水煎服，"一剂即愈"。此方妙在用白术，以去腰间之湿气；而芡实、薏苡仁，又是祛湿之物，湿去而腰脐自利。老年若有腰痛之疾，可服此方，自无痛楚。此方治梦遗亦神效，亦只消一剂。以上病证，皆风入四肢、头项、背间、腰以下所致，故借黄酒一味，"无经不达，引其药味，而直入病中也。此所谓完全治法也"。但头痛因风寒所致者，药宜酒煎；因火邪所致者，药宜茶清。

8. 碎治法

《石室秘录·卷一》"碎治法"，是指"内无异症，外显奇形"之治法。论曰："碎治法最奇。人有病腹中癥结，或成虫形、鸟形、蛇形，各药不愈……必内无异症，而外显奇形，如瘿如瘤之类。必须割去瘤瘿……始能病愈。"论中言"碎治有七法未传。一法洗其筋，一法破其脑。一法破其腹，一法洗其肠，一法换其舌，一法换其皮，一法接其骨也"。但"前车可鉴，勿再重求"。本论主要就"瘿瘤""疮疡""顽癣""接舌生舌""生齿固齿"而论其辨证施治。

瘿瘤

瘿与瘤不同。瘿者，连肉而生，根大而身亦大。瘤者，根小而身大。瘤之中又各不同，有粉瘤，有肉瘤，有筋瘤，有物瘤。筋瘤不可治，亦不必治，终身十载，不过大如核桃。粉瘤则三年之后，自然而破，出粉如线香末，出尽自愈，亦不必治。肉瘤最易治，用水银、儿茶、冰片、硼砂、麝香、黄柏、血竭三钱，各为细末。将此药擦于瘤之根处，随擦随落，根小者无不落也。物瘤则根大，最难治。必须用刀破其中孔，则物自难居，必然突围而出。后用生肌散（人参、三七根末、轻粉、麒麟血竭、象皮、乳香去油、没药、千年石灰、广木香末、冰片、儿茶，各为绝细末，研无声为度。）敷之，则瘤化为水，平复如故。瘿不同，形亦各异，属湿热之病。"由小而大，由大而破，由破而死矣"。初起之时，即宜用小刀割破，略出白水，以生肌散敷之立愈。倘若失治，渐渐变大，用药一点，点其陷处，半日作痛，必然出水。其色白者易愈，黄者、红者皆难愈。可先用点药（水银、硼砂、轻粉、鹊粪、莺粪、冰片、潮脑、绿矾、皂矾、麝香，为绝细末，如法使用），后用煎方，必然平复如故。煎方：人参、茯苓、薏苡仁、泽泻、猪苓、黄芪、白芍、生甘草、陈皮、山药，水煎服。服"十剂全消如故。但忌房事一月，余无所忌。若犯房事，必破不能收口，终身成漏矣"。

疮疡

人有病手臂生疮，变成大块，如拳头大者。治法：用小刀略破其皮一分，后以末药敷之，即化为水；以人参、甘草、硼砂、冰片、轻粉，各为末，掺之即化为水。或肚上生疮，结成顽块，终年不去者，亦可照上法治之，立效。论曰："此方乃化毒奇方，不可轻视。"

瘤

有足上生瘤者，不必破碎治之。只用针轻轻刺一小针眼，以前药敷之，必流水不止；再急用煎方治之，方用人参、黄芪、生甘草、薏苡仁、白芥子，水煎服。服"二剂即消尽其水，而人绝无恙色"。此属内外双治之法。此煎方之妙，乃补其本源之气，又利水而不走其气。论曰："刺其孔而出水，未免大损元气，今补其气，又何惧水之尽出哉。"

顽癣

皮上生顽癣，终岁经年，服药无效，擦治无功。用刀削去其顽癣一块之皮，用前生肌药敷五钱，掺之必痒不可当，削亦不十分痛。用麻药与饮，使人不知，然后用刀掺药。麻药方：羊踯躅、茉莉花根、当归、石菖蒲，水煎服，即人如睡寝，任人刀割，不痛不痒。换皮后三日，以人参、生甘草、陈皮、半夏、白薇、石菖蒲、茯苓，煎服，即醒。论曰："羊踯躅专能迷心，茉莉根亦能使人不知，用菖蒲引入心窍，以迷乱之耳。不服人参，可十日不醒。后用人参解之者，正气盛，则邪药自解。"方中诸药皆扶助正气之品，亦用石菖蒲引入心经。

9. 偏治法

《石室秘录·卷一》"偏治法"，是指"病在此而治彼"之法。论曰："偏治者，乃一偏之治法。譬如，人病心痛，不治心而偏治肝；譬如病在上，而偏治下；譬如病在右，而偏治左；譬如，病在四肢手足，而偏治其腹心也。"本论主要就"心痛""上热下寒""两胁胀满""胃气痛""脾不化食""痿""厥""吐血""头痛""腰背手足痛""梦遗""喘嗽""口眼歪斜""目痛"而论其辨证施治。

心痛

人病心痛，终年累月而不愈者，并非心痛。心包络为心之膜，以障心宫；邪犯包络，则心必痛。肝属木，包络属火，肝木生心火，故治肝木之寒，则心火有养，而包络之寒邪自散。肝木之气既温，生心之余，必能来生包络，故不必救包络，而必先救肝。肝木得寒，则涩而不舒，散肝中之邪，即所以散包络之邪。方用"定痛至圣丹"（苍术、白芍、当归、肉桂、良姜，水煎服）。此为治寒邪犯包络之方。寒邪之犯，"必恶寒，见水则如仇雠，手火熨之则快"。热邪之犯，"见水喜悦，手按之转痛是也"。故热痛之病，必然呼号，不能安于床席，治法亦责之肝。因包络之热，是由于肝经之热所致，故治宜泻其肝木之旺，而祛其郁热之火，不必救包络之焚，而包络之火自衰。方用"解热至圣丹"（白芍、炒栀子、甘草、当归、生地、陈皮，水煎服）。服"二剂，即安然如故"。

上热下寒

病在上者，乃上焦火热之盛，吐痰如涌泉，面赤喉痛，上身不欲盖衣，而下体冰凉。此属上假热而下真寒。方用"增减地黄汤"（附子、熟地、山茱萸、北五味子、麦冬、茯苓、泽泻、丹皮、山药、肉桂，水煎凉服）。如法服之，"立刻安静"。此为病在上而下治之法。论中还附有"上热下寒方"（熟地、山茱萸、车前子、肉桂、牛膝、麦冬、北五味，水煎冷服）。服后"一剂即安"。此病证属"下焦肾中水火俱耗尽真阴，而元阳无可居之地，于是上腾而作乱"。若以寒药救之则愈炽，以补气药救之则反危。必须用八味地黄汤大剂与服，加麦冬、五味，少救其肺金之气，下治而上自安。冬至之时，地下大热，天道自寒；夏至之时，地下大寒，天上自热。人身亦如此，因"肾经热，则头目咽喉心肺皆寒，安享其清肃之气；肾经寒，则头目咽喉心肺反生其拂逆之躁矣"。此为上病下治之一法。

两胁胀满

病在左者，如两胁胀满，不可左卧者，此病在肝。今偏不治肝，而兼治肺，是因肝木之旺，乃由于肺经之虚，金不能制木则木愈盛。木盛则脾土更无所养，肺金益虚，则肝木益旺，以致病无已时。方用人参、黄芩、麦冬、甘草、白芍、当归、柴胡、茯苓、陈皮，水煎服。服后，"一剂知，二剂愈，四剂全瘥"。人参乃补气之味，与肝木不相干；柴胡亦是肺经主药，一味而两用之；白芍、当归，虽专入肝经，然亦能入肺。所以同用入肺以助气，而非以之平肝，此为左病治右之一法。

胃气痛或脾不化食

人病胃气痛，或脾气虚弱，不能饮食；或能饮食而不能化，作痛作满，上吐下泻者，此属肝木克伐脾土。治宜平其肝木，则脾胃之土得养而前症可愈。方用白芍、甘草、当归、柴胡、茯苓、白芥子。有火者加炒栀子，无火者加肉桂，水煎服。此方还可加白术三钱，有食者加山楂，伤米食者加枳壳、麦芽，有痰者加半夏。方中白术、茯苓乃脾胃之品，但其性亦能入肝；白芍、当归、柴胡，则纯是肝经之正药。有此三味，直入肝经，则各药无不尽入肝以平木，木平则脾胃之土安然。总之，有食则化食，有痰则祛痰，有火则散火，有寒则祛寒，可立奏功效。此为右病左治之一法。

痿证

人患痿证，终年不能起床，面色光鲜，足弱无力，不能举步；属阳明火盛者，不必去治两足。"止平其胃火，则火息而足自坚凝"。若不平胃火，而徒用补阴之剂，则饮食愈多而两足益弱。法当用玄参、麦冬、甘菊花、人参、熟地、菟丝子，水煎服；"恣其吞饮，则胃火渐平，而两足自然生力"。此"不治足而正所以治足也"。此外，有类似痿证而并非阳明之痿者。如不能起床，因骨无力而不能起立者，此属"肾寒极而火沸腾，似痿而非痿也"。初起阳明火炽，但"用寒凉折服之，则胃火息矣"。而"肾水熬干"，则夜必咳嗽吐痰，而日间转觉少轻，且呻吟于床席，食欲不佳者，方用玄参、麦冬、熟地，水煎服。若有肝火者，加白芍五钱，水煎服，服"四剂可以起床"。后用六味汤大剂煎饮，加麦冬、五味子、熟地、山茱萸、山药、丹皮、泽泻、茯苓，水煎服。此方"妙在用玄参、麦冬，滋肺金而去心间之游火；又妙在用熟地以补肾水，则水足而胃火自坚矣。肺金自然下生肾水，则肾水藏于肾宫，不上冲咽门，不必止嗽，而嗽自除矣"。

厥症

人有一时手足厥逆，痛不可忍者，是因心中热蒸，外不能泄所致。故虽四肢手足厥寒，而胸腹皮热如火。方用柴胡、当归、荆芥、黄连、炒栀子、半夏、枳壳，水煎服。服"一剂即平，二剂即全愈"。论中还附有一首治厥方：白芍、炒栀子、陈皮、柴胡、天花粉，水煎服。此方"治热厥最妙，以其入肝而平木也"。厥症多是火病，厥之甚则热之甚，故疏其内热，则四肢手足自温。方中"妙在用柴胡为君，用诸寒凉之药，直入心肝之内，又不凝滞于胸膈之间"。因柴胡能散半表半里之邪，善疏泄郁闷之气。以上亦偏治之法。此外，厥症虽多属火，然亦有非火而厥者，乃阴寒直中阴经所致。阴寒直入于肾宫，则必夹肾水上犯心君之火，若不用大热之药急救心君，则危亡顷刻。方用"急救寒厥汤"（人参、白术、附子、肉桂、吴茱萸，水煎服），服"一剂即愈"。寒厥与热厥大相悬绝，寒厥手足必青，饮水必吐，腹必痛，喜火熨之；若热厥，手足虽寒，而不青紫，饮水不吐，熨火则腹必加痛。

吐血

人有病吐血者，似乎胃经之病，实乃肾火冲上所致。若只治胃则胃气益伤，胃伤则无以输精于肾，而肾水益虚，肾火愈炽，吐血必无已时。法当峻补肾水，水足则火不上沸。方用六味地黄汤加麦冬、五味，大剂吞饮，血症可痊。若用寒凉之品，临时止血，而血之冲决，无以止抑。

头痛

人病头痛者，属肾水不足，邪火冲入于脑，终朝头晕，似头痛而非头痛者，治宜大补肾水，而头痛头晕自除。方用"定风去晕丹"（熟地、山茱萸、山药、北五味子、麦冬、玄参、川芎、当归、葳蕤），服"二剂即愈"。此方"妙在治肾而不治风，尤妙在治肾而兼治肝也"。因肝木不平，则肺金失化源之令，而肾水愈衰。今补肝又补肾，子母相资，自然上清头目。"况又入麦冬、五味，以滋肺金之清肃乎，所以下喉即安然也"。

腰背手足痛

腰痛因脾湿所致者，"重如系三千文"。治宜去腰脐之湿，则腰痛自除。方用白术、薏苡仁，水煎服。服"一剂即痛如失"。此方不治肾，而正所以治肾。如人患背痛，属膀胱之气化不行者，故上阻滞而作痛。法当清其膀胱之火，则背痛自止。因膀胱乃肾之府，肾虚则膀胱亦虚。夹脊乃河车之路，膀胱借肾道而行，所以"肾脊作楚"。方用"护背丹"（熟地、茯苓、肉桂、车前子、泽泻、薏苡仁、芡实，水煎服）。服"二剂，膀胱之水道大通，而背脊之疼亦愈矣"。方中熟地乃补肾之圣剂，肾足而膀胱之气亦足；加之茯苓、车前子、薏苡仁等类，以泻其水；肉桂又引入诸药，直达膀胱以通其气，"自然化行而水泄，水泄而火散，上行之郁结得以解除而痛遂立止"。

又如人手足痛，属肝木郁结者，若散其郁气，则手足之痛自去。方用逍遥散加栀子、半夏、白芥子，水煎服。服"二剂即痛如失"。因"肝木作祟，则脾不敢当其锋，气散于四肢，结而不伸，所以作楚"。今服药后肝气得平，而脾气自舒；脾气得舒，而手足痛亦尽除。又人病在两足之弱，不能步履，属气虚而不能运用者，方用补中益气汤加牛膝、金钗石斛、黄芪、人参。服"二剂即足生力，四剂可以步履矣"。方中人参、黄芪、白术，皆补气之圣药，而牛膝、石斛，亦健足之神剂，"所以两用之而能成功"。

梦遗

人病梦遗者，是因肾水耗竭，上不能通于心，中不能润于肝，下不能生于脾土，以致玉关不关，无梦且遗。法当大剂补肾，而少佐以益心、益肝、益脾之品，自然渐渐成功，"不止而止也"。方用"断梦止遗丹"（熟地、山茱萸、北五味子、茯苓、生枣仁、当归、白芍、薏苡仁、白术、白芥子、茯神、肉桂、黄连。水煎服）。服"一剂即止梦遗，十剂即全愈"。此方"妙在心肝肾脾肺五脏兼补，不止止其遗、安其梦，尤妙在黄连、肉桂同用，使心肾两交，自然魂魄宁而精窍闭。若不补其五脏，而惟是止涩之，则精愈旺而梦益动，久则不须梦而自遗矣"。

喘嗽

人病喘嗽者，属气虚不能归原于肾；而肝木挟之作祟者，法当峻补其肾，少助引火之品，则气自归原，而痰喘可息。方用人参、熟地、山茱萸、麦冬、五味子、牛膝、枸杞子、菟丝子、茯苓、白芥子，水煎服。此方"妙在多用人参于补肾之中，使其直走丹田气海，而生元阳之神，而火自归元，不致上沸。一连数剂，必获奇功"。以上诸治法，"皆偏治之最奇最效者，不可不补入也"。

口眼歪斜

人病口眼歪斜者，属"心中虚极，不能运于口目之间"，轻则歪斜，重则不语。方用人参、白术、茯苓、甘草、陈皮、肉桂、石菖蒲、半夏、当归、白芍治之。服"一剂少愈，二剂全愈"。此方"之妙，全不去祛风祛邪，一味补正而歪斜自愈"。

目痛

人病目痛而涩，无泪红赤，属肾水亏而虚火冲上者，方用六味地黄汤加柴胡、白芍、当归、甘菊花治之。服后，"一剂轻，二剂全愈"。此亦上病治下之法。

10. 全治法

《石室秘录·卷一》"全治法"，是指"通身清火"以治痨病之法。论曰："全治者，乃人病痨瘵之症也。痨病用不得霸药，宜用通身清火之味治之。"本论主要就"痨病""虚劳""痨虫"而论其辨证施治。

痨病

治痨病，方用"平补神丹"（熟地、地骨皮、丹皮、玄参、人参、白术、桑叶、麦冬、北五味子、茯苓、芡实、山茱萸、白芥子、枣仁、沙参，水煎服）。此方"妙在地骨皮为君，以入阴中平其虚火，而又不损其脾胃之气"；又加芡实、茯苓以利其湿气，则熟地专能生阴中之水；少加人参以补微阳而不助火，则肺金有养；又益之麦冬、五味子，补其肺金，则金能生水。水生自能制虚火，而相火下伏，不夺心主之权，则一身安宁。此属全治之法。论中还附有"未成痨病而将成痨病"方（熟地、地骨皮、人参、麦冬、北五味子、白术、山药、白芥子，水煎服）。此方"妙在平补而无偏胜之弊，虽熟地多用，然有参、术以行气，自易制其腻滞，故转能奏功"。

虚劳

人患虚劳而未成痨瘵者，方用"和平散"（熟地、山药、山茱萸、麦冬、枣仁、人参、茯苓、陈皮、甘草、沙参、白芥子、芡实、白芍、远志、丹皮，水煎服）。此方亦是"通身补其气血之方也"。此方"不寒不热，不多不少，不偏不倚，乃至中之方"，当以此为主，治初起之痨瘵。痨瘵之方，世多尊补中益气汤。此方原无不利，但补中益气汤治饮食内伤，兼带风邪者最为适宜，不适于无有风邪而兼痨瘵内伤者。故陈士铎另文"和平散"，此方治内伤而无外感者"神效"。此亦全治之一法。

痨虫

治痨病服前方而不见起色者，必有痨虫尸气，方用"断虫神丹"（鬼箭、鳖甲、地栗粉、生何首乌、熟地、神曲、白薇、人参、柴胡、鹿角霜、地骨皮、沙参，蜜为丸）。每日服前汤后，如法服用此丸。此方善能杀虫，又不伤耗真阴之气，"真全治之巧者"。大约此药可服半料即止，不必尽剂。服半料后，当改用六味地黄丸，加麦冬、五味子，不必另立药方。若骨蒸有汗者，宜用丹皮；无汗者，宜用沙参；若地骨皮，则有汗无汗俱宜服之。论中还附有杀痨虫方，是于大补气血之中，加入杀虫之药，拟使元气既全，真阴不散，虫死而身安。方用人参、熟地、何首乌（生用）、地栗粉、鳖甲醋炙、神曲、麦冬、桑叶、白薇、山药等。

11. 先治法

《石室秘录·卷二》"先治法"，是指针对疾病初起之证，首先采用的治法。论曰："先治者，宜先而先之也。"本论主要就"外感初起""内伤初起""伤寒初起"而论其辨证施治。

外感初起、伤寒初起

人病发热，必须先散其邪气，待邪气速去，而后再扶其正气，则正气不为邪所伤。方用柴胡、荆芥、半夏、黄芩、甘草，水煎服。服药后，则邪散而身凉。因四时不正之气，侵袭人体，必然由皮毛而入营卫。"今用柴胡、荆芥先散其皮毛之邪，邪既先散，安得入里。方中又有半夏以祛痰，使邪不得夹痰以作祟；又有黄芩，使不得夹火以作殃；况又有甘草，调和药味以和中。邪气先散，而正气又不相伤，此先治之妙也"。论中还提出"外感祛邪汤"（柴胡、白芍、茯苓、甘草、当归、麻黄、桂枝、陈皮），此方"专治伤寒初起者神效。乘其尚未传经，可从补正之中兼用祛邪之品，而热散之也"。

内伤初起

论中还提出，以"内伤散邪汤"（柴胡、天花粉、栀子，水煎服）治内伤初起病证。"此方凡肝脉郁者，用一剂即快，不必专是外感也，治内伤初起者神效"。

12. 后治法

《石室秘录·卷二》"后治法"，是指针对正虚感邪之人的治法。论曰："后治法者，宜后而后之也。人有正气虚寒，以中邪气风寒，不可先攻其邪。盖邪之所凑，其气必虚，邪之敢入于正气之中者，是人之正气先虚也。"本论主要围绕"补正攻邪"而论其辨证施治。如治疗当急补其正气，则邪气方能速去。方用"补正散"（人参、黄芪、柴胡、半夏、甘草、当归、陈皮、白术、神曲、黄芩、山楂，水煎服）。此方"妙在用参、归、芪、术以扶正气，加柴胡、半夏以祛邪，加陈皮、山楂以消食，加甘草以和中，不治邪而邪自退"。论中还附有两方：其一，以"扶正散邪汤"（人参、白术、甘草、半夏、柴胡、茯苓，水煎服），专治"正气虚而邪入之者"。如头疼、发热，"凡脉右寸口大于左寸口者，急用此方，无不痊愈"。此虽有外邪，但"不可纯作邪治，当以补正为先，治邪为后"。其二，以"补血荡邪汤"（当归、白芍、枳壳、槟榔、甘草，水煎服）治痢疾，以"补正为先，荡邪为后"。此外，还提出作为"后治法"的疟疾方（人参、白术、青皮、柴胡、半夏，水煎服）。论曰："疟病虽有痰邪，不可先治邪。此方一味补正，略为祛邪以消痰，然正足而邪自退矣。"更有阴虚而发热如疟者，亦以前方加熟地、生何首乌，去半夏，换白芥子，治之亦效。

13.形治法

《石室秘录·卷四》"形治法"，是指治"有形可据"病证之法。论曰："形治者，四肢头面有形可据而治之也"。如见其目痛则治目，见其头痛则治头，见其手痛则治手，见其脚痛则治脚。但关键是要基于"有形"之病位，探求"无形"之病机，"此形治之宜审也"。亦即"审何经之病，用何经之药，自然效应"。本论主要就"目痛""头痛""手痛""脚痛"，论其辨证施治。

目之红肿

目之红肿，"乃风火入于肝胆之中，湿气不散，合而成之也"。初起之时，即用舒肝舒胆之药，加以祛湿散火之品，"自然手到功成"。若"止知散邪，而不知合治之法，则湿热壅结而不能速效。少不慎疾，或解郁于房闱，或留情于声色，或冒触于风寒，遂变成烂眼流泪之症，甚则胬肉扳睛有之"。方用"清目散"（柴胡三钱，白芍三钱，白蒺藜三钱，甘菊花二钱，半夏三钱，白术五钱，荆芥一钱，甘草一钱，草决明一钱，水煎服），如法服用，"一剂轻，二剂愈"。有热者加栀子三钱，无热者不必加入。此方之妙在"火、风、湿同治，而又佐之治目之品，所以药入口而目即愈也"。其余有形之治，可以以此类推。

手之麻木

手之麻木，"乃气虚而风湿中之，必须用手经之药引入手中，而去风去湿之药始能有效。否则，亦甚无益"。切忌"舍外形之可据，而求内象之无端"。此手之麻木，方用"逐风汤"（白术、防风、黄芪、人参、陈皮、甘草、桂枝，水煎服）。方中黄芪、人参、白术，俱补气祛湿之药；防风乃祛风之品，然必得桂枝，始能入于手经。"经络既清，自然奏功。举一而可类推，愿人审诸"。

脚痛

"脚痛之症最多，而最难治"。因脚位于"人身之下流"，水湿之气一犯，则停蓄而不易去，"须提其气，而水湿之气始可散也"。今人常以五苓散治湿，虽属正法，"然终不能上升而尽去其湿也"。论中提出"通治湿气侵脚"之方，名"升气助湿汤"（人参、白术、黄芪、防风、肉桂、薏苡仁、芡实、陈皮、柴胡、白芍、半夏，水煎服），称此方为"去湿之神剂"。其中，防风用于黄芪之中，已足以提气而祛湿，又助柴胡以舒气，则气更得以升腾，气升则水亦随之而入于脾；白术、芡实、薏苡仁，俱是"去水去湿之圣药"。凡有湿病，可参考使用此方。

14. 气治法

《石室秘录·卷四》"气治法"，是指治"气逆痰滞"之法。论曰："气治者，气病实多，吾亦举其大者言之，如气逆痰滞是也。"本论主要就"气逆痰滞""气虚痰多""气虚痰寒""气虚痰热"，论其辨证施治。

气逆痰滞

大凡气逆痰滞者，其"痰之滞，非痰之故，乃气之滞"所致。若不利气而惟治痰，则不可能痰去而病除。对于气逆痰滞证，论中治以"顺气活痰汤"（人参、白术、茯苓、陈皮、天花粉、白芥子、神曲、苏子、豆蔻，水煎服）。"此方之妙，在治痰之中，而先理气，气顺则痰活，气顺则湿流通，而痰且不生矣"。此方即体现"气治"之义。

气虚痰多

论中指出"气虚痰多之症，痰多本是湿也。而治痰之法，又不可徒去其湿，必须补气为先，而佐以消痰之品"。对于气虚痰多之证，论中治以"助气消痰汤"（人参、茯苓、薏苡仁、半夏、神曲、陈皮、甘草，水煎服）。此方虽有半夏、陈皮消痰，然而不多用人参，则痰无以消除。故方中用人参以补气，用薏苡仁、茯苓等健脾以祛湿，湿去则痰自除。"此治气之一法也"。

气虚痰寒

气虚痰寒者，治用前方（即助气消痰汤），再加肉桂、干姜即可。

气虚痰热

气虚痰热者，方用"清火消痰汤"（麦冬、天花粉、甘草、陈皮、白芥子、茯苓、神曲、白芍、当归，水煎服）。此方之妙，"在不燥而又是补气之剂，润以化痰，痰去而气自足也"。

15. 同治法

《石室秘录·卷三》"同治法"，是指异病同治之法。论曰："同治者，同是一方而同治数病也。"本论主要就四物汤、逍遥散、六君子汤、归脾汤、小柴胡汤、参苏饮、补中益气汤、四君子汤等诸方加减运用而展开。例如：四物汤可治吐血，又可治下血；逍遥散可治肝郁，也可治相关多种郁证；六君子汤可治饮食之伤，又可治痰气之积等。然而，方虽同而用之轻重有别，加减不同。如四物汤治吐血，宜加麦冬、甘草；治便血，宜加地榆、黄芩。如逍遥散治郁证，治木郁宜加丹皮、栀子，治火郁宜加黄连，治金郁宜加黄芩、苏叶，治土郁宜加石膏、知母，治水郁宜加泽泻、猪苓。如六君子汤治饮食之伤，治伤肉食者宜加山楂，治伤米食者宜加麦芽、枳壳，治伤面食者宜加萝卜子之类。此外，归脾汤可治郁怒伤肝之人，又可治心虚不寐之证；小柴胡汤可治伤风初起之病，又可治伤寒已坏之病；参苏饮可治风邪之侵，又可治气郁之证；补中益气汤可升提阳气，又可补益脾阴，兼治饮食初伤之证；或"祛邪于变后"，如"疟症藉之以散邪，泻症资之以固脱"；四君子汤可以补气之不足，又可以泻火之有余。

16. 异治法

《石室秘录·卷三》"异治法"，是指同病异治之法。论曰："异治者，一病而异治之也。"本论主要就"中湿""中暑""中寒"而论其辨证施治。例如：人病中湿者，或用"开鬼门"之法，或用"泄净府"之法，皆可祛湿。"开鬼门"者，开人毫毛之孔窍；洁净府者，泄大小之二便。治法虽殊，而理归一致。又如，人之中暑，有热解与寒解之别，有用香薷以"热散"者；有用青蒿以"凉散"者。再如，伤寒之证，或治以桂枝汤，或治以麻黄汤，均可解表散邪。风寒初入于营卫之间，"热可散于初，寒可散于后"。如风寒客于皮毛，将入胃经，则风邪尚寒，可治以桂枝汤"热散"。若风寒已由皮毛入于营卫，由寒化热而成内热之证，可治以麻黄汤"寒散"。

17. 产前治法

《石室秘录·卷四》"产前治法"，是指治产前病证之法。论曰："产前之症，俱照各门治之。惟有子悬之症最难治。其次漏胎，又其次是胎动，更难可畏者，是横生倒养，不可不急讲也。"主要就"子悬""漏胎""胎动""横生倒产"而论其辨证施治。

子悬

子悬，是指"胎热而子不安，身欲起立于胞中，故若悬起之象"。治疗上，方用人参、白术、茯苓、白芍、黄芩、杜仲、熟地、生地、归身，水煎服。此方"纯是利腰脐之圣药"，少加黄芩清热，则"胎得寒，子自定"。此方"滋补有余，而寒凉不足；定变扶危，中藏深意"。

漏胎

漏胎为气血不足所致，"急宜以峻补之"，则胎不漏。方用人参、白术、杜仲、枸杞子、山药、当归身、茯苓、熟地、麦冬、北五味子、山茱萸、甘草，水煎服。

胎动

胎动，即胎漏之前兆，亦属气血不足使然。上述治"漏胎"方，不寒不热，为"安胎之圣药"，凡有胎不安者，亦可治以此方。因此方可补益气血，故有"镇定"之功效。

难产

难产，如"横生倒养"，属"胎之不顺"，是气血之亏所致。论曰："血气既亏，子亦无力，往往不能转头，遂至先以手出，或先脚下矣。"宜治以"转头丹"（人参、当归、川芎、红花，水煎服，速灌之）。服后，"少顷，则儿头直而到门矣。倘久之不顺，再将前药服之"。若"儿头既已到门，久而不下，此交骨不开之故"，可速用"夺门丹"（柞木枝、当归、川芎、人参，煎汤服之）救急。

18. 产后治法

《石室秘录·卷四》"产后治法"，是指治产后病证之法。论曰："产后之病，不可枚举，终以补气补血为主。"本论主要就"产后宜补""胎产金丹""回生丹"而论其辨证施治。

关于"产后宜补"，产后往往"血晕头痛，身热腹痛；或手足逆而转筋；或心胁满而吐呕；风邪入而变为阴寒，或凉气浸而直为厥逆，皆死亡定于旦夕，而危急乱于须臾也"。方用人参、白术、熟地、当归、川芎、荆芥。以此方为主，感受风邪者加柴胡，感受寒邪者加附子、肉桂。此方于"大剂补正之中，略加祛邪之药"。方中"妙在纯是补气补血之品，全不顾邪，尽于辅正"，正气充盛，邪气自遁。方中荆芥，不仅引气血各归经络，亦能引邪气各出皮毛。若"儿枕作痛，手按之少痛"，可加入山楂、桃仁。此外，亦可酌情使用熟地。论中还附有"气血兼补汤"（当归、川芎、荆芥、益母草，水煎服），有风者加柴胡，有寒者加肉桂，血不净者加山楂，血晕加炒黑姜片，鼻衄者加麦冬，夜热者加地骨皮，有食者加山楂、谷芽，有痰者少加白芥子。此方纯补气血而不治表，"所以为妙"。

论中所附"胎产金丹"，专治妇人胎前产后、调经种子、保孕安胎，以及一切虚损等相关病证，"应验如神"。"回生丹"，亦专治妇人胎前产后，功效如前。

19. 气治法

《石室秘录·卷三》"气治法"，是指治气虚证、气衰证、气陷证、气寒证、气热证、气郁证、气喘证、气动证、气壅滞证、气逆证之法。论曰："气治者，气实气虚而不可不平之也。气实者，非气实，乃正气虚而邪气实也。若作正气之实，而用消气之药，使正气益虚而邪气益实，害且不可救药。方用补正之药而佐以祛邪之品，则正气自旺，邪气日消矣。"此言治正气虚而邪气实之法，方用人参、白术、甘草、柴胡、白芍、麻黄、半夏，水煎服。"此方之妙，亦是用散药于补正之中，使正气旺于邪气，自然两相击斗，邪可逃亡，否则适所取败。此气病宜知气治耳"。关于气虚、气实，论中还提到，"气虚、气实，原有分别，气虚则羸弱而难施，气实则壮盛而易察"。治气虚之方，如前所述。治气实证另有一方，用"消实汤"（枳壳、白术、陈皮、茯苓、甘草、山楂、柴胡、白芍、炒栀子，水煎服）。此外，还论及气陷治以补中益气汤，气衰治以六君子汤，气寒治以人参白术附子汤，气虚治以生脉散，气喘治以独参汤，气动则用二陈汤加人参，气壅滞则用射干汤，气逆则用逍遥散等。

20. 血治法

《石室秘录·卷三》"血治法"，是指治出血证之法。论曰："血治者，乃血病不肯归经，或上或下，或四肢皮毛，合处出血者是也。"本论主要论述"治血宜顺性"之理。关于血之循行及血证的表现，论曰："血循经络，外行于皮毛，中行于脏腑，内行于筋骨，上行于头目两手，下行于二便、两足、一脐。是周身无非血路，一不归经，自然各处妄行，有孔则钻，有洞则泄，甚则吐呕，标出于毛孔，流出于齿缝，渗出于腹脐，而不止大小便之出也。"出血证的治疗原则，是"血宜顺性而不宜拂"，方用四物汤加味（当归、白芍、熟地、川芎、荆芥末、生地、麦冬、茜草根、甘草）。此方"妙在用茜草根、荆芥，引血归经，不拂乱其性，则血自归经，各不相犯矣"。论中还提出以六味丸汤（六味地黄丸加麦冬、五味子，水煎服）治疗出血证。论中指出，"血病最忌寒凉之品，寒则凝滞不行，难以归经。六味丸汤，妙在不寒不热，补肾水以滋肝木。肝木得养，则血有可藏之经，自然不致外泄，何至上吐"。因而，认为"血症最宜用此方。久服三年不吐，始庆重生。否则，尚在生死之间也"。此外，论中还附有"止血归经方"（生地、荆芥、麦冬、玄参，水煎服），称"一剂止血，后用六味汤全愈"。

21. 阴治法

《石室秘录·卷二》"阴治法"，是指阴气不足者感受阴邪之治法。论曰："阴治者，病证乃阴气不足，而阴邪又犯之也。如肾水虚寒，又感寒者；或肾水亏竭，夜热昼寒是也。"主要就"肾虚感寒""水亏夜热"，论其辨证施治。治疗上，法当"峻补其阴"，则"阴水足而火焰自消，骨髓清泰，上热余火俱归乌有矣"。方用"安火至圣汤"（熟地、山茱萸、麦冬、北五味子、玄参、地骨皮、丹皮、沙参、白芥子、芡实、车前子、桑叶，水煎服）。此方妙在"全用纯阴之品，一直竟进肾宫，资其匮乏，则焦急之形，不上焰于口舌皮毛之际"。方中玄参、地骨皮、沙参、丹皮，"少清其骨髓中之内热，自然阴长阳消，不治阳而自安也"。若属阴寒无火者，则不宜用此方。方用"祛寒至圣丹"（肉桂、附子、熟地、山茱萸、白术、人参、柴胡，水煎服）。此方"妙用附、桂祛寒之药，加之于参、熟补阴之内，使阳得阴而有制，不致奔越沸腾"；少加柴胡，则阴邪自散，而不必纯用麻黄、桂枝之类，以免"铄尽真阴"。肾中之火，必得水而后生。此水非为邪水，乃属真水。"邪水可以犯心而立死，真水可以救心而长延"。人体生命之阳实根于阴，而"真阴真水实为真阳君相之火之母"。"祛寒至圣丹"中，加熟地、山茱萸，正是此意。若仅用附、桂以祛寒，未尝不效。然而，邪去而阴消，甚或有亡阳之变，故于"水中补火"，更于"水中祛邪"。

22. 阳治法

《石室秘录·卷二》"阳治法"，是指治阳热病证之法。论曰："阳治者，治阳症之病也"。本论主要就"伤寒发斑""中暑火炽"等，论其辨证施治。

伤寒发斑

伤寒发斑，身热，心如火，口渴呼气，气喘舌燥，扬手出身；此"阳火烧焚于胃口，烟腾势急，威猛不可止遏，皆阳症也"。必治以大剂寒凉之剂。方用"滂沱汤"（玄参、升麻、黄芩、麦冬、防风、天花粉、苏叶、青黛、生甘草、生地、桑白皮）。服"一剂即消大半，二剂痊愈"。此方妙在"元参为君，不特去其浮游之火，兼能清其胃中之热，且性又滋润"。又有黄芩以"大凉其胸膈"，又加升麻、防风"引散其火邪"；更佐以麦冬、生地，凉血以清肺气，自然清肃下行，而中焦之火，"尽化为乌有也"。

中暑火炽

中暑之病，中暑热之气，大渴饮水，数桶不止，汗如雨下，大喊狂呼，日重夜轻，亦属"阳火邪炽"所致。方用"滂沱汤"或"消暑至神汤"（青蒿、石膏、麦冬、半夏、黄连、人参、甘草、茯苓、竹叶，水煎服）治疗。后方妙在"用青蒿祛暑，再加二钱香薷，则暑气自化；用石膏以平"。

23. 假治法

《石室秘录·卷二》"假治法"，是指以"假热""假寒"之方药，治"假热""假寒"之法。论曰："假治者，病是假热，而治以假热之方；症是假寒，而治以假寒之药也。如人喉痛口干，舌燥身热，人以为热，而非热也，内真寒而外现假热耳。如人手足冰冷，或发厥逆，或身战畏寒，人以为寒，而非寒也，内真热而外现假寒耳。此时看症未确，死生反掌。"若

"以假热之药，治假寒之症；以假寒之品，治假热之病，是以假对假也"。所论"假寒方""假热方"如下。

假寒方

"内真寒而外现假热"之证，"口虽渴而不甚，舌虽干而不燥，即燥而无芒刺，无裂纹，喉虽痛而日间轻，身虽热而有汗"；或"手足寒久不回，色变青紫，身战不已，口噤出声而不可禁"。治用"假寒方"（附子、肉桂、人参、白术，水煎，冰水泡凉后，入猪胆汁、苦菜汁调匀，一次服之即愈）。因方中全是热药，若服之不宜，必因虚火上冲而尽行呕出，故"以热药凉服，已足以顺其性而下行"。

假热方

"内真热而外现假寒"之证，如"手足冰冷，或有时温和，厥逆身战，亦不太甚，有时而安，然有时而发搐"；或"心胸之内，全是一团邪火，盘踞于中焦"。治用"假热方"（黄连三钱，柴胡二钱，白芍三钱，当归三钱，炒栀子二钱，半夏三钱，枳壳一钱，茯苓三钱，石菖蒲三分，水煎服）。此方妙在"用黄连一味，直入心经；佐以栀子副将，单刀直入，无邪不散；又柴胡、白芍泻其运粮之道；又半夏、枳壳斩杀余党，中原既定，四隅不战而归正矣。然而火热居中，非用之得宜，则贼势弥空，安能直入。又加菖蒲之辛热，乘热饮之，则热喜同热，不致相反，而转能相济，此又假治之妙法也"。

论中在论"假寒方""假热方"之后，广而言之，论及下述相关证治方药。

如"人气喘不安，痰涎如锯而不止者，人以为热，而非热也，乃下元寒极，逼其火而上喘也。此最急最危之症，苟不急补其命门之火与肾火，则一线微阳必然断绝"。方用熟地、山茱萸、麦冬、北五味子、牛膝、附子、肉桂，水煎后，冰水泡冷服之，"一剂即愈"。附子、肉桂，为"斩关

"夺门"之药，其性最热；"倘不用之于熟地、山茱萸、北五味之中，则孤阳乘大热之势，沸腾而上矣"。方中妙在"用熟地、山茱萸之类，使足以济火；又麦冬以滋肺金之化原，使金去生水；而水益足以生火，而火不敢于飞越"；又有"牛膝之下走而不上行"，然必以冰水泡之，以引其"上焦之热，直至肾宫，肾宫下热，则上焦清凉，火自归舍"。

又如，有眼目红肿，经年不愈者，亦属"肾火上升而不下降"。法用六味地黄汤加麦冬、甘菊花、白芍、当归、柴胡，蜜为丸。"每日吞服五钱，一料必全愈"。此"虽非假治之法，而症实假热之症，可触类而旁通之耳"。

24. 真治法

《石室秘录·卷二》"真治法"，是指以"真热""真寒"之方药，治"真寒""真热"之治法。论曰："真病原难分晰，然有假即有真也"。本论主要就"寒热真假之辨"，以及"真热真寒"，论其辨证施治。

寒热真假之辨

关于"假热"与"真热"之别，论曰："以前症言之，如人喉痛口干，舌燥身热，与假热无异，然而此曰真热者，何以辨之。假热之症，口虽渴而不甚，舌虽干而不燥，即燥而无芒刺，无裂纹，喉虽痛而日间轻，身虽热而有汗。不若真热之症，口干极而呼水，舌燥极而开裂生刺，喉日夜痛而不已，身大热烙手而无汗也。"

关于"假寒"与"真寒"之异，论曰："更有人手足冰冷，或数厥逆，身战畏寒，与假寒无异，然而谓之真寒者，何以辨之？假寒之症，手足冰冷，或有时温和，厥逆身战，亦不太甚，有时而安，然有时而发搐。不若真寒之症，手足寒久不回，色变青紫，身战不已，口噤出声而不可禁也。"

真热与真寒证治

真热之证，症见"口干极而呼水，舌燥极而开裂生刺，喉日夜痛而不已，身大热烙手而无汗"者，治以清热泻火之法。方用麻黄三钱，黄连三钱，黄芩三钱，石膏三钱，知母三钱，半夏二钱，枳壳二钱，甘草一钱，当归五钱，水煎服。"一剂轻，二剂愈"。此方主用"寒凉之药以祛逐其火，火一去而上焦宽快矣"。

真寒之证，症见"手足寒久不回，色变青紫，身战不已，口噤出声而不可禁"者，治以回阳救逆之法。方用附子三钱，肉桂一钱，干姜一钱，白术五钱，人参一两，急救之。"此乃直中寒邪，肾火避出躯壳之外，而阴寒之气直犯心宫，心君不守，肝气无根据，乃发战发噤，手足尽现青色也"。因证属"元阳飞越，止一线之气未绝，若不急用人参，返气于若存若亡之际，而徒用桂、附、干姜，一派辛辣火热之药，邪虽外逐，而正气亦就垂绝……此真治之妙也"。

25. 虚治法

《石室秘录·卷二》"虚治法"，是指治虚证之法。论曰："虚治者，非气虚，即血虚也。"本论主要就"气虚""血虚"，论其辨证施治。

气虚治法

"气虚者，如人不能饮食，食之而不能化者"。饮食入胃，必须胃气充足，始能化糟粕而生津液。"气既自馁，何能化饮食也"。治宜健脾开胃消食，方用人参、黄芪、白术、陈皮、甘草、麦芽、神曲、山楂、炮姜、茯苓，水煎服。此方中参、苓、芪、术，纯是健脾开胃之品；又恐饮食难消，复加山楂、神曲、麦芽以消之，则胃气旺，饮食化，津液自生。加减之法：若伤米食，加麦芽；伤肉食，加山楂；伤面食，加萝卜子；有痰，加半夏、白芥子；咳嗽，加苏子、桔梗；伤风，加柴胡；夜卧不安，加炒枣仁；胸中微疼，加枳壳。

血虚治法

"血虚者，面色黄瘦，或出汗盗汗，或夜眠常醒，不能润色以养筋者"。治宜"补阴而生血"，兼以活血；方用麦冬、熟地、桑叶、枸杞子、茜草、当归，水煎服。此方妙在"用桑叶以补阴而生血，又妙加入茜草，则血得活而益生"。又济之以熟地、麦冬、当归，"大剂以共生之"，则血足色润而筋舒。"外症既见改观，则内自安而寐适，心气得养，又宁有盗汗之生哉"。加减：参照前法。

气血两虚治法

"有气血两虚之人，饮食不进，形容枯槁"。若"补其气而血益燥，补其血而气亦馁，助胃气而盗汗难止，补血脉而胸膈阻滞"，故法当气血同治。方用人参、白术、甘草、陈皮、茯苓、当归、白芍、熟地、川芎、神曲、麦冬、谷芽，水煎服。此方气血双补，与八珍汤同功。"而此更妙于八珍者也，妙在补中有调和之法耳"。

26. 实治法

《石室秘录·卷二》"实治法"，是指治"有余之人"之法。论曰："实病亦不同，亦甚多，今亦举其一二。"如"人终岁终年，不畏劳役，不辞辛苦；寒凉之品，可以多餐；辛热之味，不能上口者，即是"。又"倘人有强壮之容颜，过于热甚者，欲求方者，与之"。方用陈皮、神曲、麦芽、黄芩、厚朴、天花粉、甘草、芍药、山楂、枳壳、当归、茯苓，水煎服。论中提示，"此等方，止可备用，以治有余之人，不可据之以概治天下之人也"。同时，特别指出，"至于邪气之人，不可同观"。又曰："吾言实病之多，皆邪气之多也。人实者少而虚者多。邪气之人，别有治法，不可混入于此门"。

27. 寒治法

《石室秘录·卷二》"寒治法"，是指以寒凉药治实热证之法。论曰："寒治者，乃火盛而正折之也。如人病目痛，口舌生疮，鼻中出血，口中吐血是也。此等之症，乃火气郁勃于上焦，不能分散，故重则上冲，而为吐血衄血；轻者目痛而口舌生疮也，法当用寒凉之品，以清其火热燎原之势，并泻其炎上颠顶之威。"本论主要就"吐血衄血""目肿""口舌生疮",论其辨证施治。

吐血衄血

吐血衄血,方用生地、当归、川芎、玄参、黄芩、三七根末、甘草、荆芥,水煎服。此方妙在"不纯用寒凉以逐火,而反用微寒之药以滋阴,盖阴气生则阳气自然下降。尤妙用荆芥引血归经,用三七末以上截其新来之路,又加黄芩以少清其奔腾之势;诚恐过于寒凉,恐冷热相战,又加甘草以和之,此治热之最巧、最妙法也"。若竟用寒凉折之,虽取快于一时,"然火降而水不足,则火无所归,仍然焰生风起,必较前更胜,而始以清补之药救之,则胃气已虚",必难以奏效。

目肿而痛

目肿而痛,亦是火症。症见眵多泪多,红肿而痛,如有物针触一般者,治用柴胡、甘草、炒栀子、半夏、白蒺藜,水煎服。此方之妙,"全在直散肝胆之郁火,火散则热自退。不攻之攻胜于攻,不下之下胜于下也"。此方服"一剂即可奏功,正不必再服"。

口舌生疮

口舌生疮乃心火郁热所致。因舌乃心之苗,故心火上炎,先见口舌生疮。方用黄连、石菖蒲,水煎服。"一剂而愈,神方也"。此方"不奇在黄连,而奇在菖蒲。菖蒲引心经之药,黄连虽亦入心经,然未免肝脾亦入,未若菖蒲之单入心也。况不杂之以各经之品,孤军深入,又何疑哉。此所以奏功如响也,倘不知用药神机,轻混之以肝脾之药,虽亦奏功,终不能捷如桴鼓,此治热之又一法也"。论中还载有一方,名曰"先解汤"(柴胡、白芍、甘草、炒栀子、半夏、羌活、茯苓,水煎服),即乘外症之不见,而先解之方。此方用于火初起之时,尚未现于头目口舌之际,"亦可化有为无",服"一剂可以散火"。

综上所述，此"寒治法"之方药运用，可谓"用寒而又远寒，用散而又远散，真奇与巧并行，而攻与补兼用也"。

28. 热治法

《石室秘录·卷二》"热治法"，是指"热治寒"之法，即以温热方药治虚寒之证。论曰："寒症不同，举一二症言之。"本论主要就"肾寒吐泻""心寒胃弱"，论其辨证施治。

肾寒吐泻

呕吐不已，食久而出；或下利不已，五更时分，痛泻四五次。"此等之症，人皆以为脾胃之寒，治其胃则呕吐可止，治其脾则下利可遏"。然而，有终岁经年，服胃脾药而不愈者。是因"胃为肾之关，而脾为肾之海。胃气不补命门之火，则心包寒甚"。心包寒甚，则无以生胃土而消其谷食；脾气不补命门之火，则下焦虚冷，无以化其糟粕而生精微。故补胃必宜补肾，而补脾亦宜补肾。方用熟地、山茱萸、茯苓、人参、肉桂、附子、北五味子、吴茱萸、山药，各为末，蜜为丸。饥服一两。此方之妙，"全在用肾药居多，而脾胃药居少，尤妙用热温之药于补肾补土之中，则火足而土健"。其理在于，"水足而火生也"。此"热治之妙法，一方可兼治之。凡如此等之病，无不可统而兼治也"。

心寒胃弱

胃与脾虽同是属土，而补胃、补脾宜辨。论曰："凡人能食而食之不化者，乃胃不病而脾病也，当以补脾；而补脾尤宜补肾中之火，盖肾火能生脾土也。有人不能食，食之而反安然者，乃胃病而非脾病，不可补肾中之火，当补心中之火，盖心火能生胃土也。世人一见人不能饮食，动曰脾胃之病，而不知分胃之寒虚责之心，分脾之虚寒而责之肾也"。治法宜心肾兼补。然而，"治脾胃两虚者，用之神效。若单是胃虚胃寒者，自宜独治心之为妙。"论中提出"专补心火，并疏肝气"之方（人参、白术、茯神、石菖蒲、良姜、莲肉、山药、半夏、白芥子、附子、远志、炒枣仁、白芍，各为末，蜜为丸。每日白滚水送下三钱，饭后服）。此方专补心火，并疏肝气。专生心火者，如附子、良姜，可助火热之气。服此方后，"心火足，自然生胃土；胃土足，而饮食自然能进而无害矣"。

29. 解治法

《石室秘录·卷二》"解治法"，是指治"邪聚"之法。论曰："解者，邪聚于一处而分解之也。如人病结胸等症者是。"本论主要就"结胸""内伤肝郁"，论其辨证施治。

结胸

论中指出，"伤寒初愈，五脏六腑，久不见饮食矣。一旦饱食，则各经群起而髏髏。无如胃经火炽，一脔之物，不足以供其自餐，又安能分散于诸人乎，势必群起而争，而胃经自家困乏，茹而不吐，则五脏六腑，喧哗扰攘，而胃经坚不肯出矣"。然则，治之法"惟有坚壁以待，枵腹以守，则敌人自散"。方用玄参一两，麦冬一两，水二碗煎服。此方之妙，"全不去顾胃中之火，亦不去消胃中之食，止厘清肺中之气，散其心肾浮游之焰。心肾肺经既已退舍，则肝经一旅之师，又何能为难哉"。此心肝肺肾之火"既已收师"，则脾脏一经亦自"相安于无事矣"。倘一逢结胸，即以此方投之，则"不特无功，转且有害"。故一遇结胸之病，必须令其空腹数日，而后以此方投之，万举万当，此"解治之一法也"。

内伤肝郁

有人病内伤，而头疼，目疼，心胁痛，遍身痛，手足又痛。此皆肝气郁蒸之故。治疗上，不可头痛救头，脚痛救脚；当据其要而先治之，余者不治自愈。方用白芍、当归、柴胡、天花粉、丹皮、栀子、甘草、川芎、香附、桂枝，水煎服。"此方妙在白芍为君，柴胡为臣，祛风祛痰之药为佐使"。服"一剂而胁痛失，再剂而诸痛平，三剂而一身泰"。此方施之内伤之症，尤多奇功。

30. 敛治法

《石室秘录·卷二》"敛治法"，是指"敛气"之法。论曰："敛治者，乃气将散而收敛之也。"譬如，"人汗出不已，此亡阳而气欲散也"。又如，"下血与吐血不已，此血欲散而不能住者是也"。本论主要就"亡阳""下血""吐血""头汗""手汗"，论其辨证施治。

亡阳

治亡阳之法，惟在敛其肺气，使皮毛腠理固密；但仅徒敛肺气，而不大补元阳，则元气仍然欲脱，即不脱出于皮毛腠理，必然脱出于口鼻耳目。因而，"必以补为敛之为得也"。方用人参、黄芪、当归、五味子、山茱萸、桑叶、酸枣仁、麦冬，水煎服。此方之妙，"全在用参、归以补气，用山萸、五味以敛气，则补足以济敛之功，而敛足以滋补之益。况又有桑叶收汗之妙品，调停于敛之中，不偏于敛，亦不偏于补也"。

下血

下血之症，"多因好酒成病"。但仅以干葛、桑白皮等解酒，而酒病终归难去。因中酒之病，非一朝一夕之有，用干葛、桑白皮等轻清不可久服之药，难以治愈，故弃而不取。方用"生新汤"（人参、当归、地榆、生地、三七根末，水煎服）。此方之妙，"全在不去治酒病，亦不去治血病；全以生地、当归活其血，血活则新血生而旧血止"。同时，又佐以地榆之寒，以去大肠之火；又佐以三七之末，以杜塞大肠之窍，自然血止而病愈。"此敛之一法也"。

更有吐血之症，或倾盘，或盈碗，若不急以收敛，则无以止血。然而，"一味酸收寒遏，则血势更狂"。不若从其性，而"少加以收敛之品，则火寝息而血归经"。方用人参、当归、酸枣仁、三七根末，水煎调服。此方之妙，"不去止血，而惟固其气。盖血脱益气，实有奇功。血乃有形之物，既已倾盆盈碗，尽情吐出，则一身之中，无血以养可知，自当急用生血补血之品，尤以为迟"。但有形之血不能速生，无形之气所当急固，故"不去止血而惟固其气"。此"真治血之妙法"，亦"敛之之一法也"。

头汗

凡人头顶出汗，乃"肾火有余，而肾水不足"。若不知其故，而徒用止汗之药，必致目昏而耳痛。法当"滋其肾，而清肺金之化源"。方用"遏汗汤"（桑叶、熟地、北五味子、麦冬，各为末，蜜为丸）。如法服用，"一月后，永不出汗矣"。又如，有人每当吃饭之时，头汗如雨落者，"此又胃火胜，而非肾火余也"。治用"敛汗汤"（玄参、麦冬、天冬、生地、北五味子、酸枣仁，各为末，蜜为丸）。如法服用，"二月必愈"。此胃火之胜者，仅是"微胜"，并非"炽盛而火炎，奔腾而热发"之证。不过因"饮食之味，入于胃中，遂觉津津汗出，饮食完而汗随止"。治此胃热之证，即便仅用玄参一味，亦属"解之有余"；况又用天、麦二冬，以清肺火，生地以凉血，酸枣仁以平心火，五味子以收汗而滋液，"则胃经有火之盛，亦已消磨，况原未十分之盛乎"。此亦"敛法之一也"。

31. 开治法

《石室秘录·卷二》"开治法"，指治"气闭"之法。论曰："开治者，气闭不开而开之也。如关隔之症是也，或如尸厥气闭是也。"本论主要就"关隔""尸厥"，论其辨证施治。

关隔

关隔，"上不得入，下不得出，病在上、下二焦，而根实本于中焦"。论曰："关隔者，乃上焦有关，一层关住，而饮食不能下；下焦有关，一层关住，而下不能出。此乃气之郁塞，一时偶得上吐下泻，不能尽命而死矣。此等病证，五脏六腑原未尝有损，偶然触怒，肝气冲于胃口之间，肾气不得上行，肺气不得下达，以成此症。若言胃病，而胃实未病；若言脾病，而脾实无病也。"此病起于怒伤肝，进而肝气郁滞，三焦闭塞而不通。故治以开郁为主，方用"和解至圣丹"（柴胡、郁金、白芍、茯苓、白芥子、天花粉、苏子、荆芥、甘草，水煎服）。此方妙在"平常而有至理"。肝气之郁，必用柴、芍以舒之，然过多则必阻而不纳。方中以此二味为君，而佐以郁金之寒散，白芥子之祛痰，天花粉之散结，甘草之和中，茯苓之祛湿。全方气味平和，"委婉易入，不争不战，相爱相亲，自能到门而款关，不致扣关而坚壁也"。

尸厥

至于"尸厥闭气，此中邪气闭，必须用药以开之"。开治之法，可用瓜蒂以探吐，或用皂角以取嚏。若用瓜蒂探吐，用瓜蒂煎汤，加盐少许灌之，即大吐浓痰数碗而愈。若用皂角取嚏，将皂角刺研为细末，取鹅翎管盛药末，吹入患者鼻中，得打喷嚏，口吐浓痰如黄物者即愈。论曰："厥症多系热邪，然热邪必然叫号。今黯然无语，宛似死人，明系阴虚之人，忽中阴邪，不可以治阳厥之法治之，多至不救。"不若先以瓜蒂、皂角取吐，以去其痰涎，人自出声，而后以"开闭至圣丹"（人参、白薇、茯苓、白术、半夏）治之自安。"此开治之一法也"。此外，中风之症，亦可用瓜蒂散、皂角汤以开之。然必须用人参、半夏、南星、附子以继之。否则，"徒用瓜蒂、皂角，徒取一时之开关，而终不能留中气之坚固"，虽开关亦无益。

论中还提及以下三法：其一，阴阳汤。法用滚水、凉水各一碗，均之，加炒盐一撮，打百余下，起泡饮之。"凡有上焦欲吐而不能吐者，饮之立吐而愈"。其二，喷嚏之法。用生半夏三钱，为末，水丸如黄豆大，入鼻孔中，则必喷嚏不已，用水饮之立止。"通治中风不语、尸厥等症，中恶、中鬼俱妙，皆开治之法也"。其三，鉴于"病在上下二焦，而根实本于中焦"，故用喻嘉言之黄连汤进退法，兼朝服八味丸。此法"治之甚善"，故"附记于末，以俟临证者之自择"。

32. 闭治法

《石室秘录·卷二》"闭治法"，是指治"虚极下脱，关门不闭"之法。论曰："闭治者，乃虚极下脱，关门不闭而闭之也。"本论主要就"梦遗脱精""交感脱精"，论其辨证施治。

梦遗脱精

梦遗之病，方用熟地、山茱萸、山药、北五味子、麦冬、炒枣仁、远志、车前子、茯苓、芡实、白术，各为末，蜜为丸。每日白滚水送下一两，一料痊愈，不再发。此方妙在"用芡实、山药为君，而以熟地、山茱之类为佐，直补其心肾之阴；而又以白术利其腰脐，而元精自不外泄。况梦遗原无止法，愈止而愈泄，不若补其阴气……然则，不闭之闭，正深于闭，又何必牡蛎、金樱子之为得哉。车前利小便而不走气，利其水则必存其精，又不可不知其功也"。

关于梦遗之症，论中还载有"张公"之方。如"有人梦遗，日日而遗者，有不须梦而遗者，俱效"。方用芡实八两，山药十两，生枣仁十两；莲子心五钱，将莲子劈开，肉不用，单用其绿芽，焙干为末；前药俱为末，米汤打粉为丸，如桐子大。每日早晚用白滚水送下各五钱。此方"平淡之中有至理存焉。盖心一动而精即遗，此乃心虚之故，而玉门不闭也。方中山药补肾而生精，芡实生心而祛湿，生枣仁清心而益心包之火，莲肉心尤能清心，而气下通于肾，使心肾相交，关玉门之圣药。谁知莲肉之妙全在心，总由世医之不读书耳……生枣仁正安其不睡，始能不泄，妙在与山药同用，又能睡而不泄。"论中还载有"雷公"治梦遗方（白术、山药、人参、生枣仁、远志、麦冬、芡实、炒北五味子、车前子，各为末，蜜为丸），每日白滚水送下五钱自愈。此亦补心肾之法。

交感脱精

论中指出，"如人交感乐极，男女脱精而死者，或梦遗精滑不守者是也。男女走精而亡，亦因气虚不能自禁，一时男贪女爱，尽情纵欲，以致虚火沸腾，下元尽失。先泄者阴精，后泄者纯血，血尽继之以气而已"。当此之时，治疗之法，"切不可离炉，仍然抱住。男脱则女以口哺送其热气，女脱则男以口哺送其热气，一连数口呵之，则必悠悠忽忽，阳气重回，阴精不尽全流出。倘一出玉炉，则彼此不相交接，必立时身死。然苟能以独参汤数两急煎之，内可加附子一钱，乘热灌之，亦有已死重生者。盖脱症乃一时暴亡，阳气未绝，止阴精脱绝耳，故急补其真阳，则阳能生阴，可以回绝续于无何有之乡。方中人参，纯是补气之剂，附子乃追亡逐失之妙药，相济易于成功。倘无参而徒用附子，则阳旺而阴愈消，故必用人参以为君。既用参矣，而珍惜不肯多加，终亦无效。盖阴精尽泄，一身之中，已为空壳，若不多加人参，何以生津，以长其再造之阴哉"。

33. 常治法

《石室秘录·卷三》"常治法"，是指常规治法而言。论曰："常治者，可以常法而常治之者也。如人病头疼，则以头疼常法治之；目痛，则以目痛常法治之是也。何必头疼而治之于两足，目痛而治之以两手乎。虽头疼实有治之两足而愈，目痛实有治之两手而痊者，然彼必常治之而不愈不痊，然后以变法治之，非可以常治而先求之于变法也。"本论主要就头痛、目痛，论其辨证施治。如头痛用"止疼汤"（蔓荆子、川芎、白芷、甘草、半夏、细辛）治之，病去如扫。又如，目痛用"全目饮"（柴胡、白芍、当归、白蒺藜、甘菊花、荆芥、防风、半夏、甘草、栀子，水煎服），服"二剂即愈"。

34. 变治法

《石室秘录·卷三》"变治法"，是指变症不同则治不循常法。论曰："变法者，不可以常法治，不得已而思变之也。变症不同，用药各异，吾举其大者言之。如伤寒变为结胸，疟疾变为下痢，中风变为发狂，中暑变为亡阳，反胃而变成噎膈，若不以变法治之，仍以平常药饵相治，吾见其坐毙而已矣"。本论主要就"伤寒变结胸""疟变下痢""中风变狂""中暑变亡阳""反胃变噎膈"，论其辨证施治。

伤寒变结胸

"结胸之症，乃伤寒之变也"，故以变法治之。"急须以瓜蒌一枚捶碎，入甘草一钱，同煎服之"。"瓜蒌乃陷胸之胜物，平常人服之，必致心如遗落……无病常人，断断不可服此，而伤寒结胸之症，却有相宜"。因食结在胸，必以大黄、芒硝、枳壳、槟榔、厚朴之类药物祛逐，必得瓜蒌始能"陷之"；瓜蒌得甘草之和，不致十分推荡。"此变症而用变法，真胜于用正也"。

疟疾

"疟疾本是常症，只可以平常消导而发散之。今忽为下利等症，则变轻为重。欲发汗，则身已亡阴；欲祛邪，则下已便物；顾上则虑下，顾下则碍上。倘仍以常法治之，奏功实少"。宜用"补阳消疟丹"（人参、鳖甲、白术、茯苓、当归、白芍、柴胡、枳壳、槟榔，水煎服）治之。此方"奇在用人参、白术"。疟病易亡阳，"若不急补其阳气，则下多亡阴，势必立亡。惟急补其阳气之不足，阳生阴长，始有生机"。尤"妙在白芍、当归用量之多，以滋润其肠中之阴"。因下利多则阴亡亦多，今用补阴之剂，则阴生阳降；方中又加枳壳、槟榔，旨在去积。又少用柴胡，微疏肝气，使木气相安，不来克土，自然土克水之多，水润木之下，内气既生，外邪亦散。此治下利而疟病同除，属"治变之法"。

中风

中风属危症，"况变发狂，死在眉睫"，故以变法救之。方用"救绝至神丹"（人参、茯苓、生附子、石菖蒲、半夏、南星、丹砂末），先将参、苓、附子等煎汤，调入丹砂末灌之。"十人中亦可救三四"。论中认为，"天下无真中风之人，不过中气、中痰、中湿而已"；若不用人参、附子、大剂煎饮，则无以"返已去之元阳，回将绝之心气"。人将死之时，多有痰涎上涌者，本方"妙在用半夏、南星以祛逐之；尤妙用菖蒲以引入心经，使附子、半夏得施其荡邪之功，而丹砂又能镇定心气，所以往往可使病情返危为安"。若仍以寻常二陈汤之类以消痰，痰未必消而心气已绝。此又"症变而法变者也"。

中暑变亡阳

中暑原是热症，亦是由于气之虚，人若气实形壮者多难中暑。中暑气虚，且有亡阳之虞，宜补气为先，解暑为次。方用人参、玄参、甘草、北五味子、生地救之。此方之妙，"全在用人参以补元气，用玄参以凉血"，血得凉则气自止而不走；又有五味子之酸，以收敛肺金之气。此方不止汗而汗自止。若因气虚而惟以四君子汤平常治法，则杯水车薪，无以回阳救急。此治中暑之法亦属变法。

反胃变噎膈

反胃症初起之时，本属胃病，当时以逍遥散加黄连，即可治愈。但"世医不知治法，乃用香砂、厚朴、枳壳、砂仁之类，纷纷投之；不应，又改用大黄、巴豆之类下之；又不应，乃改用黄连、黄柏、黄芩、栀子、知母大寒之品以凉之；又不应，乃改用桂枝、白果、肉桂、附子、干姜、吴茱萸之类以热之；以不应，乃始用柴胡、荆芥、桔梗、防风、苏子之类以散之，遂成噎膈之症矣"。

对此误治变症，可治以"转食至神丹"（熟地、山茱萸、麦冬、北五味子、玄参、当归、白芥子、牛膝，水煎服）。此方之妙，"全在不治翻胃，正所以治翻胃也"。因"人之反胃，乃是肾中阴水竭也。肾水不足则大肠细小，水不足以润之，故肠细而干涸。肠既细小，则饮食入胃不能下行，必反而上吐。治之之法，不可治上，而宜治下"。肾中虚而水不足以润大肠者，宜如是治法。若肾中寒凉而虚者，则不可治以此法。

"肾中无水而翻胃者，食下喉即吐。肾中无火而翻胃者，食久而始吐也"。如"今日食之，明日始尽将今日之物吐出者"，治用八味丸方（熟地、附子、肉桂、山茱萸、麦冬、北五味子、茯苓、山药、丹皮、泽泻、牛膝，水煎服）。此方妙在"用附子、肉桂于补肾之中，使去水中补火"。此补火者，补命门之火，脾胃之气必得命门之火始生。此"不治反胃而所以治反胃"，亦属"变法治病之端"。

35. 专治法

《石室秘录·卷三》"专治法"，指"专治一脏"之法。论曰："专治者，专治一脏，单刀直入之谓也。"本论主要就"直中阴寒""中暑"，论其辨证施治。

直中阴经寒症

"人病直中阴经寒症，势如奔马，不可止遏。倘征兵调于各路，势必观望低徊，而不能急遽以救主，不若止用一二大将，斩关直进之为得也"。方用"参附汤"（人参、附子，水煎服），服之即愈。"寒邪直入肾脏"，如盗贼入城，此方中所用附子，如同大将；所用人参，如同兵马。而"身如城郭，药可借观，生死相同，足以显譬。愿人深思，自得之专治之法"。

中暑

"人病中暑之症，发渴引饮，其势亦甚急。若欲缓兵分治，则暑邪不易分散，当用一二味解暑之品，以直逐其邪，则心君庶可以安宁"。方用"清暑神丹"（人参、青蒿、香薷、白术，水煎服）。此方之妙，"妙在人参以固元气，而后青蒿得以散其邪"。虽青蒿一味，亦能解暑，似不必人参之助。"然其解暑而不补气，暑虽解矣，人必弱也。惟与参同用，则祛邪之中而有补正之道，暑散而不耗散真气，自然奏功如响"。方中况有"白术以健脾，香薷以追热"，亦颇为适宜。

36. 分治法

《石室秘录·卷三》"分治法"，是指异病合治之法。论曰："分治者，症犯艰难，不可作一症治之，乃用分治之法。"如人便血，又溺血；腰痛，又头痛；遗精，又健忘：吞酸，又泄泻。症既纷出，药难一般，不得不分之以相治。或治其上，或治其下；或治其有余，或治其不足。然而，"得其道则分中可合，不得其道则合处仍分"。本论主要就"便血与溺血""腰痛与头痛""遗精与健忘""吞酸与泄泻""中气与中痰"，论述其辨证施治。

便血与溺血分治

"便血与溺血不可同论也，然总之出血于下"，故可合治。方用"两地丹"（生地、地榆），则二症自愈。因"大小便虽各有经络，而其源同因膀胱之热而来也"。生地清膀胱之火，地榆亦能清膀胱。"一方而两用之，分之中又有合也"。

腰痛与头痛分治

腰痛与头痛，有上下之别。然而，"肾气上通于脑，而脑气下达于肾，上下虽殊，气实相通"，故治当"大益其肾中之阴，则上下之气自通"。方用"上下兼养丹"（熟地、杜仲、麦冬、北五味子，水煎服）即愈。熟地、杜仲为肾中之药，止腰中痛是其专功。今兼治头痛，是因熟地虽是补肾之剂，"然补肾则上荫于脑，背脊骨梁辘轳上升，是其直路；肾一足则气即腾奔而不可止，故一补肾气，腰不疼而脑即不痛也"。此"合中有分，而分中实合"。

遗精与健忘分治

"遗精，下病也；健忘，上病也"。治以"遗忘双治丹"（人参、莲须、芡实、山药、麦冬、五味子、生枣仁、远志、石菖蒲、当归、柏子仁去油、熟地、山茱萸，各为末，蜜为丸），如法服用，"半料两症俱全"。遗精虽是肾水之虚，而实本于君火之弱。"今补其心君，则玉关不必闭而自闭矣。此合中之分，实有殊功也"。

吞酸与泄泻分治

吞酸多因火，泄泻多因寒，似乎"寒热殊而治法宜变"。但吞酸虽热，由于肝气之郁结；泄泻虽寒，由于肝木之克脾。"然必一方以治木郁，又一方以培脾土，则土必大崩，而木必大凋矣。不若于一方之中而两治之"。方用"两舒散"（柴胡、白芍、茯苓、陈皮、甘草、车前子、神曲，水煎服），使"二症皆愈"。观"此方之奇绝，是在白芍之妙"。因白芍乃肝经之药，最善舒木气之郁；木郁一舒，则上不克胃而下不克脾。方中又有茯苓、车前子，以分消水湿之气。水尽从小便而出，"何有余水以吞酸，剩汁以泄泻"。况"又有半夏、神曲之消痰化粕哉。此一治而有分治之功，世人未尽知也"。

中气与中痰分治

中气而又中痰，"虽若中之异，而实皆中于气之虚也。气虚自然多痰，痰多必然耗气，虽分而实合耳"。方用"仁勇汤"（人参、半夏、南星、附子、茯苓、甘草，水煎服），既治"中气"，又治"中痰"。人参原是"气分之神剂"，亦是"消痰之妙药"。半夏、南星，虽是"逐痰之神品"，亦是"扶气之正神"。附子、甘草，"一仁一勇，相济而成大敌；用之于三味之中，扶正必致祛邪，荡痰必然益气；分合而无分合之形，奇绝而有神化之妙，又不可不知"。

37. 单治法

《石室秘录·卷三》"单治法"，是指异病同治之法。论曰："单治者，各经有病而单治一病也。"本论主要就"诸痛治肝""吐泻各症治胃"，论其辨证施治。

诸痛治肝

如人病身痛，又双手痛，又两足痛，腹痛，心痛者是。"如单治其一经，是此病先愈，而后一症一症治之也"，实属不妥。此"满身上下中央俱病者，当先治肝为主，肝气一舒，则诸症自愈"，而不可头痛医头，脚痛医脚。方用"加减逍遥散"（柴胡、白芍、茯苓、甘草、陈皮、当归、苍术、薏苡仁、栀子，水煎服）治之。此方为逍遥散之变方，单治肝经之郁，而又加祛湿之品。此诸痛皆属于火，而两足之痛又兼有湿气作祟。方中用栀子以清火，用薏苡仁以祛湿。"故虽治肝经之一经，而诸经无不奏效也。此单治之神，更妙于兼治，人知之乎"。

吐泻各症治胃

更有或泻或吐，或饱闷，或头晕眼花者，"当先治其胃气，则诸症俱安"。方用人参、茯苓、甘草、陈皮、白芍、神曲、砂仁、薏苡仁，水煎服。此方乃治胃之方也。胃气一生，则吐泻各症自愈。"此亦单治之一法也"。

38. 双治法

《石室秘录·卷三》"双治法"，是指"一经有病治二经"之法。论曰："双治者，一经有疾，单治一经不足，而双治二经始能奏效，故曰双治。"如人病心痛，不可止治心痛，必须兼治肝；如人胃吐，不可单治胃，而兼治脾；如人肺嗽，不可单治肺，而兼治肾。本论主要就"心痛治肝""胃吐治脾""肺燥治肾"，论其辨证施治。

心痛治肝

心痛而不治心者，是因"心气之伤，由于肝气之不足，补其肝，而心君安其位矣"。方用"心肝双解饮"（白芍、当归，水煎服），有火加栀子，无火加肉桂。服药后，"疼立止"。方中芍药平肝又能生肝之血，与当归同用更有奇功。栀子、肉桂皆是"清肝助肝之神品"，肝气既平，则心气亦定。"此心肝两治之妙法也"。

胃吐治脾

"胃吐由于脾虚，脾气不下行，自必上反而吐。补其脾气，则胃气自安"。方用"脾胃双治饮"（人参、茯苓、白术、甘草、肉桂、神曲、半夏、砂仁，水煎服）。此方治脾之药居多，因"胃为脾之关，关门之沸腾，由于关中之溃乱；然则欲关外安静，必先关内敉宁"。方中全用补脾之药，又有砂仁、半夏、神曲等类，"全是止吐之品，有不奏功如神者乎"。此亦为"脾胃双治之妙法"。

肺燥治肾

肺嗽之症，本是肺虚。"因肺金之气，夜卧必归于肾之中"。今"肺金为心火所伤，必求救于己子，以御外侮"，故肺燥必兼治肾。方用熟地、山茱萸、麦冬、玄参、苏子、甘草、牛膝、沙参、天冬、紫菀，水煎服。此方之妙，"全在峻补肾水，而少清肺金"。况方中又有祛邪之品，用之得宜，全不耗散肺金。此又"肺肾相治之妙法也"。

39. 生治法

《石室秘录·卷一》"生治法"，是指治"人未死而若死"者之法。论曰："生治者，乃人未死而若死者，用药以生之也。譬如发狂、呆病是也"。本论主要就"发狂""呆病""花癫""羊癫"，论其辨证施治。

发狂

发狂多属热病，症见登高而歌，弃衣而走，见水而入；骂詈之声，叫喊杀人之语，不绝于口；舌如芒刺，饮食不休，痰色光亮，面如火肿等。可治以"救胃自焚汤"（石膏、玄参、白芥子、半夏、知母、甘草、麦冬、竹叶、人参，以糯米汤煎之，如法服用）。随即再用"玄麦至神汤"（玄参、麦冬，煎汤候之）如法服用。后用"胜火神丹"（熟地、麦冬、玄参、山茱萸），水煎与之。"一剂必愈，不必再与"。狂病之方，"妙在用石膏之多，以平其阳明之火。然徒藉石膏，未免过于峻烈，又济之以玄参。玄参亦能平胃火之浮游，不特去心、肾之二火。又妙用麦冬以济之，则肺金不畏火之炎上，而自能下生肾水；肾水生，则胃中之火不必治而自愈"。然而，狂病至不知人，"则痰势藉火奔腾可知"。方中又用白芥子、半夏以祛逐其痰，痰去则心自清；况又有竹叶以清心，则"火易息而人易复也"。一剂之后，又佐以玄参、麦冬，大剂煎饮，则"火易息而水益深"。后又用熟地之类滋其肾肺之药，相制而相成，"宁不重夺其造化哉"。

论中另载有一说，谓"狂病多是热症，然亦有不全是热者，不可不辨也"。"凡人发狂而止骂詈人，不口渴索饮，与之水不饮者，乃寒症之狂也"。此得之气郁不舒，怒气不能发泄；其人平日必懦弱不振，而突然狂病发作。治之法，宜祛痰为主，而佐以补气之药。方用"速救寒狂丹"（人参、茯神、白术、半夏、南星、附子、石菖蒲，水煎服）。"此方之妙，全在补气，而不十分祛痰"。寒症发狂，可与痫症同治。加入附子以消其寒气，石菖蒲引入心经，"自然下喉熟睡，病如失也"。方内再加柴胡，旨在舒其肝木之郁气。对呆病无热症者不复赘言。

呆病

呆病，郁抑不舒，有因愤怒而成者，有因羞恚而成者。方用"救呆至神汤"（人参、柴胡、当归、白芍、半夏、甘草、生枣仁、天南星、附子、石菖蒲、神曲、茯苓、郁金，水煎服）。若患者不肯饮，则"倾药入羊角内灌之"，即使吐出亦不妨，直至全部灌完为止。"彼必骂詈，少顷人困欲睡，听其自醒，切勿惊动。使彼自醒来则全愈，惊醒来则半愈矣。此生治之又一法也"。此呆病之方，妙在"用柴胡以疏泄其不得意之气；又有白芍佐之，肝气一舒，心脉自散；又妙用祛痰之剂，集之于参、苓之内，则正气足而邪气自散；尤妙用菖蒲开窍之神品，同群共入，见匙即开"。

40. 死治法

《石室秘录·卷一》"死治法"，是指治卒倒而神昏之法。论曰："死治法者，如人死厥不醒人事，中风不语；或感鬼神之祟，或遇山魈之侵，一时卒倒，不醒人事是也"。本论主要就"中邪""尸厥""见鬼卒倒""中毒""中恶"，论其辨证施治。

中邪

上述病证，"是邪气中之，痰迷心窍也。怪病多起于痰，不必惊惶，治其痰而病自愈"。然而，邪之所凑，其气必虚，故将祛痰之药加入补正方药之中，"则病去如扫，死者重生"。方用人参、白术、茯苓、半夏、天南星、白芥子、生附子、生姜，如法煎服。外用皂角刺末，将其吹入患者鼻孔内，必取喷嚏；以前药灌之立醒，必吐出"痰水半盆，或一盆，如胶如汤之类，或黄黑青红之色"。人自然困倦欲睡，不可惊他，任他自睡。醒来用"回正散"（人参、白薇、茯苓、白术、半夏、白芥子、陈皮、甘草，水煎服），服"一剂全愈"。此"死治之一法也"。因人之中邪，必由元气之虚，邪遂乘虚而入。方中用人参以助其正气，而以半夏、白芥子祛邪与痰，天南星尤能入心而祛邪；用附子猛烈之将，单刀直入，邪自惊退。故药一下口而邪即外越上涌而出。"然邪出之后，当纯补胃气，故又不用祛痰之剂，而竟用健脾补胃之品"。

尸厥

尸厥之症亦是气虚，治以"祛阴至圣丹"（人参、白术、半夏、茯苓、石菖蒲、陈皮，水煎服）。论中另附有治尸厥方，仅苍术一味，水煎，灌之尽必吐，吐后即愈。因苍术为"阳药"，凡见鬼者，以此"治之俱妙"。

见鬼卒倒

论中指出，"死治之妙……尚有一法。是救穷人之法也"。如"人卒然见鬼卒倒，或在神庙之内，或在棺椁之旁，偶遇尸气，感中阴邪鬼魅，不省人事者，以瓜蒂散吐之，必然吐痰如涌泉，倾盆而出，鬼若远走则已。吐后仍见鬼者，痰未净也。又用前瓜蒂吐之，以不见鬼为度"。其后用"祛鬼散"（白术、茯苓、白薇、陈皮、半夏、神曲、炮姜，水煎服）治之。论曰："紫金锭亦祛痰圣药也。"

41. 温治法

《石室秘录·卷四》"温治法"，是指既非寒凉，亦非辛热之"中治法"。论曰："温治者，不可用寒凉，又不可用辛热，不得已乃用温补之药，以中治之也。"本论主要就"虚劳"，论其辨证施治。如人病虚劳，四肢无力，饮食少思，怔忡惊悸，失血之后，大汗之后者，适用"中治"之法。如治上述虚症，俱不可用偏寒偏热之药，必须以温平之品，少少与之，"渐移默夺，庶几奏效"；若"以偏师出奇"，必有后患。方用熟地、白术、茯苓、白芥子、山药、枸杞子、当归、枣仁、麦冬、神曲、芡实，水煎服。此方祛湿之药居多，使健脾利气，生血养精，"既无偏热之虞，又鲜偏寒之虑，中和纯正，久之可服"。使湿去则脾气自行，血足则精神自长，"此温治之所以妙也"。论中附有"温治"之方：熟地、山药、茯苓、甘草、女贞子、麦冬、白芍、当归、菟丝子、枣仁、远志、山药、陈皮、砂仁、覆盆子，水煎服。此方"不凉不热，补肾肝肺脾心之五脏，而无偏重之忧"。

42. 清治法

《石室秘录·卷四》"清治法"，是指"清平"之治法。论曰："清治者，不可用凉药，又不可用温补，乃改用清平之剂，故曰清治。"本论主要就"脉燥"论其辨证施治。"此等病，必是肺气之燥。肺金之气一燥，即有意外之虞；若不急治，必变成肺痿、肺痈等症"。治燥极成火之证，不可用凉药以寒肺。因药若"不能遽入于肺中，势必趋于脾胃"，不仅肺之热未除，而胃口反成虚寒之症，必致下泻，泻久而胃口必无生气。胃既无生气，则无以生肺金而养肺气，故宜用清平之味平补胃口，而上清肺金之气。方用"清肺益气汤"（玄参、麦冬、桔梗、天冬、甘草、紫菀、款冬花、贝母、苏子，水煎服）。此方"皆一派清平之品，而专入肺金之妙剂"。若久服此方，胃即不寒而肺金得养，故人久咳不已，即可服用此方，切勿用偏寒之药。

43. 轻治法

《石室秘录·卷五》"轻治法"，是指"轻病"治法。论曰："轻者，病不重，不必重治，而用轻剂以治之也。"本论主要就"小柴胡汤""补中益气汤"，论述轻剂的运用。

如人咳嗽、头痛、眼目痛、口舌生疮，皆是"小症"，不必用"重剂以补阳"，用"浓味以滋阴"。法当用轻清之品，少少散之，无不立效，可选小柴胡汤方。关于小柴胡汤的使用，鉴于"世人不知轻重之法"，故论中再"予以酌定，可永为式"。小柴胡汤，用柴胡、黄芩、半夏、陈皮、甘草；再加人参、茯苓，使"气足则邪易出，而汗易发"。此轻治之法，"极宜究心"。

又如，治内伤之补中益气汤，自李东垣立方之后，"世人乱用，殊失重轻之法"，故论中复酌定之，旨在"传之千古不敝"。"酌定补中益气汤"，由柴胡、升麻、人参、黄芪、白术、当归、陈皮、甘草组成，水煎服；气虚者多加人参，"看人之强弱分多寡"；有痰者加半夏，有热加黄芩，有寒者加桂枝，头痛者加蔓荆子或川芎，两胁痛或少腹痛者加白芍，食积者加麦芽；伤肉食者加山楂，胸中痛者加枳壳、神曲。"右手寸口脉与关脉，大于左手之脉者，急用此汤，无不神效"。

44. 重治法

《石室秘录·卷五》"重治法"，是指"非常之病，重用药量"之法。论曰："重治者，病出非常，非轻淡可以奏功；或用之数两，或用半斤、一斤，而后可以获效。"本论主要就"大渴""大汗""大吐""大泻""阴阳脱"，论述其辨证施治。

大渴

凡见大渴之症，必重用石膏，"往往有一昼夜而用至斤许者"。因热之极，药不得不用之重。但"不可执之以治凡有胃火之人也"。大渴之症，用石膏以平胃火，尽人皆知。其理在于，"胃火沸腾奔越，不啻如火之燎原，必得倾盆之雨，始能滂沛而息灭之。原取一时权宜之计，故可以临时用之，多能取效。必不可久用，久用则败亡也"。所附治大渴之方，可以为临证之借鉴。方中用石膏数两，人参亦至数两，还有知母、糯米、麦冬、半夏、甘草、竹叶、玄参，水煎服。

大汗

凡见大汗之症，必重用人参，"往往有用参斤许者"。但"不可拘执以治凡有汗亡阳之症"。因"阳药不宜偏多，而阴药可以重用故耳"。论中提示，"大汗势必用补气之药，以救亡阳之症。然而，过用补气之药，仍恐阳旺而阴消"。因而，服数剂补气之后，即宜改用补阴之品。亡阳之后，阴血正枯，进以补水之药，使阴定则阳生，而阴阳则无偏胜之弊。论中附有治大汗方：人参用至四两，还有北五味子、麦冬、生地，水煎服。一剂即止汗。更有奇方，名"消汗至神丹"（黄芪、当归、桑叶、北五味子、麦冬，水煎服之）。"一剂即止汗"。

大吐

"大吐之症，明是虚寒，亦有用参至数两者。其势不急，不妨少用，可以徐加。若寒未深，而吐不甚，亦以参数两加之，恐增饱满之症，此不可不知"。从另一方面而言，大吐之症，亦有因热而吐者。热吐者，必随痰而出，不若寒吐之纯是清水。"热吐不可用人参，宜治以二陈汤"。若属寒吐，必须加人参两许，而杂之辛热之品，始能止呕而定吐。人参可以暂用，切不可日日服之。若日日服之，必致阳有余而阴不足，胃中干燥，恐成闭结之证。论中附有治大吐方，名"止呕仙丹"（人参、陈皮、砂仁），可治有火之吐。若寒甚而吐，加丁香、干姜，"神效"。至于肾火沸腾而吐，食入即出者，用六味地黄汤一料，煎汤二碗，服之即可止吐。更有肾寒之极，今日饮食，至明日则全吐出者，用六味地黄汤一料，加附子、肉桂，煎汤服之即不吐。

大泻

"大泻之症，往往用止泻之药至数两者"，亦一时权宜之计，而不可执之为经久之法。大泻，涩之始能止泻。若过于酸收，则"大肠细小矣，下不能出，又返而上"。故大泻之药，"止可一时用之，而不可经久用之也"。

阴阳脱

"治阴阳脱，亦有用参至数斤者"。然脱有不同，有火盛而脱，有水虚而脱。水虚者，重用人参实为对药。若肾中有火，作强而脱，止可用至数两，挽回于一时，而"不可日日用参数斤，以夺命于后日也"。阴阳脱症，确属气虚者，用人参最宜，最可多服；即使肾中有火，亦可用之。但脱后用人参以救脱则可，救活之后亦当急用熟地、山茱萸，大剂作汤饮之，使已脱之精重生，则未脱之气可长。否则，阳旺阴消，恐非善后之策。虽言肾中有火者不宜久服人参，但能用熟地、山茱萸、北五味子、麦冬之类于人参之中，且"各各相宜"，自不必避忌人参之不宜用。此重治之法，前已备言其功，更发明其弊，愿人斟酌善用之。论中附有治大泻方：白术、茯苓、肉桂、泽泻、猪苓，水煎服，"一剂即止泻"。有肾经作泻，五更时痛下七八次者，亦用八味地黄汤一料，煎汤服用。"当日即减大半，二服愈，四服全愈"。

（五）基于病程之法

1. 长治法

《石室秘录·卷三》"长治法"，是指治久病之法。论曰："长治者，永远之症，不可以岁月计也。"本论主要就"痿证""腰痛""背脊骨痛""两腿酸痛""胬肉扳睛""痓病"而论其辨证施治。

痿证

凡"痿病必久卧床席，不能辄起……诸痿之症，尽属阳明胃火。胃火铄尽肾水，则骨中空虚无滋润，则不能起立矣"。故治痿病仅取阳明，则骨中之髓亦无以充满。方用"消阴坚骨汤"（玄参、熟地、麦冬、牛膝，水煎服）。"此方之妙，全在不去治阳明而直治肾经，以补其匮乏。肾水一生，则胃火自然息焰"。加之"又有麦冬以清肺气，牛膝以坚膝胫，故以此方长治之，则痿废之状可免"。治痿病，若仅以石膏、知母之类清降胃火，必致"肾水益干"。肾水枯竭，必无以充实于骨髓，则经年累月而不愈。

腰痛

若"腰痛服药，服之不验者，乃湿气入于两腰子也，最难治"。此证，"补肾水而益痛，泻肾水而觉空，祛风而无益，祛寒而转增，祛火而益甚"。此种腰痛，"外无水象，内无水形"，惟"腰痛而不能下俯"者，即可从水湿论治，方用"解湿仙丹"（柴胡、防己、泽泻、猪苓、肉桂、白术、甘草、山药、白芥子，水煎服）。此方"妙在入肾而去湿气，不是入肾而补水，然须多服为妙"。此等腰痛，初起之时，三四剂即可奏功；"痛至经年累月者，非服二月不效也"。此外，关于水湿腰痛和风寒腰痛的区别，"腰不能俯者，水湿；腰不能直者，非水湿，乃风寒也。用逍遥散，加防己一钱。初起时，一剂可愈，久则非一剂可愈也"。此时当改用"利腰丹"（白术二两、杜仲一两），酒煎服，十剂可愈。

背脊骨痛

若"背脊骨痛者，乃肾水衰耗，不能上润于脑，则河车之路干涩而难行，故尔作痛"。此等症，非一二剂可以见功，"非久服补气之药以生阴，非大服补阴之药以生水，未易奏功也"。因而，方用"润河汤"（黄芪、熟地、山茱萸、麦冬、北五味子、白术、防风、茯苓、附子，水煎服）。此方中，补气则有黄芪、白术，补水则有熟地、山茱萸，祛湿则有茯苓，祛风则有防风，引经则有附子；又以麦冬生肾水之母，金旺生水则"河车之路不干"。但此方"必须多服久服乃效"，所以入之于"长治之门"。

两腿酸痛

两腿酸痛，是"湿气入于骨中，而皮外无湿也"，方用"壮骨丹"（薏苡仁、芡实、茯苓、肉桂、牛膝、萆薢，水煎服）治疗。"此方妙在薏仁能入骨而去水，加芡实健脾以祛湿，不使湿以增湿，而牛膝、萆薢又是最利双足之品，又加肉桂，引经直入于骨中"。"但脚中之病，乃人身之下流，一有病，不易去之……故此方必须多服、久服，正是此意"。

胬肉扳睛

"胬肉扳睛"，即"眼病失治而生肉"者。此病最忌动刀施治，宜用丸药以消之。"然非服至半年，不能奏效"。方用甘菊花、白芍、当归、柴胡、丹皮、葳蕤、蒺藜、草决明、茯苓、麦冬、天冬、枸杞子，蜜为丸。此病"最忌房事，能断欲者，一料全愈，否则必须二料、三料也"。

痓病

痓病"乃寒湿之气集之双足之间，骨中寒痛而不可止，亦终岁经年不能身离床褥，伛偻之状可掬"。方用白术、薏苡仁、芡实、茯苓、肉桂、牛膝、萆薢、杜仲，水煎服。此方之妙，利其水湿之气，又不耗其真阴，日日吞服，不必改方。服之三月，必然如旧；再服三月，"必然步履如初矣"。论中另附有痓病方：白术、薏苡仁、山药、车前子、牛膝、生黄芪、肉桂、杜仲，蜜为丸。服"一料必痓愈，用补于利之中也"。

又方治痿，方用玄参、甘菊花、麦冬、熟地、牛膝、天冬，水煎服。

2. 短治法

《石室秘录·卷三》"短治法"，是指缓解或救治急症之法。论曰："短治者，乃病不必长治，而可以短兵取胜，则用短治之法。"本论主要就"阳明口渴用石膏汤""论四逆汤""论附子理中汤""论大承气汤"而论其辨证施治。如阳明病初起，乘其口渴饮水自救之时，急用石膏、知母煎服。服"一剂而渴减，再剂而渴止，三剂而病如失，即不可再与四剂矣"。因石膏初用有"荡邪之功"，久用有"损正之失"，故可暂用而不可久用。短治法，"不止石膏汤"；如四逆汤，亦不可久服。久则有"火盛自焚之虑"。附子理中汤亦不可久用，有"太刚则折之虞"。用大承气汤，"止可一剂，而不可至再"，重则有"大下亡阴之祸"。诸如此类，俱可类推。

3. 初治法

《石室秘录·卷三》"初治法"，是指治病时首用之法。论曰："初治者，首先宜以此治之也。"本论主要就"伤风初治""伤寒初治""伤食初治""伤暑初治""伤湿初治""燥病初治""火病初治"而论其辨证施治。如初病伤风，即以伤风治之；初病伤寒，即以伤寒治之；初病伤食，即以伤食治之。凡人病初起之时，用药原易奏功。若是辨证不明，用药错乱，往往变症蜂起。

伤风初治

伤风初起，头痛身疼，咳嗽痰多，脉浮者，方用"逐风散"（防风、荆芥、柴胡、甘草、黄芩、半夏，水煎服），"一剂即止，不再剂也"。

伤寒初治

伤寒初起，鼻塞目痛，头痛项强，脉浮紧者，方用"荡寒汤"（桂枝、甘草、陈皮、干葛，水煎服），服"一剂即愈"。

伤食初治

伤食初起，必心中饱闷，见食则恶，食之转痛者，方用"消食散"（白术、茯苓、枳壳、山楂、麦芽、谷芽、神曲、半夏、甘草、砂仁）。服"一剂快，二剂愈"。

伤暑初治

伤暑初起，头晕，口渴，恶热，甚则身热、痰多、气喘者，方用"青香散"（青蒿、香薷、白术、陈皮、甘草、茯苓，水煎服）。若"有参加一钱，无亦可"，服"一剂即愈"。

伤湿初治

伤湿初起，恶湿身重，足肿，小便短赤者，方用"引水散"（白术、泽泻、猪苓、肉桂、茯苓、柴胡、车前子、半夏，水煎服），服"一剂立愈，二剂脱然"。

燥病初治

燥病初起，咽干口燥，嗽不已，痰不能吐，面目红色，不畏风吹者，方用"宁肺汤"（麦冬、桔梗、甘草、天花粉、陈皮、玄参、百部，水煎服）。服"一剂燥立止，二剂嗽止，三剂全愈"。

火症初治

火症初起，大渴引饮、身有斑点，或身热如焚，或发狂乱语者，急治以"平乱汤"（石膏、玄参、麦冬、甘草、升麻、知母、半夏、竹叶，水煎服）。此方即竹叶石膏汤，服"一剂少止，二剂即安，三剂全愈，不可四剂也"。若"初起之时，大势少衰，减半与之；乘其火势初起，胃气未衰，急用此汤以遏之，则火自然骤灭而不为害矣"。此方"妙在加入玄参、麦冬数两，使石膏不为主帅，而反为偏裨，听麦冬、玄参之差遣，则止祛火而不损肾中之阴。又妙加入升麻，引其外出而不能入，止祛火而不损肾水，所以更奏功如神也。倘疑升麻太多而少减之，则转不奏功之捷"。因多有不知用升麻者，论中以此诫之。

4. 终治法

《石室秘录·卷三》"终治法"，是指病愈善后之法。论曰："终治者，病已愈而为善后之计，故曰终治。如伤寒愈后，作何调治；中暑之后，作何汤饮；中风之后，作何将息是也。"本论主要就"伤寒调理""中暑调治""中风调治""中湿调治""火症调治""燥症善后"，论其辨证施治。

伤寒调治

伤寒邪已尽退，正气自虚，理宜补正。但胃强脾弱，多食补剂，恐能食而不能受。法当用补胃之药少，而补脾之药多，尤不宜补脾之药多，而补肾之药少。肾能生土，而土自能生金，金旺则木有所畏，不至来克脾土，则"补肾正所以补脾也"。方用"脾肾至资汤"（熟地、麦冬、五味子、白芍、肉桂、白术、薏苡仁、白芥子，水煎服）。此方"专补肾、脾二经，不去通补各脏，而各脏无不治之"。

中暑调治

中暑伤气者，调治之法"不可以治气为先，当以补血为主。盖阳伤则阴血亦耗也"。方用四物汤加味（当归、白芍、川芎、熟地、五味子、麦冬，水煎服）。此方"妙在全是阴经之药，又加之麦冬、五味以养肺金。金既旺，可以制木之克脾，则四物生肝而安于无事之福也"。

中风调治

中风之后多气虚，故"此等病断宜补气，不可补血"。因"血滞而后中风，不可再补血以增添气滞"，方用"气血两补丹"（人参、茯苓、薏苡仁、半夏、神曲、白术、甘草、肉桂、陈皮，水煎服）。此方"妙补胃气，以生肺金之气，补命门以生脾土之阴"。

以上三方，"皆善后至妙者，可以为终治之法"。

中湿调治

中湿之后，水已泻尽，法当健脾。然而，"不可徒健脾也，当补命门之火以生脾土"。方用白术、茯苓、肉桂、白芍、薏苡仁、白芥子，水煎服。此方专补肾经之火，且不十分大热，则脾气得温，自然能祛湿气而生胃气。

火症调治

患火症者，既已散尽余火，势必气息奄奄，不能坐立。若一味泻火，则胃气必伤，而骨髓耗尽，则水无以重生。方用"济水汤"（熟地、玄参、麦冬、牛膝、白芍，水煎服）。此方"妙在润肺金以生肾水，兼去平肝"。三脏既安，则胃气自然得生，则不必再泻其余火。

燥症善后

燥症既除，善后之计，惟大补肾水，水足则肺金有养。方用六味地黄汤，加麦冬、五味子等。

5. 久治法

《石室秘录·卷五》"久治法"，是指"日久岁长"之治法。论曰："久治者，日久岁长而治之也。此乃虚寒之人，不可日断药饵，如参、芪、苓、术之类，日日煎饮始好，否则即昏眩忪忡是也。"本论主要就"虚寒久治"论其辨证施治。方用"久道汤"（人参、白术、黄芪、茯苓、甘草、白芥子、神曲、肉桂、麦冬、北五味子、苏子，水煎服）。心不宁，加生枣仁；不寐，加熟枣仁、远志；饱闷，加白芍；口渴，加当归、熟地；梦遗，加芡实、山药；饮食不开，加麦芽、山楂；有痰，加半夏；咳嗽，加桔梗；浮游之火，加玄参；头痛，加蔓荆子或川芎；有外感，加柴胡；鼻塞，加苏叶；目痛，加柴胡；心微痛，加栀子；胁痛，加芍药；腹痛，加肉桂。

6. 暂治法

《石室秘录·卷五》"暂治法"，是指强壮之人偶然患病之治法。论曰："暂治者，乃强壮之人素不服药，一朝得病，用药暂治之也。"阐明人有外感伤寒者，以治伤寒法治之；其余，伤风、伤食、伤暑、伤湿，俱可以暂治而愈。本论主要就"伤风""伤食""伤暑""伤湿"，论其辨证施治。

伤风

因强壮之人素不患病，则腠理必然致密，当以重剂散之，方用"祛风散"（柴胡、荆芥、白芍、苍术、茯苓、炒栀子、枳壳、丹皮、白芥子，水煎服）。因虑及此方发散之药偏重，故方中有健脾之药顾护正气。

伤食

伤食作痛，胸腹饱闷膜胀，欲呕而不得者，方用"化食汤"（白术、枳壳、山楂、麦芽、半夏、甘草、砂仁、厚朴，水煎服）。此方纯是攻药，但不至消气。因方中妙用白术为君，故不消气而转能消食。然亦因其形壮体健而用之，倘若体弱久病之人，不当以此方投之。

伤暑

伤暑，多属劳倦之人感受暑气所致，方用"解暑神奇丹"（香薷、青蒿、石膏、干葛、车前子、茯苓、白术、厚朴、陈皮、甘草，水煎服）。此方纯是解暑之药，适用于"气壮"之人，而"气虚人最忌"。

伤湿

伤湿者，两足浮肿，手按之必如泥，属湿侵于脾所致，故急用茯苓、猪苓、白术、泽泻、肉桂治之。此方亦适于"体壮气盛"之人，若属气虚还须斟酌。

7. 远治法

《石室秘录·卷五》"远治法"，是指治久病之法。论曰："远者，病得之年远，而徐以治之也。如中风已经岁月，臌胀已经年许，痿症而卧床者三载，如癫痫食炭数年是也。此等之症，卧床既久，起之最难卒效。然而治之得法，亦可起之于旦夕。"本论主要就"中风""鼓胀""痿证""癫痫食炭"，论其辨证施治。

中风

中风，手足不仁，不能起立行步者，"但得胃气之健，而手足不致反张，便足蹩者，皆可起之"，方用"回生神丹"（人参、白术、薏苡仁、肉桂、附子、茯苓、半夏、南星，水煎服）。若如法服药，"一夜必将湿气冷汗尽行外出，三日可步履"。后用八味地黄丸四料为丸，"服完，永不再发"。中风之有胃气，则脾气健运可知。方中所用之药，又有健脾之品，脾旺则气益旺，气旺则湿自难留。方中还有祛湿之药，湿去则痰消；亦有消痰之品，痰消则寒自失；又有补火之剂，故服药后即可奏功。然非大剂煎饮，则难以向愈。

鼓胀

"经年而不死者，必非水臌。水臌之症，不能越于两年，未有皮毛不流水而死者。今二三年不死，非水臌，乃气臌、血臌、食臌、虫臌也"。此病"但得小便利而胃口开者俱可治"，方用"消臌至神汤"（茯苓、人参、雷丸、甘草、萝卜子、白术、大黄、附子，水煎服）。如法服药后，必大泻大下，至黄昏而止；再以淡淡米饮汤饮之，则不再泻。因泻后人必弱极，故治以"回春健脾丹"（人参、茯苓、薏苡仁、山药、陈皮、白芥子，水煎服），服"一剂即愈"。但须"忌食盐者一月，犯则无生机矣"。鼓胀年久不死，原属可救，所以用下药以成功，是因其"水有壅阻"。"消臌至神汤"以茯苓为君，以雷丸、大黄为佐，不治水而仍治水，故"奏功如神也"。论中另附"治臌胀方"（甘遂、牵牛，水煎服），服后"则泻水一桶"。泻极，可治以"健脾分水汤"（人参、茯苓、薏苡仁、山药、芡实、陈皮、白芥子，水煎服）。服"一剂即愈，亦忌盐一月"。

痿证

痿证久治不愈者，属"阳明火烧尽肾水也"。然"肾水虽涸，而肺金终得胃气以生之；肺金有气，必下生肾水；肾虽干枯，终有露气，夜润肾经，常有生机，故存而不死也"。治宜"起废神丹"（麦冬、熟地、玄参、五味子，水煎服），如法服用后，"必能坐起"。后改用"壮体丹"（熟地、玄参、麦冬、北五味子、山茱萸、牛膝，水煎服），"十日即能行步，一月即平复如旧"。本方大滋肺肾之水，旨在使阳明之火自消。而且，痿证久而不死，是因肾之有根。若肾水无根，纵肺金亦无以生水。"故用大剂补肾之品，因之而病愈，亦因其有根可救而救之也"。论中另附"起痿神汤"（玄参、熟地、麦冬、山茱萸、沙参、五味子，水煎服），服"十日，即可起床"。

癫痫食炭

癫痫累岁经年而未愈，乃"痰入于心窍之间而不能出"。喜食炭者，为"心火为痰所迷，不得发泄"所致。因"炭乃火之余，与心火气味相投，病患食之，竟甘如饴也"。方用"启迷奇效汤"（人参、南星、鬼箭、半夏、附子、肉桂、柴胡、白芍、石菖蒲、丹砂末）治之，如法服用。此病因其"肠中有水谷之气，可以养生不死，亦其心之不死也……惟其心不死，不过胃痰有碍，一时癫痫，其脾胃犹有生气也"。"启迷奇效汤"中，以人参"治心"，加附子、石菖蒲、肉桂温中以祛邪；加柴胡疏肝平木，加南星、鬼箭、半夏逐痰荡邪，加丹砂定魂镇魄，"自然邪气少而正气多"，痰迷心窍之状得以缓解。论中还附有治癫方"加减六君子汤"（柴胡、白芍、人参、半夏、白芥子、南星、附子、茯神、石菖蒲，水煎服）。如法服药后，必倦怠而熟睡，醒来病如失，即索饮食，饿半日，与之米粥汤，内加人参、陈皮，煎粥与之。再用人参、白术、甘草、茯苓、陈皮、白芥子，水煎服。服后再睡，自醒之后，则永不再发。

8. 近治法

《石室秘录·卷五》"近治法"，是指治猝病之法。论曰："近治者，一时猝来之病而近治之也。如一时眼花猝倒，不省人事；一时心痛暴亡，一时腹痛，手足青而欲死者是也。"此等病证，不可一时止遏，亦不可少缓，须及时医治。眼花猝倒，非中于恶，则中于痰。然中恶、中痰，实可同治。本论主要就"猝倒""心伤暴亡""腹痛欲死""中恶""中痰""心疼"，论其辨证施治。

中恶

因正气之虚，而后可能中恶；中气之馁，而后可能痰迷。两种病证皆为气虚所致，故补其气而正气自回；或加以祛痰之品、逐邪之药，"无有不奏功顷刻者"。方用"消恶汤"（人参、白术、附子、半夏、南星、陈皮、白薇，水煎服），"下喉即愈"。此方"妙在补气之药多于逐痰祛邪"，使中气健于中，邪气消于外，则痰才能速化。

心伤暴亡

心痛暴亡，非寒即火。"治火之法，止消二味"，方用"自焚急救汤"（炒栀子、白芍，煎汤服之），下喉即愈。治寒之药，必须多加，方用"消冰散"（人参、白术、肉桂、附子、甘草、白芍、熟地、山茱萸、良姜，水煎服）。前方因火盛而泻肝木，后方因大寒而补肾气，用药"多寡不同，而奏功之神则一耳"。

腹痛欲死

腹痛者，一时痛极，甚至手足皆青，救若少迟，必致立亡。此属"肾经直中寒邪"之证。法当急温命门之火，而佐热其心包之冷，使痛立除而手足之青亦解。方用"救疼至圣丹"（人参、白术、熟地、附子、肉桂、吴茱萸、干姜，水煎服），服后"即愈"。此方之妙，在于"补火于真阴之中，祛寒于真阴之内"，使邪去而痛止，"不致上犯心而中犯肝"。论中还附有"解恶仙丹"（人参、茯苓、天南星、附子，水煎服），为治中恶痰方。虚人多加人参至一两，服之即苏醒。还附有"止痛仙丹"（贯众、白芍、栀子、甘草，水煎服）。此为治心痛方，"治有火者神效"，服"一剂即止痛"。

9. 王治法

《石室秘录·卷三》"王治法"，是指治"病已将愈"之法。论曰："王治者，不可以霸道治之，而用王道治法为必全，而尊尚之也。"本论主要就"饮食难消"及"内伤诸症"，论其辨证施治。如人病已将愈，不过饮食难消，胸膈不快，或吐酸，或溏泄，或夜卧不宁，或日间潮热者，"俱宜王道治之，而不可以偏师取胜"。方用六君子汤（人参、茯苓、白术、甘草、陈皮、半夏），有热加黄芩，夜不睡加黄连、肉桂，潮热加柴胡、地骨皮、丹皮；有食觉胸中少痛，加枳壳、山楂；有痰加白芥子，咳嗽加桔梗；下泄水者，加车前子；腹中痛，加肉桂、白芍；头晕，加蔓荆子、川芎；上吐酸水，加白芍、茯苓；饱满加枳壳。

10. 霸治法

《石室秘录·卷三》"霸治法"，是指治"人病至危"之法。论曰："霸治者，不可用王道，不得已而霸者也。如人病至危，安可仍用六君子辈，迁缓从事，以图速功哉，势必如宋襄之速亡而已。故一遇大渴、大吐、大泻、大满、发背、痈肿之类，死亡顷刻，若不用大剂祛毒祛邪之药，单刀直进，摧荡逐除，而欲尚补正则邪自散之论，未有不一败涂地而不可救者也，故必须大剂与之为得。"本论主要就"大吐""大泻""大满""大泻"，论其辨证施治。

大吐

大吐，因"寒邪直入肾宫，将脾胃之水挟之尽出，手足厥逆，少腹痛不可忍者，以火热之物熨之少快，否则寒冷欲死"。方用"定吐至神丹"（附子、白术、肉桂、干姜、人参）救之，"下喉便觉吐定，再进则安然如故"。或有因火邪而吐者，饮之水则呃逆不止，与之茶则吐，食亦不吐，有吐至二三日不已者；方用"止吐泄火丹"（人参、炒栀子、黄连，为末），如法服之可止吐。因大吐必伤胃气，故以人参救胃气，则吐泄自止。"惟阴寒邪气直入肾宫，则肾火逃避，而诸邪挟众逆犯，心君不宁矣"。所以必用附子、肉桂、干姜等辛辣大热之物，"而又必多用人参以定变，使诸药遍列分布，无非春温之气，自然寒邪散而吐止。此方之所以霸而奇也"。

大泻

大泻有火泻，有寒泻。大泻属火邪所致者，腹必大痛，手不可按，完谷不化，饮食下喉即出；口必渴，舌必燥，甚则生刺，苔必黄灰黑色。若稍稍迟延，必死亡顷刻。其病多得之夏秋之暑热，当急用大剂治之。方当用大黄、人参、黄连、车前子、甘草一钱，水煎服。"此方之奇，全在用大黄"。火泻是火留于肠胃所致，故必因势利导，用大黄以利之。但徒用大黄，而不多用人参，有攻无补，必损伤真气。方中所以又加甘草者，是恐大黄过于猛迅，故用其缓之。用车前子，旨在分消水势。因"水不入于膀胱，则大肠增势而添流"。此亦"用霸之妙法"。

寒泻，一日或数十行、数百行；腹亦有痛者，且完谷不化，下喉即出，死亡顷刻，亦多在夏秋之间。寒泻者，口不渴，或渴亦不喜饮水；舌苔必白滑而不燥，腹痛喜手按，不按则苦。治寒泻，当急用补气之药，以生其胃气，佐以分消之品，方用"止泻定痛丹"（人参、白术、附子、茯苓、泽泻、猪苓、肉桂，水煎服），为五苓散加人参而成。此方"妙在加参至一两，有参始能挽回垂绝之地"；佐白术、茯苓，以去水湿之气；又有附子、肉桂，以补命门之火，使火热以生脾土，而膀胱气化，"水道可通于故辙"；还有猪苓、泽泻以分消其水势，自然"大便实而寒邪去也"。此亦霸治之法。

大满

大满之症，"此邪壅上焦而不得散也"。方用枳壳、栀子、瓜蒌、天花粉、甘草、陈皮、厚朴、半夏，水煎服。"此方之妙，全在瓜蒌"。因瓜蒌最能去胸膈之食而消上焦之痰，又佐以枳壳、天花粉，同是消中焦之胜药；又有厚朴、半夏，以逐其胃口之痰；尤妙用甘草，使群药留中而不速下，则"邪气不能久留，自然分散而潜消矣"。此又"用霸之妙法也"。

11. 静治法

《石室秘录·卷四》"静治法"，是指"静以待之"之治法。论曰："静治者，静以待之而不可躁也"。本论主要就"解火郁""气躁""血燥"，论其辨证施治。

火郁

"人病拂逆之症，躁急之状，不可一刻停留，此火郁而不得舒，故尔如此"。倘用寒凉之品急以止之，则火郁于中，而反不得出。应当"静以待之，使其燥气稍息，而后以汤药投之，任其性而无违其意，则功易奏而病易去矣"。方用"静待汤"（白芍、当归、茯苓、柴胡、甘草、白芥子、丹皮、枣仁，水煎服）。此方之妙，"全无惊张之气，一味和解，火郁于肝木之中，不觉渐渐自散"。此"静治之妙法也"。

气躁

气躁为"气中有火"所致。治"宜以静法待之"，方用"静气汤"（白术、茯苓、白芍、陈皮、甘草、麦冬、玄参、天花粉、苏子，水煎服）。此方"和平安静，无惊张之气，可治心烦气动，肺燥胃干之症"。

血燥

血燥为"血热"之故，往往鼻衄血，心烦不寐，不能安枕，怔忡等。治"宜以静待之"，方用"宁血汤"（当归、芍药、熟地、生地、丹皮、地骨皮、沙参、白芥子、甘草、炒枣仁，水煎服）。此方"亦无惊张之气"，又加荆芥五分，"血动者最宜服之"。

12. 动治法

《石室秘录·卷四》"动治法"，是指治肢体不遂之法。论曰："动治者，因其不动而故动之也。如双脚麻木，不能履地，两手不能执物者是也。"本论主要论述"手足麻木"的辨证施治。治手足麻木，"当用竹筒一大个，去其中间之节，以圆木一根穿入之，以圆木两头缚在桌脚下，病患脚心先踏竹筒而圆转之如踏车者，一日不计其数而踏之，然后以汤药与之"。方用"发机汤"（人参、黄芪、当归、白芍、茯苓、薏苡仁、白术、半夏、陈皮、肉桂，水煎服）治之。此方妙在"补药之中有行湿之味"。此病必因湿气侵之始成偏废，日久则成麻木不仁之病证，以致双足麻木。治宜"乘其尚有可动之机，因而活动之，从来足必动而治，血始活"。因湿邪侵之，遂不能伸缩如意，"所以必使之动，而后可以药愈也"。否则，即使服用汤药，亦无济于事。但两手之动，则不尽如此。治疗时"必使两人反转病患之手在背后，以木槌转槌之，槌至两臂酸麻，而后以汤药与之可愈"。方用"发动汤"（人参、茯苓、黄芪、防风、半夏、羌活，水煎服）。此方"妙在防风、黄芪同用，而以黄芪为君，人参为臣，祛痰祛湿为使"；又乘其动气之时服用，则易成功，否则亦难以奏效。

13. 奇治法

《石室秘录·卷四》中，有两处论及"奇治法"。以下所论，是指治奇症不循常法。论曰："奇治者，不以常法治之也。如人生怪病于腹中，或生异症于身上，或生奇形于口上是也。奇病岂是常药可治，余当以奇药治之。"所论就四十七种"奇症"而展开。以下仅举其中数例，以说明奇治之法的运用。

耳闻蚁声

耳中闻"蚂蚁战斗之声者"，此为肾水耗尽，又加怒气伤肝所致。方用"止喧丹"（白芍、柴胡、栀子、熟地、山茱萸、麦冬、白芥子，水煎服）。方中纯是补肾平肝之药，饮之数日，其声渐远，"服一月即愈"。

耳中作痒

耳中作痒，以木刺之，尚不足以安其痒，而"必以铁刀刺其底，铮铮有声，始觉快然，否则痒极欲死"。此为肾肝之火结于耳中，非汤药可救。方用"收痒丹"，药用龙骨、皂角刺（烧灰存性）、冰片、雄鼠胆，先将前药为末，后以鼠胆水调匀，而后以人乳再调如浓糊状，将其尽抹入耳孔内，痒定而自愈。愈后，"服六味地黄丸三十斤可也"。

无故见鬼

无故见鬼者属奇病，是因"心虚而祟凭之"所致。方用"石室秘丹"

（白术、苍术、附子、半夏、天南星、大戟、山慈菇、麝香，为末，做成饼子如"玉枢丹"状），以姜汤化开饮之，"必吐顽痰碗许而愈"。从方中所用药物及服药后"必吐顽痰"来看，此病证属"痰迷心窍"所致。

自觉肠胃中作痒

人有自觉肠胃中作痒而无处扒搔者，属火郁结而不散所致。治宜表散之法，方用"化痒汤"（柴胡、白芍、甘草、炒栀子、天花粉，水煎服），服后即愈。

舌突出而难收

人有舌吐出不肯收进，为阳火盛强所致。治以"收舌散"（冰片）点之即收。后用黄连、人参、石菖蒲、柴胡、白芍，水煎服，"服二剂即可"。

舌缩而失语

人有舌缩入喉咙，不能语言者，乃寒气结于胸腹所致。以附子、人参、白术、肉桂、干姜，水煎服，则"舌自舒"。

舌出血

人舌出血如泉者，为心火旺极，血不藏经所致。可用六味地黄汤加槐花三钱，"饮之立愈"。

鼻大如拳

人鼻大如拳，疼痛欲死。此为肺经之火热壅于鼻而不得泄所致。治当清其肺中之邪，去其鼻间之火。方用"解壅汤"（黄芩、甘草、桔梗、紫菀、百部、天冬、麦冬、苏叶、天花粉，水煎服），服"四剂自消"。此方妙在群药入于肺经，故可去其火邪。此虽属奇病，但可以常法治之。

男子乳房肿大

"男子乳房忽然壅肿如妇人之状，扪之痛欲死"，经年治之而不效，为阳明之毒气结于乳房之间使然。此"经年壅肿如故"，乃属痰毒所致。治当消其痰，通其瘀，方用"化圣通滞汤"（金银花、蒲公英、天花粉、白芥子、附子、柴胡、白芍、通草、木通、炒栀子、茯苓，水煎服）。此方"妙在金银花与蒲公英直入阳明之经，又得清痰通滞之药为佐"。况且，附子引经而无坚不破，非附子则不能入于至坚之内；栀子、芍药之酸寒，虽附子大热，亦可解其性之烈。

喉大肿

人有喉患大肿，又非瘿瘤，忽痛忽不痛，外现五色之纹，中按之半空半实。此属痰浊结聚，似瘤非瘤，似瘿非瘿。方用海藻、半夏、白芥子、贝母、南星、人参、茯苓、昆布、附子、桔梗、甘草，水煎服。此方乃消上焦之痰之"圣药"。方中海藻、昆布，可"去其瘿瘤之外象，消其五色之奇纹"。此方"妙在消痰而仍不损气，则胃气健而痰易化也。一剂知，二剂消大半，三剂则全消，四剂永不再发"。此方兼可治瘿病，论中称其有"神效"。

脚肚上长肉块

人有脚肚之上忽长一大肉块，如瘤非瘤，如肉非肉，按之痛欲死。此因脾经湿气结聚所致，其中又带火不消，故手不可按，按而痛欲死。治宜峻补脾气，分消其湿。采用"内外夹攻"之法。内服"消湿化怪丹"（白术、茯苓、薏苡仁、芡实、泽泻、肉桂、车前子、人参、牛膝、萆薢、白矾、陈皮、白芥子、半夏，水煎服）。服两剂后，用"消块神丹"（蚯蚓粪、水银、冰片、硼砂、黄柏、儿茶、麝香，各为细末，研至不见水银为度，将药末用醋调成膏）敷在患处。"一日即全消矣，神效之极也"。凡有块者，"以此内外治之，无不效应如响"。

腰间忽长肉痕

人腰间忽长一条肉痕，如带围至脐间，不痛不痒。久之，饮食少进，气血枯槁。此属"肾经与带脉不和，又过于行房，尽情纵送，乃得此疾"。久之，带脉气衰，血亦渐耗，颜色黯然，虽无大病，而病实危笃。治当峻补肾水，而兼补带脉，自然身壮而形消。方用"灭痕丹"（熟地、山茱萸肉、杜仲、山药、白术、破故纸、白果肉、当归、白芍、车前子，蜜为丸）。每日早晚各服一两。"十日后，觉腰轻。再服十日，其肉浅淡。再服全消，不须二料也"。须忌房事者三月，否则无效。

14. 平治法

《石室秘录·卷四》"平治法"，是指治"平常之病，用平常之法"。论曰："平治者，平常之病，用平常之法也"。本论主要就"气虚""血虚""肾虚""胃虚""脾虚"，论述其辨证施治。如气虚者，用六君子汤、四君子汤；血虚者，用四物汤；肾虚无火者，用八味汤；肾虚有火者，用六味地黄汤；肺虚者，用生脉散；心虚者，用归脾汤或天王补心丹；肝虚者，用建中汤；胃虚者，用四君子汤；脾虚者，用补中益气汤；郁症，用逍遥散；伤风，用小柴胡汤或参苏饮；有热者，用二黄汤；胃热甚者，用竹叶石膏汤。"诸如此类，俱可以平常法治之，何必出奇眩异哉，此平治之宜知也"。

15. 收治法

《石室秘录·卷四》"收治法"，是指治"气散"之法。论曰："收治者，气散而收之也。如人病久嗽不已，久泻不已，久汗不已是也。"本论主要就"久嗽""久泻""久汗"，论其辨证施治。

久嗽

久嗽，多因过用发散之剂所致。气散而仍用散药，因而久治而不效。"法当用收敛之药一二剂，便见成功"。方用"止嗽神丹"（人参、白芍、酸枣仁、北五味子、麦冬、苏子、益智仁、白芥子，水煎服），服后"一剂轻，二剂全愈"。但须再服六味地黄丸加麦冬、北五味子，服之则不再发。因此，前久服散药耗尽真阴，虽暂用收敛之药而一时奏功，但真阴既亏，则腠理不密，易感受风邪。若续服六味地黄丸，使肾水足而肺金有养，则腠理自密，以免重感风邪。

大泻

大泻之后，必多亡阴，亡阴既多，则元阳亦脱。若"不急为收止，则阴绝阳亡，可立而待"。治以健脾祛湿以止泻，方用"分水神丹"（白术、茯苓、车前子、北五味子、吴茱萸、酸枣仁，水煎服）。此方中"止药少于补药"，健脾祛湿，水性分消，则"不收而自收也"。

大汗

大汗之病，阳气尽随汗而外越。若"不急为止抑，则阳气立散，实时身死"。法当以大补之剂煎饮，"一线之气可留，而大汗可止"。方用人参或黄芪、当归、北五味子、桑叶，急为煎服。此"即补血汤之变，妙在补气药多于补血，使气旺则血自生，血生汗可止"。方中加五味子以收汗，加桑叶以止汗，有相得益彰之功。

16. 散治法

《石室秘录·卷四》"散治法"，是指治邪郁胸中之法。论曰："散治者，有邪而郁结胸中，以表散之药散之也。"本论主要论述"散郁"之法。如人头疼身热，伤风咳嗽；或心事不爽，而郁气蕴于中怀；或怒气不舒，而怨愤留于胁下，若以补药温之，则病情愈甚。方用"散郁神丹"（柴胡、白芍、薄荷、丹皮、当归、半夏、白术、枳壳、甘草，水煎服）。此方为逍遥散化裁而成，功在开郁行气，祛湿利痰，无不兼治。其散中有补，得补益之利，受解散之功。论中称"真药壶之妙药，刀圭之神剂也"，认为"散之方无出其右"者。加减运用之法：头疼者加川芎，目痛者加蒺藜、甘菊花，鼻塞者加苏叶，喉痛者加桔梗，肩背痛者加枳壳，两手痛者加桂枝，两胁痛者倍加柴胡、白芍，胸痛者加枳壳，腹痛手不可按者加大黄，腹痛手按之不痛者加肉桂等。

17. 软治法

《石室秘录·卷四》所谓"软治法"，是指"软坚"之法。论曰："软治者，病有坚劲而不肯轻易散者，当用软治。如人生块于胸中，积痞于腹内者，法当用药以软之。"本论主要就"消痞块"，论述其辨证施治。

心中生块

"心中生块，属气血坚凝之故"。法当于补血补气药中，少加软坚之味，则气血活而坚块自消。"若徒攻其块，而不知用温补之药，则坚终不得消"。方用"软坚汤"（人参、当归、白芍、青盐、熟地、山茱萸、麦冬、北五味子、柴胡、半夏、附子，水煎服）。此方妙在"纯用补药，止加青盐一味以软坚；若无意于坚者，久之而坚自软，柔能制刚之妙法也"。

腹中痞块

"痞块之坚，又不可以前法治之。盖坚在腹中，若徒攻其坚，必致腹中不和，而损伤胃气"。法当于和解之中，软以治之，则坚之性可缓，而坚之形可化，坚之气可溃，坚之血可消。否则，"有形之物盘踞于中，无形之气必耗于外，日除坚而坚终不得去"。方用"消积化痞至神丹"（白术、茯苓、神曲、地栗粉、鳖甲、人参、甘草、白芍、半夏、白芥子、萝卜子、厚朴、肉桂、附子，蜜为丸），如法服用，"一料未有不全愈者"。此方妙在"用鳖甲为君，则无坚不入"；地栗粉，佐鳖甲以攻邪，又不耗散真气。其余各品，俱是健脾理正之药，则脾健而物自化。其中"尤妙用肉桂"。

人身生块而不消

人身生块而不消者，乃气虚而痰滞所致。此证"法当补气，而不可全然消痰，痰愈消而气愈虚矣"，方用"消补兼施汤"（人参、白术、薏苡仁、茯苓、黄芪、防风、白矾、白芍、陈皮、白芥子，水煎服）。此方妙在"补气多而祛痰之药少"，气足而痰自难留；况又有白芥子无痰不消，白矾无坚不入；况又有白芍以和肝木，不来克脾胃之土，而土益能转其生化之机；又得薏苡仁、茯苓，以分消其水湿之气，则其身之块必消。

瘰串之块

"瘰串之块，必须软治"。方用柴胡、白芍、茯苓、陈皮、半夏、甘草、连翘、香附、皮硝、屋上瓦葱，水煎服。服后，"一剂动，二剂轻，三剂少愈，四剂全愈"。虚弱之人，可加人参一钱，但不可多加。

18. 坚治法

《石室秘录·卷四》"坚治法"，是指治"怠惰不振"之法。论曰："坚治者，怠惰不振，用坚药以坚其气，或坚其骨也。"本论主要论"痓夏"的辨证施治。

"坚气者，如人夏月无阴，到三伏之时全无气力，悠悠忽忽，惟思睡眠，一睡不足再睡；再睡不足，则懒于语言，或梦遗不已，或夜热不休者是也。此皆肾水泄于冬天，夏月阳胜，阴无以敌，所以如此"。治疗上，"必须峻补其肾水，水足而骨髓充满，则骨始有力，而气不下陷矣"。方用熟地、山茱萸、北五味子、麦冬、白芍、当归、白术、茯苓、陈皮、生枣仁、芡实，水煎服。此方妙在"纯是补阴而全无坚治之法，然坚之意已寓于中矣"。骨空则软，补其骨中之髓，则骨不坚而坚也。此方之妙，还在于"可以治以上之气软骨软，无不全愈，终不必再立坚骨之法也"。

又如，有小儿十岁上下，天癸水未至而似患前症者。此因小儿最不忌口，一见瓜果凉热之物，尽意饱啖，久则胃气弱、脾气坏、肾气寒，遂至肾水耗去，亦如冬不藏精之证。治疗上不可全用前方，"当以补胃补脾补肾三经为主，不可纯用补肾一经之味也"。方用"健脾生水汤"（白术、茯苓、熟地、北五味子、麦冬、当归、白芍、陈皮、山楂、枳壳、人参，水煎服）。"一剂立愈，不必再服"。此方脾肺肾统治，而又平肝木，肝既得养，则心亦泰然。"此五脏皆用补剂，而小儿纯阳，尤易奏功，不若大人之必须多服也"。夏天，小儿最宜服一二剂，再无痓夏之病。"此又坚治之一法，留心儿科者，幸察之"。

（六）基于病位之法

1. 内治法

《石室秘录·卷一》"内治法"，是指病在脏腑者，从内消之。论曰："内治者，言人有病在脏腑而治之也。人有肺痈、肠痈、肝痈者，必须从内消之也。然而治法不同。"主要就"肺痈""肝痈""肠痈"，论其辨证施治。

肺痈，治以"救肺败毒至圣丹"（玄参、麦冬、生甘草、金银花，水煎服）。肝痈，治以"救肝败毒至圣丹"（白芍、当归、炒栀子、生甘草、金银花，水煎服）。肠痈初起者，治以"救肠败毒至圣丹"（金银花、当归、地榆、薏苡仁，水煎服）；"久则内必出毒"，治以"清肠消毒丹"（生甘草、金银花、地榆、当归、牛膝、乳香、没药），以助其溃脓。论曰："痈生胸腹之内，无不生于火与邪；若外用末药调敷，则相隔甚远，必须内消为得。"因"痈势甚急甚大"，必大剂煎饮，而火邪自散，而痈疡自消。关于金银花的使用，如"疮疡之疾，发于火邪之盛，其由来非一日矣，欲消其火邪……必多用重药以劫治之。然而，散邪之药俱耗真阴，多用重用皆能取效。惟金银花败毒而又不伤气，祛火而又能补阴"；必须以金银花为君药，且须大量使用，"多加至十两或一斤，始可取胜于眉睫"。但仅以此一味治痈，则远远不够。或用麦冬以滋肺，或用芍药、当归以润肝，或用地榆以凉大肠，或用甘草以泻火，或用栀子以清热，或加薏仁以祛湿，相助成功，各有妙理。此外，论中提示"肺痈初起，可用此方；倘已成形，必须外治"，但治肝痈则"须用内消内散"之法。

2. 外治法

《石室秘录·卷一》"外治法"，是指痈疽五日之外动刀施治之法。论曰："人有背生痈疽，或生于胸腹之间，或生于头面之上，或生于手足之际，皆是五日之内，尤当内散；五日之上，必须动刀。"本论主要就"阳症痈疽""阴症痈疽"，论其辨证施治。

阳症痈疽

阳症疮痈，"必然突起寸余，其色红肿发光，疼痛呼号者是"。治法：①内散法：方用"消痰神圣丹"（金银花、蒲公英、生甘草、当归、天花粉，水煎服）。服药后，"一剂即消，二剂全愈，不必三剂"。金银花"专能内消疮毒"，但须多用才能奏效；生甘草有解毒之功，与金银花同用，"足以散邪而卫正"；蒲公英为阳明经药，能散结逐邪；天花粉为"消痰圣药"；当归活血，是其专功。"血不活所以生痈，今血活而痈自愈"。②外治法：若疮疡未曾服过败毒之散，以致成脓崩溃，"外口必小而内宅自大"，故"须用金刃，去其口边之腐肉，使其内毒不藏"。其后，以末药敷于膏药之上贴三日，即可止痛，又能使"败脓尽出"。如此，"一连三日，即消尽矣"。内用煎方，名"败毒神圣丹"，用当归、黄芪、人参、荆芥、金银花、生甘草，水煎服。"二剂可已，不须多服"。此"治阳症疮疡之法也"。

阴症痈疽

"大约阴症痈疽，其色必黑暗，痛亦不甚，但觉沉沉身重，其疮口必不突起，或现无数小疮口"。治宜急用"散寒救阴至圣丹"（附子、人参、生黄芪、当归、金银花、白芥子、麦冬）。论曰："阴症宜用温热散之，不可用寒凉解之也。外用膏药，加生肌末药五钱贴之。"膏药方：先以金银花、生地、当归、川芎、牛膝、丹皮、麦冬、生甘草、荆芥、防风、黄芪、茜草根、人参、玄参、麻油，煎熬成珠，再加入广木香、黄丹、没药、乳香、血竭、象皮、麝香，如法制备敷贴。末药方名"阴阳至圣丹"（人参、冰片、乳香、血竭、三七末、儿茶、川倍子、藤黄、贝母、轻粉，为绝细末）。论中称以上"膏药与末药，神奇无比"。

痈疽最难治者，是"外尚未现形，内已先溃大穴"，即"外大如豆，内大如拳；外大如拳，内大如盘"者。论中以蒜切片敷贴并施以艾灸治疗，旨在促其"毒随火化"。另附有治"痈疽方"3首：①金银花、生甘草、蒲公英、当归、天花粉，水煎服。②生甘草、金银花、当归、玄参、天花粉、白矾、附子，水煎服。"初起者，一剂即消；肿起者，二剂即消"。③凡痈初起，用白矾、金银花水煎服，"一剂即消"。发背亦然。

3. 上治法

《石室秘录·卷二》"上治法"，是指针对上焦之症，且多在上部施治之法。论曰："上治者，治上焦之症也。如头疼，目痛，耳聋，口舌生疮，鼻肿之类。"主要就"头疼目痛""耳聋""口舌生疮""鼻肿眉落""乌须""瘰串""目生星"，论其辨证施治。兹仅就"头疼""目痛""耳聋""鼻肿""口舌生疮"分述如下。

头疼

头疼而风入太阳经者，方用川芎、细辛、白芷、柴胡、芍药、半夏、甘草。方中并未全治太阳，而是以白芷、川芎、细辛散之，上清其邪；又用赤芍、甘草、柴胡以清肝胆之火。因"胆经与肝经入于头络，故用此数味以散邪祛火。又加半夏祛痰，甘草和中，相济而有成也"。论中还载有"芎荆散"（川芎、蔓荆子，水煎服），以川芎补血，蔓荆子祛风。

目痛

论曰："目痛者，肝经之病，宜治肝矣，而余偏不治肝。"目痛，属实火所致者，红肿如含桃，泪出不止，酸痛羞明，多眵，用治"火眼"方，名"洗目神散"（黄连、花椒、明矾、荆芥、生姜，水煎服）。目痛，属虚火所致者，红而不痛不涩，无泪无眵，方用人乳、生地、蕤蕤仁、明矾，外洗。论中还备有两首治眼痛方：其一，方用柴胡、防风、黄连、花椒、明矾，水蒸后外洗。其二，以人乳、黄连、大枣、明矾、人参，水煎外洗。"无论虚眼实眼"，效果"奇妙"。

耳聋

"耳聋者，肾经病也，论理该用六味地黄丸"，再加柴胡、甘菊、当归、枸杞子、麦冬、北五味子、白芍治之。但又特别提出用"通耳神丹"（鼠胆、龙齿、冰片、麝香、朱砂、乳香、潮脑，为丸），"塞入耳之深处"，三日取出，"即耳聪，永不再聋"。又言"实耳聋者，亦用此方，神妙"。

鼻肿

论曰："鼻肿者，乃肺经火盛也，宜用甘桔汤则效，今不用。"方用"皂角末吹入，打清嚏数十即愈"。此因"鼻因气壅，今打嚏则壅塞之气尽开散，故不必清肺，而鼻肿自消也"。

口舌生疮

论曰："口舌生疮者，乃心经热也，宜用黄连、黄芩之类，凉散之自愈，今不用。"其以黄柏、僵蚕、枳壳、炙甘草、薄荷末、冰片、山豆根，研末渗上，"第一日即少快，明日全愈"。

4. 中治法

《石室秘录·卷二》"中治法"，是指"统治中焦部位之疮"的治法。论曰："中治者，或胸前生疮，乳上生疮，两胁、两背、两手生疮是也。"本论主要就统治中焦部位之疮，论其辨证施治。所载方药，"统治中焦部位之疮，无不神效"。方用"散邪败毒至神丹"（金银花、玄参、生甘草、白矾、当归、白芍、炒栀子、荆芥、连翘、白芥子，水煎服），"一服知，二剂全消，破溃者四剂愈"。如阴疮，上方去栀子，加肉桂。"此方统治中焦诸疮俱效。妙在用散邪败毒之品于补药之内，转足以消毒而去火也"。此即中治之法。论中还提出两方：其一为"散毒仙丹"（生甘草、当归、蒲公英、黄芩、金银花、乳香末，前药水煎，将乳香末调饮之）。此方"一身上下，俱可治之，乃统治之法"。其二用天花粉、生甘草、金银花、蒲公英，水煎服。此方"消毒实有奇功，下治诸痈，可统治之也"。

5. 下治法

《石室秘录·卷二》"下治法"，是指针对下部病证并多在下部施治之法。论曰:"下治者,乃腿痈、多骨痈、囊痈、骑马痈、鹤膝风、脚胫烂疮、脚疽等项是也。"本论主要就"囊痈""骑马痈""鹤膝风""足疽""膝胫烂疮",论其辨证施治。

囊痈、骑马痈

囊痈、骑马痈,为"恶毒"所致,最难治。方用金银花、蒲公英、人参、当归、生甘草、大黄、天花粉,水煎服。因"此毒乃乘虚而入,必大补其血,而佐以逐邪之品,则病去如失"。此方"妙在金银花,而以当归补血为君,人参为佐,大黄为使,重轻多寡之得宜也"。

鹤膝风

鹤膝风因"水气袭之"所致。方用黄芪、肉桂、薏苡仁、茯苓、白术、防风,水煎服。此方"妙在用黄芪以补气",因"鹤膝之病,则人之气虚不能周到,行步自然艰难,今用黄芪半斤,则气旺极矣。又佐之肉桂以通其气,又佐之防风以散其邪,始相恶而相济。又佐之白术、薏仁,以去其寒湿之气。邪气去则正气自固,此功之所以速成也"。

足疽

足疽是由湿热所致,但与血虚有密切关系,因"血虚则水气易侵,湿邪易入"。方用"祛湿消邪散"(金银花、蒲公英、生甘草、当归、薏苡仁,水煎服)。此方"妙在薏仁为君,盖湿气必下受,而水流必下行,薏仁祛湿而利关节之气,金银花去火毒之邪,助之以生甘草,则邪易散而湿易退矣"。方中"用当归以补其血,血足水无所侵,而湿难以入,故用之合宜,而病可速效也"。

脚胫烂疮

脚胫之烂疮,亦属湿热,往往两腿腐烂,臭气难闻。因只用汤药治疗不易奏效,故以"分湿消毒至神丹"(白蜡、黄丹、韭菜地上蚯蚓粪、冰片、潮脑、麝香、血竭、铅粉、炒松香、乳香、没药、铜绿、轻粉、儿茶)

为末外用，结合葱汤洗之。次日，"用前膏药，以厚皮摊膏，仍入此末药，加入二钱贴之，任其水出"。同时，还可内服"分湿内化丹"（金银花、薏苡仁、茯苓、生甘草、牛膝、萆薢、半夏、肉桂，水煎服）。此方"妙在薏仁为君，金银花、萆薢为臣，茯苓为佐使"。方中薏苡仁去两足之湿，茯苓能分消脾胃中之湿气，生甘草、金银花能解郁热之毒，而萆薢又善走足，且能祛湿健胫，又加之牛膝以助其筋力，则烂湿之疮可愈。

6. 大治法

《石室秘录·卷一》"大治法"，是指周身有病统治之法。论曰："大治法，周身有病，统上下左右尽治之也。如气血全亏，一身多病；或头痛未已，而身骨痛；或腹痛未已，而四肢尽痛是也。"大约大治之法，施之于虚症最宜。乘其初起，胃火有余，宜治以大剂。若"初时不敢用大剂，乃至胃气已衰，而后悔悟，始用大剂迟矣"。本论主要就"痿证""肾虚如白虎汤症""汗出如雨不止""直中阴经""治阳明之火"，论其辨证施治。

痿证

上述疾病，"痿症居多，自宜专治阳明胃火。然而胃火既盛，一身上下四肢尽行消瘦者，又不可专治胃经一门也"。方用"双补至神丹"（人参、茯苓、薏苡仁、当归、黄芪、甘菊花、玄参、麦冬、陈皮、神曲、白芥子、白芍、熟地，水三大碗，煎一碗服之）。因胃火过盛，已烁气血，"若用白虎汤、竹叶石膏汤，必致重亡其津液，故用补气血之药，大剂煎饮，使水足而火自息"。方中玄参、麦冬、甘菊，纯是退阳明胃火之药；况又重加之当归等生血之类，以滋化源。但诸药若用小剂，则不仅无益，而反助火势，故采用"大治"之法。

肾虚如白虎汤症

"症如肾虚而火沸腾，如白虎汤症者，亦宜用大剂六味地黄汤治之。更有肾水泛上，吐痰倾盆者，亦宜用六味汤，加附子、肉桂，煎汤数碗，大碗饮之而愈，皆不可小治之也"。凡肾水肾火之虚，上焦虽现热症，而其舌终滑而不燥，非若阳症之干极而起刺。

汗出如雨不止

"更有大汗之症，汗如雨出，不可止抑，气息又复奄奄，不是发狂热症，若不急用大补之药，则顷刻亡阳而死矣"。方用"止汗定神丹"（人参、白术、当归、桑叶、麦冬、北五味子、黄芪，水煎服）。此方"纯是补气之药，气足则汗止，而阳返于命门之宫矣。倘以小小之剂治之"，则无以补生元气而立亡。

直中阴经

"更有直中阴经之症，阴寒之气，斩关直入于肾宫，命门之火逃亡，而将越出于躯壳之外"，必须用大剂补火之药回阳。方用"参术附桂汤"（人参、白术、附子、肉桂、干姜，水煎服），服"一剂而愈"。此方用人参、白术，实有妙用，且必须多加，而"元阳始足可留于将绝之顷也"。此亦大治之法。

治阳明之火

阳明之火势，最盛最急。"若不以大剂退火之药与之，立刻将肾水烧干矣。然过用寒凉，必致转伤胃气；胃气既伤，则胃火益胜。虽石膏汤中有人参以救胃气，然终不胜攻之大烈也"。故"石膏用一两者，人参必须亦用一两；或石膏用至二三两，则人参断不可止用一两，必须多加为妙，即不敢加至三两，亦必须加至一两五钱"。而且，与其火退之后再用人参，莫如乘其火盛之时而倍用之。"攻补兼施，火势衰，而胃气又不复损之为得也"。治阳明火盛，"往往奏功如响者，人参同石膏兼用，而无偏重之势故耳"。尽管如此，论中还是特别提示，"诸病凡胃气衰者，用药不可大剂，不可不知"。

此外，还有发背痈疽之类病证，切忌小治，尤当以大剂与之。

7. 小治法

《石室秘录·卷一》"小治法"，是指治上焦病证之法。论曰："小治法者，乃上焦之病也。病既在上焦，若大其剂，则势下行，反为不美。如胸膈不利，或痰盛闭塞，或一时中风不语，皆当以小剂治之。"本论主要就"气不顺""上焦之痰""中风不语"，论其辨证施治。

气不顺

若胸膈不利，是气不顺所致，宜治以"顺气汤"（苏叶、半夏、甘草、桔梗、百部，水煎服），服"一剂快然无碍矣"。

上焦之痰

若痰盛闭塞作痛者，是痰在上焦所致，宜治以"化痰饮"（天花粉、甘草、柴胡、陈皮、半夏、苏子，水煎服）；"或用瓜蒂七个，或用皂角一个，以水煎汤吐之"。此皆小治之法。

中风不语

治真中风之不语，属痰阻气机者，亦用瓜蒂散、皂角汤探吐之。真中风者，多为平日自然壮盛，能御风寒，不畏寒热之人。其发病后，双目突出，手足乱舞，痰色黄，结成块，大小便闭塞不通。若呈安静状态，多属平日衰弱，临证之时，气息如无、大小便自遗、手撒眼闭、浮肿、喉中作水鸡声、不十分响者，乃属气虚，切不可与瓜蒂、皂角二汤，当与三生饮加人参一两治之。

8. 本治法

《石室秘录·卷二》"本治法"，是指治心肾之法。论曰："本治者，治心肾之法也。人非心不能宁静致远，非肾不能作强生育，故补心即当补肾，补肾即当补心也。是二经一身之主宰，脏腑之根本也"。故人病心惊不安，或夜卧不睡者，并非心之病，而实属肾之病。如"人见色而思战，入门而倒戈者"，或梦遗精滑者，并非肾之病，而实属心之病。因而，"欲安心者当治肾，欲治肾者当治心"。本论主要就"心惊不安""夜卧不睡""精滑梦遗""见色倒戈"，论其辨证施治。

心惊不安、夜卧不睡

心惊不安、夜卧不睡者，用"治心方"（人参、茯苓、茯神、远志、生枣仁、熟地、山茱萸、当归、石菖蒲、黄连、肉桂、白芥子、麦冬、砂仁，各为末，蜜为丸），如法服用即可。此方乃治心之惊与不寐之方，所以反用熟地、山茱萸补肾之药，又加肉桂以助火，是因"人之惊恐者，乃肾气不入于心也；不寐者，乃心气不归于肾也"。今用熟地，山茱萸以补肾，则"肾气有根，自然上通于心矣。肉桂以补命门之火，则肾气既温，相火有权，则心气下行，君火相得，自然上下同心，君臣合德矣"。

论中还指出，"如人有心惊不寐，虽是肾气不上通于心，而亦有肝气之不上生于心。故补肾之中，自宜添入补肝之品。方中有当归、肉桂，亦是补肝之品，然终非直入肝经之药也"。可在前方之中加入白芍，补肾而兼补肝，相因而生心火。肾虚而用补心之药固是，然补心而不补肝，肝木郁塞，心难下生。故于补肾方中，宜添入白芍，则肝气自舒，自生心包之火，火足则自生命门之火。

此外，论中还附有治人卧不安枕方，名为"宁神安卧丸"（人参、远志、炒枣仁、熟地、山茱萸、茯神、柏子仁、麦冬、陈皮，各为末，蜜为丸）。如法服用，"五日即安，服一料全愈"。又如，心惊并非心病，乃肝血虚而不能养心所致者，方用白芍、当归、熟地、生枣仁、远志、茯神、麦冬、北五味子、人参，水煎服。此方之妙，"全不尽去治心，治肝正所以治心，治肺亦所以益心也"。

精滑梦遗、见色倒戈

精滑梦遗与见色倒戈者，皆"心君之虚，而相火夺权，以致如此"。用"治肾方"（熟地、山药、山茱萸、茯苓、肉桂、附子、人参、白术、北五味子、麦冬、远志、炒枣仁、鹿茸、巴戟天、肉苁蓉、柏子仁、砂仁、紫河车、杜仲、破故纸，各为末，蜜为丸），如法服用。此方不仅用熟地、山茱萸、杜仲、山药补肾；以巴戟天、苁蓉、附子、鹿茸，补肾中之火；还加入补心之参、苓、柏子仁、麦冬、远志、枣仁，因"肾中之火虚，由于心中之火先虚也"。故欲补肾火者，先补心火。若心火不补，肾火终不能益，而转增其上焦之枯竭。故本方兼补其心，使心气下舒于肾中，肾气上交于心，则水火相济；且肺气清宁，脾胃得养，通调三焦，病可自愈。

又人有梦遗者，治以"益心止遗丸"（熟地、山药、芡实、生枣仁、巴戟天、麦冬、北五味子、莲子同心用，各为末，蜜为丸），如法服用。此方补肾而兼补心，方中巴戟天不仅强阳，而且止精。肾水非火不能生，亦非火不能止，若用肉桂、附子大热之味，必然助其虚火。巴戟天性非大热，不能温中，用之纯阴之中无害，可反得其既济之功。又如治"见色倒戈"方，用人参、熟地、黄芪、白术、肉桂、山茱萸、巴戟天、肉苁蓉、麦冬、北五味子、覆盆子，蜜为丸。服"一月后，房事即改观"。

9. 末治法

《石室秘录·卷二》"末治法"，是指治六腑病证之法。论曰："末治者，乃六腑之治也。人如病大小便不通，或疝症不已，产后风寒，皆作末治也。"本论主要就"大便不通""小便不通""疝症不已""产妇感中风邪"，论其辨证施治。

大便不通

凡久病之后，或大便一月不通者，止补其真阴，使精足以生血，血足以润肠，则大便自出。方用熟地、玄参、当归、川芎、火麻仁、蜜、大黄、桃仁、红花，水煎服。此方"妙在用熟地、玄参、当归以生阴血，少加麻仁、大黄以润肠下行。此正末治其闭结，而不亟亟以通之也"。论中还附有治大便不通属实症之方：大黄、当归尾、熟地、升麻、蜜，水煎服。方中大黄泄利，用当归润之，仍以为君，虽泄而不十分过猛，不至有亡阴之弊；况有升麻以提之，则泄中有留。

小便不通

小便点滴不出，乃肾气不能行于膀胱所致，治宜补其肾气，则小便自出。方用肉桂、熟地、山茱萸、茯苓、车前子、泽泻、丹皮、山药，水煎服。此方即"七味地黄汤"。妙在"不去通小便，而专治肾水肾火"。若肾中有火，而膀胱之气化自行，不通小便而小便自通。

疟症不已

疟疾经年累月，或已止而又发，或未止而难痊。此为"邪之久踞，乃正虚之甚也，自当重补其正，而末治其邪"。方用熟地、何首乌、鳖甲、白术、当归、人参、甘草、柴胡、半夏、肉桂、山茱萸，水煎服。此方"妙在熟地、山茱萸、当归之品以补阴血，加人参、白术以健脾，加鳖甲以入阴分，加何首乌以补阴气，加半夏、柴胡，少少去其痰与邪，则正气有余，邪自退舍"。

产妇感中风邪

产妇旧血尽去，新血未生，大虚之体，原易中邪。风寒袭之，治以散邪，"必有厥逆寒症之变，死亡顷刻矣"。方用当归、川芎、人参、荆芥、肉桂、益母草治之。此方"妙在用参、归各一两，参以固气，归以生血，气血既生，而风邪易去。大虚之人，略带祛邪之药，则邪原易出，乃腠理实疏，关门不锁故耳"。方中荆芥最妙，不仅易于祛邪，而且"引旧血以归经，佐新血以复正，故两用之而成功也"。益母草则"更是产科最利之品"。此方亦属"固气血为先，散邪为末"之法。论中还指出，产妇临月之前一月，如患风邪感冒等，皆作风寒感冒治之；其临月之期，如有感中风邪，不可作风邪治之。方用人参、当归、川芎、柴胡、甘草、白芥子，水煎服。"毋论其头疼身痛，咳嗽太阳痛，六经传经伤寒，俱宜以此方治之，切不可轻用桂枝、麻黄。盖孕妇实与平常人治法大不相同耳"。

10. 不内外治法

《石室秘录·卷二》"不内外治法",是指治"跌扑断伤"之法。论曰:"内者,胸腹之中;外者,风邪之犯。今既无胸腹之病,又无风寒之侵,忽然跌扑为灾,断伤受困,此不内外之因,又一门也。"方用"逐瘀至神丹"(当归、大黄、生地、赤芍、桃仁、红花、丹皮、败龟板,水、酒煎服)。"方中最妙,当归、芍药和其血,大黄、桃仁逐其瘀,生地、红花动其滞"。

倘若跌伤打伤,手足断折,"必细心凑合端正,而后以杉板夹之,再用补骨之药,令其吞服,则完好如初矣"。方用"接骨至神丹"(羊踯躅、炒大黄、当归、芍药、丹皮、生地、土狗、土虱、红花、自然铜末,前药酒煎,连汤吞服)。此方中,羊踯躅"最能入心而去其败血";大黄"不特去瘀血,亦能逐瘀而生新";且"土狗、土虱俱是接骨之圣药"。论中还提出,"逐瘀至神丹"中,可再加生地、枳壳。因"生地乃折伤之圣药,多多益善,少则力不全耳"。因"折伤之病,未免瘀血奔心,有枳壳之利于中,则瘀血不能犯也"。

11. 深治法

《石室秘录·卷三》"深治法",是指病患深而深治之法。论曰:"深治者,病患深而深治之也。如人病在膏肓,或在骨髓,或在脑中者是。此等症,成非一朝,则治亦非一日,必须多服汤药于日间,久服丸饵于夜半,非数百剂,非数十斤,不能奏效。"其中,"大约痨瘵之症居多,而虚劳次之"。本论主要就"病入膏肓、骨髓、脑中",论其辨证施治。论中提出"朝服方"和"晚服方"。朝服方,用熟地、山茱萸、山药、丹皮、泽泻、茯苓、北五味子、麦冬、芡实,水煎服。晚服方为"中正丸"(紫河车、鹿角胶、龟胶、玄参、熟地人乳浸后晒干、山茱萸、地骨皮、人参、白术、白芍、炒枣仁、枸杞子、麦冬、砂仁,为末服)。此方不热不寒,可以长服。论中言"病伤根本，扶之不易……深治之难，从来眉蹙，切勿心急，以期奏功之速。此深治之法也"。论中另附两方：其一，以芡实、薏苡仁、山药、糯米、人参、茯苓、莲子、白糖，为末调服，可为"深治之佐"。其二为"全生至宝丹"（芡实、山药、黑芝麻、小黄米、薏苡仁、白糖、肉桂，为末调服），可"开胃健脾，补肾益精"。方中用肉桂，"正取其温气，以生长脾胃耳"。

12. 浅治法

《石室秘录·卷三》"浅治法"，是指病未深而浅治之法。论曰："浅者，因病未深而浅治之，不必深治之者也。"本论主要就"细小疾病"，论其辨证施治。如人患"细小疾病"，则不必"张皇而用人参，惊惧而加桂、附"。如饮食不调，可治以六君子汤；头痛，可治以小柴胡汤；咳嗽，可治以逍遥散；水泻，可治以五苓散；腹痛，可治以小建中汤；两肋饱闷，也可用逍遥散治疗。总之，对于上述疾病，"略一舒之，自必奏功，无容以深中脏腑之药，以治皮毛也。此浅治之法，又宜知之也"。此即为"浅治"之法。

13. 脏治法

《石室秘录·卷三》"脏治法"，是指五脏病证之同治法。论曰："脏治者，五脏中有病而治之者也。脏有五，治法惟三，肺脾同一治，肾肝同一治，心肾同一治也。"本论主要就"肺脾同治""肾肝同治""心肾同治""肺经独治"，论其辨证施治。

肺脾同治

论中指出，"肺气之伤，必补脾气，脾气既伤，肺气亦困，故补肺必须补脾，补脾必须补肺"。如人或咳嗽不已，吐泻不已，此肺脾之伤。此咳嗽是由于脾气之衰，此吐泻是由于肺气之衰。因"肺气无清肃而下行，始上呕而下泻；脾气斡旋之令不行，则上为咳嗽矣"。论中治以"肺脾双解饮"（人参、麦冬、茯苓、柴胡、神曲、车前子、甘草、薏苡仁，水煎服）。此方乃"治肺治脾之药合而用之者也。咳嗽喘病之尽除，吐呕泻症之各去，所谓一方两用也"。

肾肝同治

论中指出，"肾水不能滋肝，则肝木抑郁而不舒，必有两胁饱闷之症；肝木不能生肾中之火，则肾水日寒，必有腰脊难于俯仰之症"。因而，补肝而不补肾，则胁痛无以消除；补肾而不补肝，则腰脊则难以得愈。故治以"肾肝同补汤"（熟地、山茱萸、白芍、当归、柴胡、肉桂，水煎服）。此方中，熟地、山茱萸为补肾之药，而当归、白芍、柴胡、肉桂为补肝之品。

心肾同治

肾为水脏，心为火脏。心必得肾水以滋养，肾必得心火而温暖。论中指出，若人惊惕不安，梦遗精泄，实属心之病，而非肾之病。方用"心肾同补丹"（人参、白术、远志、炒枣仁、熟地、山茱萸、麦冬、北五味子、芡实、山药、石菖蒲、柏子仁、茯神、砂仁、橘红，为丸）。"此丸之妙，乃治肾之药少于治心。盖心君宁静，肾气自安；肾气既安，何至心动。此治心正所以治肾，而治肾正所以治心也"。

肺经独治

肺有忽感风寒，而鼻塞出嚏，咳嗽不已，吐痰如败絮，乃"肺经独病也"。此不必兼治于脾，可治以"散寒汤"（甘草、桔梗、半夏、射干，水煎服）。此方"妙在桔梗升提于鼻，引去痰之药上行于肺，以散风寒之邪。邪散则鼻塞顿除，痰亦随之而散"，则不必迂缓而治脾。但此方只可治风寒之外感，而不可治肺之内伤。内伤诸症，可肺脾同治。

14. 腑治法

《石室秘录·卷三》"腑治法"，重在论腑病治脏之法。论曰："腑治法甚多，我举其一二症，取以为法，余可推广。"本论主要就"小便闭塞""大便闭结""胆怯""肾虚吐呕"，论其辨证施治。

小便闭塞

小便不通乃膀胱之病，膀胱之气化不行，则小便即不能出。但论中治法不在治膀胱，重在使"心包络之气下行"。方用"通水至神丹"（人参、莲子、白果、茯苓、甘草、车前子、肉桂、王不留行，水煎服），服"一剂即如注"。论中指出，"此方之奇妙，全在用人参，其次则用肉桂三分。盖膀胱必得气化而始出。气化者何？心包络之气也。膀胱必得心包络之气下行，而水路能出。尤妙用白果二十个……白果通任督之脉，又走膀胱，引参、桂之气，直走于膀胱之中，而车前、王不留行尽是泄走之物，各随之趋出于阴气之口也"。论中还载有"孙真君传治小便闭塞方"（车前子、肉桂，水煎服），服后即通。

大便闭结

大便闭结为肺气之燥所致。"肺燥则清肃之气不能下行于大肠，而肾经之水仅足以自顾，又何能旁流于以润溪涧矣"。方用"润燥至神汤"（熟地、玄参、火麻子、升麻，水煎后与牛乳同调）。"此方之妙，全在不润大肠而补肾，尤妙不止补肾而且补肺，更妙不止补肺而且升肺"。因"大肠居于下流，最难独治，必须从肾经以润之，从肺经以清之。气既下行沉于海底，非用升提之法，则水注闭塞而不通，启其上孔则下孔自然流通"。此"下病治上之法，亦腑病治脏之法"。

胆怯

论中指出，"凡人胆怯不敢见人者，少阳胆经虚也。而所以致少阳胆经之虚者，肝木之衰也。而肝木之衰，又因肾水之不足，法当补肾以生肝木"，方用"助勇丹"（熟地、山茱萸、芍药、当归、柴胡、茯神、白芥子、生枣仁、肉桂，水煎服）。此"补肾之中用补肝之品，尤妙再去补心，使心不取给于肝胆之血，则胆之汁有余而怯形可去。又妙在用肉桂以入肝，如人得勇往之人，自然顷刻胆壮矣"。

"肾虚吐呕"

论中指出，"吐呕之症，人以为胃虚，谁知由于肾虚。无论食入即出，是肾之衰；凡有吐症，无非肾虚之故"。因而，"治吐不治肾，未窥见病之根也"。方用"转胃丹"（人参、白术、薏苡仁、芡实、砂仁、吴茱萸，水煎服）。此方"似乎治脾胃之药，不知皆治肾之法。方中除人参救胃之外，其余药品俱入肾经，而不止留在脾也。肾火生脾，脾土始能生胃，胃气一转，呕吐始平。此治胃而用治肾之药"。

15. 皮毛治法

《石室秘录·卷四》"皮毛治法"，是指病未深入营卫者，可从皮毛施治。论曰："皮毛治法者，感症之轻，病未深入营卫，故从皮毛上治之也。"本论主要就"疥疮""黄水疮""痱疮""紫白癜风"，论其辨证施治。

疥疮

治疥疮方，用轻粉、油胡桃末、猪板油、白薇末、防风末、苏叶末，捣成圆如弹子大，擦疮处。"一日即愈"。

黄水疮

黄水疮，凡毒水流入何处，即生大水泡疮，即为黄水疮，手少动之即破。"此热毒郁于皮毛也，当以汤洗之即愈"。方用雄黄、防风，水煎取汁，"洗疮上即愈"。

"痱疮"

"痱疮"是因"暑气伤热而生也"。治疗有"雪水洗之更佳，随洗随灭"。如不能得，"有一方最妙，用黄瓜切成片，擦之即愈"。以上诸法，"皆从皮毛治之也"。

紫白癜风

人生白癜风与紫癜风者，有"暑热之时，人不知而用日晒之手巾，擦其身中之汗，便成此病，最无害而最难愈"。方用苍耳子、防风、黄芪为末，水打成丸，晨起米汤送服。"一料服完必愈"。

16. 肌肤治法

《石室秘录·卷四》"肌肤治法"，是指病在腠理之治法。论曰："肌肤者，虽同是皮毛，而各有治法。肌肤之病，从腠理而出，较皮毛略深。如人生脓窠疮、粉刺、顽癣之类是也。然皆气血不和，故虫得而生焉。活其气血，则病自愈。"本论主要就"脓窠疮""粉刺""顽癣""冻疮""坐板疮"，论其辨证施治。

脓窠疮

脓窠疮，治以当归、生地、熟地、白芍、麦冬、天冬、川芎、茯苓、甘草、柴胡、人参、白术、黄芪、荆芥、薏苡仁，水煎服。"此方妙在补气补血之药，而略用柴胡、荆芥以发之。先服四剂，必然疮口尽加鼓胀作脓。四剂后，去柴胡，加五味子，又服四剂，则满身之疮如扫而愈矣"。

粉刺

粉刺多因肺热而风吹之而成。方用轻粉、黄芩、白芷、白附子、防风，蜜为丸。"于每日洗面之时，多擦数遍，临睡之时，又重洗面而擦之"。

顽癣

治顽癣方，用楝树皮、白薇、轻粉、冰片、生甘草、蜗牛（火焙干、有壳亦可用）、杜大黄根，各为细末。先以荔枝壳扒碎其癣皮，而后以此药末，用麻油调涂之。

17. 筋脉治法

《石室秘录·卷四》"筋脉治法"，是指筋病治血、脉病补气之法。论曰："筋脉者，一身之筋，通体之脉，不可有病。病则筋缩而身痛，脉涩而体重矣。然筋之舒在于血和，而脉之平在于气足。故治筋必须治血，而治脉必须补气。"本论主要就筋病、脉病，论其辨证施治。

筋病

论中指出，"人若筋急蜷缩，伛偻而不能立，俯仰而不能直者，皆筋病也"。方用当归、白芍、薏苡仁、生地、玄参、柴胡，水煎服。"此方之奇，在用柴胡一味入于补血药中"。因"筋乃肝之余，肝气不顺，筋乃缩急，甚而伛偻"，故用柴胡疏其肝脉之郁。"郁气既除，而又济之以大剂补血之品，则筋得其养而宽，筋宽则诸症悉愈矣"。关于筋病，论中还附有"滋筋舒肝汤"（当归、芍药、熟地、柴胡、白术、肉桂、白芥子，水煎服）。此方乃肝肾同治之法。因"筋虽属肝，而滋肝必责之肾"，故治筋病则大补其肾，并加疏肝之药。

脉病

论中指出，"血脉不足之症，任、督、阴阳各跷经络不足，或毛发之干枯，发鬓之凋落，或色泽之不润，或相貌之憔悴是也"。此等症状皆为"血之竭"所致，"法当补其血，而血不可骤补也，须缓缓补之"。方用当归、白芍、川芎、熟地、白果、何首乌、桑叶，水煎服。此方以四物汤为主，"尤妙在用白果以引至唇齿，用桑皮以引至皮毛，用何首乌以引至发鬓，则色泽自然升华，而相貌自然发彩矣"。论中还附有一方，用当归、白芍、生地、麦冬、熟地、万年青、枸杞子、旱莲草、花椒、天冬，水煎服。"此方药味俱是补血之品，而又上走于面，久服自然两鬓变黑，容颜润泽矣"。论中还载有"乌须"之"绝奇之方"，方用熟地、何首乌（用生不用熟、用红不用白、用圆不用长）、黑芝麻、万年青、桑叶、山药、白果、桔梗，为丸服用，或可"加花椒一钱"。

18. 暗治法

《石室秘录·卷四》"暗治法"，是指治"妇人不可视"病证之法。论曰："暗治者，乃人生暗疾而不可视之症，最难治而最易治也。"本论主要就"儿门暗疾""产门生虫""产门生疮"，论其辨证施治。

儿门暗疾

儿门暗疾，多见于妇人，非痒即痛，甚至局部溃烂。此病或生于妇人"儿门"之外，或生于"儿门"之中，或生于乳上，或生于脐间，或生于肛门之旁，或生于足上，多属肝经湿热下注所致。方用当归、栀子、白芍、柴胡、茯苓、楝树根，水煎服。此方之妙，"皆是平肝去湿之品；无论有火无火，有风有湿，俱奏奇功，正不必问其若何痒，若何痛，若何肿，若何烂，此暗治之必宜知者也"。有痰者加白芥子，有火者加黄芩，有寒者加肉桂，余不必加。

产门生虫

产门内生虫，用鸡肝一副，以针刺无数孔，纳入产门内，待虫入鸡肝内而取出。"三副全愈，不必添入药味也"。三副后，用"去湿化虫汤"（白芍、当归、生甘草、炒栀子、陈皮、泽泻、茯苓、白术，水煎服），服"四剂不再发"。

产门生疮

治用黄柏、轻粉、儿茶、冰片、麝香、白薇、蚯蚓粪、铅粉、乳香、潮脑，各为末调匀，以药末糁口上，二日即全愈。本方不仅治产门外生疮久不愈有"神效"，还可兼治各色之疮，"无不神效"。

19. 明治法

《石室秘录·卷四》"明治法"，是指治"可视病变"之法。论曰："明示人之病证，而不必暗治之也。"如"生毒在手面，或结毒在皮肤，或生于面上，或生于颊间是也。有疮俱照前传疮毒之法消之，但不可如发背、肺痈重症而治之也"。本论主要就"疮毒""头面上疮""身上手足疮"，论其辨证施治。

本论所载为"治小疮毒如神"之法。方用"消痈汤"（金银花、当归、蒲公英、生甘草、荆芥、连翘，水煎服），"一剂轻，二剂消，三剂愈。此明治之妙法，人亦宜知之，不可忽也"。论中还提示，"头上最不可用升药，切记切记。下病宜升，而上病不宜升也。头上病最宜用降火之药"。

论中还附有以下两首"明治之方"：治头面上疮，用"上消痈疮散"（金银花、当归、川芎、蒲公英、生甘草、桔梗、黄芩，水煎服），"一剂轻，二剂全消，不必三剂"。此外，治身上手足之疮疽，用"消痈万全汤"[金银花、当归、生甘草、蒲公英、牛蒡子、芙蓉叶（无叶时用梗）、天花粉，水煎服]，"一剂即消，二剂全愈"。

（七）基于病势之法

1. 顺医法

《石室秘录·卷一》"顺医法"，是指气虚则补之法。本论主要就气虚证，论其补益脾胃之法。论曰："凡人有病气虚者，乃身子羸弱，饮食不进，或大便溏泄，小便艰涩。"方用人参、茯苓、白术、陈皮、甘草、泽泻、车前子，水煎服。"此乃病欲下行，而随其性而下补之也"。本方以人参为君，开其胃气。"胃为肾之关，关门不开，则上之饮食不能入，下之糟粕不能出。妙在用人参以生胃土，而茯苓、车前能分消水谷也"。因胃之性最喜温和，不喜过湿，湿则必上壅而呕、下积而泻。此方"顺土之性而温补之，则饮食自进而大小便各安其位矣"。此方不仅生胃土，且能健脾，脾健则胃气益开，而胃气益壮。"方中最妙用白术也。白术上利胃而下健脾，且能祛湿以生肾"。有白术之功用，则大小便得脾肾之气而能开能合。而且，下既通达，则可进饮食，且饱食亦无碍。

2. 逆医法

《石室秘录·卷一》"逆医法"，是指虚而气逆或相火炎上之治法。本论主要就"气喘上逆""双蛾""肾虚大吐"，论其辨证施治。

气喘上逆

"凡逆症甚多，不止厥症一门也。如气喘而上者，逆也。人以为气之有余也，殊不知气盛当作气虚，有余认作不足。若错认作肺气之盛，而错用苏叶、桔梗、百部、山豆根之类，去生便远"。如"肺经之虚，肾水大耗之气喘"，多"因色欲过度，肾水大耗，肺金日去生之，久之，则不特肾水虚，而肺金亦虚"。可治以"安喘至圣丹"（人参、牛膝、熟地、山茱萸、枸杞子、麦冬、北五味子、胡桃、生姜，水煎服）。此方"绝不去治肺经，而正所以治肺也"。方中人参用至一两，论中指出"或疑人参乃肺脾之药，既宜补肾，不宜多用人参。不知肾水大虚，一时不能骤生，非急补其气，则元阳一线必且断绝。况人参少用则泛上，多用则下行，妙在用人参至两许，使能下达病源，补气以生水"。喘有不同，"有虚有实。初起之喘多邪实，久病之喘多气虚。邪实者，喘必抬肩；气虚而喘者，微微气急耳"。以上所论乃久病之喘，故治以"补肾纳气"之"安喘至圣丹"。此外，"若初起之喘，有四磨汤、四七汤，得一剂即止"。

双蛾

"有人病双蛾者，人以为热也。喉门肿痛，痰如锯不绝，茶水一滴不能下咽……然而，痛虽甚，至早少轻；喉虽肿，舌必不燥；痰虽多，必不黄而成块。此乃假热之症也。若以寒凉之药急救之，下喉非不暂快，少顷而热转甚。人以为凉药之少也，再加寒凉之品，服之更甚"。治疗之法：急须刺其少商之穴，出血少许，"喉门必有一线之路开矣"。然后，急用"消火神丹"（附子、熟地、山茱萸、麦冬、北五味子、牛膝、茯苓，水煎服）治之。"下喉一声响亮，其火势热症，立时消散"。此病证的发生，是因"少阴之火，直如奔马。凡人肾水大耗者，肾中元阳不能下藏。盖无水以养火，而火必上越也。日日冲上，而咽喉口小，不能任其出入，乃结成肿痛，状似双蛾，实非双蛾也"。方中"妙在用附子辛热之药，引龙雷之火下藏于窟宅。夫龙雷之火，乃相火也，喜水而不喜火，故药中熟地、山茱之类，纯是补阴之味，使火有所归而不再沸。此因其逆势而逆导之也，而非寒凉之水；不喜火者，不喜邪气之火也，而非辛热之火"。若"日重夜轻，治之最易"，用山豆根、半夏、桔梗、甘草治之。服"一剂立愈，而非逆症可比耳"。论中还附有治"阴虚双蛾之症"方：附子，盐水炒成片，用一片含在口中，"立时有路，可以用汤药矣。后以八味丸一两，白滚水送下，亦立时而愈"。

3. 急治法

《石室秘录·卷二》"急治法"，是针对急症的治法。论曰："急治者，不可须臾缓也。乃外感之喘胀，气不能息之类；如直中阴寒，手足厥冷，小腹冷痛，而欲死者是也；如心中卒痛，手不可按，气闷欲死者是也。"本论主要就"风邪作喘""直中阴寒""中心卒痛""中痰""中邪""中气""论气喘非外感""论腹痛非内伤"，论其辨证施治。

风邪作喘

论中指出，"凡人忽感风邪，寒入乎肺经，以致一时抬肩大喘，气逆痰吐不出，人不能卧是也"。方用"灭邪汤"（柴胡、茯苓、当归、黄芩、麦冬、射干、桔梗、甘草、半夏，水煎服）。此方"妙在用柴胡、射干、桔梗，以舒发肺金之气；用半夏以祛痰，用黄芩以去火"。因外感寒邪，则内必变为热证。方中不仅以黄芩清火，且用桔梗、射干、柴胡一派辛散之品，可增强消火、灭邪之功用。

直中阴寒

论中指出，"直中阴寒之症，乃寒邪直入于肾经，不由皮毛而入营卫，不由营卫而入脏腑也；乃阴寒之邪，直中于两肾之中；而命门之火，无可藏之地，乃奔越星散，而寒邪乘其真火逃亡，趁势赶逐。于是，入腹则腹痛，入肝则肝绝，入心则人亡。此至急之时，不可用药之须臾缓也"。治以"逐寒回阳汤"（人参、白术、附子、肉桂、干姜，水煎服）。此方"妙用人参、白术"。因"寒邪直犯肾宫，元阳遁出于脾胃之间，止此一线之微气在焉。若不用人参以救之，何能唤回于无何有之处；不多加白术，何能利其腰脐而回其元气。故又加附子、肉桂，以祛散其寒邪也"。

中心卒痛

论中指出，"中心卒痛，手不可按者，乃火邪犯心也。若不急救息其火，则脏腑内焚，必致身殉"。故治以"泻火定痛汤"（栀子、白芍、甘草、良姜、天花粉、苍术、贯众，水煎服）。此方"妙在用栀子以清火……盖心中火发，用黄连固宜，然黄连性燥，心火正在燥烈之时，以燥投燥，正其所恶……不若栀子泻其肝木之邪，母衰则子亦衰，不泻心火，正所以泻心火也。且栀子能泻六经之郁火，原不专入肝经，亦能入心经也……况又与白芍共用以泻肝，又加良姜数分，以引入于心中；复增天花粉，以逐其火热之痰，则痰去自然火散，而郁气亦舒。此急治肝，而正急治心也"。

中痰

中痰，治以人参、白术、茯苓、附子、天南星、半夏，水煎服，"下喉即愈"。因"痰之生也，由于气之虚，而气之虚也，由于脏腑之冷"。故"中痰方"中，用人参、白术补益正气，用半夏、南星、茯苓以祛痰，用附子以温中。所以，"药一下喉而痰声静，痰气清也"。

中邪

中邪，治以"开窍消痰饮"（人参、白术、半夏、皂角末、陈皮，水煎服）。"此方之妙，在皂角能开人之空窍，引人参、白术、半夏之类，直入心经，而痰之迷滞，无不尽开"，痰去则邪气无以留滞。

中气

中气，治以"助气回生饮"（人参、白术、茯苓、甘草、陈皮、附子、半夏、南星，水煎服）。此方与前述"中痰方"相仿佛，而此方胜于前者，以"分两之多，而又多甘草、陈皮以消中和内也"。

4. 缓治法

《石室秘录·卷二》"缓治法"，是指不宜急治，当缓而图之之法。论曰："缓治者，不可急而姑缓之也。如人病火盛之证，大渴引饮，呼水自救，朝食即饥，或夜食不止；或久虚之人，气息奄奄，不能饮食者是。"本论主要就"阳明之火大渴""大吐""大泻"，论其辨证施治。

阳明之火大渴

阳明之火大渴，虽属"阳明火盛，故能食善消"者，但不可急用竹叶石膏汤。因"火盛必然水衰，火之有余，水之不足。石膏辛散之味，虽然去火，而势过猛烈，实能铄尽真阴；大热之际，不得已而用之，所以救存肾中之水也。若日日用之，则水不能救而反耗真阴之气；真阴之气既耗，则火仍复沸腾，不若缓治之为得也"。因而，治以"清肃至凉汤"（玄参、麦冬、白芥子、竹叶、甘菊花、生地、陈皮、丹皮，水煎服）。此方之妙，全在玄参能去浮游之火，使阳明之余火渐渐消灭；麦冬消肺中之热，断胃之来路；用生地清肾中之火，断胃之去路；加丹皮截胃之旁路；竹叶与白芥子清痰行心，又截胃之中路。"四面八方，俱是分散其势，则余火安能重聚。此缓治法，胜于急遽之功也"。

久虚之人，气息奄奄

久虚之人，气息奄奄，不宜急治。因"气血大虚，骤加大补之剂，力量难任，必至胃口转加膨胀，反不若缓缓清补之也"。方用茯苓、白术、山药、陈皮、甘草、人参、当归、白芍、枣仁、山楂、麦芽、炮姜，水煎服。此方妙在用白芍为君，引参、苓入肝为佐。"小小使令，徐徐奏功，潜移默夺，使脾气渐实，胃口渐开。不急于张皇，而徐能奏功"。

久病

凡人久病，"俱不可急遽用药，须缓治为妙"。譬如，人大渴之后，不可纯用止渴之药；大吐之人，亦不可纯用止吐之药。故提出治以人参、茯苓、白术、甘草、陈皮、豆蔻仁，水煎服。此方"纯用健胃补脾之剂"，是因"脾胃之气健，而后津液能生。苟以润药补之，则脾胃恶湿，反足伤其真气，所以不用润剂，而反用燥药也。他脏腑恶燥，惟脾胃脏腑反恶湿而喜燥。以人参、白术投之，正投其所好，又安有燥烈之虞哉"。

大泻

大泻之后，自多亡阴，宜以补阴药治之。然而，"以补阴之药急治，反足增其水势，法当以温药补之"。方用"生阴止泻丹"（熟地、山药、山茱萸、白术、肉桂、肉果、北五味子、吴茱萸、人参、薏苡仁，蜜为丸）。此方之妙，"不用茯苓、泽泻、猪苓之类，去分消水气，而水气自然分消。盖补肾正所以补脾，而缓治胜于急治也"。

5. 通治法

《石室秘录·卷二》"通治法"，是指"通因通用"之法。论曰："通治者，因其通而通之也。"本论主要就"痢下通治""火泻通治""下血通治"，论其辨证施治。

痢下

痢疾多起于夏天之郁热，而又感以水湿雨露之气以成之。红白相间，如血如脓；甚者如屋漏水，如鱼冻水，里急后重，崩迫痛疼，欲下而不能，不下而不快，一日数十行，或一夜数百行，或日夜数千行，气息奄奄，坐而待死，此"通之病也"。若骤止其邪，则死生顷刻；不止其邪，则危绝如丝；欲补其气，则邪气转加；欲清其火，则下行更甚。此时惟有因势利导之法，可行于困顿之间。"或疑人已气虚血败，更加利导，必致归阴。不知邪气一刻不去，则正气一刻不安"。古人治痢疾无止法，即是此理。方用白芍、当归、萝卜子、枳壳、槟榔、甘草、车前子，水煎服。此方服"一剂即止，二剂全安，可用饮食矣"。此方之奇而妙者，全在用白芍、当归。"盖水泻最忌当归之滑，而痢疾最喜其滑也。芍药味酸，入肝以平木，使木不敢再侵脾土。以有枳壳、槟榔，消逐其湿热之邪；又加车前，分利其水湿，而又不耗真阴之水，所以功胜于茯苓也"。尤奇者，在用萝卜子一味，世多不解。"盖萝卜子味辣，而能逐邪去湿，而又能上下通达，消食利气，使气行于血分之中，助归、芍以生新血，而祛荡其败瘀也。少加甘草以和中，则无过烈之患。"

火泻

"水泻虽不比痢疾之断不可止，然而水泻之中亦有不可遽止之病"。如疼痛于腹中，后重于门口，皆是有火而泻，不比虚寒之直泻，俱当用通因通用之法治之。方用人参、车前子、白芍、槟榔、甘草，水煎服。此方之妙，"妙在车前以滑之，而又佐以槟榔之去积，自然有滞皆行。况车前性虽滑而能分消水谷，则水气自然分开"。大泻之后，自然亡阴，又用人参以补气，则气足而阴自生。

下血

下血者，其人之血虚，不言而喻，似乎宜补其血。然而，"血之下也，必非无故，非湿热之相侵，即酒毒之深结"，止而无功，当用"通治"之法。方用"解酒散火汤"（熟地、地榆、白芍、当归、黄连、甘草、葛根、柞树枝，水煎服）。服药后，"一剂必下血更多，二剂略少，三剂全愈"。论曰："此病不用通因之法，永不奏功。"此方妙在用熟地、当归、芍药以生新血，新血生则旧血必去。又妙在地榆以凉大肠，用柞木以去酒毒，所以相济而成功。

6. 塞治法

《石室秘录·卷二》"塞治法"，是指"塞因塞用"之法。论曰："塞者，因其塞而塞之也。如人气虚中满是也。"本论主要就"气虚中满""饱食填塞"，论其辨证施治之法。

气虚中满

"凡人气虚，多不能食，食则倒饱。人以为多食之故，以香砂、枳实等丸消导之。其初未尝不少快，久则腹饱，又消之，久久不已，必变成中满之症矣"。若初起即治以补胃健脾之法，则不至于变成中满之症。初起治宜"消胀治神汤"（人参、白术、茯苓、陈皮、甘草、萝卜子、薏苡仁、芡实、山药，水煎服），"绝不去消导，而专以补为事"。此方"下喉之时，虽觉微胀，入腹之后，渐觉开爽，连服数剂，不特开爽，而并无胀满之疾矣"。中满之疾，本是气虚所致，不补其虚，则胀无从而解。此方于补药之中加以萝卜子分消其胀气，使人参不致助邪而反助正；况又有茯苓、薏仁、芡实之类，纯是祛湿之药，则水道自行而上壅可免；"尤妙用甘草一分，以引群药之入于满处"。

饱食填塞

论中还指出，"中满固是塞症，饱食填塞于胸膛，亦是塞症也。人皆用香砂、厚朴消之，而余独不然"。其方用人参、白术、陈皮、甘草、肉桂、神曲，水煎服。此方"妙在全不去消食"，重在补其脾胃之气，使脾胃强而能运化，则中满之症自愈。论中还附有一方：人参、白术、炒枣仁、远志、山药、茯苓、米仁、陈皮、神曲、麦芽，水煎服。其理在于"中满病固是胃气之虚，然徒补胃气亦难疗。当补心火，以生胃土"。此方"全不治满而满自除，正所以治心火也"。

7. 升治法

《石室秘录·卷二》"升治法"，是指治虚陷证之法。论曰："升治者，乃气虚下陷，不能升而升之者也。"本论主要就"阳虚下陷""阴虚下陷"，论其辨证施治。

阳虚下陷

凡人因饥饱劳役，内伤正气，以致气乃下行，脾胃不能克化，饮食不能运动，往往变成痨瘵。此时不可作"脾胃之火""肉黍所伤""水谷之积"而治之。治当用升提之法。方用补中益气汤（人参、黄芪、柴胡、升麻、当归、陈皮、甘草、白术，水煎服）。论中对李东垣原方之药量有所调整，称"东垣一生学问，全在此方"；据李东垣之说，重申"凡人右手寸脉，大于左手寸口之脉，无论其左右关脉，与左右肾脉之大与小、沉与浮，即以此方投之，无不神效。盖右寸之脉大于左寸口，即内伤之症也，此方实为对病"。认为"此方妙在用柴胡、升麻二味，杂于参、芪、归、术之中，以升提其至阳之气，不使其下陷于阴分之间；尤妙加甘草、陈皮于补中解纷，则补者不至呆补，而升者不至偏堕，所以下口安然，奏功如响耳"。此外，还特别提示"或疑参、芪太多，不妨略减则可。倘以为补药不可骤，竟去参、芪，则柴、麻无力……或用参而不用芪，或用芪而不用参，则功必减半，然犹胜于尽去之也。倘以升、柴提气，或疑清气不升，反又浊阴之腾上者，此必左手寸口之脉，大于右手寸口，始可借言"。

阴虚下陷

若人阴虚脾泄，久岁不止，或食而不能化，或化而溏泄，可治以"升阴汤"（熟地、山茱萸、北五味子、白术、山药、车前子、肉桂、茯苓、升麻，水煎服）。论曰："此方之妙，纯是补阴之药，惟加升麻三分，以提阴中之气，阴气升而泻自止；乃又有温热之味，以暖命门而健脾土，又何至再行溏泄哉"。

8. 堕治法

《石室秘录·卷二》"堕治法"，是指治"不能下降"证之法。论曰："堕治者，不能下降，用药以堕之也。如腹中痛，手按痛甚；或胸中伤食，手不可按者，皆宜堕之也。"本论主要就腹痛及相兼诸症，论其辨证施治。

若邪气挟食存于大肠，大肠之内火气炎蒸，夹食作祟，故痛而不可手按。是食已离脾胃，可攻之直下。方用大承气汤加减（大黄、芒硝、厚朴、柴胡、黄芩、甘草，水煎服）。此方之妙，全在用大黄、芒硝二味。"盖大黄性凉而散，又善走而不守；芒硝性更紧于大黄，但其味实热，佐之黄芩，则相济有功；尤妙仍用柴胡，以舒其肝经之邪气；又佐以厚朴之祛荡；若邪甚者，或再加枳实，尤易成功。此堕之又一法也"。

若伤食而食不能化，所以结在心胸，以致作痛。若徒消食而不健脾胃之气，则土亏而物难速腐。"故必用白术以健其胃口之气，以生其脾内之阴，则土气有余，何难消食"。治宜堕治之法，方用"速腐汤"（白术、枳壳、白芍、甘草、山楂、麦芽、厚朴，水煎服）。此心胸饱闷，甚至作痛，是肝气克伐脾胃所致。故"加白芍以平肝木，则木弱而脾胃之土自安，自可顺还以化糟粕矣"。

论中还附有一首堕治之方，如人腹痛而手不可按之者，方用枳实、大黄、生甘草、白芍、乳香末，水煎服。此方之妙，"用攻于和解之中，不十分攻邪，而邪自退舍。此堕治之最善者也"。

9. 抑治法

《石室秘录·卷四》"抑治法"，指"抑制亢盛病邪病势"之法。论曰："抑治者，抑之使不旺也。或泻其肺中之火，或遏其心中之焰，或止其胃中之气，或平其肝木之盛是也。此四经最多火而最难治。"本论主要就"肺火""心火""胃火""肝火""肾水"，论其辨证施治。

肺火

肺经之火，散之则火愈甚，故散之不如抑之。因"肺经之气实，则成顽金，顽金非火不炼。然而肺乃娇脏，终不可以炼法治之，故用抑之之法"。方用"养肺汤"（山豆根、百部、青黛、黄芩、天花粉、桑白皮，水煎服）。此方专抑肺金之气，而又不伤气，则肺金有养，自然安宁。倘全以寒凉之药降之，则又不可。"肺为娇脏，可轻治而不可重施。以轻清下降之味，少抑其火，则胃气不升，心火少敛，肺经煅炼，必成完器"，故不必用

"大散之药"。

心火

心中之焰，非黄连不可遏，"但徒用黄连，则火虽暂泻而又旺，而不如用泻肝之品"。故方用黄连、柴胡、白芍、石菖蒲、半夏以治之。此方用泻肝之药多于泻心，母衰则子自弱，必然之理。如不用泻肝之药，而纯用泻心之黄连，则黄连性燥，转动心火，"此所以心肝必须同治也"。

胃火

"胃中之气有余，必且久必变热"。胃气有余者，本因肾水不足，若遇风寒袭之，夏暑犯之，或变为消渴之证，或成为痿废之人。治疗上，必须平日用大剂六味地黄丸吞服，"自然气馁而火息，胃平而热除，否则必生胃火"。治胃火者，方用玄参、熟地、麦冬、北五味子、山茱萸、山药、丹皮、天花粉，水煎服。"此方乃平胃火之圣药，妙在补肾补肺补肝，全不纯去平胃"。若中州安泰而无阻滞抑郁，则"上不凌铄肺金，下不侵克脾土，旁不关害肝木。一方之中，众美备臻，又何患胃火之上腾哉"。

肝火

肝木之盛，抑之之法，必须和解。和解之中而不用抑之之法，则火愈盛，而木愈旺。方用"散风汤"（白芍、甘草、炒栀子、当归、白芥子、柴胡、荆芥、泽泻，水煎服）治之。此方用柴胡、荆芥以散肝木之气，更妙用白芍、栀子以清肝木之火，火去而木衰。"此善于抑之也"。

肾水

肾中之水，有火则安，无火则泛。倘人过于入房，则水去而火亦去，久之水虚而火亦虚。水无可藏之地，则必上泛而为痰。治之法，欲抑水之下降，必先使火之下温，法当"仍以补水之中，而用火热之药，使水足以制火，而火足以生水，则水火有相得之美"。方用熟地、山茱萸、肉桂、茯苓、北五味子、牛膝，水煎服。"一剂而痰即下行，二剂而痰消无迹矣"。

肉桂乃"补肾中火之圣药，倘止用之以温命门，水亦可以下降"。然而，"不补其肾宫之水则肾宫匮乏，水归而房舍空虚，难以存活，仍然上泛"，故必用补水以补火之法。方中熟地、山茱萸，纯是补水之药；而牛膝又是引下之绝品。此方可使"水有火之温，又有水之养，又有引导之使，自安然而无泛上之理也"。

10. 扬治法

《石室秘录·卷四》"扬治法"，是指治"气沉血滞"之法。论曰："扬治者，乃气沉而不能上，血滞而不能行是也。"本论主要论"气沉血滞"的辨证施治。如"气得扬而展舒，血得扬而活动。倘沉抑不扬，则必有呃逆躄废之症。必用药以扬之，则气舒展而血活动也"。方用"八珍汤"（当归、白芍、黄芪、白术、柴胡、熟地、升麻、人参、茯苓、川芎，水煎服）。此方妙在"血气平补"。气血平补，"既无偏曲，而后以升麻、柴胡扬之，使血气流动，自无气并血而成躄废之症，亦无血并气而成呃逆之症矣"。若"止补阳而不补阴，则阳旺而阴愈消。设止补其阴而不补其阳，则阴旺而阳愈息。故必兼补之，而扬治法始为有益"，不可视其同为"发散"之法。

11. 达治法

《石室秘录·卷三》"达治法"，是指透达火邪以外出之法。论曰："达治者，乃火郁于胸中而不得散，因而达之外也。"本论主要就"火丹""痧疹"，论其辨证施治。如"火气热甚，蕴蓄日久，则热势益盛，往往变为火丹之症，或发砂疹是也。若不急为达之，则火势燎原，立刻灰烬"。方用"达郁汤"（升麻、玄参、干葛、青蒿、黄芪，水煎服）。此方之奇，"奇在青蒿与玄参同用"。火丹、痧疹之病，"乃胃火与肝结之火，共腾而外越。治肝则胃不得舒，治胃则肝不得泄"。本方妙在用"青蒿平胃火，兼能平肝火。然未免性平而味不甚峻，又佐之玄参之重剂，则火势散漫，无不扑灭矣"。然而，青蒿虽平胃肝之火，"而胃肝二火相形，毕竟胃火胜于肝火"，故又佐以干葛之平胃。"此达治之妙也"。论中另附有"固本散"（白芍、柴胡、丹皮、玄参、麦冬、荆芥、生地、炒栀子、防风、天花粉，水煎服），"专散肝木中之火，达其肝木之火，而诸经之火尽散矣"。还有孙思邈传"治火丹"（丝瓜子、柴胡、玄参、升麻、当归，水煎服），"一剂即消"。

12. 发治法

《石室秘录·卷三》"发治法"，是指发散外邪之法。论曰："发治者，邪入皮毛腠理，将入营卫，而急发散之谓也。"方用柴胡、白术、荆芥、苏叶、半夏、甘草、苍术、丹皮，水煎服。此方"平和之中有妙理"。因木气之郁，最宜平散。方中所用之药，俱是直入肝经之"圣药"，服药后，自然肝木疏通，外邪亦得以发散。"此发治之法也"。本论主要论述疏肝以发散外邪之法。

13. 夺治法

《石室秘录·卷三》"夺治法"，是指"土气之郁"治法。论曰："夺治者，乃土气壅塞而不行，不夺则愈加阻滞，故必夺门而出，而水乃大流也。"本论主要就"水肿腹胀跗肿"，论其辨证施治。如水肿，腹胀如鼓，两跗如浮，按之如泥，小便不利，大便反结，是由于"土气之郁"所致。方用鸡屎醴一升，炒黄色为末，以黄酒一斤，先将鸡屎末盛于新布上，后将黄酒洒之，不可太骤，缓缓冲之，则药味尽下。取汁一碗，病患服之……下喉之后，腹即作雷鸣，一饭之间，倾刻而出，两足即减大半，再饮一碗全消。此"鸡屎善能逐水，而又通土性，无微不入，将从前所蓄之水，无不开其水口，尽归大肠而泄"。此"夺法之奇也"。至于牵牛、甘遂，非不善于逐水，终不胜鸡屎神效。但已用之后，必须禁用饮食，否则再发无救。不过，论中亦指出，"鸡屎醴果然神效，若言甘遂、牵牛不及鸡屎，则未然也"。论中还载有一首治水肿方："用大麦芒二两，煎汤饮之亦消，且无后病。但须一连数月作汤饮之，即泄水而愈。药味平常，而奏功甚奇，此类是也。"

14. 吸治法

《石室秘录·卷三》"吸治法",是指用于某些病证的外治之法。论曰:"吸治者,不可用汤药,而用吸治也。如人生产,子落地而胞不堕,或头痛而久不愈,或肠下而久不收,或疮毒初起而未知阴阳之症,皆可用药以吸之也。"本论主要就"胞上升""肠下""头痛""疮毒初起",论其辨证施治。

胞上升

胞上升,如产妇胎儿落地,而"胞衣忽上升,必有恶血奔心之症,势甚危急"。此时,"倘以下药下之,则虚其元气,恐致暴亡"。不若用蓖麻子一钱捣烂,涂于产妇之足心,"则少顷胞胎自下矣"。

胞落子生而大肠堕下

更有"胞落子生而大肠堕下者",此虚极下陷,法当用人参加升麻、柴胡提之。但因"产妇初生,不宜用升麻、柴胡以发散其正气,恐气散而肠愈难收"。不若仍用蓖麻子一味,捣烂后涂于产妇之顶心,"少顷肠自收入"。而后,急用温水,将顶上蓖麻洗净,不使少留些须。"倘若时辰太久,则肠且上悬,又成危症而不可救矣。胞胎一落,亦是同然,俱宜洗净为祷"。

头痛

头痛,止消用蓖麻子一粒,捣碎;同枣肉些须,同捣匀,丸如黄豆大,外用丝绵裹之,纳于鼻孔。"少顷,必有清涕流出,即将丸药取出,不可久放其中"。此法可使"头痛即愈,永不再发"。

疮毒初起

疮毒初起,"有一种解毒之石,即吸住不下"。"但毒轻者,一吸即下;重者,必吸数日而始下。不可急性,而人自取下也"。此石止可用于治小疮口，大毒痈疽仍须煎汤药治之为宜。"此吸治之宜知也"。

15. 引治法

《石室秘录·卷三》"引治法"，是指下病上治、上病下治之外治法。论曰："引治者，病在下而上引之，病在上而下引之也。"本论主要就"虚火沸腾""厥逆"，论其辨证施治。

虚火沸腾

人有"上热下寒"者，虚火沸腾于咽喉、口齿间，用寒凉之药，入口稍快，少顷又甚；又用寒凉，腹泻肚痛，而上热益炽。欲用热药凉饮，而病患不信，不肯轻治，"乃用外治之法引之而愈"。方用附子一个，为末，米醋调成膏药，贴在涌泉穴上。少顷，火气衰，又少顷而热止退，变成冰凉世界。然后，以六味地黄丸汤大剂与之，则"火不再沸腾矣"。因"此火乃雷火也，见水则愈发酷烈"。人身之"虚火腾于上，则下身冰冷"。今以附子大热之药，涌泉引之者，因"涌泉虽是水穴，水之中实有火气存焉。火性炎上，而穴中正寒，忽然得火，则水自沸温。水温则火自降，同气相求，必归于窟宅之中矣。火既归于窟宅，又何至沸腾于天上哉"。此"引治之巧，又当知之者"。

厥逆

人有"病厥逆之症，不敢用药以治之"者，可用吴茱萸一两，为末，以面半两，用水调成浓厚糊一般，以布如钟大摊成膏，纸厚半分，贴在涌泉穴内，则手足不逆矣。凡"上热下寒之症，皆可用此法而引之。亦引火归原之法也"。

（八）其他治法

1. 意治法

《石室秘录·卷五》"意治法"，是指"因病人之意""病证之意""时令之意""药味之意"而施治。论曰："医者，意也。因病人之意而用之，一法也；因病证之意而用之，又一法也；因药味之意而用之，又一法也。"

因病人之意而治

因病人之意而治，是指病人若喜食寒，即以寒物投之；若喜食热，即以热物投之。"随病人之性，而加以顺性之方，则不违而得大益。倘一违其性，未必听信吾言，而肯服吾药也"。

因病证之意而治

因病证之意而治，是指因疑惑而病者，治必从解其疑惑入手。如"人见弓蛇之类于怀内，必解其疑；见鬼祟于庭边，必破其惑是也"。

因时令之意而治

因时令之意而治，是指时当春寒而生疫病，治当解散为先；时当夏令而生瘟症，治当阴凉为急。

因药味之意而用之

因药味之意而用之，是指用药时，或象形而相制，或同气而相求，或相反而成功，或相畏而作使，各有妙理。"此意治之入神，人当精思而制方也"。

2. 神治法

《石室秘录·卷五》"神治法"，是指"通神之治"。论曰："神治者，通神之治，不可思议，而测度之以人谋也。"如"或剖腹以洗肠，或破胸以洗髓，或决窍以出鸟雀，或用药以化龟蛇"等。论中特别提示，"此尤不经之奇，未足以取信也。惟是寻常之中，忽然斗异，死亡之刻，顿尔全生"。且"药品是人之同施，功效实世之各别"。神治法，"非学究天人之奥理，通鬼神之玄机"，则无以至此。如"洞垣之术，饮之上池之水；刮骨之疗，得之青囊之书"，皆属此类。

3. 倒治法

《石室秘录·卷三》"倒治法"，是指施治时将人"倒悬之"，或针对某些病证的"救逆"之法。论曰："倒治者，乃不可顺，因而倒转治之也。"本论主要就"肝叶倒转""狂言见鬼""堕水溺水"，论其辨证施治。

肝叶倒转

据论中所载，"人病伤筋力，将肝叶倒转，视各物倒置，人又无病，用诸药罔效。必须将人倒悬之，一人手执木棍，劈头打去，不必十分用力，轻轻打之，然不可先与之言，必须动其怒气，使肝叶开张，而后击之，彼必婉转相避者数次，则肝叶依然相顺矣"。更有一法："以黄酒一壶，令病患饮之大醉，以竹轿抬之，故意跌翻，亦必愈也"。以上所述，似不可思议，但亦有其道理。

狂言见鬼

有痰结在胃中，不能吐出，狂言如见鬼状，时发时止，气塞胸膛者。"以牛肉五斤，水二斗，煎汤饮之，至不可食而止，以鹅翎探吐，必大吐，必吐至如块黄色顽痰而后止。若不吐出，再饮之，必以吐尽而止，前病顿失。再以陈皮、茯苓、甘草、白术汤，徐徐饮之，平复如故"。此倒治之法，名"倒仓法"，发明于元代朱丹溪，流传于后世，适用于痰结胃中且迷塞心窍之狂证。

堕水、溺水

若人堕水而死，可"令一人将死人双足反背在肩上，行二里许，必然口中倒出水来；然后放在灰内半日，任其不动；然后以生半夏丸纳鼻孔中。倘冬天则不能救，其夏秋之间，无不活者，必然打嚏而苏"；再急以人参、茯苓、白术、薏苡仁、车前子、肉桂，煎汤半盏灌之，则"无不生全也"。

4. 缚治法

《石室秘录·卷三》"缚治法"，是指将患者身体"缚住"之后施治。论曰："缚治者，乃肺中生痈，必须开刀，有不可内消者。"本论主要就"肺痈开刀""欠伸两手不能下"，论述其施治的具体方法。

肺痈

肺中生痈，"毒结成于肺叶之下，吐痰即痛欲死；手按痛处，亦痛欲死"。此等肺痈，不可内消者，必须开刀。"将病人用绵丝绳缚在柱上，必须牢紧妥当，不可使病人知；手执二寸之刀，令一人以凉水急浇其头面，乘病人惊呼之际，看定痛处，以刀刺入一分，必有脓射出如注，乃解其缚，任其流脓流血，不可以药敷之，后以痈膏药贴之，不可遽入生肌散，三日后加之可也"。"此缚治之法也"。论中还提到"肝痈不用刺"。开刀之后，用金银花、玄参、人参、甘草，水煎服，"可用四剂，不必再用"。

欠伸两手不能下

"凡人有伸欠，而两手不能下者，将人抱住，缚在柱上，又把木棒打去，病患自然把手来遮隔，而两手自下矣"。下后用当归、川芎、红花、生地、桃仁、甘草、大黄、丹皮，水煎服。服"二帖全愈"。又如，"有妇人而得此症者，亦缚在柱上，令一人解其下衣，而彼怕羞，自然以两手下来遮隔，亦一时手下，亦以前汤与之可愈也"。

5. 摩治法

《石室秘录·卷三》"摩治法"，是指"抚摩"治病之法。论曰："摩治者，抚摩以治之也。譬如手足疼痛、脏腑癥结、颈项强直、口眼歪斜是也。法当以人手为之按摩，则气血流通，痰病易愈。"本论主要就"手足疼痛""脏腑癥结""颈项强直""口眼歪斜"，论其辨证施治。

手足疼痛

治手足疼痛，"以一人抱住身子，以两人两腿，夹住左右各足一条，轻轻捶之千数，觉两足少快；然后以手执其三里之间，少为伸之者七次，放足；执其两手，捻之者千下而后已，左右手各如是，一日之间，而手足之疼痛可已"。

脏腑癥结

治脏腑癥结，"以一人按其小腹揉之，不可缓，不可急，不可重，不可轻。最难之事，总以中和为主。揉之数千下乃止，觉腹中滚热，乃自家心中注定病，口微微嗽津，送下丹田气海，七次乃止。如是七日，癥结可消"。

颈项强直

颈项强直，多因风所致。"以一人抱住下身，以一人手拳而摇之，至数千下放手，深按其风门之穴。久之，则其中酸痛乃止。病患乃自坐起，口中微微咽津，送下丹田者，七次而后已，一日即瘥"。

口眼歪斜

治口眼歪斜，"令一人抱住身子，又一人捯住不歪斜之耳轮，又令一人摩其歪斜之者，至数百下，面上火热而后已。少顷，口眼如故矣"。

6. 浴治法

《石室秘录·卷三》"浴治法"，是指以洗浴治病之法。论曰："浴治者，以水煮滚浴之也。如人生疮、生疥者是。"本论主要就"治疥""止手汗""治癞头"，论其辨证施治。

疥

生疥者，"不可在浴堂内去浴，必须在自家屋内"。方用苦参、生甘草、金银花、苍耳草、荆芥、防风、生黄芪，"水煮汤一大锅，乘热熏之；外用席二条，裹住身上，用衣盖之，使气不散；俟稍凉浴之，必至汤寒而后已。一日再浴，将渣再煎，如前浴之，三日疮疥必全愈也"。论曰："熏不可为训，恐引毒入脏腑也。熏者，乃用药裹在纸内，或在火炉，同人熏于被内者是，切不可用之，不若洗浴之为妙"。

手汗

人有手汗出者，以黄芪、葛根、荆芥、防风，水煎汤一盆，热熏而温洗。"三次即无汗，神方也"。

癞头

用蜗牛数十条，水煎服。"以癞头洗之，二次必全愈"。

7. 立治法

《石室秘录·卷三》"立治法"，是指"必须立而饮药"之法。论曰："立治者，不可坐卧而立治之也。"本论主要就"厥症""腰疼"，论其辨证施治。

厥症

厥症多两手反张，两足转逆。"必须立而饮药，则顷刻立定"。厥症属热证者，热深则厥亦深。如"卧而服药，则药到胃，一遇火气沸腾，冲击而不相入，反致吐出者，比比也"。若"立而饮药，则断断无吐出之虞"。方用"顺性汤"（黄连、柴胡、茯苓、白芍、白芥子、木瓜、甘草，水煎服），方中"纯是平肝之品，去火而又顺火之性，自宜入口不吐。然而，火热炎上，吐亦常有"，故服药时"令人将病患抱而立之，令一人将药与饮，俟其下口久之，然后抱卧，则药性相顺，而无吐逆之苦矣"。

腰疼

腰疼亦可"立而饮药"。因"腰属肾，肾虚而后腰痛，久则肾宫益虚"。纵然有补肾之药，亦难以直入于肾，"必须人扶住身子，与药服之，则药始能直入肾经"。方用"健腰丹"（熟地、山茱萸、北五味子、麦冬、白术、杜仲，酒煎服）。"此方虽妙，非立饮不能直达于肾宫。此又立治之妙也"。

8. 卧治法

《石室秘录·卷三》"卧治法"，是指治因病而卧床者之法。"卧治者，因其卧而卧治之也"，如痛风、风懿、风痹、痿废等。本论主要就"痛风""风懿""风痹""痿废""痉症"，论其辨证施治。

痛风

"痛风之病，乃中风也。湿气入于关节骨髓之中，则痛不可忍，手足牵掣，腰脊伛偻，经岁周年不起床席，欲其坐起，且不可得"，故只能"因其卧而卧治"。方用"解湿汤"（薏苡仁、芡实、茯苓、车前子、白术、肉桂，水煎服）。此方妙在"去湿而不走气"，尤妙在"用肉桂一分，得桂之气而不得桂之味，始能入诸关节之间，以引去其水湿之气也"。此方常服，当用作汤，不可责其近功。"此卧治之一法"。

风懿

"风懿之症，奄忽不知人，不疼不痛，卧于床褥之上，亦终岁经年"。此亦风湿之症，因湿邪入之皮肉之内，而手足不为所用。治用"健胃散湿丹"（白术、薏苡仁、芡实、山药、车前子、人参、甘草、陈皮、柴胡、白芍、白芥子，水煎服）。此方"亦去湿之神剂，水去而又不耗气，则皮肉自然血活，而风症可痊，但不可责之以近功。此又卧治之一法"。

风痱

"风痱之症，乃火热也。火之有余，由于肾水之不足"，补水则火自消亡。方用"息火汤"（熟地、山茱萸、北五味子、麦冬、玄参、附子、白芥子，水煎服）。此方"妙在纯是补水之味，水足则火自息，火息则风痱之患自除"。

痿废

痿证属"阳明火症，肾水不足以滋之，则骨空不能立"者，治用"生阴壮髓丹"（玄参、麦冬、熟地、山茱萸，水煎服）。此方妙在"熟地、山茱全去滋水，而玄参去浮游之火，麦冬生肺金之阴；阴长阳消，阳明自然息焰。火焰既息，金水又生，脏腑有津，骨髓自满"，则两足自然步履如常。论中还附有"痿症奇方"（薏苡仁、熟地、麦冬、北五味子、牛膝，水煎服）。此方妙在"薏仁用至三两，则熟地不患太湿，麦冬不患太寒，牛膝不患太走，转能得三味之益，可以久服而成功也"。

痉症

"更有痉症，亦须卧治者也。其症必脚缩筋促，不能起立，或痛或不痛，终年难以下床，不得不卧以治之"。方用"风湿两祛散"（薏苡仁、芡实、山药、茯苓、白术、肉桂，水煎服）。此方乃"纯是去湿健脾之药，绝不去祛风，而祛风已在其中。盖痉病原是湿症，而非风症，脾健则水湿之气自消，湿去则筋之疼痛自去，筋舒则骨节自利矣。但此药必须多服始得"。

9. 得治法

《石室秘录·卷五》"得治法"，是指"治之得法"。论曰："得治者，言治之得法也。"如伤寒而得传经、直中之宜，伤暑而得中暑、中痧之宜，中风而得中气、中火、中痰之宜；中湿而得中水、中气、中食、中虫之宜，中燥而得中凉、中热之宜；中寒而得中肝、中肾、中心、中脾、中脏、中腑之宜。论中未载方剂，但言"得之鉴"至关重要。"得治"之法，如看病患之色泽真伪，脉息实虚，有神无神；有何喜好，饮食若何；有痰无痰，以及痰之颜色；再察病患舌质之颜色，舌苔滑与不滑，能食或不能食，心腹之间痛不痛等。总之，当观其情意，详审从违，徐听声音，闻其气息，则可对病情了然于心中，必然治之得法。

10. 失治法

《石室秘录·卷五》"失治法"，是指"无知而妄治之法"。论曰："失治者，不能知病之真假，症之虚实与阴阳寒热，而妄治之也。"此"失治者"实指从医之人。其"信口雌黄，全无见识；喜攻人之短，炫自己之长；不识药味之温和，动言可用"；常"视熟地、人参为冤家仇敌；珍黄柏、知母为亲子娇儿；用寒凉之品，全无畏忌之心；见平补之施，顿作惊疑之色；喜攻喜散，矜消导为神奇；怒抑怒扬，薄通塞为怪诞；但明泻火，而不悟从治之妙；鄙茱萸为无用之材；仅晓益水，而不晓变症之方，笑甘遂为可弃之物；消痰而不消痰之本，诧病难攻；泻火而不泻火之原，叹方可废。奇平之法，原未曾熟究于胸中；正变之机，安能即悟于指下"。因而，"动手即错，背谬殊多，举意全非，失乱不少"。

论中特别提示医者，"见寒药投之而拒格，即当改用大热之方；见热药投之而燥烦，即当改用清凉之剂；见消导之而转甚者，宜改温补；见祛邪之则更加者，宜用平调；见利水而水益多者，补肾为先；见散邪而邪益盛者，助正为急。此皆补过之文，抑亦立功之术，临症切须详审，慎弗忽略"。

11. 奇治法

《石室秘录·卷四》中，有两处论及"奇治法"。此所谓"奇治法"，是指药用"一味"之法。论曰："奇治者，可以一味而成功，不必更借重二味也，故曰奇治，非奇异之奇也。"本论主要就"单味治病"，论述其辨证施治。

瓜蒂散

涌吐胸膈间痰食，止用瓜蒂如法煎服即可，"不必再添别药"。因瓜蒂专能上涌，"若杂之他药，反不能透矣。譬如人善跳跃，一人牵扯其身，转不自如"。

车前子

用车前子止水泻，"不必更加别药，以分消之也"。因"车前子性滑而能分水谷，倘兼附之他药，又如人善入水者，一人牵其足，则反下沉"。

独参汤

治气脱、吐血之急症，可先用一味独参汤救急。因人参善能补气，"接续于无何有之乡；加之别药，则因循宛转"。

白术

治腰痛不能俯仰者，单用白术（又名利腰散），酒水煎汤饮之，即止疼痛，"不必更加他药"。以上所述，皆"所以可以专用，而不可以双用"之理。

12. 偶治法

《石室秘录·卷四》"偶治法"，是指药用"两味"之治法。论中指出，"偶治者，方中不能一味奏功，乃用二味兼而治之也"，如吐血用当归、黄芪，中寒用附子、人参，中热用玄参、麦冬等。本论主要就"双味治病"，论其辨证施治。

吐血

吐血者则必血虚，治血虚自当用当归，还必加黄芪以补气。"因血乃有形之物，不能速生，必得气旺以生血，故必用黄芪以补其气也"。

中寒

中寒者，阴寒内盛，阳气外越；祛寒自当用附子，还必加人参以补气。因"元阳既不归舍，则一线之气在若存若亡之间；不急补其气，则元阳出走而不返矣，故必兼用人参，以挽回于绝续之顷也"。

中热

中热者，上焦火气弥漫，不用降火之品，则无以救焚。可用玄参退其浮游之火，再加入麦冬滋阴。因"胃火沸腾，则肺金自燥，胃口自救不暇，又何以取给以分润肺金之气，故必用麦冬以润之，则肺足以自养，不藉胃土之奉膳，则胃土足以自资，而火自然可息"。此皆"偶治之妙法"。

二、病证诊治

《辨证录》《辨症玉函》《辨证奇闻》《洞天奥旨》，主要论述临床各科各类病证的辨证施治及相关理法方药。《辨证录》一书流通最广，且为人们所熟悉，而《辨证奇闻》则存世甚少。另外，《辨证录》较之《辨证奇闻》，多在每种病证的主治方剂之后，别附一方。两书内容结构类同，但文字多出二十余万。笔者从《辨证录》中选择49种病证，扼要阐述其所载方证的主证、病机、治法、方药。

（一）伤寒

《辨证录·卷之一·伤寒门》，论述了有关伤寒的理法方药。其中，论及主方43首，附方44首，包括白虎汤变方（清肃汤）、逍遥散变方（舒经汤）、救枯丹（清土散）、急救阴阳汤（救亡散）、引阳汤（济阳汤）、八味地黄汤（返火汤）、小柴胡汤加减（七贤汤）、补中益气汤（温正汤）、清热散（凉解汤）、济生汤（和膈散）、两消丹（清白饮）、竹叶石膏汤（清胃汤）、解合汤（葛根桂枝人参汤）、破合汤（和阳汤）、救汗回生汤（救败散）、援下回生丹（定乱汤）、转气救吐汤（招魂汤、救逆散）、渐生汤（救脾饮）、追魂丹（夺魂汤）、草花汤（脂草饮）、温肾汤（桂术汤）、白通加猪胆汁汤（桂术加葱汤）、真武汤（四君加姜附汤）、参附汤（参术附枣汤）、朝宗汤（延息汤）、麻黄汤加人参（参苓麻草汤）、青蒿防痿汤（调胃二参汤）、人参大黄汤（表里兼顾汤）、散群汤（祛厥汤、胜邪汤）、参附汤（人参双姜汤）、平阳汤（争先汤）、破邪汤（八公和阳汤）、加减柴胡汤（和攻散）、理中汤加减（加味桂附汤）、子母两快汤、桂枝汤（解邪汤）、桂枝汤（和营汤）、解胃汤（发越汤）、小柴胡汤加减（合阴汤）、脾肾两温汤（加味参术附姜汤）、回生至神汤（加味人地汤）、消厥散（增减逍遥散）、救心神丹（活心丹）。兹就部分方证之主证、病机、治法、方药，扼要阐述如下。

1. 白虎汤变方证治

【主证】冬月伤寒，发热头痛，汗出口渴。

【病机】太阳已趋入阳明。

【治法】正治阳明而兼治少阳。"邪入阳明留于太阳者，不过零星之余邪，治太阳反伤太阳矣。故太阳不必治，宜正治阳明。盖阳明为多气多血之府，邪入其中，正足大恣其凶横，而挟其腑之气血，为炎氛烈焰者，往往然也，故必须用大剂凉药，始可祛除其横暴也"。

【方药】方用白虎汤化裁：石膏（一两），知母（二钱），麦冬（二两），竹叶（二百片），茯苓（三钱），甘草（一钱），人参（三钱），柴胡（一钱），栀子（一钱），水煎服。"一剂而头痛除，二剂而身热退，汗止而口亦不渴矣"。

此即白虎汤变方，用石膏、知母以泻其阳明之火邪；用柴胡、栀子以断其少阳之路径；用麦冬以清补其肺金之气，使火邪不能上逼；用茯苓引火下趋于膀胱，从小便而出，使太阳余邪尽随之而外泄。至于人参、甘草、竹叶不过取其调和脏腑，即所谓攻补兼施。

【附方】清肃汤：石膏（五钱），知母（一钱），麦冬（一两），甘草、人参、柴胡、栀子（各一钱），独活、半夏（各五分），水煎服。

2. 逍遥散变方证治

【主证】冬月伤寒，发热口苦，头痛，饥不欲饮食，腹中时痛。

【病机】少阳之病。"风邪之来，肺金先受，肺欺胆木之虚，即移其邪于少阳，故太阳之症，往往多兼少阳同病者。然则，此症乃二经同感，而非传经之症也"。

【治法】单治少阳而太阳之病自愈。

【方药】逍遥散之变方：柴胡（二钱），白芍（五钱），甘草（一钱），陈皮（一钱），黄芩（一钱），神曲（一钱），白术（三钱），茯苓（三钱），水煎服。"一剂而热止，二剂而腹不痛，头不疼，而口亦不苦矣"。此方为逍遥散之变方。病在半表半里之间，"逍遥散既解散表里之邪，而太阳膀胱之邪何能独留，况方中原有茯苓、白术，以利腰脐而通膀胱之气乎"。所以，只加神曲、黄芩，少解其胃中之火，以和其脾气，而诸症尽除。

【附方】舒经汤：薄荷（二钱），白芍（五钱），甘草（八分），黄芩（二分），白术（二钱），茯苓（五钱），桂枝（三分），水煎服。

3. 救枯丹证治

【主证】冬月伤寒，发热口渴，谵语，时而发厥。

【病机】太阴之症。"此乃胃邪移入于脾经也"。此症最危最急，因"人以脾胃为主，脾胃尽为火邪所烁，而肾水有不立时熬干者乎"。

【治法】惟当速救肾水之干枯。

【方药】救枯丹：玄参（三两），甘菊花（一两），熟地（一两），麦冬（二两），芡实（五钱），水煎服。"一剂而谵语定，再剂而口渴除，三剂而厥亦止，身亦凉也"。方用玄参以散其脾胃浮游之火，甘菊以消其胃中之邪，麦冬以滋其肺中之液，助熟地以生肾水；加入芡实以健其土气，而"仍是肾经之药，则脾肾相宜，但得其灌溉之功，而绝无侵凌之患"。

【附方】清土散：石膏（一两），麦冬（一两），生地（一两），甘草（一钱），金银花（五钱），白术（三钱），水煎服。

4. 急救阴阳汤证治

【主证】冬月伤寒，大汗而热未解，腹又痛不可按。

【病机】阳气尽亡，阴亦尽泄。"腹中无阴以相养，有似于邪之内结而作痛，盖阴阳两亡之急症也……阴阳两亡腹中，正在将绝之候"。

【治法】急救阴阳。

【方药】方用急救阴阳汤：人参（二两），黄芪（三两），当归（一两），熟地（二两），甘草（三钱），白术（二两），水煎服。"一剂而腹痛顿止，身热亦解，汗亦尽止矣"。此方用参、芪以补气，使阳回于阴之内；用当归、熟地以补血，使阴摄于阳之中；用白术、甘草和其肠胃，而通其腰脐，使阴阳两归于气海、关元，则亡者不亡，而绝者不绝。

【附方】救亡散：人参、当归、熟地（各一两），甘草（二钱），附子（一片），水煎服。

5. 引阳汤证治

【主证】冬月伤寒，大汗热解，腹微痛，腰不可俯仰。

【病机】因发汗亡阳，阳虚而阴不能济。"因汗泄过多，阳气无几，而阴又自顾不遑，不敢引阳入室，而阳无所归，故行于腹，孤阳无主而作痛；肾中之阴，又因阳气不归而孤阴无伴，不敢上行于河车之路，故腰不可以俯仰"。

【治法】健脾补肾，益气扶阳。

【方药】引阳汤：杜仲（一钱），山药（五钱），甘草（一钱），茯苓（二钱），芡实（三钱），人参（三钱），肉桂（三分），白术（五钱），水煎服。"一剂而腹疼止，二剂而腰轻，三剂而俯仰自适矣"。此方助阳气之旺，而不去助阴气之微。"阴之所以杜阳者，欺阳气之衰也，予所以助阳而不助阴也"。

【附方】济阳汤：杜仲（二钱），山药（一两），甘草（一钱），人参（五钱），白术（五钱），破故纸（一钱），水煎服。

6. 八味地黄汤证治

【主证】冬月伤寒，大汗气喘不能息，面如朱红，口不能言，呼水自救，却仅能一口而不欲多饮。

【病机】戴阳，上假热下真寒。"此症原不宜汗而汗之，以致大发其汗。汗既大出，而阳邪尽泄，阳气尽散，阴亦随之上升，欲尽从咽喉而外越……阴既上升，阳又外泄，不能引阴而回于气海，阳亦随阴而上，而阴气遂逼之而不可下，故气喘不能息也……阴尽上升，则肾宫寒极，下既无火，而上火不得归原，故泛炎于面，而作红朱之色也。上火不散，口自作渴，呼水自救者，救咽喉之热，而非欲救肠胃之热也。夫实热多成于胃火，而胃热之病，必多号咷狂呼之状。今气虽喘息而宁，口欲言语而不得，非虚热而何？此真所谓上假热而下真寒也"。

【治法】水中补火，扶阳救阴。亡阳之症，内无津液，以致内火沸腾。"大补其真阴，则胃得之而息其焰。胃火一息，而肾之关门闭矣。肾之关门闭，而胃之土气自生。胃之土气生，而肺金之气有不因之而得养者乎。肺气一生，自然清肃之令行，母呼子归，同气相招，势必下引肾气，而自归于子舍矣。肾气既归，而肾宫之中又有温和春色以相熏，又得汪洋春水以相育，则火得水而生，水得火而悦，故能奏功之神且速也"。

【方药】八味地黄汤：大锅煎汤，恣其渴饮，必熟睡半日。醒来汗必止，气必不喘，面必清白，口必不渴。"八味地黄汤补水之中，仍是补火之药。下喉之时，火得水而解，入胃之后，水得火而宁，调和于上下之间，灌注于肺肾之际，实有妙用也"。

【附方】返火汤：熟地（三两），山茱萸（一两），肉桂（三钱），水煎服。

7. 补中益气汤证治

【主证】冬月伤寒，身热汗自出，恶寒而不恶热。

【病机】误汗后阳气甚虚，邪欲出而不出，内热已解，而内寒未散。

【治法】补中益气，兼以祛邪。

【方药】补中益气汤：人参（三钱），黄芪（三钱），白术（二钱），当归（二钱），柴胡（一钱），升麻（四分），陈皮（一钱），甘草（一钱），加桂枝（五分），水煎服。"一剂而汗止身凉，寒亦不恶矣"。补中益气之汤，虽非治伤寒之方，但伤寒之中亦有内伤之病。如"此症因误汗而成者，汗已出矣，邪之存于经络者必浅，即有畏寒，其寒邪亦必不重，是外感而兼内伤也"。补中益气汤，补正之中而仍有祛邪之药，况复加桂枝以散寒，故治疗此证可以奏功。

【附方】温正汤：人参（五钱），黄芪（一两），当归（五钱），柴胡（一钱），甘草（五分），神曲（一钱），桂枝（三分），水煎服。

8. 清热散证治

【主证】冬月伤寒，身热五六日不解，谵语口渴，小便自利，欲卧。

【病机】心虚之故。"心虚则神不守舍而谵语，心虚则火起心包而口渴。夫心与小肠为表里，水入心而心即移水于小肠，故小便自利也"。

【治法】补心清热，和解邪气。

【方药】清热散：茯苓（五钱），麦冬（一两），丹皮（二钱），柴胡（一钱），甘草（五分），水煎服。"一剂而谵语止，二剂而口渴除，身热亦解"。此方用麦冬以补心，用茯苓以分消火热，用柴胡、丹皮、甘草以和解其邪气。心气足而邪不能侵，邪尽从小肠以泄出，而心中宁静，津液自生，故"渴除而肾气上交于心，而精自长亦不思卧矣"。

【附方】凉解汤：茯神（三钱），麦冬（五钱），玄参（一两），柴胡（一钱），甘草（三分），炒枣仁（二钱），水煎服。

9. 济生汤证治

【主证】冬月伤寒，至五六日往来寒热，胸胁苦满，或呕或吐，或渴或不渴，或烦或不烦。

【病机】邪在少阳半表半里，邪入而并于阴则寒，邪出而并于阳则热，故痰结于胸而苦满，欲吐不吐，欲渴不渴，而生烦闷。

【治法】先宜和解少阳，后用补水之剂。和解少阳，自易奏功。因"少阳胆木，最喜者水耳，其次则喜风。柴胡风药，得之虽可以解愠，然日以风药投之，则风能燥湿，愈见干枯"。故"用柴胡汤之后，必须用补水之剂以济之"。

【方药】济生汤：熟地（五钱），玄参（五钱），麦冬（三钱），山茱黄（一钱），山药（三钱），茯苓（二钱），白芍（三钱），柴胡（五分），神曲（三分），竹茹（一丸），水煎服。"一剂而烦满除，再剂而寒热止，三剂而前症尽失也"。此方中多直补肾水之味，"直补其胆木之源，则胆汁不枯，足以御邪而有余"。又加入白芍、柴胡，仍散其半表半里之邪，"安得不收功之速乎"。

【附方】和膈散：柴胡（一钱），白芍（一两），生地（五钱），玄参（三钱），麦冬（二钱），茯苓（二钱），竹茹（一丸），白芥子（一钱），水煎服。

10. 温肾汤证治

【主证】冬月伤寒，一二日即自汗出，咽痛，吐利交作。

【病机】少阴肾寒之病。"伤寒初起宜无汗，而反汗出者，无阳以固其外，故邪不出而汗先出耳。此证实似太阴，以太阴亦有汗自出之条。但太阴之出汗，因无阳而自泄，少阴之出汗，因阳虚而自越也。夫少阴之邪，既不出于肾经，不能从皮毛分散，势必随任督而上奔于咽喉，而咽喉之窍甚小，少阴邪火直如奔马，因窍小而不能尽泄，于是下行于大肠，而下焦虚寒，复不能传送以达于肛门，又逆而上冲于胃脘，而作吐矣"。

【治法】益气回阳，温补命门，佐以滋补肾水。

【方药】方用温肾汤：人参（三钱），熟地（一两），白术（一两），肉桂（二钱），水煎服。"一剂而汗止，吐泻亦愈而咽痛亦除"。此乃下部虚寒之证，故用人参、白术益气回阳，用肉桂以助命门之火，则"龙雷之火喜于温暖，自然归经安于肾脏矣"。然肉桂未免辛热，恐有助热之虞，得熟地以相制，则"水火有既济之欢也"。

【附方】桂术汤：白术（五钱），肉桂（一钱），水煎服。

11. 朝宗汤证治

【主证】冬月伤寒六七日，经传少阴而息高，气息缓慢而细小。

【病机】真气虚而不足以息。此证"因少阴肾宫大虚，肾气不能下藏于气海之中，乃上奔而欲散，实至危之病也"。

【治法】补气填精。若"气得补而有所归"，则气息则必然渐趋平定。

【方药】朝宗汤：人参（三两），麦冬（三两），熟地（三两），山茱萸（一两），山药（一两），破故纸（一钱），胡桃（一枚），水煎服。"一剂而息平，再剂而息定"。此方纯用补气填精之药，不去治息而气自归原，因"气得补而有所归也"。况方中破故纸亦是补火之味，可引气而入于气海。

【附方】延息汤：人参、熟地（各一两），山茱萸（五钱），牛膝、破故纸（各三钱），胡桃（一个），陈皮（三分），炮姜（一钱），百合（一两），水煎服。

12. 麻黄汤加味证治

【主证】冬月伤寒，头痛遍身亦疼；元气素薄，切其尺脉迟缓。

【病机】太阳伤营。外感寒邪，卫阳被遏，营阴郁滞。

【治法】攻补兼施，扶正散邪。

【方药】麻黄汤加人参。麻黄一钱，人参用至一两。此证"舍麻黄汤终非治法。用麻黄之汤加人参一两治之，则麻黄足以散邪，而人参足以助正，庶补攻兼施，正既不伤而邪又尽出也"。然而，"此方若以麻黄为君，而人参为佐，必致偾事。今用参至一两，而麻黄止用一钱，是以人参为君，而麻黄转作佐使，正正奇奇，兼而用之，此用兵之妙，而可通之于医道也"。

【附方】参苓麻草汤：麻黄（一钱），人参（三钱），茯苓（一两），甘草（一钱），水煎服。

13. 理中汤加减证治

【主证】冬月伤寒，身热四日，畏寒不已。

【病机】邪在太阴。"脾土，乃湿土也。土中带湿，则土中原有水象，故脾寒即土寒，而土寒即水寒也。所以不必邪传入肾，而早有畏寒之症矣"。

【治法】专治脾而寒证自消。

【方药】理中汤加减：白术（一两），人参（三钱），茯苓（三钱），肉桂（一钱），附子（一钱），水煎服。"一剂而恶寒自解，而身热亦解矣"。"方中用桂、附似乎仍治少阴之肾，然而以参、术为君，仍是治脾而非治肾也。虽然脾、肾原可同治，参、术虽治脾而亦能入肾；况得桂、附则无经不达，安在独留于脾乎。然则治脾而仍是治肾，此方之所以神耳"。

【附方】加味桂附汤：白术（一两），肉桂、干姜（各一钱），附子、甘草（各五分），水煎服。

（二）中寒

《辨证录·卷之一·中寒门》，论述了有关中寒的理法方药。其中，论及主方7首，附方7首，包括救腑回阳汤（术桂干姜汤）、荡阴救命汤（参术桂附加熟地汤）、参附茯苓汤（参苓附术加生姜汤）、直中阴脏第一方（援命拒寒汤）、直中阴脏第二方（附桂姜术加熟地汤）、止逆汤（术桂豆苓汤）、宽肝汤（祛寒舒邪汤）。兹就部分方证之主证、病机、治法、方药，扼要阐述如下。

1. 救腑回阳汤证治

【主证】人遇严寒之时，忽感阴冷，直入于腑，手、足、身皆冷，面目色青；口呕清水，腹中雷鸣；胸胁逆满，体寒发颤；腹中觉有凉气一裹，直冲而上，猝不知人。

【病机】寒气直中七腑。中寒之病，与伤寒之证大相悬绝。伤寒之寒，由表而入于里；中寒之寒，由腑而入于脏。大凡阴寒之中人，必乘三焦之寒而先入。

【治法】温三焦之寒，并急补胃气。温三焦之寒，而七腑之寒可尽散。然"三焦之所以寒者，又由于胃气之虚。徒温三焦之寒，而不急补其胃气，则气虚而不能接续"，则难以"回阳于顷刻"。

【方药】救腑回阳汤：人参（五钱），附子（一钱），肉桂（二钱），巴戟天（一两），水煎服。"一剂奏功，阳回而阴寒立散矣"。方用人参扶胃气，用肉桂回阳；巴戟天补心肾之火，心肾之火旺，则三焦之火更旺。"且巴戟天生胃气而回阳，故用之为君，尤能统人参、附、桂同心之将，而扫荡祛除，寓剿于抚之中也"。

【附方】术桂干姜汤：白术（一两），肉桂（三钱），干姜（三钱），水煎服。

2. 荡阴救命汤证治

【主证】严寒之时，忽感阴寒，唇青身冷，手足筋脉挛急，上吐下泻，心痛腹疼，囊缩甲青，腰不能俯仰。

【病机】阴寒中脏，命门火衰。"命门为十二经之主，主不亡，则心君必不为下殿之走；主不亡，则肝木必不为游魂之变；主不亡，则肺金必不为魄散之升；主不亡，则脾土必不为崩解之。惟命门既寒，而阳气为阴邪所逼，越出于肾外，则五脏之神不能独安，各随阳而俱遁矣"。

【治法】直温其命门之火，则诸脏之寒可以尽散。因"寒入五脏，由命门之阳外出，一回其阳，而寒气无留于脏矣"。同时，宜兼补益五脏之气。因"命门虽为五脏之主，而五脏气虚，大兵到处，扫荡群妖，苟无粮草，何以供命。此命门宜温，而五脏之气亦不可不补也"。

【方药】荡阴救命汤：人参（一两），白术（三两），熟地（三钱），肉桂（一钱），附子（三钱），山茱萸（二钱），茯神（三钱），水煎服。"一剂而阳回，再剂而全愈"。方中"以参、术为君，似乎止救心、脾二经；虽附子、肉桂与熟地、山茱同用，肾亦在所救之中，而肝、肺竟置之度外……不知五脏为寒邪所犯，大约犯肾之后，即便犯脾，而后犯心也，犯肝、肺者无多也。故专顾心肾与脾经，而肝肺已在其内。况人参同附子并用，无经不达，又宁有肺肝之不入者乎。而且补肝、补肺之药，无非收敛之剂，欲祛邪而使之出，不可留邪而使之入。倘用收敛之味以补肝肺，反掣人参、附子之手，不能迅于荡阴矣。此用药不杂，实有秘义也。且肾中水火原不相离，用桂、附大热之药以回阳，未免肾中干燥，与其回阳之后，又补肾水以济阳，何如于用火之时，而先为防微之为得哉。吾所以少用熟地、山茱于桂、附之中，以制火之横。且火得水而归原，水招火而入宅，故能奏既济之功，而无亢炎之失也"。

【附方】参术桂附加熟地汤：人参、白术（各一两），附子、肉桂（各二钱），熟地（五钱），水煎服。

3. 直中阴脏第一方证治

【主证】直中阴寒，肾经独受，身颤手战。

【病机】命门火衰，不能外拒阴寒。命门为十二官之主宰，人有此火则生，无此火则死。火旺则运用于一身，而手足自温；火衰则力不能通达上下，而一身皆冷，手足必寒。故命门火旺，外来之寒邪可以相拒，而不敢相犯。"惟火衰之极，而阴寒内逼，直入肾宫，命门畏寒太盛"，则身颤而难以自主，手战而难以外卫。

【治法】亟温补其命门。"使命门之火足以胜外来之寒，则命门之主不弱，而后阳气健旺，能通达于上下之间，阴消寒散，不致侵犯心宫也"。

【方药】直中阴脏第一方：附子（一钱），肉桂（二钱），丁香（一钱），白术（二钱），水煎服。"一剂而寒去，身颤手战皆定也"。此方尽是阳药，以阳药而治阴症，自是相宜，但药量较轻。论中释曰："至急之症，何以少用分两，而成功至神者？因火欲外越，一助火而火即回宫，火因弱而逃，自必见强而返。火既归矣，又有余火以相助，则命门大旺，毋论足以祛寒，而寒邪亦望火而遁也。"

【附方】援命拒寒汤：白术（三两），肉桂（三钱），破故纸（三钱），杜仲（三钱），水煎服。

4. 直中阴脏第二方证治

【主证】猝中阴寒，身不能动。

【病机】寒中于肾。"人非火不生，而火非心火，乃肾火也。肾火旺，而脾土自可运用于无穷。肾火衰，而脾土难转输于不息。故肾寒而脾亦寒，脾寒而身即不能运动耳"。

【治法】不可徒治脾，而必须治肾；尤不可统治肾，而必须温肾中之火。

【方药】直中阴脏第二方：附子（一钱），肉桂（一钱），熟地（二钱），干姜（一钱），水煎服。"一剂而身动寒消矣"。此方"用桂、附、干姜直捣中坚，以迅扫其寒邪，则肾中命门之火，勃然猝发，而寒邪自去矣。第过用纯阳，未免偏于太燥，益之熟地以佐之，阳得阴而不至耗水，岂特相济有成哉"。

【附方】附桂姜术加熟地汤：熟地（五钱），白术（一两），干姜（三钱），肉桂（二钱），附子（三分），水煎服。

5. 止逆汤证治

【主证】少阴肾经感中邪气，小腹作痛，两足厥逆。

【病机】寒邪入肾而兼入于小肠之腑。肾主大小便，肾寒则小肠亦寒，此"小肠之与肾同感寒邪也"。寒客于小肠，则腹痛而脉不通，脉不通则两足厥逆。

【治法】不必治小肠，而仍须治肾。"治肾者温肾也，温肾即所以温小肠矣"。

【方药】止逆汤：附子（一钱），白术（三钱），车前子（三分），吴茱萸（五分），水煎服。"一剂而痛除厥止矣"。此方用附子以祛寒，用吴茱萸以通气，加白术、车前子利腰脐而消湿。此方可温肾宫，"肾宫之命门热，而小肠之气化自行"。故"不必止痛而痛除，不必转逆而逆定耳"。

【附方】术桂豆苓汤：肉桂（一钱），白术（一两），茯苓（三钱），肉豆蔻（一枚），水煎服。

（三）春温

《辨证录·卷之五·春温门》，论述了有关春温的理法方药。其中，论及主方32首，附方32首；有重复使用的主方及附方各1首，即导热汤（清室汤）。包括舒肺汤（加味甘桔汤）、平邪汤（清胃散）、加减小柴胡汤（安胆汤）、奠土汤（护脾饮）、五苓散（知柏茯苓汤）、益金散风汤（通脑散）、黄紫丹（益气散风汤）、散结至神汤（清邪散）、双解风湿汤（风湿两舒汤）、破假汤（散疟汤）、薰解汤（三奇汤）、和解养胃汤（三奇汤加麦冬）、金石散（三奇汤）、宁火丹（滋肺汤）、六君子汤加减（温固汤）、导热汤（清室汤）、金水两润汤（地榆解热汤）、消痰平胃汤（玄黄解热散）、清火养肺汤（栀子清肝饮）、加减柴胡汤（扫胃汤）、加味逍遥散（麻石抒阳汤）、六味地黄汤（养骨汤）、加味地黄汤（地苓芍桂汤）、补喉汤（救咽丹）、正治汤（解烦汤）、加味逍遥散（卫君汤）、定悸汤（奠安汤）、补夜丹（补阴散邪汤）、助气走邪散（破疟散）、补中益气汤加味（益气祛寒饮）、宜春汤（润肺饮）、远邪汤（正气汤）。兹就部分方证之主证、病机、治法、方药，扼要阐述如下。

1. 舒肺汤证治

【主证】春月伤风，头痛鼻塞，身亦发热。

【病机】伤风而欲入于太阳。"春伤于风，由皮毛而入肺也。风入于肺而不散，则鼻为之不利。肺金之气不扬，自失其清肃之令，必移其邪而入于太阳膀胱。惟恐邪入，乃坚闭其口，而水道失行，于是水不下通而火乃炎上，头自痛矣"。

【治法】散肺经之风，杜其趋入膀胱之路，而身热自退。

【方药】舒肺汤：桔梗（三钱），甘草（一钱），苏叶（五分），天花粉（一钱），茯苓（三钱），桂枝（三分），水煎服。"一剂而身热解，二剂而头痛鼻塞尽愈"。此方"专入肺金以散其风邪。因有风则必生痰，有痰则必有火，故以天花粉消痰解火；桂枝、茯苓开膀胱之口，引邪直走膀胱而下泄。因肺欲移邪而移之，其势甚便，随其机而顺用之也"。

【附方】加味甘桔汤：桔梗、川芎、天花粉、麦冬（各三钱），甘草、黄芩（各一钱），水煎服。服"二剂愈"。

2. 平邪汤证治

【主证】春月伤风，身热咳嗽，吐痰，恶热，口渴。

【病机】伤风而阳明之火来刑肺金。"肺乃娇脏，风入肺经必变为寒，胃为肺金之母，见肺子之寒，必以热济之。夫胃本无热也，心火为胃之母，知胃欲生金，乃出其火以相助"。然而，助胃土之有余，必致克肺金之不足，故胃热而肺亦热，以致咳嗽、口渴。

【治法】泻心火以安胃土，自然肺气得养，而风邪自散。

【方药】平邪汤：黄连（三分），甘草（一钱），苏梗（一钱），紫菀（一钱），葛根（一钱），石膏（三钱），麦冬（五钱），贝母（三钱），茯神（三钱），水煎服。此方"泻心火者十之三，泻胃火者十之六"。因"心火之旺克肺者轻，胃火之旺刑金者重。轻泻心中之火，则心不助胃以刑金；重泻胃中之火，则胃不刑金以伤肺，肺气既回，肺邪又安留哉"。

【附方】清胃散：石膏、半夏（各二钱），茯苓（三钱），桂枝（三分），麦冬（三钱），陈皮、葛根（各一钱），水煎服。服"一剂愈"。

3. 加减小柴胡汤证治

【主证】春月伤风，发寒发热，口苦，两胁胀满，或吞酸吐酸。

【病机】少阳春温，风伤少阳，邪在少阳半表半里。"冬月之风寒，春月之风温。寒则伤深，温则伤浅。伤深者邪至少阳而有入里之惧，伤浅者邪入少阳而即有出表之喜，故同伤少阳，而伤风与伤寒实有异也"。

【治法】疏其半表半里之邪，而风邪自散。

【方药】加减小柴胡汤：柴胡（一钱五分），茯苓（三钱），黄芩（一钱），甘草（一钱），陈皮（五分），天花粉（一钱），水煎服。"此方较原方更神，以用茯苓之多，使邪从膀胱而出，更胜于和解也。佐柴胡以散邪，乃建奇功耳"。服"一剂寒热解，再剂诸症愈"。

【附方】安胆汤：柴胡、天花粉、炒栀子（各二钱），甘草（一钱），白芍、丹皮（各三钱），水煎服。"二剂愈"。

4. 奠土汤证治

【主证】春月伤风，身热呕吐不止。

【病机】太阴春温，风伤太阴。"太阴，脾土也。风伤太阴，则土中有风，风在地中，则土必震动而水溢，故令人呕吐不止；非阴寒之气，入于脾土之内，而动人呕吐者可比"。

【治法】散其风以安土。"祛邪于补脾之内，脾健而风自息也"。

【方药】奠土汤：白术（五钱），茯苓（三钱），人参、柴胡、半夏、甘草、葛根（各一钱），神曲（五分），水煎服。"一剂而风散，二剂而身凉。三剂而病全愈矣"。

【附方】护脾饮：白术（三钱），人参（二钱），肉桂（三分），陈皮（三分），半夏（一钱），苏叶（五分），水煎服。"一剂愈"。

5. 五苓散证治

【主治】春月伤风，出汗，胃干燥，渴欲饮水。

【病机】春温，火邪入膀胱。"膀胱者，肺金之表也。肺受风邪，久则变热，肺乃求救于膀胱，邪即乘其求救而下行。而膀胱之水，思欲救母乃不肯下泄，而上与风火相斗。邪见膀胱正气之盛，乃不入膀胱而入胃，于是胃热而与邪相争，故尔出汗。汗出而胃之津液自干，故口渴思水以救其内焚也"。

【治法】速利膀胱，使水从小便而出，则胃中津液自生。

【方药】五苓散：白术（一钱），茯苓（三钱），泽泻（三钱），猪苓（三钱），肉桂（一分），水煎服。"一剂而小便利，二剂而口渴、汗出尽止矣"。五苓散利膀胱，"水流而火亦流。火随水去，胃火得消，胃自生液，自然上润于肺；肺得胃液之养，则皮毛自闭，而邪无从而入"。

【附方】知柏茯苓汤：知母、黄柏（各一钱），茯苓（五钱），水煎服。"一剂而渴解，二剂愈"。

6. 益金散风汤证治

【主证】伤风，头痛发热，盗汗微出，见风则畏。

【病机】春温伤风。"头痛本属太阳，然而风能入脑，亦作头痛，未可谓身热头痛，便是太阳之症。风从皮毛而入，皮毛主肺，肺通于鼻，而鼻通于脑，风入于肺，自能引风入脑而作头痛。倘肺气甚旺，则腠理自密，皮毛不疏，风又何从而入。惟其肺气之虚，故风邪易于相袭。邪正争斗，身故发热；肺气既虚，安能敌邪，所以盗汗微微暗出也"。

【治法】补其肺气之虚，表其风邪之盛，自然奏效甚速。

【方药】益金散风汤：人参（五分），甘草（一钱），五味子（三粒），麦冬（三钱），紫苏（一钱），蔓荆子（一钱），天花粉（一钱），桔梗（三钱），水煎服。"一剂头痛除，再剂身热解，三剂盗汗亦止"。此方散重于补。因肺经为邪所伤，其气甚衰，若用大补重药必且难受，不若于散表之中略为补益，"则邪既外出而正又内养，两得其益，是过于散正善于益也"。

【附方】通脑散：川芎、当归、茯苓（各三钱），桔梗（二钱），蔓荆子、白芷（各五分），人参、半夏（各一钱），水煎服。"二剂愈"。

7. 黄紫丹证治

【主证】伤风，头痛，发热，身疼腰重，骨节俱酸疼，恶风无汗。

【病机】内伤脾肾，而风乘虚以入肺，经络之间不相流通。"脾肾之气既虚，而肺安得有不虚之理；于是腠理不密，毛窍难以自固；故风邪易入于肺经，而肺气益虚，何能下润于肾宫，而旁灌于百骸耶。自必致满身骨节酸痛而腰重矣"。肺脾肾俱虚，邪气得蔽于毛孔，故见风反畏，并见无汗。

【治法】惟散肺中之邪，仍补脾肾之气。脾土旺而肺气有生发之机，肾水足而肺金无干燥之苦。自然"上可达于脑而头痛除，下可通于膀胱而腰重去，中可和于中焦而一身支节之酸疼尽愈也"。

【方药】黄紫丹：白术（五钱），茯苓（三钱），当归（五钱），羌活（一钱），紫苏（一钱），甘草（一钱），细辛（五分），黄芩（一钱），麦冬（五钱），人参（一钱），贝母（一钱），水煎服。此方补多于散，补之中又纯补脾而不补肾。人生后天以脾胃之气为主，脾健则胃气自开，胃开则肾水自润。"方中人参、白术原能入肾，而白术尤利腰脐，一身之气无不利矣"。而且，肺经为脾胃之子，母健而子亦健，力足以拒邪；又有紫苏、黄芩、羌活、贝母祛风、散火、消痰、泄水之药，足以供其攻邪之用，自然服后汗出热解，而邪从外越。

【附方】益气散风汤：人参、黄芪（各三钱），甘草、半夏（各一钱），白术（五钱），柴胡（二钱），茯苓（三钱），枳壳（五分），水煎服。

8.双解风湿汤证治

【主证】伤风八九日，风湿相搏，身体烦疼，不能转侧，不呕不渴。

【病机】伤风而致风湿相搏。烦疼为风邪所致，身不能转侧为湿邪使然。"湿从下受，而风从上受者也。下受者膀胱先受之，上受者肺经先受之。膀胱受湿，无风不能起浪；肺经受风，无湿亦不能生风。伤风而致风湿相搏，因下原感湿，而上又犯风，两相牵合，遂搏聚于一身，而四体无不烦疼也……风症必渴，湿症必呕，今风湿两病，风作渴而水济之，湿欲呕而风止之，故不呕而又不渴也"。

【治法】双解其风湿之邪。

【方药】双解风湿汤：茯苓（一两），薏苡仁（一两），柴胡（二钱），防风、甘草（各一钱），水煎服。方中柴胡、防风以祛风，茯苓、薏苡仁以利湿，用甘草以和解之，自然风湿双解，而诸症尽痊。

【附方】风湿两舒汤：茯苓、白术（各五钱），柴胡、防风、半夏、甘草（各一钱），桂枝（三分），水煎服。

9. 破假汤证治

【主证】春月伤风八九日，如疟之状，发热恶寒，热多寒少，口不呕吐。

【病机】内伤重而外感轻。伤风而有如疟病者，为"其胸膈胃脘之中，原有痰食存而不化；八九日之后，正风欲去而痰与食留之耳"。热多寒少，即为内伤重而外感轻之明验。"惟口不呕吐，乃内既多热，自能燥湿；痰得火制，自不外吐。然热之极，则外反现寒，恶寒之象乃假寒也"。假寒真热，乃似疟而非疟。

【治法】健脾化痰，疏肝理气，清热养阴。"治其如疟，而不必治其真疟耳"。

【方药】破假汤：人参（三钱），白术（五钱），陈皮（一钱），神曲（五分），柴胡（二钱），山楂（十粒），甘草（五分），白芍（五钱），鳖甲（三钱），石膏（一钱），半夏（一钱），水煎服。"一剂恶寒除，二剂发热解，四剂如疟之症全愈"。此方于补正之中寓祛邪之味，正既无亏，邪又退舍，此"王霸兼施之道也"。

【附方】散疟汤：柴胡（二钱），何首乌、白术（各五钱），青皮（二钱），水煎服。

10. 宁火丹证治

【主证】春月伤风，脉浮，发热，口渴，鼻燥，能食。

【病机】胃中有火，但尚可止渴，使其下行。

【治法】但泻其胃中之火。

【方药】宁火丹：玄参（一两），甘草（一钱），生地（三钱），青蒿（五钱），水煎服。"一剂身热解，二剂口渴、鼻燥愈，三剂脉浮亦平矣"。方中玄参、生地，解其胃中之炎热，泻之中仍是补之味；青蒿同甘草用之，尤善解胃热之邪而使火从下行；青蒿更能平肝经之火，肝火既平，则木气自安而风无以动。

【附方】滋肺汤：石膏（二钱），麦冬（一两），生地（三钱），黄芩、甘草（各一钱），水煎服。"甚效"。

11. 加味逍遥散证治

【主证】春月伤风四五日，身热恶风，头项强，胁下满，手足温，口渴。

【病机】春温，风伤于少阳，邪在半表半里，兼犯三阳之表。

【治法】单治少阳，而各经之病自愈。疏利肝胆，兼解表邪。

【方药】加减逍遥散：柴胡（二钱），当归（二钱），白术（一钱），甘草（一钱），茯苓（三钱），陈皮（一钱），白芍（三钱），炒栀子（一钱），羌活（五分）水煎服。"二剂诸症尽愈，不必三剂"。凡人胆经受邪，正因胆气之太郁。春温之病，每从肝胆以入邪；治其肝胆，则在表在里之邪无不尽散。

【附方】麻石抒阳汤：柴胡、石膏（各二钱），白芍（五钱），麻黄、陈皮（各三分），半夏（一钱），茯苓（三钱），水煎服。

12. 六味地黄汤证治

【主证】伤风身热后，肢体骨节皆痛，手足寒甚。

【病机】其人肾水素虚，因伤风之后，烁其肺金，肺伤而不能生肾，则肾水更枯，不能灌注于一身之上下，自然肢体骨节皆痛。

【治法】急补其肾中之水，以安肾中之火。因"水火原相根也，水旺而火亦旺，水衰而火亦衰。当水初涸之日，火随水而伏，不敢沸腾，故内热而外现寒象。治法不可见其外寒而妄用温热之药，当急补其肾中之水，以安肾中之火，则水足以制火"。

【方药】六味地黄汤：熟地（一两），山茱萸、山药（各五钱），茯苓（四钱），丹皮、泽泻（各三钱），水煎服。"一剂手足温，二剂肢体骨节之痛轻，连服四剂，即便全愈"。因"此症风邪已散，若再用祛风之药，则肺气愈虚，益耗肾水，水亏而火旺，必有虚火腾空，反致生变"。因而，用六味地黄汤直填肾水，使水火既济。

【附方】养骨汤：熟地（二两），甘草（一钱），金钗石斛、地骨皮、茯苓、牛膝（各三钱），水煎服。

13. 补喉汤证治

【主证】春月伤风二三日，咽中痛甚。

【病机】下热虚火，逼其寒而上行。

【治法】补正以祛寒。

【方药】补喉汤：熟地（二两），山茱萸、茯苓（各一两），肉桂（一钱），牛膝（二钱），水煎服。服"一剂而喉痛顿除"。方中熟地、山茱萸，为滋阴之"圣药"，加入肉桂、牛膝则引火归原；茯苓祛湿以利小便，则水流而火亦下行，故不至于上逼而成痛，故服一剂而奏功。

【附方】救咽丹：熟地（二两），山茱萸（八钱），山药（一两），肉桂（一钱），破故纸（二钱），胡桃肉（一个），水煎冷服。

14. 补夜丹证治

【主证】春温，满身疼痛，夜间发热，日间则凉。

【病机】肾肝之阴气大虚，气行阳分则病轻，气行阴分则病重。其肝肾之中，原有阳气；阴虚者，乃阳中之阴虚。故阳能摄阴，而阴不能摄阳，故日热而夜凉。

【治法】补肝肾之阴，则阴与阳平，内外两旺；而后佐之以攻风邪，则风邪自出。

【方药】补夜丹：熟地（一两），白芍（五钱），鳖甲、当归、生何首乌、丹皮、地骨皮（各三钱），茯苓、麦冬（各五钱），贝母（三钱），柴胡（一钱），水煎服。此方乃"补阴之神剂，亦转阳之圣丹，用攻于补之中，亦寓抚于剿之内也"。

【附方】补阴散邪汤：熟地（一两），何首乌、当归（各五钱），地骨皮、丹皮（各三钱），天花粉、神曲（各二钱），人参、柴胡（各一钱），砂仁（一粒），水煎服。

15. 补中益气汤加味方证治

【主证】春月感冒风寒，咳嗽面白，鼻流清涕。

【病机】脾肺气虚，而外邪乘之。

【治法】补肺必须补气，气旺则肺旺，而邪自衰。"然而但补其气，而不用升提之药，则气陷而不能举。何以祛邪以益耗散之肺金哉。故补气以祛邪，不若提气以祛邪之更胜也"。

【方药】补中益气汤加味：人参（二钱），黄芪（三钱），当归（三钱），陈皮（七分），甘草（五分），柴胡（一钱），升麻（四分），白术（三钱），麦冬（三钱），黄芩（八分），天花粉（一钱），水煎服。"一剂邪散，二剂咳嗽、流涕之病全愈也"。补中益气汤为"治内伤之神剂"。春月伤风，实属内伤之病证，故用人参、黄芪、当归、白术以补气，用升麻、柴胡以提气，且二味升中带散，内伤而兼外感者，尤为相宜。故"服之而气自旺，外邪不攻自散也"。

【附方】益气祛寒饮：人参、柴胡、桔梗、半夏（各一钱），黄芪、茯苓（各三钱），当归（二钱），苏叶（五分），甘草（五分），水煎服。

16. 远邪汤证治

【主证】春温，头痛，身热，口渴呼饮，四肢发斑，似狂非狂，似躁非躁，沿门合室，彼此传染。

【病机】肺气不宣，胃气不升，火郁于皮毛腠理，流于头而走于肤。

【治法】补其脏腑，而少佐以解火祛邪之药，则正气生而邪气自退。

【方药】远邪汤：人参（一钱），苍术（三钱），茯苓（三钱），柴胡（一钱），苏叶（五分），生甘草（一钱），玄参（一两），荆芥（三钱），黄芩（一钱），白菊（五钱），天花粉（二钱），水煎服。服"一剂头痛止，二剂身热解，三剂斑散，狂躁皆安，四剂全愈"。此方却邪而不伤正气，治"不正之时症最效"。

【附方】正气汤：玄参（一两），麦冬（五钱），荆芥（三钱），升麻（八分），甘草、黄芩（各一钱），天花粉（三钱），蔓荆子（五分），水煎服。

（四）疰夏

《辨证录·卷之十·疰夏门》，论述了有关疰夏的理法方药。其中，论及主方2首，附方2首，包括胜夏丹（鼓神汤）、八味丸（健脾饮）。兹就上述方证之主证、病机、治法、方药，扼要阐述如下。

1. 胜夏丹证治

【主证】时值夏令，便觉身体昏倦，四肢无力，朝朝思睡，全无精神，脚酸腿软。

【病机】冬不藏精，肾水亏乏；夏令火盛，伤及脾胃。

【治法】必须以健脾开胃为主。脾健胃开，则所用饮食，自然变化精微以生肾水；又得补肾之药，以蒸动脾肾之气，则水土不相克而相生，则无痊夏之病。

【方药】胜夏丹：白术（二钱），茯苓（二钱），陈皮（三分），人参（五分），北五味子（三分），熟地（五钱），山茱萸（二钱），神曲（三分），白芥子（一钱），山药（三钱），芡实（三钱），炒枣仁（一钱），水煎服。"每日一剂，服十剂，精神焕发矣。再服十剂，身体健旺"。此方视之，若"平平无奇，而轻重多寡，配合入妙，既无阳胜之虞，又无阴衰之弊，醒脾胃之气，生心肾之津，可久饵以取效，亦可近服以图功也"。

【附方】鼓神汤：熟地、麦冬（各五钱），白芍、地骨皮、沙参（各二钱），甘草、贝母（各三分），人参、神曲（各五分），白术（三钱），丹皮（一钱），水煎服。此方"日服一剂，服一月，精神自旺，不困倦矣"。

2. 八味丸证治

【主证】人有三伏之时，悠悠忽忽，食欲不振，气力全无；少贪美味，则腹中闷胀；少遇风凉，则大便作泻。

【病机】脾气困乏。春冬之际先伤脾土，则土衰难以化物，所用饮食势必停住于胃中；肾水无脾土之资生，则肾气更亏，无以分布于筋骨，故精神气力倦乏。

【治法】补益脾肾。"似乎治法宜急补其脾矣，然脾土非肾火不生，肾火非肾水不长，故补脾者必须补肾中之水火也"。

【方药】八味丸：熟地（八两），山茱萸（四两），山药（四两），泽泻、丹皮、茯苓（各三两），附子（一枚，甘草水制之），肉桂（二两），蜜为丸。每日晚服八钱。"服半月健饮，服一月饱闷除矣，服两月痊夏之病全愈"。方中"肉桂补火，而六味丸则纯补水者也。补水之味多于补火，则火得水之益而不燥，土得火之利而不湿矣"。此为补先天以益后天之法。

【附方】健脾饮：白术、葳蕤（各五钱），茯苓、山茱萸、白芍（各三钱），人参（二钱），甘草（五分），当归、牛膝、麦冬（各三钱），北五味子（三分），肉桂（一钱），水煎服。"连服一月，精神自健"。

（五）暑症

《辨证录·卷之六·暑症门》，论述了有关暑症的理法方药。其中，论及主方11首，附方12首，包括救暍丹（解暑散）、散暑回阳汤（加味四君汤）、和合阴阳汤（加减六君汤）、人参瓜蒂散（参芦汤）、三圣汤（缓图汤、三清汤）、救亡生阴丹（人参青蒿汤）、护金汤（人参麦冬汤）、沛霖膏（丹蒿汤）、八味地黄汤（还肾汤）、解利汤（清暑定逆汤）、香薷饮加减（补气化暑丹）。兹就上述方证之主证、病机、治法、方药，扼要阐述如下。

1. 救暍丹证治

【主证】行役负贩，驰驱于烈日之下，感触暑气，一时猝倒。

【病机】感触暑气，内热欲出，外暑遏抑，暑在外而热闭。

【治法】宣散其内热，佐之以消暑。"暍者，热之谓也，暑亦热也……暑之热由外而入，暍之热由内而出"。如"内热欲出，而外暑遏抑，故一时猝倒，是暑在外而热闭之也。倘止治暑而不宣扬内热之气，则气闭于内，而热反不散矣"。

【方药】救暍丹：青蒿（五钱），茯神（三钱），白术（三钱），香薷（一钱），知母（一钱），干葛（一钱），甘草（五分），水煎服。"一剂气通，二剂热散，不必三剂"。此方散其内热，佐之以消暑之味。方用青蒿平胃中之火，又解暑热之气，故以之为君；香薷解暑，干葛散热，故以之为佐。"又虑内热之极，但散而不寒，则火恐炎上，故加知母以凉之；用白术、茯苓利腰脐而通膀胱，使火热之气俱从下而趋于小肠以尽出也。火既下行，自然不逆而上冲，而外暑、内热各消化于乌有矣"。

【附方】解暑散：香薷、茯苓（各三钱），甘草、黄连（各一钱），白术（一两），白扁豆（二钱），白豆蔻（一粒），水煎服。"一剂即愈"。

2. 散暑回阳汤证治

【主证】膏粱子弟,多食瓜果,以寒其胃;忽感暑气,一时猝倒。

【病机】寒凉伤胃,复感暑气。"凡膏粱之人,天禀原弱,又加多欲,未有不内寒者也。复加之瓜果,以增其寒凉,内寒之极,外热反易于深入"。

【治法】健脾温阳,兼散暑气。治法不可祛暑为先,必须补气为主。

【方药】散暑回阳汤:人参(五钱),茯神(五钱),白术(五钱),香薷(二钱),白扁豆(二钱),陈皮(五分),甘草(一钱),水煎服。"一剂气回,二剂暑尽散"。方中参、苓、术、豆俱是健脾补气之药,以回其阳;用香薷一味,以散其暑。

【附方】加味四君汤:人参、白术(各五钱),甘草、香薷(各一钱),茯苓(三钱),炮姜(三分),水煎服。"二剂愈"。

3. 和合阴阳汤证治

【主证】霍乱吐泻,角弓反张,寒热交作,心胸烦闷。

【病机】阴阳逆乱,升降失常。夏令之人多阴虚阳旺,邪乘阴虚而入,遂致"阴阳反乱,气不相通,上不能升,下不能降,霍乱吐泻拂于中,角弓反张困于外,阴不交于阳而作寒,阳不交于阴而作热",并见心胸烦闷。

【治法】和其阴阳之气,而少佐之以祛暑。宜"缓以调之,不必骤以折之也"。

【方药】和合阴阳汤:人参(一钱),白术(二钱),茯苓(五钱),香薷(一钱),藿香(一钱),苏叶(一钱),厚朴(五分),陈皮(三分),枳壳(三分),砂仁(一粒),天花粉(一钱),水煎探冷,徐徐服之。"一剂阴阳和,二剂各症愈,不必三剂"。此方"分阴阳之清浊,通上下之浮沉,调和于拂逆之时,实有奇功,以其助正而不增火,祛邪而不伤气,化有事为无事也"。

【附方】加减六君汤:人参、茯苓、白芍(各三钱),白术(一两),香薷（一钱），砂仁（一粒），陈皮（五分），半夏（一钱），水煎服。"一剂即平"。

4. 人参瓜蒂散证治

【主证】中暑热之气，腹中疼痛，欲吐不能，欲泻不得。

【病机】胃气之虚，以致暑邪之入；邪不上不下，坚居于中焦。

【治法】安胃气兼涌吐，急开暑邪之壅遏。

【方药】人参瓜蒂散：人参（一两），瓜蒂（七个），水煎一大碗。"饮之，即吐而愈矣"。此证原系胃气之虚，以致暑邪之入，今"大吐则胃必更伤，非用人参则不能于吐中而安其胃气也"。且胃气素虚，而暑邪壅遏，虽用瓜蒂以吐之，而气怯不能上送，往往有欲吐而不肯吐者，即或动吐，而吐亦不多。"惟用人参至一两之多，则阳气大旺，力能祛邪而上涌；又得瓜蒂以助之，遂得以大吐。邪因吐而遽散，而正气又复无伤"。

【附方】参芦汤：人参芦（二两），煎滚汤（一碗，和之井水一碗，少入盐和匀饮之），以鹅翎扫喉，引其呕吐，吐出即安。"然不吐而能受，亦愈也"。

5. 三圣汤证治

【主证】中暑热极发狂，登高而呼，弃衣而走，见水而投。

【病机】中暑极热，暑邪犯心，属阴阳两竭之病，至危至急之候。

【治法】大泻火热。若不大泻其火，则"燎原之焰"无以扑灭。

【方药】三圣汤：人参（三两），石膏（三两），玄参（三两），水煎数碗，灌之。"一剂狂定，二剂神安，不可用三剂也"。此方石膏至三两，人参、玄参各至三两，"未免少有霸气"。但火热之极，苟不重用，必烁干肾水。方中石膏虽多，而人参之分两与之相同，故但能泻胃中之火，而断不至伤胃中之气。玄参能滋润生水，水生则火尤易灭。

【附方】①缓图汤：玄参（二两），人参（一两），麦冬（一两），青蒿

（一两），水煎服。服"二剂而暑热两解矣"。此方未用石膏，是因胃火已大泻，故改用麦冬、青蒿，既益其阴，又息其火，可"使细雨绸缪之为得也"。②三清汤：玄参（四两），石膏（一两），青蒿（一两），水煎服。此方用于中暑极热之证，"救之亦神"，且服"一剂即安"。

6. 救亡生阴丹证治

【主证】中暑热，大汗如雨，一出而不能止。

【病机】汗多亡阴，气随汗泄。"此汗乃生于肾，而非生于心也"。

【治法】养阴敛汗，益气回阳。"本证阴已外亡，故填其精髓，灌注涸竭之阴。阳已外亡，故补其关元，招其散失之阳"。

【方药】救亡生阴丹：人参（二两），熟地（四两），山茱萸（二两），北五味子（五钱），茯神（一两），白芍（一两），水煎服。方中熟地、山茱萸、五味子，均是填精补水之味；茯神安其心，白芍收其魂，人参回其阳。山茱萸、五味子补阴之中，仍是收敛之剂，阴得补而水生，则肾中有本，汗得补而液转，则心内无伤；又得茯神以安之，白芍以收之，则"阳回阴返，自有神捷之机"。

【附方】人参青蒿汤：人参（二两），生地、麦冬（各一两），青蒿（五钱），北五味子（一钱），水煎服。服后"汗止即生，否则无救"。

7. 护金汤证治

【主证】中暑热极，妄见妄言，宛如见鬼，人安静而不烦躁，口不甚渴。

【病机】暑热之邪，乘人阴阳两衰，遂由肺以入心，以致心神浮越，肝魂不宁。

【治法】散肺中之暑邪，补脾胃之土气。"土气一旺，而肺气亦旺矣。肺旺可以敌邪，又得散邪之药，自然暑气难留。暑散而魂归神返，必至之势也"。

【方药】护金汤：麦冬（一两），人参（三钱），百合（五钱），茯苓（三钱），紫菀（一钱），香薷（一钱），甘草（一钱），水煎服。"二剂即愈"。此方但补肺脾胃之气，"不去救心以益寒，不去助肾以泻火，不去补肝以逐神，而魂自归肝，神自返心者，以邪有所制，何必逐邪之太甚；正未大虚，何必补正之太多。不可因邪居于上而下治，正轻于下而重治也"。

【附方】人参麦冬汤：人参（二两），麦冬（三两），水煎服。

8. 沛霖膏证治

【主证】中暑热，吐血倾盆，纯是紫黑之色，气喘作胀，不能卧倒，口渴饮水，又复不快。

【病机】暑火引动肾火，肾热之极而呕血。肾水原亏，复因中暑热而引动肾火，两火相激，其势更烈，故挟胃中所有之血上冲。

【治法】宜大补其肾中之水，以制龙雷之火。"不可大泻其龙雷之火，以伤其有中之气也"。

【方药】沛霖膏：玄参（二两），人参（一两），生地（二两），麦冬（二两），牛膝（五钱），荆芥（炒黑，三钱），水煎服。"一剂血止，二剂喘胀消，三剂口亦不渴，四剂全愈。愈后仍须服六味地黄丸"。此方大补肾水，水足而龙雷之火自归于肾之宅。火既安于肾宅，则血自止于胃关。

【附方】丹蒿汤：丹皮（三两），荆芥（三钱），青蒿（一两），水煎服。

9. 八味地黄汤证治

【主证】中暑热之气，两足冰冷，上身火热，烦躁不安，饮水则吐。

【病机】暑邪阻隔阴阳，暑散而肾火不能下归。人身龙雷之火，因暑气相感而奔腾而上。

【治法】滋补肾水，引火归原。龙雷之火，属于虚火。实火可泻，虚火宜补。然而，补火之中，仍须补水以济之。补水者，补肾中之真水。真火非真水不归，真火得真水以相合，则下藏肾中而不至有再升之患。

【方药】八味地黄汤：熟地（一两），山茱萸（五钱），山药（五钱），丹皮、茯苓、泽泻（各三钱），肉桂（一钱），附子（一分），水煎，探冷饮之。"一剂两足温矣，再剂上身之火热尽散，中焦之烦躁亦安，且不思饮水矣"。六味地黄汤为"补水之神药"，肉桂、附子为"引火之神丹"，服则"水火既济"。

【附方】还肾汤：熟地（三两），甘草（一钱），肉桂（五分），牛膝（五钱），水煎服。

10. 解利汤证治

【主证】夏日自汗，两足逆冷至膝下，腹胀满，不省人事。

【病机】伤暑而湿气不解。

【治法】利小便以解湿，逐热邪以解暑，则上下之气通，而湿与暑尽散。

【方药】解利汤：石膏（二钱），知母（一钱），甘草（五分），半夏（一钱），白术（三钱），猪苓（一钱），茯苓（三钱），泽泻（一钱），肉桂（一分），水煎服。"连服十剂全愈"。此方乃五苓散、白虎汤之合方。湿因暑病，不祛暑则湿不易消，故用白虎汤于五苓散中，解暑利湿而兼用之。

【附方】清暑定逆汤：白术、山药、薏苡仁（各五钱），肉桂（三分），香薷（一钱），陈皮（三分），人参（二钱），茯苓（三钱），水煎服。

11. 香薷饮加减方证治

【主证】冬时寒令，偶开箅箱以取棉衣，觉有一裹热气冲鼻，须臾烦渴呕吐，洒洒恶寒，翕翕发热，恶食喜水，大便欲去不去。

【病机】体虚气弱，偶感暑气，属伤暑之病。

【治法】清热解暑。冬时人身外寒内热，以热投热，病发必速，故闻其气而即病。治法不可以伤寒法治之，当舍时从症，仍治其暑气而各症自消。

【方药】香薷饮加减：人参（三钱），白术（三钱），茯苓（二钱），香薷（二钱），黄连（五分），甘草（三分），陈皮（五分），扁豆（二钱），厚朴（五分），水煎服。服"一剂而愈，不必再剂"。

【附方】补气化暑丹：人参（二钱），茯苓、白术、麦冬（各三钱），香薷（一钱），砂仁（一粒），陈皮、炮姜、神曲（各三分），水煎服。"一剂即愈"。

（六）咳嗽

《辨证录·卷之四·咳嗽门》，论述了有关咳嗽的理法方药。其中，论及主方8首，附方7首，包括善散汤（宁嗽丹）、子母两富汤加味、补母止嗽汤（助金汤）、六君子汤加减（化老汤）、平补汤（涣邪汤）、子母两富汤（夜露饮）、转逆养肺汤（止传汤）、秋冬咳嗽方（郁金丹）。兹就上述方证之主证、病机、治法、方药，扼要阐述如下。

1. 善散汤证治

【主治】骤感风寒，一时咳嗽，鼻塞不通，嗽重，痰必先清后浊，畏风畏寒。

【病机】风寒入于皮毛，肺经先受之，鼻之窍不通，阻隔肺金之气，火入于肺。

【治法】养阴清热，止咳化痰，兼治新久咳嗽。初起咳嗽，必须先散风寒，而少佐散火之剂；不可重用寒凉以抑火，亦不可多用燥热以助邪，用和解之法为最妙。世有以此为小恙而失治者，久则肺气虚而难愈，则"补母、补子之道宜知也"。补母，即补其脾胃；补子，即补其肾水，以治久咳久嗽。

【方药】善散汤：麦冬（三钱），苏叶（二钱），茯苓（三钱），玄参（三钱），甘草（一钱），黄芩（八分），天冬（三钱），款冬花（五分），贝母（一钱），水煎服。此方即为"兼治之方，既有利于子母，而复有益于咳嗽，毋论新久之嗽，皆可治之以取效也"。此方用麦冬、天冬以安肺气，用茯苓、甘草以健脾胃之土，用玄参以润肾经之水，用苏叶、款冬花以解散其阴阳之风邪，又加黄芩以清其上焦之火，贝母以消其内膈之痰。可谓"斟酌咸宜，调剂皆当"。

【附方】宁嗽丹：苏叶、甘草、天花粉、天冬、款冬花（各一钱），桔梗、生地（各三钱），麦冬（五钱），水煎服。"二剂愈"。

2. 子母两富汤加味方证治

【主治】外感风寒，外邪已散，而痰气未清，仍然咳嗽气逆，牵引腰腹，俯仰不利。然而，治痰而痰愈多，嗽愈急，咳愈重。

【病机】"治痰之标而不治痰之本"所致。痰之标在于肺，痰之本在于肾。不治肾而治肺，"此痰之所以不能去，而咳嗽之所以不能愈也"。

【治法】大补其肾水。"使肾水汪洋，既能制心火之有余，更能济肺金之不足。心火不敢相夺，胃气又复相安，自然津液下润，肾经独受，化精而不化痰矣"。

【方药】子母两富汤加味：熟地（二两），麦冬（二两），甘草（一钱），柴胡（一钱），白芍（五钱），水煎服。此方以熟地大滋其肾水，以麦冬大安其肺金；加芍药、柴胡、甘草以舒其肝胆之气，使其不来克脾胃之土，则脾胃之气易于升腾，上使救肺，而下可救肾，且邪亦易散。

3. 补母止嗽汤证治

【主证】久嗽不愈，补肾滋阴不效，反觉饮食少思，强食之而不化，吐痰不已。

【病机】脾胃虚寒而不能生肺，使邪留连于中脘而作嗽。

【治法】补益脾胃，温补命门。治疗上，"不可仅散肺之邪，而当急补肺之气；不可仅补肺之气，而尤当急补脾胃之土矣。然不可徒补脾胃也，盖补胃必须补心包之火，而补脾必须补命门之火。心包生胃土，命门生脾土，实有不同耳"。

【方药】补母止嗽汤：白术（五钱），茯苓（五钱），人参（一钱），陈皮（三分），甘草（一钱），苏子（一钱），半夏（一钱），桔梗（二钱），麦冬（五钱），紫菀（一钱），肉桂（五分），水煎服。"一剂而嗽轻，二剂而嗽更轻，四剂而嗽全止矣"。此方"乃补脾胃之圣药，加入肉桂以补心包、命门之二火，一味而两得之也。又恐徒治脾胃之母，置肺邪于不问，增入补肺散邪之味，则子母两得"，久嗽必得以速愈。

【附方】助金汤：人参（三钱），甘草、款冬花（各一钱），白术、百合（各五钱），茯神（二钱），肉桂、炮姜、苏叶、百部（各五分），半夏（三分），水煎服。"四剂愈"。

4.六君子汤加减方证治

【主证】咳嗽，长年不愈，吐痰色黄，结成顽块，凝滞喉间，肺气不清，用尽气力始得吐出于口。

【病机】此乃老痰之病。年老阳虚之人，最多此证。老年之人，孤阳用事，又加气闭而不伸，则阳火煎熬，遂成黄浊之痰；气虚不能推送，故必咳之久而始能出。

【治法】补阳气之虚，开郁气之滞，消痰结之块，祛久闭之火。此证用消痰清肺之药往往不验，是因徒治其痰而不理其气之故。"痰盛则气闭，气行则痰消"。

【方药】六君子汤加减：人参（五分），白术（五钱），茯苓（三钱），陈皮（五分），柴胡（五分），白芍（一两），白芥子（三钱），甘草（一钱），栀子（一钱），水煎服。"二剂而痰变白矣，四剂而痰易出矣，十剂而咳嗽尽除"。此方补阳、开郁、消痰、祛火，有"资益而无刻削，则老痰易化，而咳嗽易除也。倘徒用攻痰之药，则阳气必伤，而痰又难化，格格难吐"。

【附方】化老汤：人参（三分），白术（一钱），生地（二钱），款冬花

（三分），白芥子、白芍、地骨皮（各三钱），柴胡（四分），甘草（一钱），麦冬（五钱），水煎服。"四剂轻，十剂愈"。

5. 平补汤证治

【主证】阴气素虚，更加气恼，偶犯风邪，因而咳嗽。以散风祛邪之药治之，而咳嗽愈甚。

【病机】此以散风祛邪之药治之，而不治阴虚之故。

【治法】宜平肝而益之以补水之剂，则"水能资木，而木气更平也"。若"徒滋其阴，而肝气未平，则木来侮金，咳亦难已"。

【方药】平补汤：熟地（一两），麦冬（一两），甘草（五分），白芍（一两），柴胡（一钱），人参（五分），茯苓（三钱），天花粉（二钱），百合（五钱），炒黑荆芥（一钱），水煎服。此方大补肺、肾、肝、脾之四经，而尤能解肝气之郁。肝经郁解，而肺经风邪亦不必去而自散。因"三经之气，非脾胃之气不行"，故少加人参、茯苓以通之，则津液易生，而肾、肝、肺尤能相益。

【附方】涣邪汤：白芍、熟地、麦冬（各五钱），甘草、柴胡、香附（各一钱），陈皮（三分），白术、玄参（各三钱），天花粉（五钱），苏子（一钱），水煎服。"四剂愈"。

6. 子母两富汤证治

【主证】久咳而不愈，口吐白沫，气带血腥。

【病机】肺金之气先已匮乏，肺燥而清肃之令不行，且不能下泽于肾。

【治法】滋补肺肾之阴，以解"肾水之干"与"肺金之燥"。倘"失此不治，或治而不补益其肺肾，转盼而毛瘁色弊，筋急爪枯，咳引胸背，吊疼两胁，诸气臏郁，诸痿喘呕，嗌塞血泄，种种危候，相因俱见矣"。

【方药】子母两富汤：熟地（二两），麦冬（二两），水煎服。"连服四剂，而肺金之燥除，肾火之干亦解"。

【附方】夜露饮：熟地、麦冬、芡实（各一两），山茱萸（五钱），贝母（五分），水煎服。"十剂全愈"。

7. 转逆养肺汤证治

【主证】人有久病咳嗽，吐痰色红，有似呕血而实非血，盗汗淋漓，肠鸣作泄，午后发热。

【病机】初因肾水干枯，肾经受邪，肾乃传心，故发热而夜重；心邪传肺，故咳嗽而汗泄；肺邪传肝，故胁痛而气壅；肝邪传脾，故肠鸣而作泄。今盗汗淋漓，肠鸣作泄，乃肺邪不传肝而传脾所致。

【治法】平肝滋肾。因"邪不入肾肝，尚有可生之机。亟宜平肝滋肾，使邪不再传，则肝平而不与肺为仇，肾滋而不与心为亢；再益之健脾之品，使脾健而不与肾为耗，自然心火不刑肺而生脾，脾气得养而肺气更安矣"。

【方药】转逆养肺汤：白芍（五钱），麦冬（三钱），茯苓（三钱），玄参（二钱），熟地（五钱），山茱萸（五钱），北五味子（二钱），车前子（二钱），地骨皮（三钱），丹皮（三钱），牛膝（一钱），破故纸（五分），贝母（一钱），水煎服。"连服十剂而气转，再服十剂而痰变为白，再服十剂而泄止，肠亦不鸣也"。此方本非止泻之药。因其"泄成于阴虚，补其阴而泄自止，阴旺则火息不去烁金；金安则木平不去克土，所以消痰而化其火炎之色，止泄而撤其金败之声，故肠鸣、盗汗尽除，而咳嗽亦愈矣"。

【附方】止传汤：熟地（二两），玄参、百合（各一两），白芥子（二钱），荆芥（炒黑，一钱），茯苓（三钱），沙参（三钱），地骨皮（五钱），桑叶（十五片），水煎服。"十剂轻，三十剂愈"。

8. 秋冬咳嗽方证治

【主治】春暖夏热，则安然不嗽，一遇秋凉，即咳嗽不宁，甚至气喘难卧。

【病机】属郁热之难通所致。气血闭塞不通，而邪转来相侮，凝滞而变为热。"春夏之间，皮肤疏泄，内热易于外宣；秋冬之际，皮肤致密，内热难于外发，所以春夏不咳嗽，而秋冬咳嗽也"。

【治法】攻补兼施，既疏其内郁之热，而复疏其外入之寒。

【方药】秋冬咳嗽方：当归（五钱），大黄（一钱），贝母（二钱），天花粉（三钱），薄荷（二钱），荆芥（二钱），甘草（一钱），白术（三钱），陈皮（三分），神曲（五分），黄芩（二钱），桔梗（二钱），水煎服。"连服四剂，秋冬之时断无咳嗽之症矣"。方中"大黄走而不守，用之于祛火消痰之中，通郁最速；又得当归之补而不滞，白术之利而不攻，同队逐群，解纷开结，内外两益矣"。

【附方】郁金丹：白芍、桔梗（各三钱），川芎（二钱），白芥子、茯苓、生地（各三钱），甘草、款冬花（各一钱），水煎服。"一剂轻，二剂愈"。

（七）喘

《辨证录·卷之四·喘门》，论述了有关喘的理法方药。其中，论及主方4首，附方4首，包括平喘仙丹（止声汤）、定喘神奇丹（参熟桃苏汤）、加味逍遥散（苏叶破结汤）、生脉散（归气汤）。兹就上述方证之主证、病机、治法、方药，扼要阐述如下。

1. 平喘仙丹证治

【主证】偶感风寒，一时动喘，气急抬肩，吐痰如涌，喉中作水鸡声。

【病机】外感风寒，肺失宣降。此属外感，而非内伤。

【治法】宜用解表之味，"然而纯补之药不可用，而清补之药未尝不可施也"。

【方药】平喘仙丹：麦冬（五钱），桔梗（三钱），甘草（二钱），半夏（二钱），黄芩（一钱），山豆根（一钱），射干（一钱），白薇（一钱），乌药（一钱），苏叶（八分），茯苓（三钱），水煎服。"一剂喘平，再剂全愈，不必三剂也"。本方"专消肺邪而不耗肺之正，顺肺气而不助肺之火"。

【附方】止声汤：麻黄（一钱），天冬（三钱），桔梗（三钱），甘草、茯苓（各二钱），山豆根（八分），射干、陈皮、半夏、青黛（各一钱），水煎服。"一剂愈"。

2. 定喘神奇丹证治

【主证】痰气上冲于咽喉，气塞肺管作喘，而不能取息；其息不粗，而无抬肩之状。

【病机】肺肾气虚，气不归原。"惟肾水太虚，而后肾火无制，始越出于肾宫，而关元之气不能挽回，直奔于肺而作喘矣"。

【治法】补益肺肾，纳气归原。此属气虚而非气盛，"不可作有余之火治之"。

【方药】定喘神奇丹：人参（二两），牛膝（五钱），麦冬（二两），北五味子（二钱），熟地（二两），山茱萸（四钱），水煎服。"一剂而喘少止，二剂而喘更轻，四剂而喘大定"。此方"人参宜多用，不用至二两，则不能下达于气海关元，以生气于无何有之乡；非用牛膝不能下行，且牛膝能平胃肾之虚火，又能直补其下元之气也。麦冬益肺金，非多用则自顾不暇；人喘则气散，非五味子何以能收敛乎；用熟地以益肾中之水也，肾水大足，自不去泄肺金之气，然非多加则阴不能骤生，而火不可以遽制；又益之以山茱萸，以赞襄熟地之不逮，自能水火既济，而气易还元也"。

【附方】参熟桃苏汤：人参、熟地（各一两），破故纸（五分），茯神、麦冬（各五钱），胡桃（一个），生姜、苏子（各一钱），山茱萸、巴戟天（各二钱），水煎服。

3. 加味逍遥散证治

【主证】七情气郁，结滞痰涎；或如破絮，或如梅核，咯之不出，咽之不下；痞满壅盛，上气喘急。

【病机】内伤兼外感。原本肝胆气郁，痰气内结，复感外邪，痰气上逆。

【治法】疏肝理气，健脾化痰。"此内伤、外感兼而成之者也。此等之症最难治，欲治内伤而外邪不能出，欲治外感而内伤不能愈"，故"治其肝胆，而内伤、外感俱皆愈也"。因"肝胆乃阴阳之会，表里之间也，解其郁气而喘息可平矣"。

【方药】加味逍遥散：白芍（五钱），白术（三钱），当归（三钱），柴胡（一钱），陈皮（五分），甘草（一钱），茯苓（三钱），苏叶（一钱），半夏（一钱），厚朴（一钱），水煎服。"一剂而痰气清，再剂而痰气更清，四剂而喘急自愈"。因病成于郁，故治郁而诸症可愈。

【附方】苏叶破结汤：白芍、茯苓（各五钱），半夏（二钱），苏叶（三钱），甘草（一钱），枳壳（五分），水煎服。"一剂气通痰清矣，二剂全愈"。

4. 生脉散证治

【主证】久嗽之后，忽然大喘不止，痰出如泉，身汗如油。

【病机】汗出亡阳。久嗽伤肺，以致伤肾，肺气虚而肾亦亏。

【治法】补其肺气，以生肾水。因"伤肺以致伤肾，与竟自伤肾者不同"。伤肺者伤气，伤肾者伤精，故伤肺以致伤肾者，终伤气而非伤精。精有形而气无形，无形者补气可以生精，即补气可以定喘；有形者必补精以生气，又必补精以回喘。"所以伤肺者易为功，不比伤肾者难为力"。

【方药】生脉散：麦冬（一两），人参（五钱），北五味子（二钱），水煎服。服"一剂而喘定，再剂而汗止，三剂而痰少；更加天花粉二钱，白术五钱，当归三钱，白芍五钱。再服十剂全愈"。生脉散，为补气之圣药。补其肺气，自生肾水。"肾得水而火不上沸，则龙雷自安于肾脏，不必又去补肾也"。

【附方】归气汤：麦冬（三两），北五味子（三钱），熟地（三两），白术（二两），水煎服。服"一剂而汗止，十剂全愈"。

（八）内伤

《辨证录·卷之九·内伤门》，论述了有关内伤诸证的理法方药。其中，论及主方23首，附方22首，包括护内汤（参茯甘桔汤）、养阴避邪丹（养津汤）、加味六君子汤（双桂汤）、逍遥散加味（舒解散）、加味四君子汤（和腹汤）、补中益气汤、金水两滋汤（增减六君汤）、加减小柴胡汤（攸利汤）、卫君汤（滋生汤）、脾肾双益丹（复正汤）、风火两消汤（却忿散）、助攻汤（来复汤）、两治汤（加减补中汤）、补中益气汤加味（加味益气汤）、十全大补汤加减（两治汤）、四物汤加味（护骨散）、利肺汤（宣闭汤）、和顺汤（调逆汤）、坎离两补汤（镇神汤）、顺阴汤（参术二香汤）、补中益气汤（蚕蝎归芪汤）、补中益气汤（加减归脾汤）、安肺散（苏桔汤）。兹就上述方证之主证、病机、治法、方药，扼要阐述如下。

1. 护内汤证治

【主证】人有好食肥甘烹炙之物，遂致积于胸胃久而不化，少遇风邪，便觉气塞不通。

【病机】食积不化，伤及脾胃，肺气亦虚，复感外邪。

【治法】消食兼祛逐外邪，且不伤胃气。"凡人胃气若强，则土能生金，肺气必旺，外邪不能从皮毛而深入也。惟胃气之虚，则肺金亦虚，邪始能乘虚而入。然胃不能自强，必假饮食之助，故胃气开则食易消，胃气闭则食难化，食易消则胃强，食难化则胃弱"。胃弱则肺无以外卫皮毛，则治疗不可纯治外感。

【方药】护内汤：白术（三钱），茯苓（三钱），麦芽（一钱），山楂（五钱），甘草（一钱），柴胡（一钱），半夏（一钱），枳壳（五分），神曲（八分），肉桂（二分），水煎服。此方乃"消食神剂"，又能祛逐外邪，且不伤胃气，是"治内伤感邪初起之良法"。"一剂气塞通，二剂全愈"。

【附方】参茯甘桔汤：山楂（十粒），麦芽、人参、桔梗（各一钱），枳壳、甘草（各五分），茯苓（三钱），水煎服。

2. 养阴辟邪丹证治

【主证】饥饱劳役，伤损津液，以致口渴舌干，又感风邪，头痛发热。

【病机】内伤于阴，津血亏虚，复感外邪，阴虚而阳未衰。"人身非血不养，血足而津液自润，伤血而津液自少，血少则皮肤无养，毛窍空虚，风尤易入"。但此证"风虽入于皮肤，而不能骤进于经络，以阴虚而阳未衰也"。

【治法】补其阴血之虚少，佐之祛风之味，则阴阳和合，邪不能久留。

【方药】养阴辟邪丹：当归（五钱），白芍（五钱），柴胡（一钱），甘草（一钱），蔓荆子（五分），川芎（三钱），天花粉（一钱），茯苓（三钱），水煎服。"一剂邪解，二剂全愈"。此方补血以养阴，则津液自生。方中川芎、蔓荆子能祛头上之邪，柴胡、炙甘草更善解纷之妙，天花粉与茯苓善消痰利湿，引邪尽从膀胱而去。此方为治阴虚内伤感邪之良方。

【附方】养津汤：柴胡、半夏、甘草、蔓荆子（各一钱），丹皮、麦冬（各三钱），玄参（四钱），神曲（五分），水煎服。

3. 加味六君子汤证治

【主证】饥饱劳役，又感冰雪之气，或犯霜露之感，腹痛畏寒，身热不解。

【病机】阳气内伤，脾胃虚弱。此因"饥饱损其脾胃，劳役困其体肤，则脏腑经络自先虚冷，此邪之所以易入也"。

【治法】健脾温阳。此"虽有外邪，俱作正虚治之"。

【方药】加味六君子汤：人参（一钱），白术（五钱），茯苓（三钱），陈皮（五分），甘草（一钱），半夏（五分），肉桂（一钱），柴胡（一钱），水煎服。"一剂痛止，而荡其内寒也"。此证腹痛畏寒，尤是虚冷之验，外身虽热，内寒则无疑。倘疑身热而为外邪之盛，纯用祛风利湿之剂，则损伤阳气，势必变症蜂起，而成不可治之证。

【附方】双桂汤：白术（五钱），茯苓（三钱），肉桂、甘草（各一钱），桂枝、羌活（各五分），水煎服。

4. 逍遥散加味方证治

【主证】怀抱素郁，闷闷昏昏，忽然感冒风寒，身热咳嗽，吐痰不已。

【病机】肝气不疏，因召外感邪；内郁之甚，木火刑金。

【治法】疏肝解郁，消痰退火。本证似"自宜急散肺中之风，然风虽散，而火尤存，则火以引风，非救本之道也。尤宜舒肝之郁，则火息而风尤易散也"。

【方药】逍遥散加味：柴胡（一钱），白芍（三钱），当归（三钱），甘草（一钱），白术（一钱），陈皮（五分），茯苓（二钱），栀子（一钱），半夏（一钱），水煎服。"一剂身热解，二剂咳嗽除，三剂全愈"。此方堪称"解郁之圣药，亦祛风之神剂"，可直入肝中，疏泄其湮郁之气，郁解而风自难留；再加入半夏以消痰，栀子以退火，更能相助为理，所以奏功益捷。

【附方】舒解散：白芍、当归（各二钱），天花粉、香附（各一钱五分），青皮、神曲（各五分），甘草（一钱），水煎服。

5. 加味四君子汤证治

【主证】忍饥受饿，腹中空虚，时遇天气不正，时寒时热，遂致胸膈闷塞，宛如结胸。

【病机】饮食失宜，胃气内伤。

【治法】以健胃为主，兼用和解之法，于补中散之。因"胃为水谷之海，虽多气多血，然亦因能受水谷而气血始旺。故水谷多受而胃强，水谷少受而胃弱"。今既饥饿强忍，则胃无水谷，胃火沸腾，遏抑之而不舒，则胃气消亡，天时不正之寒热，自易相感，乘虚入于胃中而不散，因现闷塞之状。故治法必须"助胃弱而使之强，则邪不战而自退也"。

【方药】加味四君子汤：人参（三钱），白术（五钱），茯苓（三钱），甘草（一分），柴胡（一钱），枳壳（五分），水煎服。"一剂轻，二剂全愈"。治疗此证，无论"用寒用热之药，必皆先入于胃；胃既空虚，寒热相战，必以胃为战场，胃弱何能堪乎。故寒热两有所不用，惟以健胃为主，佐之和解之味于补中散之也"。

【附方】和腹汤：人参、柴胡、甘草、神曲、厚朴（各一钱），白术（二钱），陈皮（五分），水煎服。

6. 补中益气汤证治

【主证】素耽曲蘖，日在醉乡，忽感寒疾，因而畏风。

【病机】内伤兼外感。因内伤于酒，气虚而邪入，忽感寒疾而畏风。因酒能散气，气散则阳虚，而腠理、营卫无不空虚，邪所以易入。故好饮之人，无不气虚。

【治法】升提阳气，逐邪外出。此证因气虚而邪入，故助其气则邪自出。

【方药】补中益气汤：人参（二钱），黄芪（三钱），当归（三钱），白术（五钱），甘草（三分），陈皮（五分），升麻（三分），柴胡（一钱），水煎服。"一剂气旺，不畏风矣，二剂全愈"。李东垣创制此方，以"治内伤而兼外感，实神；以之治伤酒而感冒风邪者，尤为相宜"。若不用此方以升提阳气，"专用祛风逐邪之味，则散尽真气，风邪转不肯出，必至轻变重，而重变死也"。

7. 金水两滋汤证治

【主证】贪恋房闱，纵情色欲，遂致感冒外邪，伤风咳嗽，睡卧不宁。

【病机】因房室过度，内伤于肾，肺气亦虚，遂感冒外邪。因肾为肺之子，泄精过多则肾虚而肺亦虚，肺气不能充于毛窍而卫外，邪即乘虚而入而发病。

【治法】补其肺金，更补其肾水，使肾不盗母气，则肺自得子援，子母两旺，外邪自衰。若以为此证属外邪之盛，日用散风之剂，则肺气益虚；肺气既虚，必反耗肾中之气，遂致变而为劳。

【方药】金水两滋汤：麦冬（一两），天冬（三钱），桔梗（一钱），甘草（一钱），熟地（一两），茯苓（三钱），山药（五钱），肉桂（三分），白术（三钱），紫菀（一钱），白芥子（二钱），水煎服。"二剂睡卧安，四剂咳嗽除，十剂全愈"。肾虚感邪，为最难愈之病证。因散邪之药，不能直入于肾经。而且，肾虚感邪，邪不遽入于肾，而仍在肺。"散肺经之邪，仍补其肾中之水，肾得其益，肺又无损，正善于散邪也"。

【附方】增减六君汤：人参、熟地、白术（各五钱），甘草、陈皮、神曲（各五分），柴胡（一钱），茯苓（三钱），肉桂（三分），水煎服。

8.加减小柴胡汤证治

【主证】人有防危虑患，日凛恐惧之怀，遂致感冒风邪，畏寒作颤。

【病机】心胆气虚。恐起于胆，惧起于心。"过于恐则胆气先寒，过于惧则心气先丧。胆寒则精移，心丧则精耗。精移精耗，则心与胆愈虚，心胆气虚，则邪易中人"。

【治法】急助其胆气之壮。因胆属少阳，胆气既怯，则邪入少阳，胆不胜任，故畏寒而作颤。若再用祛风之法，则耗损胆气，胆耗而心气更耗。故急助其胆气之壮，可使"胆不寒而心亦不丧，则协力同心，祛除外邪，自易易耳"。

【方药】加减小柴胡汤：柴胡（一钱），白芍（一两），茯神（五钱），麦冬（三钱），甘草（一钱），陈皮（五分），水煎服。"一剂胆气壮，二剂心气安，三剂风邪尽散"。方中用柴胡和解胆中之邪，实佐白芍、茯神、麦冬补胆气之弱，亦补心气之虚。胆与心得补而气旺，则"恐惧且不畏，又何惧于外邪哉"。

【附方】攸利汤：白芍（五钱），茯神（三钱），甘草、半夏、人参（各一钱），青皮（五分），柴胡（一钱），水煎服。

9. 卫君汤证治

【主证】人处得意之境，过于欢娱，尽情喜笑，遂致感寒畏风，口干舌苦。

【病机】内伤于心包。人喜乐太过，大笑不止，未免津干液燥，进而伤及心气。

【治法】宜急补心中之气。心气既旺，心包亦必同旺。

【方药】卫君汤：人参（二钱），白术（五钱），茯苓（三钱），甘草（一钱），石菖蒲（一钱），苏叶（一钱），半夏（一钱），桔梗（一钱），丹参（一钱），水煎服。"一剂津液生，二剂风邪散，三剂全愈"。此方心与膻中均补之药也。

【附方】滋生汤：人参、柴胡、天花粉（各一钱），巴戟天、茯神、白术（各二钱），甘草、神曲（各五分），肉桂（三分），麦冬（三钱），水煎服。

10. 脾肾双益丹证治

【主证】终日思虑忧愁，面黄体瘦，感冒风邪。

【病机】内伤于脾肾。过于思虑，则脾土之气不升，胃土之气不降，食乃停积于中州而不化，必无以生津液以灌溉五脏。思则伤脾，忧则伤肾；肾伤则肾水不能滋肝，而肝无水养，仍克脾胃之土。故忧思相合，则脾肾两伤而外邪尤易深入。

【治法】补益脾肾。于补土中兼以补水，于补水中兼以散邪。

【方药】脾肾双益丹：人参（一两），白术（一两），巴戟天（一两），山药（一两），茯苓（五钱），柴胡（一钱），甘草（一钱），肉桂（五分），山茱萸（三钱），水煎服。"二剂风邪全散，十剂全愈"。此方于补土之中，有补水之味；补水之内，有散邪之剂，可谓"有补之益，而无散之伤，实乃治忧思内损之神方，非止治忧思外感之妙药也"。

【附方】复正汤：熟地、白术（各五钱），柴胡、山茱萸、茯苓、丹皮（各二钱），甘草（一钱），山药（三钱），神曲（五分），贝母（五分），水煎服。

11. 风火两消汤证治

【主证】动辄气恼，大声骂詈，觉饮食坐卧居处，无非可怒之场，遂致感触风邪，身热胸满，两胁作胀。

【病机】肝失疏泄，郁而化火，火郁不宣，火乃生风。

【治法】疏肝解郁，清泻风火。服"一剂轻，二剂全愈"。

【方药】风火两消汤：白芍（一两），炒栀子（三钱），柴胡（二钱），天花粉（二钱），甘草（一钱），车前子（二钱），丹皮（五钱），水煎服。此方治肝经之内火、内风。然而，外来风火亦可兼治，故两治之而奏功。倘此方不以白芍为君，而单用柴胡、栀子之类，虽风火亦能两平，肝中气血之虚未能骤补；风火散后，肝木仍燥，怒气终不能解，故多加白芍，既能补肝，又能清泻风火。

【附方】却忿散：柴胡、半夏、甘草、薄荷、黄芩、神曲（各一钱），当归、茯苓（各三钱），白芍（四钱），炒栀子二钱，水煎服。

12. 助功汤证治

【主证】昼夜诵读不辍，眠思梦想，俱在功名，劳瘁不自知，饥饿不自觉，遂致感入风邪，咳嗽，身热。

【病机】诵读伤气，气伤则肺虚，而腠理亦虚，邪即随虚而入于肺。

【治法】急补其肺气，兼补胃土之气，佐以散邪。此属"肺为邪所侮，补肺则邪更旺，而肺愈难安。故必兼补胃土之气，以生肺气，则邪不能夺。然补胃而不佐以散邪之品，则肺畏邪侵，未必能受胃气之益，惟于胃中散邪，则邪畏土气之旺，听肺气自生，而邪乃遁矣"。

【方药】助攻汤：人参（二钱），茯苓（三钱），麦冬（五钱），甘草（一钱），桔梗（一钱），半夏（一钱），黄芩（五分），水煎服。"一剂轻，二剂又轻，三剂全愈"。此方肺胃同治。助胃中之气，即助肺中之气；泻肺中之火，即泻胃中之火；祛肺中之邪，即祛胃中之邪。邪气入于肺中，往往易入阳明；但若肺中邪散，则邪气无以遁入阳明。

【附方】来复汤：人参、茯苓、白术、天花粉（各三钱），远志、甘草（各一钱），黄连（三分），麦冬（一两），陈皮（三分），苏叶（一钱五分），水煎服。

13.两治汤证治

【主证】终日高谈，连宵聚语，口干舌渴，精神倦怠，因而感冒风寒，头痛鼻塞，气急作喘。

【病机】多言伤气，气伤则血亦伤，且津液尽耗。气属肺，血属肝，气血两伤，即肺、肝之两伤，往往邪入之而最易。

【治法】补益肝肺之虚，少佐散邪之药。邪乘肺肝之虚，深入于二经之中，使气逆于下，而上不通者，仍治其肺肝之虚，兼以散邪之法。

【方药】两治汤：白芍（五钱），当归（三钱），麦冬（五钱），人参（一钱），甘草（一钱），桔梗（二钱），苏叶（八分），天花粉（一钱），水煎服。"二剂便可奏功，正不必多也"。此方入肝入肺，补益气血，消痰、清火各分治。

【附方】加减补中汤：生地、人参、茯苓（各三钱），白术、当归（各五钱），甘草、半夏（各一钱），黄芪（一两），川芎（一钱），柴胡（一钱），水煎服。

14. 补中益气汤加味方证治

【主证】贪眠乐卧，终日倘徉枕席之上，遂致风邪袭之，身痛背疼，发热恶风。

【病机】久卧伤气，脾气内伤。脾主四肢，四肢倦怠，多欲睡眠，"以脾气之不能运动也。略为睡卧，亦足养脾气之困；然过于睡卧，则脾气不醒，转足伤气，已虚益虚"，易招外风之入侵机体而见外感之证。

【治法】健脾益气升陷。若"专治其风，必至损伤脾气，脾气因虚而招风，祛风而重伤脾气，邪且欺脾气之虚而不肯出"，故必用补脾之法。

【方药】补中益气汤加味：人参（三钱），黄芪（五钱），白术（五钱），当归（二钱），陈皮（五分），甘草（一钱），升麻（三分），柴胡（一钱），半夏（一钱），神曲（一钱），水煎服。"一剂轻，二剂又轻，三剂全愈"。补中益气汤正"益脾圣药"，况睡卧既久，脾气下陷，正宜用之以升提下陷之气。加半夏、神曲，是因久睡而脾气不醒，饮食多致生痰。此二味最善醒脾，故用之。

【附方】加味益气汤：人参（二钱），白术（五钱），甘草（一钱），茯苓（三钱），陈皮（五分），半夏（一钱），柴胡（一钱），水煎服。

15. 十全大补汤加减方证治

【主证】"终日呼卢，长夜斗叶"（终日赌博、玩纸牌），筋酸背痛，足重腹饥，以致感冒风邪，遍身皆痛，身发寒热。

【病机】起居失宜，劳其心神，气血内伤，感冒风邪。

【治法】须大补气血，少加以和解之品，则正气足以祛邪，而邪自外遁。法用健脾益气，养血滋补。

【方药】十全大补汤加减：人参（三钱），黄芪（五钱），川芎（一钱），当归（三钱），茯苓（三钱），甘草（一钱），白术（三钱），陈皮（五分），白芍（三钱），熟地（三钱），柴胡（一钱），水煎服。"一剂汗解，二剂热退，连服数剂全愈"。此方乃气血兼补之方。"十全大补汤"原方中，有肉桂以补命门之火。但虑及火有余而水不足，故去肉桂，易之柴胡，于补中和之，则邪尤易散。

【附方】两治汤：生地、人参（各三钱），白术（五钱），茯苓（三钱），甘草、半夏、川芎、柴胡（各一钱），黄芪（一两），当归（五钱），水煎服。

16. 四物汤加味方证治

【主证】人有争强好斗者，或赤身罔顾，或流血不知，以致风入皮肤，畏寒发热，头疼胁痛。

【病机】筋骨内伤，髓血亏虚，风入皮肤。

【治法】补血益髓，和解风邪。因筋骨两无旺气，风邪乘虚而侵，故宜急救其虚。

【方药】四物汤加味：熟地（一两），当归（五钱），川芎（一钱），白芍（五钱），柴胡（一钱），牛膝（三钱），金钗石斛（二钱），丹皮（二钱），白芥子（一钱），水煎服。四物汤为"补血之药，亦补髓之药也"。此证"原因髓血虚而入邪，补髓血而邪自易出"，故少加柴胡和解风邪，随手即散。

【附方】护骨散：牛膝、丹皮（各三钱），金钗石斛、山茱萸（各二钱），熟地、白芍、当归（各五钱），柴胡、天花粉（各一钱），水煎服。

17. 利肺汤证治

【主证】终日捕鱼，身入水中，时而发热，畏寒恶冷。

【病机】肺气虚者，感受湿邪，肺气闭塞，一身之气不通。此肺气少虚，则气有"停住之虞"。身入水中，遏抑皮毛，则虚气难以舒转，湿且中之。湿本外受，今从皮毛旁入，致使一身之气闭塞不通，故畏寒恶冷。此"肺气与湿邪相战，则身热生矣。此热乃肺气之虚，不能敌邪而身热也"。

【治法】补其肺气为主，兼带利水之味，则正旺而邪自易散。服"一剂热解，二剂寒冷俱不畏矣，三剂全愈"。

【方药】利肺汤：紫苏（一钱），人参（二钱），白术（三钱），茯苓（五钱），甘草（一钱），桔梗（一钱），半夏（一钱），神曲（三分），附子（一分），水煎服。此方补肺气之不足，不见利水，水自从膀胱而去。"惟其内伤以致邪入，故不必治外感耳"。

【附方】宣闭汤：黄芪、茯苓（各五钱），人参、猪苓（各三钱），泽泻（二钱），半夏、肉桂、羌活（各一钱），水煎服。

18. 和顺汤证治

【主证】忧思不已，加之饮食失节，脾胃有伤，面色黧黑不泽，环唇尤甚，心中如饥，然见食则恶，气短而促。

【病机】脾胃阴阳之气两有所亏，阴阳相逆，阴气上浮。

【治法】补益脾胃，升阳气以散阴气，急救其中州之土。

【方药】和顺汤：升麻（五分），防风（三分），白芷（三分），黄芪（三钱），人参（二钱），甘草（三分），白芍（三钱），白术（五钱），茯神（三钱），炮姜（五分），水煎，午前服。"连服十剂，黑色尽除；再服十剂，诸病全愈"。此方"乃补中益气汤之变方，生阳气以散阴气之治法也。凡阳气下陷于阴中，则用补中益气之方升提阳气。倘阴气上浮于阳中，则用此方升散其阴气，皆能奏功之甚速也"。

【附方】调逆汤：人参、茯苓、白芍、生地、沙参（各三钱），白术（五钱），甘草（五分），苏子、神曲（各一钱），荆芥（二钱），水煎服。

19. 坎离两补汤证治

【主证】怔忡善忘，口淡舌燥，多汗，四肢疲软，发热，小便白而浊，脉虚大而数。

【病机】思虑过度，心气受伤，心血亏虚，君火不宁，相火不安。

【治法】以水济火。宜亟补其心气之虚，大滋其肾水之涸，则心火宁静，相火不安而自安。

【方药】坎离两补汤：人参（五钱），熟地（一两），菟丝子（三钱），生地（五钱），麦冬（五钱），丹皮（二钱），炒枣仁（三钱），北五味子（一钱），茯苓（三钱），桑叶（十四片），山药（五钱），白术（三钱），水煎服。"连服数十剂而愈"。此方"心肾两补，肾水上济于心，水足而火无亢炎之祸，自然火息而有滋润之乐也。心中清净而外有转输，则心包何敢窃柄，势必相合而得生也"。

【附方】镇神汤：人参、炒枣仁、茯苓、山药（各五钱），远志（一钱），巴戟天（三钱），甘草（五分），黄连（三分），水煎服。

20. 顺阴汤证治

【主证】劳倦中暑，服香薷饮反加虚火炎上，面赤身热，六脉疾数而无力。

【病机】中气内伤。凡人中气充足，则暑邪不能相犯。"暑气之侵，皆气虚招之也"，加之"夏月伏阴在内，重寒相合，反激动虚火之升上，此阴盛隔阳之症也"。

【治法】补阳退阴。但值此阴盛阳微之际，药必热因寒用，始能不违阴寒之性，以奏其助阳之功。故"探冰冷服之，必出微汗而愈"。

【方药】顺阴汤：人参（三钱），白术（五钱），茯苓（三钱），附子（二钱），干姜（一钱），青蒿（二钱），白扁豆（三钱），水煎。此方用姜、附入于参、术之中，未免大热，与阴气不相合；乃益之青蒿之寒散，投其所喜，且又热药冷服，使上热得寒，不至相激；及到中焦，寒性除而热性发，则"不特不相格，及至相宜耳"。

【附方】参术二香汤：人参（三钱），香薷（一钱），甘草（一钱），砂仁（一粒），神曲（五分），白术（二钱），陈皮（五分），藿香（五分），水煎服。

21. 补中益气汤加味方证治（一）

【主证】形体素虚，忽感风邪，遍身淫淫，循行如虫；或从左脚腿起，渐次而上至头，复下行于右脚，自觉身痒有声。

【病机】气血不足，形体素虚，稍有微邪。

【治法】大补气血，兼退浮游之火。气血行，而身痒自愈。

【方药】补中益气汤加味：人参（一两），黄芪（一两），当归（五钱），白术（五钱），陈皮（五分），甘草（一钱），升麻（五分），柴胡（一钱），玄参（三钱），桑叶（二十片），水煎服。"十剂全愈"。补中益气汤原是"大补气血之神剂"，多用参、芪尤为补气，气旺而血自旺，更能流行；加玄参、桑叶者，因身痒多属于火，能退浮游之火；桑叶善能止汗，汗多者发痒，止其汗而痒自止。

【附方】蚕蝎归芪汤：当归、黄芪（各五钱），茯苓（三钱），僵蚕、半夏（各一钱），全蝎（一个），陈皮（五分），水煎服。

22. 补中益气汤加味方证治（二）

【主证】色白神怯，秋间发热头痛，吐泻食少，两目喜闭，喉哑昏昧，不省人事，粥饮有碍，手常搵住阴囊。

【病机】劳倦伤脾，心肺因之而虚。

【治法】大健其脾土，则风木之象自消。

【方药】补中益气汤加味：人参（三钱），白术（五钱），黄芪（五钱），当归（三钱），茯苓（三钱），陈皮（三分），甘草（五分），柴胡（一钱），升麻（三分），制附子（三分），水煎服。"二剂轻，十剂全愈"。病本内伤，用补中益气汤自中病情。方中加入附子者，"参、芪、归、术非得附子，则其功不大，建功亦不甚神。况用止三分，亦无太热之虞，转有反正之速也"。

【附方】加减归脾汤：人参、当归、茯苓、白术、白芍（各三钱），甘草、半夏（各五分），川芎（二钱），白豆蔻（一粒），柴胡、远志、枣仁（各一钱），麦冬（五钱），水煎服。

23. 安肺散证治

【主证】日坐于围炉烈火之边，以致汗出不止，久则元气大虚，口渴引饮，甚或发热。

【病机】肺金受火之伤，肾水亦因而亏虚，以致元气大伤。

【治法】但补其肺气，大滋其肾水，则"肺金得养，内难藏邪，风从皮肤而入者，仍从皮肤而出矣"。因肺本属金，最畏火气，外火虽不比于内火，然肺气受二火之煎逼，自然不得其养。而且，肺乃肾水之母，肺自难养，则难生肾水；肾水不生，日索母乳，母病不能应，则子亦必病。子母两病，则皮肤不充，风邪易入，侵袭人体，故宜补肺气，滋肾水。

【方药】安肺散：麦冬（五钱），桔梗（二钱），生地（三钱），白芍（三钱），茯苓（三钱），紫苏（二钱），款冬花（一钱），天冬（三钱），紫菀（一钱），黄芩（三钱），熟地（三钱），山茱萸（二钱），玄参（五钱），贝母（五分），水煎服。服后而"身热解，二剂全愈"。此肺肾同治之法，安肾正所以安肺。

【附方】苏桔汤：苏叶、桔梗、甘草（各一钱），生地（三钱），沙参、白芍（各五钱），黄芩、天花粉（各二钱），当归（三钱），玄参（一两），水煎服。

（九）虚损

《辨证录·卷之八·虚损门》，论述了虚损诸证的理法方药。其中，论及主方13首，附方14首，包括益肺丹（壮气汤）、缓中汤（八物汤）、开胃填精汤（扶弱汤）、养筋汤（舒筋汤）、充髓丹（龟鹿饮）、通泉饮（玄参莲枣饮）、定神汤（龙齿安神丹）、卫主生气汤（益心丹）、六味汤（八味丸、菟丝地黄汤）、逍遥散加味（加减生熟二地汤）、益脾汤（果腹饮）、六味汤加味（延息汤）、六君子汤加味（生气汤）。兹就上述方证之主证、病机、治法、方药，扼要阐述如下。

1. 益肺丹证治

【主证】多言伤气，咳嗽吐痰，久则气怯，肺中生热，短气嗜卧，不进饮食，骨脊拘急，疼痛发酸，梦遗精滑，潮热出汗，脚膝无力。

【病机】肺伤则金弱不能生水，肾经无滋化之源。"肺金生热，则清肃之令不行；膀胱之气不化，脾胃俱失其运化之权；土亏而金益弱，金弱而水益虚；水难养肝而木燥，水难灌心而火炎；木强则侮金，火胜则克肺；气衰则不能摄精，精涸则不能收汗，汗出则不能生力，此脊骨之所以酸疼，饮食懈怠而嗜卧也"。

【治法】先补其肺，更宜兼补脾胃。"肺气不能自生，补其脾胃，则土能生金，脾胃为肺金之母也"。

【方药】益肺丹：人参（三钱），白术（三钱），当归（三钱），麦冬（五钱），北五味子（三分），柴胡（五分），荆芥（五分），山药（三钱），芡实（三钱），水煎服。"四剂而脾胃之气开，又四剂而咳嗽之病止，又服四剂酸疼之疾解，又四剂潮热汗出之症痊，再服十剂，气旺而各恙俱愈"。此方益肺实益气，肺衰则气衰，肺旺则气旺，故气衰必补肺；因土亏而金益弱，故补肺必兼补脾胃。

【附方】壮气汤：人参（三钱），麦冬（一两），甘草（三分），百合（一两），贝母（三分），水煎服。

2. 缓中汤证治

【主证】失血之后，不知节劳慎色，以致内热烦渴，目中生花见火，耳内蛙聒蝉鸣，口舌糜烂，食不知味，鼻中干燥，呼吸不利，怠惰嗜卧，又不安贴。

【病机】失血成损，虚热内生。失血属肝不藏血，此"非大怒以动其血，即大劳以损其血也"。

【治法】补血必须补气，而养血必宜益精，使阴阳两资于上下，则中焦肝脏之血已损者能增，未损者能固。

【方药】缓中汤：白芍（一两），当归（一两），人参（一两），甘草（一钱），熟地（一两），山茱萸（五钱），麦冬（五钱），三七根末（三钱），荆芥（炒黑，一钱），炒黑姜炭（五分），水煎服。"一剂睡卧安，二剂烦渴止，十剂病减半，二十剂又减半，三十剂全愈"。此方为气、血、精同补之方。方中补气药少于补精血之药，是因失血之病毕竟阴亏，故"重补其阴而少补其阳，则阳能生阴，阳不至于大亢；阴能制阳，阴不至于太微，自然气行于血之中以生血，即血固于气之内以藏血"。而且，荆芥引经，姜炭、三七根止血，用之皆宜。

【附方】八物汤：白芍、山药（各五钱），当归、熟地、麦冬（各一两），甘草（五分），丹皮、沙参（各三钱），水煎服。

3. 开胃填精汤证治

【主证】入房纵欲，不知葆涩，以致形体瘦削，面色痿黄，两足乏力，膝细腿摇，皮聚毛落，不能任劳，难起床席，盗汗淋漓。

【病机】损精而成痨。

【治法】补肾健脾，益气填精。然而，填精实难，泄精既多者，不仅伤肾，必且伤脾，脾伤胃亦伤。胃为肾之关门，胃伤则关门必闭，虽有补精之药，亦难以直入于肾宫。补肾必须补胃，胃与脾为表里，补胃而补脾在其中，故"填精之药，断宜合三经同治耳"。

【方药】开胃填精汤：人参（三钱），白术（五钱），熟地（一两），麦冬（三钱），山茱萸（三钱），北五味子（一钱），巴戟天（一两），茯苓（三钱），肉豆蔻（一枚），水煎服。"连服十剂，精神生，饮食知味，胃气大开。再用十剂，可以起衰。再用十剂，前症顿愈"。此方"实系填精妙药"。

【附方】扶弱汤：熟地（一两），石斛、麦冬（各五钱），北五味子（一钱），巴戟天、菟丝子（各三钱），山茱萸（五钱），水煎服。

4. 养筋汤证治

【主证】行役劳苦，动作不休，以致筋缩不伸，卧床呻吟，不能举步，遍身疼痛，手臂酸麻。

【病机】肝肾不足，筋脉受损。

【治法】滋补肝肾。因"肝之所以衰旺者，乃肾之故也。肾水生肝木，肾水足而肝气旺，肾水虚而肝气衰。故筋衰者必补其肝，而肝衰者必补其肾"。服"二剂筋少舒，四剂筋大舒，十剂疼痛酸麻之症尽痊矣"。

【方药】养筋汤：白芍（一两），熟地（一两），麦冬（一两），炒枣仁（三钱），巴戟天（三钱），水煎服。此方为"心、肝、肾三经同治之药"，凡此三经之病均可用之，非独治伤筋不足之病证。

【附方】舒筋汤：白芍、熟地（各一两），甘菊、丹皮、牛膝、秦艽（各二钱），白术（五钱），枸杞（二钱），葳蕤（五钱），水煎服。

5. 充髓丹证治

【主证】久立腿酸，更立而行房，则两足必然无力，久则面黄体瘦，口臭肢热，盗汗骨蒸。

【病机】真阴不足，精髓亏损，伤于筋骨。

【治法】填补真阴，补肾益髓。"伤骨中之髓者，即伤肾中之精也。髓涸者，肾水先涸也。肾涸不能化髓，骨中所以空虚也"。欲补骨中之髓，必先补肾中之精。

【方药】充髓丹：熟地（二两），山茱萸（一两），金钗石斛（五钱），地骨皮（三钱），沙参（五钱），牛膝（三钱），五味子（一钱），茯苓（三钱），水煎服。此方填补真阴，使肾水充足，精满髓充而骨健。

【附方】龟鹿饮：熟地（二两），山茱萸（一两），金钗石斛、牛膝、虎骨、龟膏、杜仲（各三钱），山药、鹿角胶、菟丝子、白术（各五钱），水煎服。

6. 通泉饮证治

【主证】人过于欢娱，大笑不止，遂致唾干津液，口舌生疮，渴欲思饮，久则形容枯槁，心头出汗。

【病机】阳旺火炎，心气受伤。"喜主心，而喜极反至伤心。盖喜极则心气大开，液不上行于唇口，尽越于心头之皮肉矣"。故肾中之津到于心，即化为汗；不能上济于廉泉之穴，以相润于口舌之间，故见汗出、口渴等。

【治法】补益心气，滋补心阴。"不必补肾水之源，仍补其心气之乏，而廉泉之穴自通矣"。

【方药】方用"通泉饮"。药用炒枣仁（一两），麦冬（一两），天冬（三钱），北五味子（一钱），人参（三钱），丹参（三钱），远志（一钱），当归（五钱），甘草（一钱），柏子仁（三钱），水煎服。"一剂口润，再剂心头之汗止，三剂诸症全愈"。方中诸药，可补心气之伤，又是生津生液之药，因而不必再补肾以通源。

【附方】玄参莲枣饮：玄参（三两），丹皮、炒枣仁（各一两），丹参（五钱），柏子仁、莲子心（各三钱），水煎服。

7. 定神汤证治

【主证】用心太过，思虑终宵，以致精神恍惚，语言倦怠，忽忽若有所失，腰脚沉重，肢体困惫。

【病机】因劳心而伤神。心劳则血必渐耗，而神无以养。神宜静不宜动，神动则心更动。心动而血益亏，血亏而神愈动，虽有肾水之资，而血不能滋；虽有肝木之养，而液不能入。因而，"寡弱之君，无以自立，虽有良辅而四体不能强健，此腰脚肢体所以沉重而困惫也"。

【治法】必急救其心，而救心必以安神为主；兼治脾胃、肺、肝诸脏。

【方药】定神汤：人参（一两），茯苓（五钱），白术（五钱），丹参（五钱），远志（一钱），生枣仁（五钱），丹砂末（一钱），柏子仁（一钱），巴戟天（三钱），黄芪（一两），当归（五钱），山药（三钱），甘草（一钱），白芥子（二钱），水煎服。"一剂心安，二剂神定，十剂而身健矣"。此方为心、脾、胃、肺、肝同治之药，如此诸脏腑同治，才能扶助有力，心血易生，心神自旺。

【附方】龙齿安神丹：人参、麦冬（各一两），黄连（二钱），柏子仁（三钱），龙齿（火煅，醋淬，为末，一钱），炒枣仁（三钱），甘草（五分），北五味子（一钱），水煎服。

8. 卫主生气汤证治

【主证】终日劳心，经营思虑，以致心火沸腾，先则夜梦不安，久则惊悸健忘，形神憔悴，血不华色。

【病机】心血亏虚。心宜静而不宜动，静则火不自炎，肾水自然来济，若动则心肾两不相交。肾水非火不生，然而"肾得温火而水易生，肾得烈火而水易竭"。心因过劳而火动，正属烈火而非温火，故肾"水不上升，心愈干燥，必且自焚，虚损之症成矣"。

【治法】五脏兼补。"今损不由五脏，心先自损……各脏未损，正有生机。补各脏之气，自然虚者不虚，损者不损也。治法专补其脾肾肺肝之气"。

【方药】卫主生气汤：人参（三钱），白术（五钱），麦冬（五钱），北五味子（五分），白芍（一两），白芥子（二钱），炒枣仁（三钱），玄参（一两），水煎服。此方为五脏兼补之药。若"止补心而不补余脏，或单补一二脏，而不五脏之兼补，反有偏胜之忧，非善补心伤虚损之法也"。

【附方】益心丹：人参、当归（各五钱），麦冬、炒枣仁（各一两），天花粉、北五味子、远志、神曲、丹砂（各一两），石菖蒲（五分），菟丝子（三钱），水煎服。

9. 六味汤证治

【主证】人有因房事过度，以致不易泄精，渐则阳事不刚，易于走泄，进而骨软筋麻，饮食加少，畏寒之症生。

【病机】肾中之水火两损。"肾中相火藏于命门之中，乃水中之火也。肾中水火，不可两离。频于泄精者，似乎损水而不损火，殊不知火在水中，水去而火亦去也"。

【治法】必须大补肾中之水，不可补夫肾中之火。若"水涸之时骤补夫火，则水不能制而火且炎上，亦足以害之也。惟大补夫水，使水足以制火，而火亦自生"。

【方药】六味汤：服至两月后，再加入附子、肉桂，以培补命门之真火，则"水火有既济之妙，庶几两受补阴、补阳之益也"。世人多以为八味丸为补阳之药，其实属"水中补火，是补阳而兼补阴之药也。所以补火无亢炎之祸，补水无寒冷之虞耳"。

【附方】菟丝地黄汤：熟地（一两），山茱萸（五钱），菟丝子（一两），巴戟天（五钱），水煎服。

10. 逍遥散加味方证治

【主证】易于动怒，虽细微饮食，琐碎居处，家人父子之间，无不以盛气加之，往往两胁满闷，其气不平，遂致头疼面热，胸膈胀痛。

【病机】肝血亏虚，肝气抑郁。肝性最急，得血以养。若肝中无血，则肝气抑郁而不舒，易于动怒，是"肝血欲藏而不能藏，肝气欲泄而不能泄"所致。

【治法】补肝血以使之藏，平肝气以使之泄。

【方药】逍遥散加味：白芍（一两），白术（五钱），陈皮（五分），甘草（五分），茯苓、当归（各五钱），柴胡（一钱），炒栀子（三钱），半夏（一钱），荆芥（炒黑，三钱），水煎服。"连服十剂，血藏于肝中，气摅于肝外，两得其宜也"。此方原善疏肝经之郁气，郁解而气自和。况"清其火，血有宁静之气；引其经，血有返还之思"。方中重用白芍、当归以生其新血，轻用柴胡、半夏以解其逆气，所以"两收其功也"。

【附方】加减生熟二地汤：生地、熟地（各一两），白芍、麦冬（各五钱），山茱萸（三钱），北五味子（一钱），炒栀子（二钱），甘草（一钱），水煎服。

11. 益脾汤证治

【主证】不食则腹中若饥，食则若饱闷，吞酸溏泻，日以为常，遂致面色萎黄，吐痰不已。

【病机】脾气虚损，运化失常。"脾气受伤，不能为胃以代行其传化。不特胃之气无以生，而脾不得胃气之化，则脾亦受损而不受益，势必至脾胃两损"。

【治法】必大健其胃，兼以补脾。"因脾损由于胃虚，故补胃而自益其脾也"。

【方药】益脾汤：人参（一钱），山药（五钱），芡实（三钱），巴戟天（三钱），砂仁（一粒），半夏（三分），茯苓（二钱），扁豆（一钱），神曲（一钱），肉果（一枚），白术（三钱），水煎服。"服三月胃气开，再服三月脾气壮，但见有益不知有损矣"。此方开胃之药多于补脾之药。

【附方】果腹饮：白术（一两），甘草（一钱），破故纸（一钱），砂仁（一粒），茯苓（三钱），芡实（五钱），水煎服。

12. 六味汤加麦冬五味子方证治

【主证】终朝咳嗽，吐痰微喘，少若行动则短气不足以息。

【病机】肺金自损，肾水非肺金之气不生，此"子病而母之气亦尽矣"。

【治法】大补肺气，兼补肾水。实"补肾以治肺，此胜于治肺者也"。

【方药】方用六味汤加麦冬、五味子，大剂与之。"久服肾旺而肺亦旺也"。六味地黄汤为补肾之药，即使加五味子、麦冬补肺，而入于六味丸汤中仍重在补肾。

【附方】延息汤：人参、百合（各五钱），甘草（一钱），熟地（一两），山茱萸（四钱），牛膝（二钱），北五味子（五分），茯苓（三钱），水煎服。

13. 六君子汤加味方证治

【主证】贪用饮食，甚至遇难化之物而不知止，逢过寒之味而不知节，遂致胸腹胀闷，已而作痛生疼，后至起嗳吞酸，见美味而作嗔而不欲食。

【病机】胃气虚损。"今见美味而嗔，明是胃虚，而非脾虚矣"。

【治法】补其心火，而胃气自开。

【方药】六君子汤加味：人参（二钱），白术（三钱），炒枣仁、茯苓（各三钱），陈皮（五分），甘草（五分），半夏（一钱），干姜（炒，二钱），附子（一片），水煎服。"连用十剂，胃中温和。再服十剂，前症顿去"。此方虽仍是统治脾胃之药，然加枣仁、干姜、附子之类，是"补心者居其重，补脾者居其轻矣。名是脾胃兼治，实偏于治胃者也"。

【附方】生气汤：人参（二钱），白术（一钱），巴戟天（二钱），陈皮（三分），甘草（二分），茯苓（二钱），砂仁（一粒），谷芽（一钱），炮姜（五分），水煎服。

（十）中风

《辨证录·卷之二·中风门》，论述了中风诸证的理法方药。其中，论及主方25首，附方26首，包括和血息火汤（偏解散）、独参汤（参术加桂汤）、助阳通气汤（助气解麻汤）、四君子汤加减（加味三生饮）、六君子汤加味（参术去湿汤）、舒怒益阴汤（加减逍遥散）、舒木生土汤（疏木饮）、扫风汤（排风饮）、六味地黄汤加味（润燥丹）、六君子汤加附子（释躁汤）、十全大补汤（扶倾汤）、三生饮（济急丹、救脱饮）、分水止鸣汤（术苓加桂汤）、全身汤（全身饮）、四物汤加味（滋血通经汤）、六君子汤（续气汤）、参芪归附汤（龟蚧神膏）、至仁丹（固气收涩汤）、生血起废汤（益阴生血汤）、灭火汤（二冬二皮汤）、填阴汤（清宁汤）、释麻汤（芪附汤）、解缚汤（顺气和血汤）、解焚汤（宽气汤）、两利汤（至仁汤）。兹就上述方证之主证、病机、治法、方药，扼要阐述如下。

1. 和血息火汤证治

【主治】人有入室向火，一边热而一边寒，遂致左颊出汗，偶尔出户，为贼风所袭，觉右颊拘急，口㖞于右者。

【病机】气血皆虚，"向火而火逼其热，以并于一边耳"。

【治法】和其气血，佐之以解火之味，则"火平而㖞斜自正也"。

【方药】和血息火汤：升麻（一钱），当归（五钱），黄芪（三钱），防风（三分），秦艽（一钱），白芷（五分），桂枝（三分），天花粉（二钱），甘草（一钱），麦冬（三钱），玄参（五钱），水煎服。服"一剂轻，二剂而斜正矣"。

方中以补血补气为先，而佐辅之药多用阳明之味。两颊与齿正属阳明之部位，升麻、白芷乃阳明经药，故用之以引入于齿、颊。而秦艽能开口噤，防风能散风邪，桂枝实表而固营卫，与当归、黄芪、玄参、麦冬同用，自善通经络而活脏腑。此证原无大风之犯，自然效如桴鼓。

【附方】偏解散：当归、炒栀子、生地（各三钱），乌药、防风、白芷（各三分），半夏（一钱），黄芪、茯苓（各一钱），白芍（五钱），秦艽（一钱），水煎服。

2. 独参汤证治

【主证】久痢之后，一旦昏仆，手撒眼瞪，小便自遗，汗大出不止，喉作曳锯之声。

【病机】久痢下多亡阴，阴虚而阳暴厥。

【治法】益气回阳救逆。"煎汤灌之，而人不死矣"。此证若"急灸其气海之穴，而阳气得续，亦有生者。因气海之穴，前与丹田相通，乃生气之原，故灸之可阳回。虽然阳气回，而不用补气之药，阳气随回而随绝也"。

【方药】独参汤：人参（三两），附子（三分）。如上所述，灸气海之穴之后，必须续以"独参汤"益气回阳救逆，此人参实为"夺命之药"。

【附方】参术加桂汤：人参（二两），白术（二两），肉桂（一钱），水煎灌服。

3. 助阳通气汤证治

【主证】两手麻木，面亦麻木。

【病机】气虚而血行不利。"头乃六阳之经，而面尤阳之外见也"。气旺则阳旺，气衰则阳衰。阳旺则气能行血，阳衰则气滞于血。由面部和两手十指麻木，可知其阳气虚衰，气血运行不利。

【治法】补其气之虚，通其阳之闭。气旺而血行，则麻木自愈。

【方药】助阳通气汤：人参（三钱），白术（五钱），黄芪（五钱），防风（五分），当归（三钱），葳蕤（五钱），广木香（三分），附子（二分），乌药（二钱），麦冬（二钱），茯苓（三钱），天花粉（二钱），水煎服。"连服二剂，而手之麻木解矣。再服二剂，而面之麻木亦解矣。更服二剂，不再发"。

【附方】助气解麻汤：人参（三钱），白术、黄芪、麦冬（各五钱），当归、荆芥（各二钱），乌药（八分），附子（一分），柴胡（八分），半夏（一钱），水煎服。

4. 四君子汤加减方证治

【主证】身忽猝倒，两目紧闭，昏晕而不识人，即子孙亦不相识。

【病机】心气乏绝。中风多见痰盛，"痰盛则直走心经，而心气乏绝，则痰涎壅住于膻中而不能开矣"。因心气既虚，而膻中亦虚。膻中既虚，则力难祛痰以益心。况且，痰气过盛，犯心甚急，则"膻中坚闭夫膜膈，使痰之不入，而心气因之不通，不能上通于人眦，故目紧闭而不识人也"。

【治法】急补其君相之火，兼用祛痰之法，以救心气之绝。

【方药】四君子汤加减：人参（一两），白术（二两），茯苓（三钱），附子（一钱），竹沥（一合），姜汁（一合），石菖蒲（三分），水煎服。服"一剂而目开，再剂而人识矣"。此方用人参、白术以救心气之绝，"非假附子之力，断不能破围而直入，即用附子而不用竹沥、姜汁，则痰涎间隔，恐附子孤军难于斩杀耳；又佐之菖蒲者，借其向导，引附子群药迳达心宫，易施其祛除之力也"。

【附方】加味三生饮：人参、白术（各一两），附子、南星、半夏、石菖蒲、远志（各一钱），生枣仁（三钱），水煎服。

5. 六君子汤加味方证治

【主证】素性好饮，两臂作痛，服祛风治痰药更加麻木，痰涎愈盛，体软筋弛，腿膝拘痛，口噤语涩，头目晕重，口角流涎，身如虫行，搔起白屑。

【病机】脾气亏损。其"体软筋弛，脾虚不能运也；痰涎加盛，脾虚不能化也；腿膝拘痛，脾虚不能行也；口噤语涩，脾虚气难接也；头目晕重，脾虚气难升也；至于流涎、起屑，一则脾虚而不能摄，一则脾虚而不能润也"。

【治法】专补脾气，兼以治痰。

【方药】六君子汤加味：人参（五钱），白术（一两），甘草（一钱），半夏（二钱），陈皮（五分），附子（三分），茯苓（三钱），水煎服。此方"连服十剂而愈"。六君子汤为专补脾气之方，而又兼善治痰；然加入附子，则走经络而通血脉；白术健脾而更善祛湿，多用始能利腰脐而升阳气，则阳不下陷，而脾得以建其运化之功。

【附方】参术去湿汤：人参、白术（各五钱），甘草、半夏、附子（各一钱），山药（一两），薏苡仁（三钱），砂仁（三粒），水煎服。

6. 舒怒益阴汤证治

【主证】怒后吐痰，胸满作痛；服四物、二陈之汤加芩、连、枳壳之类，杳无一应；更加祛风之味，反致半身不遂，筋渐挛缩，四肢痿软，日晡益甚，内热口干，形体倦怠。

【病机】郁怒未解，肝气未疏。此证因本无风症治风，而反为风药所损，以致损气伤血，以成似中风之病。

【治法】必须仍解其郁怒，而佐之补气补血之剂、益阴益精之味。

【方药】舒怒益阴汤：熟地（一两），当归（五钱），茯苓（二钱），甘草（五分），白芍（一两），陈皮（五分），麦冬（三钱），丹皮（三钱），柴胡（一钱），白术（二钱），人参（一钱），水煎服。"十剂而筋不挛缩矣，再十剂而四肢不痿软矣。后纯用六味汤大剂煎饮。二月而半身皆遂矣"。此方即逍遥散加味而成，用人参、熟地、麦冬、丹皮于逍遥散中，实有妙义。逍遥散为解郁之方，郁散而得补，则补始有功。而方中全在用白芍至一两，以平肝气；肝平则木不克土，而土有生气；况又有健脾开胃之品，以辅佐而相成，所以能反败为功。

【附方】加减逍遥散：柴胡（二钱），白芍（五钱），白术、当归、生地（各三钱），甘草、炒栀子、半夏（各一钱），青皮（五分），水煎服。

7. 舒木生土汤证治

【主证】怀抱郁结，筋挛骨痛，喉间似有一核，结住不下。服乌药顺气散等药，口眼歪斜，两臂不能伸举，痰涎愈甚，内热晡热。

【病机】肝气不疏，克伐脾胃，脾胃两伤，脾热胃燥，内自生风。

【治法】疏肝理气，健运脾胃。治法上，自必补脾胃之土。然而，徒补脾胃之气，而肝来克土，脾胃仍不舒，故必须疏肝以扶脾胃。

【方药】舒木生土汤：白芍（五钱），茯苓（三钱），山药（一钱），生枣仁（二钱），远志（一钱），甘草（五分），白术（三钱），熟地（五钱），郁金（一钱），人参（一钱），麦冬（二钱），当归（二钱），玄参（三钱），水煎服。此方中虽是兼治之药，"实为专治肝经"。如治心者，不耗肝气；治肾者，所以生肝；治肺者，使其不来克肝；治脾胃者，使其不来仇肝。"故用群药无非滋肝以舒木。木舒矣，而脾胃有不得其天者乎？此舒木生土之名，实有微意耳"。

【附方】疏木饮：柴胡、薄荷、甘草、苍术、白芥子（各一钱），白芍（五钱），茯苓（三钱），丹皮、生地（各二钱），青皮（五分），水煎服。

8. 扫风汤证治

【主证】一时猝倒，口吐痰涎，发狂号叫，自坐自起，自立自行，目不识人，身中发斑，数日后变成疮痹，此为真正中风。

【病机】其人元气未虚，一时为风邪所中。正气既盛，而邪气又不弱，正与邪相战，两不肯负，痰涎内生；内热既盛，而发于外。

【治法】祛风化痰清热。"不必助正，而惟事祛邪，扫荡贼风，而正气已安"。

【方药】扫风汤：荆芥（五钱），防风（三钱），半夏（三钱），陈皮（一钱），天花粉（一钱五分），茯苓（三钱），黄芩（二钱），苏叶（一钱），水煎服。"一剂而狂定，二剂而痰消，三剂而斑化，疮痹亦寻愈矣"。此非"中风之真症"，所以"表而出之，使人知真中风之如此，而类中风可照症而治之"。

【附方】排风饮：大黄（酒蒸，三钱），丹皮（五钱），甘草、防风、天麻、天南星（各一钱），玄参（一两），柴胡（三钱），黄芩、苏叶、荆芥

（各二钱），当归（三钱），水煎服。

9. 六味地黄汤加味方证治

【主证】素多内热，一旦颠仆，目不识人，左手不仁。

【病机】肾水不足以养肝，肝木太燥，木自生风而自仆，而非真中风。

【治法】必须仍补肾水以生肝木，则木得其养，而左手之不仁可以复愈。

【方药】六味地黄汤加味：熟地（一两），山茱萸（五钱），山药（四钱），茯苓（三钱），丹皮（三钱），泽泻（一钱），白芍（一两），当归（五钱），白芥子（三钱），柴胡（一钱），水煎服。"一剂而目能识人，四剂而手知痛痒，十剂全愈矣"。方用六味地黄丸以滋其肾水，用芍药、当归以平其肝木；用柴胡、白芥子以疏通肝气，而消其两胁之痰。水足而木自条达，痰去而气自流通，内热顿除，则外体自适。

【附方】润燥丹：熟地（二两），白芍（一两），柴胡（五分），天花粉（三钱），水煎服。

10. 六君子汤加附子方证治

【主证】身忽自倒，不能言语，口角流涎，右手不仁，肌肤不知痛痒。

【病机】气大虚而不能运行，痰迷心窍，神明无主。此病乃"心气既虚，不能行气于胃；而胃气又虚，则胃自生热，蒸其津液，结为痰涎，壅塞隧道，不能行气于心，即堵截其神气出入之窍，故神明瞀乱，神明无主，则舌纵难言，廉泉穴开，而口角故流涎沫。一身能运者，全藉气以行之，今气既大虚，不能行于四肢，则手自不仁；气不能行于肌肤，则肌肤痛痒不知"。

【治法】温阳益气，化痰开窍。此证"若作风治则不必死者。即于补气之中加入祛风之药，亦止苟延性命，必成半肢之风症矣"。

【方药】六君子汤加附子：人参（一两），白术（二两），黄芪（二两），半夏（三钱），茯苓（五钱），甘草（一钱），附子（一钱），陈皮（一钱），水煎服。"一剂而出声，二剂而痰涎收，一连十剂，而前症尽愈"。方中"参、苓、芪、术补气之圣药也，加入附子，则将军有威令，遍达于诸经之内，岂独心胃相通，使痰涎之不壅塞乎，所以奏功之能神也"。

【附方】释躁汤：玄参（一两），荆芥（三钱），天花粉（三钱），甘草（一钱），陈皮（五分），茯苓（三钱），石菖蒲、附子（各三钱），水煎服。

11. 十全大补汤证治

【主证】无故身倒，肉跳心惊，口不能言，手不能动，足不能行，痰声如鼾，惟双目能动。

【病机】此属痰病，而非中风。气血亏虚，痰湿内结，风痰上扰清窍。

【治法】必须大补其气血，气旺而痰自化，血盛而痰自去。凡"治此病，不治痰而治风，适足以招风而生变，即不治风而惟治痰，亦不能消痰而弭灾"。

【方药】十全大补汤：人参（五钱），黄芪（一两），当归（五钱），白芍（三钱），茯苓（五钱），白术（五钱），甘草（一钱），熟地（一两），川芎（二钱），肉桂（二钱），水煎服。"一剂而口能言，二剂而心惊肉跳者止，三剂而鼾声息，十剂而手能动足能行矣，又二十剂而气血重旺，一如无病之人"。此证治以补虚法则风自出，因"类中风之病，绝无风也，非必补虚而风始出耳"。

【附方】扶倾汤：人参、当归、茯苓（各五钱），半夏（二钱），附子、破故纸（各一钱），黄芪、麦冬（各一两），砂仁（三粒），白术（五钱），水煎服。

12. 三生饮或济急丹方证治

【主治】一时猝倒，痰涎壅塞，汗如雨出，手足懈弛不收，口不能言，囊缩，小便自遗。

【病机】阴阳两脱。此"至危之病，刻不可缓，生死在反掌之间也"。

【治法】初起祛风化痰，回阳救逆，继而健脾益肾，养阴化痰。此证"若作风治，下口立亡"。

【方药】①三生饮：人参（二两），生附子（一枚），生天南星（五钱），生半夏（三钱），水煎服。②济急丹：人参（一两），白术（二两），茯苓（五钱），当归（一两），熟地（一两），山茱萸（五钱），麦冬（一两），半夏（三钱），水煎服。三生饮，"一剂而囊缩伸，小便止，再剂而口乃能言"则停服，继而治以健脾益肾，养阴化痰。连服"济急丹"二剂，而"元气日旺，虚汗不流，手足可以运动，而无瘫痪之忧也"。

【附方】救脱饮：人参（一两），白术（二两），附子（一钱），干姜、半夏（各三钱），贝母（一钱），水煎服。

13. 分水止鸣汤证治

【主证】口眼㖞斜，身欲颠仆，腹中鸣如囊裹浆之声。

【病机】脾虚不能运化水湿，水湿停积不化，涌而上行，蒙蔽清窍。

【治法】健脾利湿，温补命门。治疗上，若"单健其脾土之气，而土胜自能制水；又虑徒消其膀胱之水，恐水冷不化；又补其命门之火以生脾土，则土有先天之气，益足以制其后天之狂澜"。

【方药】分水止鸣汤：人参（五钱），白术（一两），车前子（三钱），茯苓（一两），肉桂（一钱），半夏（三钱），水煎服。"连服四剂，腹中之鸣止，而口眼亦平复矣"。

【附方】术苓加桂汤：白术、茯苓（各一两），肉桂（三钱），水煎服。

14. 全身汤证治

【主证】猝倒之后，因过于祛风而致半身不遂。

【病机】所谓中风，原无风邪，因气虚痰阻而猝倒，大用补气之药，而少佐以消痰之味，则无以成偏枯。"惟其过于祛风，以耗其气，必至右身之不遂；或过用祛风以耗其血，必至左半身之不遂"。因猝倒之时，本正气之不能主宰之际，此时，若不补气而转虚其气，则属误治。

【治法】大补元气，化痰消食。

【方药】全身汤：人参（二两），白术（二两），茯苓（一两），半夏（三钱），附子（三分），神曲（一钱），水煎服。"连服四剂，而手足能举矣，再用四剂，而步履如故，身臂皆轻"。此证之猝倒之后，非重用参、术，则元气不能骤复，旨在乘元气将绝未绝之先，急为多用而救之。

【附方】全身饮：人参、黄芪、巴戟天（各一两），半夏（三钱），附子（一片），水煎服。

15.四物汤加味方证治

【主证】猝倒之后，遍身不通，两手两足不收。

【病机】血虚而气不顺。是"气与血有反背之失"，故不独手足不收，而且"一身尽不通"。此即所谓"风痹"之病证。其"名为风痹，实无风也"。

【治法】滋补阴血，益气化痰。此"若作中风治之，则风药必耗烁其血；血干而气益不顺，气既不顺，而血益加虚，必变为废弃之人矣"。

【方药】四物汤加味：熟地（一两），当归（一两），白芍（五钱），川芎（二钱），人参（二钱），半夏（二钱），黄芪（三钱），水煎服。此方服"二剂即知痛痒，服十剂即能步履矣。再服十剂全愈"。

【附方】滋血通经汤：当归、熟地（各一两），黄芩、麦冬（各五钱），北五味子、天花粉、秦艽（各一钱），水煎服。

16.六君子汤证治

【主证】猝倒于地，奄忽不知人，无口眼之㖞斜，又无手足之麻木。

【病机】因气虚而气机不能接续，猝然痰蒙清窍。"本是风懿之病，未尝内有风也"。

【治法】益气健脾化痰。若"反用风药，以治无风之症"，必"腠理即开，玄府大泄"，而"引风入室"。

【方药】六君子汤：人参（五钱），白术（一两），甘草（一钱），茯苓（三钱），半夏（三钱），陈皮（一钱），水煎服。服"一剂而即能知人，二剂全愈。盖不治风而反奏功也。"

【附方】续气汤：白术（五钱），人参、白芥子、白芍（各三钱），甘草（一钱），枳壳（三分），砂仁（一粒），水煎服。

17. 参芪归附汤证治

【主证】一时猝倒，状似中风，自汗不止，懒于语言。

【病机】气虚至极而元气初脱。此证"似轻而实重"，且"似缓而实急"。

【治法】大补气血。"天下初病，易于图功，而久病难于着力。况亡阳之症，元气初脱，有根易于重治，而无根难于再续。故必乘此将亡未亡之时，以大补其气血，实省后日无数之挽回也"。

【方药】参芪归附汤：人参（一两），黄芪（二两），附子（三钱），当归（一两），水煎服。亡阳之证，必须用参附以回阳，始有生机。倘"以为中风而用风药，有立亡而已矣"。如"畏药品之多，因循退缩，坐失机宜，而不敢多用参、芪，迨至日后，百剂而不能见效矣"。服"一剂而自汗止，再剂而言语出，四剂而神气复矣"。

【附方】龟蛎神膏：人参、黄芪（各一两），麦冬（五钱），北五味子、蜀漆（各一钱），肉桂（二钱），牡蛎、龟膏（各三钱），水煎服。

18. 至仁丹证治

【主证】身未猝倒，而右手不仁，言语謇涩，口中流沫。

【病机】中气自病，气虚痰盛，上蒙于心而旁及手足。此"非外来有风，乃本气自病，所谓中气之病也"。因其似乎中风，而又非中风，故"别其名曰中气"。其实乃气虚，而非气中。因其气虚，故不中于左，而中于右。"人身左属血，而右属气也。惟女子则右为血，而左为气。今所言之病，乃男子耳"。又凡气虚者多脾胃寒，脾胃寒则难以运化，水谷不变精而变痰，故气虚者痰盛。"痰即欺气之虚而作祟，上迷心而旁及于手足"，故身欲仆而手不仁，口吐涎沫。

【治法】温补脾胃之气，兼补命门之火，燥湿化痰。

【方药】至仁丹：人参（一两），白术（一两），黄芪（一两），茯苓（三钱），半夏（三钱），肉桂（二钱），薏苡仁（三钱），甘草（一钱），水煎服。"一服而语言清，再服而涎沫止，十服而不仁者愈矣"。方中人参、黄芪以补气，复用茯苓、白术以健脾，治湿则痰无可藏之经；更加半夏、薏苡仁，以逐其已成之痰，兼以燥湿以免湿聚成痰。犹恐脾胃久寒，一时难以建功，增入肉桂以补其命门之火，则"火自生土，土旺而气自郁蒸，气有根蒂，脏腑无非生气，而经络皮肉，何至有不通之患哉"。

【附方】固气收涎汤：人参（一两），白茯苓、远志、山药（各三钱），半夏（二钱），麦冬、炒枣仁、巴戟天（各五钱），附子（三分），水煎服。

19. 生血起废汤证治

【主证】身未颠仆，左手半边不仁，语言謇涩，口角流涎。

【病机】血虚有痰。血不能养筋脉，而有似中风之证。

【治法】补血祛痰。因血病多痰，消痰始能补血。其"中气病速，而易于奏功；中血病缓，而难于取效。盖中气阳症，中血阴症，阳速而阴迟耳"。

【方药】生血起废汤：葳蕤（二两），熟地（一两），山茱萸（四钱），当归（一两），茯苓（五钱），白芥子（五钱），水煎服。"一剂而语言清，十剂而涎沫止，三十剂而不仁者愈矣"。愈后，前方加人参（三钱）、黄芪（五钱），减当归（五钱）。"中血之病，血虚之极，膜膈之间，无非痰也，非多用白芥子断不能消"。白芥子消痰而不耗气，且能助补血之药以生血，故始终之所必需。但其力少薄，不比半夏、贝母之力强，因此必宜多用，而不可少用。四物汤虽是补血之圣药，而白芍非中血之宜，川芎亦过于动。故特用葳蕤者，以葳蕤生血，而又能起废，同熟地、当归用之，尤善建功，实胜于四物汤。且葳蕤暂用则难于取胜，久用则易于建功，以之治缓病，实有相宜。况多用至二两，其力更强，可用之为君主之药。此方"再服二十剂，一如无病患矣"。

【附方】益阴生血汤：熟地（一两），吴茱萸、白术、白芍、麦冬（各五钱），人参（二钱），白芥子（三钱），五味子（五分），水煎服。

20. 灭火汤证治

【主证】人有头面肿痛，口渴心烦，"一旦猝中，手足抽搐，言语不出，口眼㖞斜"。

【病机】中火。"火生于木之中，火藉风之力，似乎中火即中风也"。

【治法】滋水而治火。则火之光自消而火之性尽灭。"况中火之症，内实无风，用祛风之药，则毛窍尽开，反足以通火之路。火之路开，而风反得入之矣。火得风之威，风恃火之势，本非中风，欲不变为风症，而不可得矣"。

【方药】灭火汤：玄参（三两），沙参（二两），白芥子（三钱），茯苓（一两），熟地（一两），山茱萸（五钱），麦冬（五钱），北五味子（一钱），水煎服。"一剂而心烦定，二剂而口渴除，三剂而语言清，四剂而㖞斜正，十剂而手足不牵搐矣"。此方"贵乎补水，而不必用祛风之药也"。玄参能消浮游之火，益之以熟地、沙参、山茱萸、麦冬、五味子之类，纯是补水添精之味，自然水足而火衰，不必用风药以搜风。若"于补水之中，少加风药，则于补水添精，反多牵制，而不能奏功矣"。另外，此火乃虚火而非实火。"实火可用寒凉以直治，而虚火断不可用寒凉以增其怒也"。况且，玄参微寒，未尝不于补中以泻火，故不必更用寒凉。

【附方】二冬二皮汤：麦冬、天冬、地骨皮、丹皮（各二两），水煎服。

21. 填阴汤证治

【主证】一时猝中，手足牵搐，口眼㖞斜，然神思则清，言语如故。

【病机】此属阴虚之中。"盖真阴之虚，肾水干枯，不能上滋于心，故痰来侵心，一时迷乱而猝中，及痰气既散，而心之清如故也"。

【治法】惟有直补其肾中之阴，则精足而肾自交于心。而心之液自流行于各脏腑，而诸症自痊。此证若"作中风治，非其治也，即作中气治，亦非治法"。

【方药】填阴汤：熟地（四两），山茱萸（二两），北五味子（三钱），麦冬（一两），山药（一两），白芥子（五钱），破故纸（一钱），牛膝（三钱），附子（一分），水煎服。"一剂而牵搐除，再剂而口眼正，一连十剂而平复如常矣"。方中熟地、山茱萸、山药，实"填精之圣药"，而麦冬、北五味子，又"益肺之仙丹"。因单补肾水，恐水不能速生，故又补其肺，使肺金以生肾水，子母相资，更易滋润。又虑阴不下降，故用破故纸、牛膝下行以安于肾宫，则浊阴不致上干，而真阴自然既济。复加附子一分者，以阴药太多，未免过于腻滞，少加附子，以行其真阴之气，并非假之以助其火。水得火之气，则水尤易生，奏功则奇。

【附方】清宁汤：熟地、麦冬（各二两），北五味子（三钱），芡实、巴戟天、菟丝子（各一两），水煎服。

22. 释麻汤证治

【主证】平居无恙，只觉手足麻木，尚无口眼㖞斜等。

【病机】气虚不能化痰，痰聚于胸中，气即不能通于手足。

【治法】于补气之中佐以消痰之味。

【方药】释麻汤：人参（一钱），当归（三钱），黄芪（三钱），茯苓（三钱），半夏（一钱），白芥子（一钱），陈皮（一钱），白术（三钱），甘草（五分），附子（一分），柴胡（八分），水煎服。"一连四剂，而手足自然不麻不木矣。倘仍然麻木，前方加倍，再服四剂，未有不愈者"。此证"麻木之于手足，此四余之轻病，原不必重治之"。若疑为重症而乱投风药，反致变轻为重。

【附方】芪附汤：人参、茯神（各三钱），白术、黄芪（各五钱），附子（二分），水煎服。

23. 解缚汤证治

【主证】遍身麻木，而身不颠仆。

【病机】气血两虚，风邪乘虚入腑。"状似中风，然而风则有之，而非中也"。

【治法】于补气补血之中，而佐之祛风祛痰之品。"此等之病，不可不治风，而又不可直治风也。不治风则风不能出于躯壳之外，直治风则损伤气血；风又欺气血之虚，反客为主而不肯去；必须于补气补血之中，而佐之祛风祛痰之品，则气血不伤，而风又易散"。

【方药】解缚汤：黄芪（一两），当归（五钱），人参（五钱），附子（一钱），白芍（五钱），葳蕤（一两），白术（五钱），熟地（五钱），天花粉（三钱），秦艽（三钱），羌活（一钱），水煎服。"一连四剂，身知痛痒矣，十剂全愈"。

【附方】顺气和血汤：当归（三钱），白术（五钱），黄芪（五钱），人参（二钱），附子（一片），天麻、南星、羌活、独活（各五分），半夏（一钱），水煎服。

24. 解焚汤证治

【主证】天禀甚厚，又素好烧酒，一时怒气相激，致成口眼喝斜，有似中风，而未尝身仆，且善饮食，其脉洪大有力。

【病机】火盛伤肝，而非中风。"此等之症，在西北人甚多，而南人甚少"。

【治法】泻其火酒之毒，泻肝火，疏肝之气，养肝血，而消其膜膈之痰。"不可徒泄火而不养肝血也"。若误以为中风，而妄加入麻黄、羌活等药，愈祛风而愈动其火。或不去滋肝，而反去补气，则阳旺而气盛，转来助火，肝中血燥，益足以增添怒气，"势必火亢自焚，而成猝中之病证"。

【方药】解焚汤：酒蒸大黄（二钱），柴胡（一钱），白芍（一两），当归（一两），白芥子（二钱），炒栀子（二钱），水煎服。用大黄以泻火酒之毒，用栀子以泻肝木之火，复用芍药、当归以大补其肝血，则血足而火自息。加柴胡、白芥子以舒其肝气，消其膜膈之痰，"痰消而肝气益舒，肝气舒而风象自去"。

【附方】宽气汤：柴胡、乌药、秦艽、甘草、酒蒸大黄（各一钱），白芍（一两），茯苓（三钱），当归（三钱），天麻、防风（各三分），天花粉（二钱），水煎服。

25. 两利汤证治

【主证】猝中之后，手足流注疼痛，久之则麻痹不仁，难以屈伸。

【病机】实先有水湿，且元气已虚，人不知治元气之衰，反去祛风利湿所致。

【治法】温补脾肾，祛风利湿。此证不补元气之虚，则难以祛风湿；然风湿搏结于一身，但补气而不祛风利湿，亦非救误之道。

【方药】两利汤：白术（五钱），茯苓（五钱），薏苡仁（一两），人参（一钱），甘草（五分），白芍（一两），当归（一钱），肉桂（三分），防风（五分），半夏（一钱），水煎服。"连服四剂而疼痛止，再服十剂而麻痹愈，再服十剂而屈伸尽利矣"。方中补多于攻，用防风以散风，而不用泽泻、猪苓以利水。此因虚而致风湿病，既祛其风，则不宜复泻其水。况方中白术、薏苡仁亦是利水之药，于补水之中以行其利水之法，则水易流而无阻滞之虞。水湿既去，而风难独留，故少用防风以表邪，不必多用风药，而风无不除。

【附方】至仁汤：白术、黄芪、白芍、天花粉（各三钱），茯苓（五钱），车前子（一钱），防风（五分），甘草（五分），肉桂（三分），益智仁（五分），水煎服。

（十一）怔忡

《辨证录·卷之四·怔忡门》，论述了怔忡诸证的理法方药。其中，论及主方3首，附方3首，包括制忡汤（柏莲汤）、心肾两交汤（交合汤）、坚胆汤（龙齿壮胆汤）。兹就上述方证之主证、病机、治法、方药，扼要阐述如下。

1. 制忡汤证治

【主证】怔忡，一遇拂情之事，或听逆耳之言，便觉心气怦怦上冲，有不能自主之势，似烦而非烦，似晕而非晕。

【病机】心肝血虚，肺金克木。此"心虚由于肝虚，肝虚则肺金必旺，以心弱不能制肺也。肺无火煅炼，则金必制木；肝不能生金，而心气益困"。

【治法】补肝以平木，补肺以养金。"补心必须补肝，而补肝尤宜制肺"。但因肺乃娇脏，用寒凉以制肺，必致伤损脾胃；肺虽受制，而脾胃受寒，不能运化水谷，则肝无所取资，而肾亦不能滋益。所以，治肺不宜制而宜养。

【方药】制忡汤：人参（五钱），白术（五钱），白芍（一两），当归（一两），生枣仁（一两），北五味子（一钱），麦冬（五钱），贝母（五分），竹沥（十匙），水煎服。"一剂而怔忡少定，二剂更安，十剂全愈"。此方"不全去定心，而反去补肝以平木，则火不易动；补肺以养金，则木更能静；木气既静，则肝中生血，自能润心之液，而不助心之焰，怔忡不治而自愈"。

【附方】柏莲汤：人参、麦冬、玄参（各五钱），茯苓、柏子仁、丹皮（各三钱），丹参（二钱），半夏、莲子心（各一钱），生枣仁（三钱），水煎服。"一剂安，十剂愈"。

2. 心肾两交汤证治

【主证】人有怔忡，日间少轻，至夜则重，欲思一睡熟而不可得。

【病机】肾水大耗，心肾不交。

【治法】宜大补其肾中之精，兼以补心，使心肾交通。

【方药】心肾两交汤：熟地（一两），山茱萸（八钱），人参（五钱），当归（五钱），炒枣仁（八钱），白芥子（五钱），麦冬（五钱），肉桂（三分），黄连（三分），水煎服。"一剂即熟睡，二剂而怔忡定，十剂全愈矣"。此方在补肾之中仍益之以补心之药，如黄连、肉桂并投，使心肾交通。

【附方】交合汤：人参（五钱），熟地（二两），黄连（三分），肉桂（五分），水煎服。"一剂即睡，十剂全安"。

3. 坚胆汤证治

【主证】人有怔忡，心常怦怦不安，常有人欲来捕之状。

【病机】胆气怯，而心无所主。胆属少阳，为心之母，母虚则子亦虚。脏腑之气，皆取决于胆；胆气一虚，而脏腑之气皆无所遵从，而心尤无主。"故怦怦而不安者，乃似乎怔忡，而实非怔忡也"。

【治法】心胆同治，安神祛痰。若徒补心而不补各脏腑之气，则怔忡之病不能痊；补各脏腑之气而不补胆之气，"内无刚断之风，外有纷纭之扰"，则心中难以宁静。故必补胆之气，而后可以去怯，而怔忡自除。

【方药】坚胆汤：白术（五钱），人参（五钱），茯神（三钱），白芍（二两），铁粉（一钱），丹砂（一钱），天花粉（三钱），生枣仁（三钱），竹茹（一钱），水煎服。"一剂而胆壮，二剂而胆更壮，十剂而怦怦者不知其何以去也"。

此方为肝胆同治之剂，亦心胆共治之剂。"肝与胆为表里，治胆而因治肝者，兄旺而弟自不衰也；心与胆为子母，补胆而兼补心者，子强而母自不弱也"。又有镇定之品以安神，刻削之味以消痰，更属相佐之得宜。

【附方】龙齿壮胆汤：人参、竹茹（各三钱），五味子、远志（各一钱），生枣仁（一两），白芍（八钱），当归（五钱），龙齿（醋淬研末，五分），水煎服。"二剂即安"。

（十二）惊悸

《辨证录·卷之四·惊悸门》，论述了惊悸诸证的理法方药。其中，论及主方2首，附方2首，包括安定汤（镇神丹、镇心丹）、两静汤（镇心丹）。兹就上述方证之主证、病机、治法、方药，扼要阐述如下。

1. 安定汤证治

【主证】闻声而动惊，心中怦怦，半日而后止。人以为心中有痰，用消痰药治之而不效，久则不必闻声而亦惊，且添悸病，心中常若有来捕者，惊悸相连而至。

【病机】心肝血虚，神魂不安。血虚则神无所归，魂无所主。神魂不定而惊生，神魂不安而悸起，皆心、肝之血虚所致。

【治法】以生血之法，大补心肝。心肝有血以相养，则神魂得以安定。

【方药】安定汤：黄芪（一两），白术（五钱），当归（五钱），生枣仁（五钱），远志（三钱），茯神（五钱），甘草（一钱），熟地（一两），半夏（二钱），麦冬（五钱），柏子仁（三钱），玄参（三钱），水煎服。"一剂而惊悸轻，再剂更轻，十剂全愈"。倘此等之药，用之骤效，随即而仍惊悸者，此心肝大虚之故，改煎药为丸。方用镇神丹：人参（四两），当归（三两），白术（五两），生枣仁（三两），远志（二两），生地（三两），熟地（八两），白芥子（一两），茯苓（三两），柏子仁（一两），龙骨（一两，醋焠用），虎睛（一对），陈皮（三钱），麦冬（三两），各为末，蜜为丸。每日白滚水送下，早晚各五钱，"一料全愈"。

【附方】镇心丹：人参、白芍（各一两），丹砂（一钱），铁落（一钱），天花粉（一钱），山药（五钱），远志（二钱），生枣仁（五钱），茯苓（三钱），水煎服。"十剂全愈"。

2. 两静汤证治

【主证】先惊而后悸，或先悸而后惊，"不过轻重之殊耳"。

【病机】心肾不交。

【治法】交通心肾，"合惊悸而治之"。

【方药】两静汤：人参（一两），生枣仁（二两），石菖蒲（一钱），白芥子（三钱），丹砂（三钱），巴戟天（一两），水煎服。"连服四剂，惊者不惊，而悸者亦不悸也"。此方多用生枣仁以安其心，用人参、巴戟天以通心肾。心肾两交，则心气通于肾而夜能安，肾气通于心而日亦安。

【附方】用镇心丹亦可同治。

（十三）虚烦

《辨证录·卷之四·虚烦门》，论述了虚烦诸证的理法方药。其中，论及主方2首，附方2首，包括解烦益心汤（玄冬汤）、六味地黄汤加味（济心丹）。兹就上述方证之主证、病机、治法、方药，扼要阐述如下。

1. 解烦益心汤证治

【主证】遇事或多言而烦心生，常若胸中扰攘纷纭而嘈杂。

【病机】心火上炎，内有痰火。"此阴阳偏胜之故，火有余而水不足也"。

【治法】宜于补心之中，兼用清心化痰之法。

【方药】解烦益心汤：人参（二钱），黄连（一钱），生枣仁（三钱），白术（一钱），茯神（三钱），当归（三钱），玄参（五钱），甘草（三分），枳壳（五分），天花粉（二钱），水煎服。"一剂烦止，再剂烦除矣"。此方以入心补心之药为主，且于清火之中加入消痰之药，因"有火必有痰也，痰火散而烦自释矣"。

【附方】玄冬汤：玄参、麦冬（各二两），水煎服。"一剂而心安，二剂全愈"。

2. 六味地黄汤加味方证治

【主证】年老患虚烦不寐，大便不通，常有一裹热气，自脐下直冲于心，便觉昏乱欲绝。

【病机】肾水大亏。"肾之交于心者，乃肾水之交，而非肾火之交也。肾水交于心，而成既济之泰；肾火交于心，而成未济之否。故既济而心安，未济而心烦耳。老人孤阳无水，热气上冲，乃肾火冲心也。火之有余，实水之不足"。

【治法】大补肾中之水，则水足以制火，火不上冲而烦自止。

【方药】六味地黄汤加味：熟地（一两），山茱萸（五钱），山药（四钱），茯苓（三钱），丹皮（五钱），泽泻（二钱），白芍（五钱），麦冬（五钱），炒枣仁（五钱），北五味子（一钱），柴胡（五分），甘菊（三钱），水煎服。"二剂而烦却，四剂而大便通，二十剂不再发"。六味地黄丸方，"所以滋肾水之涸也"。方中麦冬、五味子滋其化源；白芍、柴胡以平肝，肝平而相火无党，不致引动包络之火；又得枣仁、甘菊相制，则心气自舒，肾水交通，有润之乐而无燥之苦。

【附方】济心丹：熟地（二两），麦冬、玄参、生枣仁（各五钱），丹皮、地骨皮、柏子仁、菟丝子、巴戟天（各三两），水煎服。"十剂全愈"。

（十四）不寐

《辨证录·卷之四·不寐门》，论述了不寐诸证的理法方药。其中，论及主方5首，附方5首，包括上下两济丹（芡莲丹）、润燥交心汤（安睡丹）、肝胆两益汤（无忧汤）、引寐汤（灌枝汤）、祛风益胆汤（助勇汤）。

兹就上述方证之主证、病机、治法、方药，扼要阐述如下。

1. 上下两济丹证治

【主证】昼夜不能寐，心甚躁烦。

【病机】心肾两不相交。"夫心肾之所以不交者，心过于热，而肾过于寒也。心原属火，过于热则火炎于上，而不能下交于肾；肾原属水，过于寒则水沉于下，而不能上交于心矣"。

【治法】交通心肾。以"使心之热者不热，肾之寒者不寒，两相引而自两相合"。

【方药】上下两济丹：人参（五钱），熟地（一两），白术（五钱），山茱萸（三钱），肉桂（五分），黄连（五分），水煎服。"一剂即寐"。方中黄连凉心，肉桂温肾，二药同用，"原能交心肾于顷刻。然无补药以辅之，未免热者有太燥之虞，而寒者有过凉之惧"，故以"熟地、人参、白术、山萸以相益"。然而，"非多用之，则势单力薄，不足以投其所好，而餍其所取，恐暂效而不能久效耳"。

【附方】茯莲丹：人参、茯苓、玄参、熟地、生地、莲子心、山药、芡实（各三钱），甘草（一钱），水煎服。"四剂安"。

2. 润燥交心汤证治

【主证】忧愁之后，终日困倦，至夜而双目不闭，欲求一闭目而不得者。

【病机】肝血亏耗，肝气太燥，肾水枯竭。因忧愁之人多气郁，气郁既久则肝气不疏，肝气不疏则肝血必耗，肝血既耗则上不能润于心，而下必取汲于肾。然而，"肝木大耗，非杯水可以灌溉……于是肾水亦枯，而不能供肝木之涸矣"。

【治法】补肝血之燥，益肾水之枯。"自然水可以养木，而肝可以交心"。

【方药】润燥交心汤：白芍（一两），当归（一两），熟地（一两），玄参（一两），柴胡（三分），石菖蒲（三分），水煎服。方中白芍、当归以滋其肝，则肝气自平；得熟地以补肾水，则水足以济肝，而肝之血益旺；又得玄参以解其心中之炎，而又是补水之剂；投之柴胡、石菖蒲解肝中之郁，引诸药而直入于心宫，则肾肝之气自然不交而交。此方服"一剂而肝之燥解，再剂而肝之郁亦解，四剂而双目能闭而熟睡矣"。

【附方】安睡丹：白芍、生地、当归（各五钱），甘草（一钱）、熟地（一两），山茱萸、枸杞子（各二钱），甘菊花（三钱），水煎服。"二剂即闭目矣，十剂全愈"。

3. 肝胆两益汤证治

【主证】夜不能寐，恐鬼祟来侵，睡卧反侧，辗转不安，或少睡而即惊醒，或再睡而恍如捉拿。

【病机】胆气虚怯。胆属少阳，其经在半表半里之间，为"心肾交接之会。心之气由少阳以交于肾，肾之气亦由少阳以交于心"。胆气虚，惊悸易起，"益不能寐"。

【治法】宜补少阳之气。"补厥阴之肝，正补少阳之胆耳"。

【方药】肝胆两益汤：白芍（一两），远志（五钱），炒枣仁（一两），水煎服。"一剂而寐安，二剂而睡熟，三剂而惊畏全失"。方中白芍入肝入胆，远志、枣仁既能入心，亦能入胆，与白芍同用则共走胆经。胆得三味之补益，则"胆汁顿旺，何惧心肾之相格乎"。

【附方】无忧汤：白芍（五钱），竹茹（三钱），炒枣仁（三钱），人参（三钱），当归（五钱）。"一剂睡宁，四剂全愈"。

4. 引寐汤证治

【主证】人有神气不安，卧则魂梦飞扬；身虽在床，而神若远离；闻声则惊醒而不寐，通宵不能闭目。

【病机】肝经受邪，肝血虚而魂越不安。"肝主藏魂，肝血足则魂藏，肝血虚则魂越。今肝血既亏，肝脏之中无非邪火之气，木得火而自焚"，魂将无以安寄，则出现"魂越不安"诸证。

【治法】祛肝之邪，而先补肝之血。"血足而邪自难留，邪散而魂自归舍矣"。

【方药】引寐汤：白芍（一两），当归（五钱），龙齿末（火煅，二钱），菟丝子（三钱），巴戟天（三钱），麦冬（五钱），柏子仁（二钱），炒枣仁（三钱），茯神（三钱），水煎服。"一剂而寐矣，连服数剂，梦魂甚安，不复从前之飞越也"。此方皆是补肝补心之药，而用之甚奇者，全在龙齿。古人谓"治魄不宁者，宜以虎睛；治魂飞扬者，宜以龙齿，正取其龙齿入肝而能平木也"。

【附方】濯枝汤：炒栀子（三钱），甘草（一钱），白芍、当归、炒枣仁（各五钱），丹砂（一钱），远志（八分），柴胡（三分），半夏（一钱），水煎服。"四剂愈"。

5. 祛风益胆汤证治

【主证】人有心颤神慑，如处孤垒，而四面受敌；达旦不能寐，目眹眹无所见，耳聩聩无所闻，欲少闭睫而不可得。

【病机】胆虚受风而气无主。"胆虚则怯，怯则外邪易入矣。外邪乘胆气之虚，既入于胆之中，则气无主，一听邪之所为"，进而影响心、肾。

【治法】必补助其胆气，佐以祛风荡邪之品，则"胆气壮而风邪自散"。

【方药】祛风益胆汤：柴胡（二钱），郁李仁（一钱），乌梅（一个），当归（一两），川芎（三钱），麦冬（五钱），沙参（三钱），竹茹（一钱），甘草（一钱），白芥子（二钱），陈皮（五分），水煎服。"连服二剂，而颤慑止，再服二剂，而见闻有所用，人亦熟睡矣"。此方泻胆木之风邪，助胆木之真气，则"胆汁不干，可以分给于心肾，自然心肾两交"，得以安然入寐。

【附方】助勇汤：荆芥、当归（各三钱），防风、天花粉（各一钱），川芎、竹茹（各二钱），枳壳、独活（各五分），水煎服。"二剂愈"。

（十五）健忘

《辨证录·卷之四·健忘门》，论述了健忘诸证的理法方药。其中，论及主方4首，附方5首，包括生慧汤（扶老丸、强记汤）、生气汤（强记汤加味）、通郁汤（存注丹）、神交汤（天丝饮）。兹就上述方证之主证、病机、治法、方药，扼要阐述如下。

1. 生慧汤证治

【主证】老年而健忘者，近事多不记忆，虽人述其前事，犹若茫然，可谓"健忘之极"。

【病机】肾水枯竭，心肾不交。"心属火，肾属水，水火似乎相克，其实相克而妙在相生，心必藉肾以相通，火必得水而既济，否则必致心肾不交"。

【治法】必须补心而兼补肾，使肾水不干，自然上通于心而生液。

【方药】生慧汤：熟地（一两），山茱萸（四钱），远志（二钱），生枣仁（五钱），柏子仁（去油，五钱），茯神（三钱），人参（三钱），石菖蒲（五分），白芥子（二钱），水煎服。"连服一月自然不忘矣"。此方心肾兼补，上下相资，实"治健忘之圣药，苟能日用一剂，不特却忘，并有延龄之庆矣"。然而，老年之人，"乃阴尽之时，补阴而精不易生，非但药品宜重，而单恃煎汤，恐有一时难以取胜之忧。若服汤剂之后，以丸药继之，始获永远之效也"。

【附方】①扶老丸：人参（三两），白术（三两），茯神（二两），黄芪（三两），当归（三两），熟地（半斤），山茱萸（四两），玄参三钱，石菖蒲五钱，柏子仁三两，生枣仁四两，麦冬三两，龙齿三钱，白芥子一两，各为细末，蜜为丸，丹砂为衣。每日晚间白滚水吞下三钱，久服断不健忘。此方老少人俱可服，而老年人尤宜。方中补肾之味多于补心，服后"精足而心之液生，液生而心之窍启，窍启而心之神清，何至昏昧而善忘哉"。②强记汤：熟地、麦冬、生枣仁（各一两），远志（二钱），水煎服。"二十剂不忘矣"。

2. 生气汤证治

【主证】壮年而健忘者，必得之伤寒大病之后，或酒色过度。

【病机】此种健忘，乃五脏俱伤之病，不止心肾之伤。"视若寻常，而本实先匮，最为可畏，世人往往轻之而不以为重。久则他病生焉，变迁异症而死者多矣"。

【治法】益气健脾，兼补心肾，化痰开窍。此证"若徒治心肾，恐胃气甚弱，则虚不受补，甚为可虑。必须加意强胃，使胃强不弱，始能分布精液于心肾耳"。

【方药】生气汤：人参（二钱），白术（一钱），茯苓（三钱），远志（八分），炒枣仁（二钱），熟地（五钱），山茱萸（二钱），甘草（三分），神曲（三分），半夏（三分），麦冬（一钱），肉桂（三分），石菖蒲（三分），芡实（三钱），广木香（一分），水煎服。"四剂而胃口开，十剂而善忘少矣，连服三十剂全愈"。此方"药味多而分两轻者，以病乃久虚之症，大剂恐有阻滞之忧，味少恐无调剂之益，所以图攻于缓，而奏效于远也"。此方扶助胃气而仍兼补心肾，则"五脏未尝不同补也。有益无损，殆此方之谓欤"。

【附方】强记汤加人参三钱。

3. 通郁汤证治

【主证】人有气郁不舒，"忽忽如有所失"。目前之事竟不记忆，一如老人之善忘。

【病机】肝气郁滞。"肝气最急，郁则不能急矣。于是肾气来滋，至肝则止；心气来降，至肝则回，以致心肾两相间隔，致有遗忘也"。

【治法】必须通其肝气之滞，而后心肾相通。然而，"欲通肝气，必须仍补心肾，要在于补心补肾之中，而解其肝气之郁，则郁犹易解，不至重郁。否则，已结之郁虽开，而未结之郁必至重结"。

【方药】通郁汤：白芍（一两），茯神（三钱），人参（二钱），熟地（三钱），玄参（三钱），麦冬（三钱），当归（五钱），柴胡（一钱），石菖蒲（五分），白芥子（二钱），白术（五钱），水煎服。"一剂而郁少解，二剂而郁更解，四剂而郁尽解"。此方"善于开郁，而又无刻削干燥之失，直解其肝中之沉滞，使肝血大旺，既不取给于肾水，复能添助夫心火，心肝肾一气贯通"。

【附方】存注丹：白芍、白术、生地（各三钱），麦冬、柏子仁（各五钱），甘草、石菖蒲（各一钱），柴胡、天花粉（各二钱），青皮（三分），水煎服。"四剂愈"。

4. 神交汤证治

【主证】对人说话随说随忘，人述其言杳不记忆，如从前并不道及者。

【病机】心火亢，肾水竭。"心肾交而智能生，心肾离而智慧失。人之聪明非生于心肾，而生于心肾之交也"。若心肾两不相交，则"势必至于两相忘矣"。

【治法】大补心肾。"使其相离者重复相亲，自然相忘者复能相忆耳"。

【方药】神交汤：人参（一两），麦冬（一两），巴戟天（一两），柏子仁（五钱），山药（一两），芡实（五钱），玄参（一两），丹参（三钱），茯神（三钱），菟丝子（一两），水煎服。此方"连服十剂，即不忘矣，服一月不再忘"。此方重于治心者，正欲"使心之先交于肾也"。然而，"方中之妙，无一味非心肾同治之药，是治心无非治肾也，而交肾仍无非交心也"。

【附方】天丝饮：巴戟天（一两），菟丝子（一两），水煎服。服"十剂即不忘"。

（十六）癫痫

《辨证录·卷之四·癫痫门》，论述了癫痫诸证的理法方药。其中，论及主方 6 首，附方 6 首，包括助心平胃汤（天半神丹）、济难汤（菖姜汤）、四君子汤加减（温养汤）、散花丹（栀连泻火汤）、却惊丹（收惊汤）、归神汤（加味温养汤）。兹就上述方证之主证、病机、治法、方药，扼要阐述如下。

1. 助心平胃汤证治

【主证】素常发癫，久而不效，口中喃喃不已，时时忽忽不知，时而叫骂，时而歌唱，吐痰如蜒蚰之涎。

【病机】胃中少有微热，而气又甚衰。

【治法】宜补胃气而微用清火之药，可以奏功。"然而，胃土之衰由于心火之弱，胃火之盛由于心火之微，未可徒补胃土而清胃火也"。

【方药】助心平胃汤：人参（五钱），茯神（一两），贝母（三钱），神曲（一钱），肉桂（三分），甘草（一钱），甘菊（三钱），石菖蒲（一钱），生枣仁（五钱），水煎服。服"一剂而癫止半，再剂而癫尽除也"。此方补胃气以生心气，助心火而平胃火，故心既无伤，而胃又有益，不必治癫而癫自止。

【附方】天半神丹：巴戟天（三两），半夏（三钱），水煎服。服"一剂即止癫，十剂不再发"。

2. 济难汤证治

【主证】壮年之人，痰气太盛，一时跌仆，口作牛马之鸣。

【病机】虚寒之证，痰入心包。"包络为心君之相，凡有痰侵心，包络先受之。包络卫心，惟恐痰之相犯，故痰气一入，即呼诸脏腑来相救援。

作牛马之声者，所谓痛不择声也"。

【治法】急救其心，不若急救其心包。

【方药】济难汤：白术（五钱），人参（五钱），茯神（三钱），石菖蒲（五分），远志（一钱），柏子仁（三钱），半夏（三钱），天花粉（一钱），南星（一钱），附子（一钱），神曲（一钱），水煎服。方中"虽是救包络之药，其实仍是救心之味也。心安而包络更安，况附子、南星俱是斩关夺门之将"。服"一剂而癫止，再剂全愈；连服八剂，此症永绝不再发"。

【附方】菖姜汤：人参（五钱），肉桂（二钱），半夏（三钱），白术（一两），茯神（五钱），石菖蒲（一钱），良姜（五分），水煎服。"十剂愈"。

3. 四君子汤加减方证治

【主证】小儿易于发癫痫者，于母腹中先受惊恐之气；复因饮食失宜，故一遇可惊之事，便跌仆吐涎，口作猪羊之声。

【病机】脾胃虚寒而有痰。

【治法】宜补其脾胃之土，更补命门之火以生脾，复补膻中之火以生胃，不必治痰而痰自消化。癫痫成于多痰，而痰多成于胃寒与脾寒，温补二经自然奏功。

【方药】四君子汤加减：人参（一钱），茯苓（三钱），白术（二钱），甘草（一分），附子（一片），半夏（八分），白薇（三分），水煎服。"四君子汤原是补脾胃之圣药，脾胃健而惊风自收，原不必用镇定之药以止之也。况加附子无经不达，而更能直补命门膻中之火，以生脾胃二经之土，则土更易旺，而痰更易消。益之半夏以逐其败浊，白薇以收其神魂"。服"一剂即止惊，而痫亦即愈"。

【附方】温养汤：人参（二钱），白术（三钱），肉桂（五分），半夏（八分），干姜（五分），水煎服。"一剂止，四剂全愈"。

4. 散花丹证治

【主证】妇人一时发癫，全不识羞，见男子而如怡，遇女子而甚怒，往往有赤身露体而不顾者。

【病机】此乃肝火炽盛，思男子而不可得，郁结而成癫。

【治法】泻其肝火，补其肾水，而兼舒其郁闷之气。

【方药】散花丹：柴胡（三钱），炒栀子（五钱），白芍（二两），当归（一两），生地（一两），熟地（二两），玄参（二两），天花粉（三钱），陈皮（一钱），茯神（五钱），水煎服。"一剂而癫轻，二剂而羞恶生，三剂而癫失，必闭门不见人也"。"此方全去泻肝之火，不去耗肝之血；疏肝之郁，不去散肝之气；补肾中之精，不去救心中之焰。水足则木得所养，而火自息于木内；火息则神得所安，而魂自返于肝中。况有消痰利水之剂，则痰气尽消，各化为水，同趋于膀胱而出矣"。

【附方】栀连泻火汤：生地（一两），当归、丹皮（各五钱），炒栀子、天花粉（各三钱），黄连（二钱），吴茱萸（一钱），水煎服。服"一剂而癫轻，二剂全愈"。此方兼可治热入血室，少加柴胡一钱。

5. 却惊丹证治

【主证】人有入干戈之中，为贼所执，索金帛不与，贼褫其衣，将受刀，得释，遂失心如痴。

【病机】"胆落"之病，肝强胆弱，心不能取决于胆。"胆附于肝者也，因惊而胆堕者，非胆之果落于肝中也。盖胆中之汁味散而不收，一如胆之堕落于肝耳。胆既堕落，则胆中之汁尽为肝之所收，则肝强胆弱，而心不能取决于胆，心即忽忽如失，一如癫痴之症矣"。

【治法】泻肝气之有余，补胆气之不足，兼以益气化痰。

【方药】却惊丹：附子（三分），陈皮（一钱），白术（三钱），当归（五钱），丹砂（一钱），铁粉（一钱），茯神（三钱），远志（一钱），半夏

（一钱），人参（三钱），薄荷（一钱），天花粉（二钱），南星（一钱）。各为细末，蜜为丸，如弹子大，姜汤送下。"一丸而惊气即收矣，连服三丸而癫痫自愈，不必尽服"。此方为"安神定志之圣方"。方中全在用铁粉为神，铁粉即铁落，最能推抑肝邪而又不损肝气，且制肝而不制胆。"所以既伐肝邪，即引诸药直入胆中，以生胆汁，不独取其化痰而静镇也"。

【附方】收惊汤：当归、山茱萸（各一两），白芍（二两），北五味子（二钱），附子（三分），水煎服。"一剂惊收，二剂再不痴矣，三剂全愈"。

6. 归神汤证治

【主证】思虑过度，耗损心血，遂致癫疾，或哭或笑，或裸体而走，或闭户自言，喃喃不已。

【病机】此属"失志之癫"。思虑过多，必伤于脾；脾气一损，即不能散精于肺；肺气又伤，而清肃之令不行，则脾气更伤而失志，以致心中无主而发癫。

【治法】治法非急清其心不可。然"心病由于脾病也，补心以定志，更不若补脾以定志之为神"，故补益心脾，兼以化痰开窍。

【方药】归神汤：人参（五钱），白术（一两），巴戟天（一两），茯神（五钱），紫河车（一具），半夏（三钱），陈皮（一钱），甘草（一钱），丹砂（一钱），石菖蒲（一钱），麦冬（五钱），柏子仁（三钱，不去油），白芥子（三钱）。各为末，先将紫河车净水煮熟，不可去血丝，捣烂，将各药末再捣为丸。白滚水送下五钱。此方"连服数日，而癫如失也"。此方多属心脾同治之药，虽消痰而不耗气。如"紫河车为先后天之母，更能归神于顷刻；神得河车而有依，则志即依神而相守，不特已失者重回，而既回者尤能永固也"。

【附方】加味温养汤：人参（一两），白术（二两），麦冬（一两），半夏（三钱），肉桂（一钱），水煎服。"二剂少愈，十剂全愈"。

（十七）狂病

《辨证录·卷之四·狂病门》，论述了狂病诸证的理法方药。其中，论及主方6首，附方6首，包括加味白虎汤（坎水汤）、泻子汤（二石汤）、清心丹（解妄汤）、卫主汤（正心汤）、平热汤（舒愤汤）、救焚疗胃汤（遏火汤）。兹就上述方证之主证、病机、治法、方药，扼要阐述如下。

1. 加味白虎汤证治

【主证】热极发狂，登高而呼，弃衣而走，气喘发汗如雨。

【病机】胃火炽盛，火刑肺金；阴不摄阳，逼汗外出；心无所养，神将飞越。

【治法】急救胃火。"非用白虎汤以急救胃火，则肾水立时熬干，身成黑炭矣"。

【方药】加味白虎汤：人参（二两），石膏（三两），知母（五钱），茯苓（五钱），麦冬（三两），甘草（一钱），半夏（三钱），竹叶（二百片），糯米（一撮），水煎服。"一剂而狂定，再剂而热止矣，不可用三剂也"。

【附方】坎水汤：石膏（一两），玄参（二两），甘草（一钱），天花粉（三钱），炒栀子（三钱），车前子（二钱），水煎服。"一剂狂定，再剂全愈"。

2. 泻子汤证治

【主证】火起发狂，腹满不得卧，面赤心热，妄见妄言，如见鬼状。

【病机】胃与心包之火炽盛，心神外越而阴气乘之。"阳明之火盛，由于心包之火盛也。阳明属阳，而心包属阴，心包与阳明之火，一齐并动，故腹满而不得卧。倘仅有胃火之动，而心包之火不动，虽口渴腹满，而尚可卧。惟心包助胃火而齐动，遂至心神外越，而阴气乘之，若有所见，因而妄有所言，如见鬼状"。

【治法】宜泻胃之火，而不必泻心包之火。因"胃为心包之子，心包为胃之母也。母盛而子始旺，然子衰而母亦弱耳"。故胃火得泻，则心包之火亦息。

【方药】泻子汤：玄参（三两），甘菊花（一两），知母（三钱），天花粉（三钱），水煎服。"一剂而胃火平，二剂而心包火亦平矣。二火既平，而狂病自愈"。论理此证可用白虎汤，因虑及白虎汤过于峻削，故改用泻子汤。以此证"心包属阴，用白虎汤以泻阳，毕竟有伤阴气；不若泻子汤，既泻其阳，而又无损其阴之为愈也……五脏六腑之火最烈者胃火也，胃火一炽，将肾水立时烁干，故必须先救胃火，胃火息而心包之火亦息矣"。

【附方】二石汤：人参（五钱），石膏（五钱），寒水石（二钱），茯苓（三钱），半夏（二钱），丹皮（五钱），水煎服。"一剂狂定，二剂全愈"。

3. 清心丹证治

【主证】易喜易笑，狂妄谵语，心神散乱，目有所见。

【病机】心火酷热。心热之发狂，不同于胃热之发狂。胃热之发狂，乃外热而犯心；心之发狂，乃内热而自乱，故"胃狂有遽亡之祸，而心狂有苟延之幸也"。

【治法】必以清心为主，兼以益气滋阴。

【方药】清心丹：黄连（三钱），茯神（五钱），生枣仁（五钱），人参（三钱），麦冬（一两），玄参（一两），丹参（三钱），水煎服。"一剂而神定，再剂而狂定，不必用三剂也"。方中"黄连所以清心火，然徒用黄连，则心火正燥，恐黄连性燥，反动其燥，所以又益人参、丹参、麦冬之类，润以济之。盖火有余，自然气不足，补气以泻火，则心君无伤，可静而不可动矣"。

【附方】解妄汤：人参（一两），黄连、茯神、柏子仁、玄参、丹参（各三钱），生枣仁（五钱），甘草（一钱），肉桂（二分），水煎服。"一剂狂定，二剂全愈"。

4. 卫主汤证治

【主证】身热发狂，所言者无非淫乱之语，所喜者无非欢愉之事，一拂其言，一违其事，则狂妄猝发，见神见鬼。

【病机】心中寒极，心包有热；心气虚弱，不能自主。

【治法】补益心气，清热养阴，兼以化痰。本证"自应泻心包之火。然而徒治心包，而心中内寒，愈有震惊之嫌，必须补助其心，使心气不弱……苟或单泻心包之火，则心包且有犯逆之危，非治法之善也"。

【方药】卫主汤：人参（一两），茯苓（五钱），玄参（一两），天花粉（三钱），麦冬（五钱），生地（五钱），丹皮（三钱），水煎服。"方中之玄参、生地、丹皮，乃清心包之药；其人参、茯苓、麦冬，仍是补心之品，心强而心包之火自弱矣。况玄参、生地、丹皮虽泻心包，而亦是补心之剂"。服"一剂而身热止，二剂而狂妄定，四剂而喜怒得其正矣"。

【附方】正心汤：人参、熟地（各一两），玄参、麦冬（各二两），石菖蒲（一钱），白芥子（三钱），水煎服。"一剂轻，二剂愈"。

5. 平热汤证治

【主证】人有为强横者所折辱，愤懑不平，遂病心狂，时而持刀，时而逾屋，披头大叫。

【病机】阳明虚热扰及心神，神明无主。此"阳明虚热，乃内伤而非外感也。因愤懑而生热，不同于邪入而生热也，明甚。以邪为实热，而正热为虚热耳"。

【治法】甘温以退大热，复佐之以甘寒，使阳明之火相顺而不逆。"阳明胃经之虚热，又不可全用温引也。于温中而佐之微寒之品，实治法之善者"。

【方药】平热汤：人参（五钱），黄芪（一两），甘草（一钱），麦冬（一两），黄芩（一钱），青皮（五分），竹沥（一合），白芍（五钱），茯苓

（三钱），枣仁（三钱），炒栀子（五分），天花粉（三钱），柴胡（五分），水煎服。"二剂而狂轻，四剂而狂定，服一月而安然熟卧矣"。此方"变竹叶石膏汤，以治阳明之虚热。甘温以退大热，复佐之以甘寒，使阳明之火相顺而不逆，转能健土于火宅之中，消烟于余氛之内。土既有根，火亦自息，何狂之不去乎！倘以为实热，而用竹叶石膏也，去生自远矣"。

【附方】舒愤汤：白芍（二两），炒栀子（五钱），玄参（一两），天花粉（三钱），柴胡（一钱），水煎服。"一剂狂定，再剂愈，三剂全愈"。

6. 救焚疗胃汤证治

【主证】由于忍饥过劳，忽然发狂，披发裸形，罔知羞恶。

【病机】伤胃而动火。"胃属阳明，阳明火动，多一发而不可止"。因"胃为水谷之海，最能容物，物入胃而消，胃亦得物而养，物养胃而火静，胃失物而火动矣。及至火动而胃土将崩，必求救于心脾，心见胃火之沸腾，而心神有切肤之痛，自扰乱而不宁"。

【治法】救胃土，泻胃火，不必安心之神。"救其胃气之存，而狂自可定也。虽然救胃气者，必救胃土也；欲救胃土，而不少杀胃火，则胃气亦未能独存耳"。

【方药】救焚疗胃汤：人参（一两），玄参（一两），竹沥（一合），陈皮（三分），神曲（五分），山药（五钱），百合（五钱），水煎服。"一剂而狂定，再剂而狂止，三剂全愈"。此方"大用人参以救胃土，即兼用玄参以杀胃火，又益之群药以调停于心、肺、脾、肾之间，使肝不敢来伤胃土，则胃气尤易转也。胃气一转，胃伤可补；胃既无伤，而心之神、脾之意"，自无扰乱纷纭之患，此"狂之所以易定耳"。

【附方】遏火汤：人参、白术、生地（各五钱），玄参（一两），甘草（一钱），知母（一钱），天花粉（二钱），陈皮（五分），神曲（一钱），丹皮（五钱），水煎服。"一剂狂定，再剂全愈"。

（十八）呆病

《辨证录·卷之四·呆病门》，论述了呆病诸证的理法方药。其中，论及主方3首，附方3首，包括洗心汤（还神至圣汤）、转呆丹（苏心汤）、启心救胃汤（指迷汤）。兹就上述方证之主证、病机、治法、方药，扼要阐述如下。

1. 洗心汤证治

【主证】终日不言不语，不饮不食，忽笑忽歌，忽愁忽哭，与之美馔则不受，与之粪秽则无辞，与之衣不服，与之草木之叶则反喜。

【病机】肝气郁滞，胃气虚衰，痰积于胸中，盘踞于心外，使神明不清。凡"呆病之成，必有其因。大约其始也，起于肝气之郁；其终也，由于胃气之衰。肝郁则木克土，而痰不能化；胃衰则土制水，而痰不能消。于是，痰积于胸中，盘踞于心外，使神明不清，而成呆病矣"。

【治法】开郁逐痰，健胃通气，则"心地光明，呆景尽散也"。因"正虚必然生痰，不祛痰则正气难补；补正气而因之祛邪，是消痰仍是补正也。虽然痰消而正气旺，是痰即邪也。补正而佐以攻痰，引祛痰之药直入于心宫，以扫荡其邪"。此外，"呆病之来，其始虽成于郁，然郁之既久而成呆，其从前之郁气，久则尽亡之矣。故但补胃气以生心气，不必又始肝气以舒郁气也"。

【方药】洗心汤：人参（一两），茯神（一两），半夏（五钱），陈皮（三钱），神曲（三钱），甘草（一钱），附子（一钱），石菖蒲（一钱），生枣仁（一两），水煎半碗灌之，必熟睡。而后"听其自醒，切不可惊醒，反至难愈也"。因"此方补其正气，而绝不去祛邪，故能一剂而奏效，再剂而全愈"。

【附方】还神至圣汤：人参（一两），白术（二两），茯神、生枣仁（各五钱），广木香、天南星、荆芥（各三钱），甘草、良姜、附子、枳壳（各一钱），石菖蒲（五分），水煎灌之，听其自卧，则"醒来前症如失"。

2. 转呆丹证治

【主证】呆病，终日闭户独居，口中喃喃，多不可解；将自己衣服用针线密缝，与之饮食，时用时不用，尝数日不食，而不呼饥，见炭最喜食之。

【病机】肝为心火所克，肝中之血尽燥。"炭乃木之烬也，呆病成于郁，郁病必伤肝木，肝木火焚以伤心，则木为心火所克，肝中之血尽燥，而木为焦枯之木矣"。

【治法】大补其心肝之气血，加之祛痰开窍之药，"则肝中枯竭得滋润而自苏，心内寡弱，得补助而自旺，于是心气既清，肝气能运，力能祛逐痰涎，随十二经络而尽通之"，则呆病有望治愈。因"见炭而喜食者，喜其同类而食之，思救其肝木之燥耳。然而可生之机，全在食炭。夫炭本无滋味，今食之而如饴，是胃气之未绝也。治其胃气，而祛其痰涎，则呆病可愈也"。

【方药】转呆丹：人参（一两），白芍（三钱），当归（一两），半夏（一两），柴胡（八钱），生枣仁（一两），附子（一钱），石菖蒲水十碗，水煎服。以上方水煎一碗，使强有力者灌之。"倘不肯服，不妨以杖击之，使动怒气，而后灌之，服后必然骂詈，少顷必倦而卧，听其自醒，切不可惊动，自醒则全愈，否则止可半愈也"。因"此方倘或惊之使醒，则气血不得尽通，而经络不得尽转，所以止可半愈也。然能再服此汤，亦未有不全愈者矣"。

【附方】苏心汤：白芍、当归（各三两），人参、茯苓（各一两），半夏、炒栀子、柴胡（各三钱），附子（三分），生枣仁（五钱），吴茱萸、黄连（各五分），水十碗，煎一碗，"灌之，听其自醒，醒来病如失"。

3. 启心救胃汤证治

【主证】人有一时而成呆病者，全不起于忧郁，其状悉与呆病无异。

【病机】痰生于胃，蒙蔽心神。因"起居失节，则胃中劳伤，不生气而生痰。一时成呆者，乃痰迷于心脘之下，尚未直入于心包之中也"。

【治法】启心救胃，豁痰开窍。治"宜生其胃气，而佐之消痰之品，则痰迷可以再开，不必竟治其呆也"。因"呆病成于岁月之久，而不成于旦夕之暂。若一时而成呆者，非真呆病也。故久病宜于火中补胃以消痰，而猝病宜于寒中补胃以消痰，又不可不知也"。

【方药】启心救胃汤：人参（一两），茯苓（一两），白芥子（三钱），石菖蒲（一钱），神曲（三钱），南星（二钱），黄连（一钱），甘草（一钱），枳壳（五分），水煎服。"一剂而痰解，再剂而神清，三剂而呆病如失，不再呆也"。此方"全去救心，正所以救胃也"。

【附方】指迷汤：人参（五钱），白术（一两），半夏、神曲（各三钱），南星、甘草（各一钱），陈皮、石菖蒲（各五分），附子（三分），肉豆蔻（一枚），水煎服。服"四剂愈"。

（十九）痹证

《辨证录·卷之二·痹证门》，论述了痹证诸证的理法方药。其中，论及主方 11 首附方 10 首，包括逐痹丹（薏仁苓术汤）、六君子汤加减（温胃消湿丹）、散痹汤（巴戟天汤）、攻痹散（寄奴汤）、理本汤（防桂术苓散）、补正逐邪汤（自适汤）、化炎汤（凉肢散）、真火汤、肝痹散（二术救痹饮）、肺痹汤（助气散痹汤）、肾痹汤（利气丹）。兹就上述方证之主证、病机、治法、方药，扼要阐述如下。

1. 逐痹丹证治

【主治】两足牵连作痛，腹又微溏，人不能寐，卧倒足缩而不能伸，伸则愈痛。

【病机】风寒湿同结于大肠。由于"寒邪入腹，而留于大肠，又得风湿相搏，不肯遽散，因成为痹耳"。

【治法】必祛此风寒湿三气之邪，使不留于大肠，而痹病可愈。然而，"徒治大肠之邪，而风寒湿转难去也。又宜益大肠之气，令气旺于肠中，而转输倍速，则风寒湿亦易去矣"。

【方药】逐痹丹：人参（一钱），茯苓（五钱），肉桂（三分），升麻（五分），甘草（一钱），薏苡仁（一两），神曲（五分），白术（五钱），水煎服。服"一剂而湿去，二剂而风寒亦散"。此方祛风寒湿三气之邪，使不留于大肠；宜益大肠之气，令气旺于肠中，而"转输倍速，则风寒湿亦易去"。此方治湿为多，而治风治寒反轻者，是因水湿最难分消，"治其难，而易者更易"。况且，治湿之中，不伤元气，则"大肠自有传化之妙力，能使风寒随湿而同解也"。

【附方】薏仁苓术汤：茯苓、白术（各五钱），薏苡仁（一两），肉桂（三分），炒荆芥（三钱），水煎服。

2. 六君子汤加减方证治

【主证】呕吐不宁，胸膈饱闷，吞酸作痛，因而两足亦痛。

【病机】风寒湿结于胃而成痹。由于"胃喜热而不喜寒，胃口一寒，邪气因之相犯，风入于胃而不散，湿停于胃而不行，三者相合，而痹症乃成"。

【治法】祛风寒湿邪，而重在调其胃气。"胃气健而风寒湿不攻自解"。

【方药】六君子汤加减：人参（三钱），白术（五钱），生姜（五片），陈皮（五分），甘草（五分），肉桂（五分），荆芥（三钱），茯苓（三钱），半夏（一钱），水煎服。"一剂轻，二剂又轻，三剂更轻，连服十剂而饱闷酸痛之证尽去"。此方开胃而又善分消，加之生姜、荆芥，尤善祛散风寒，以离散诸邪，故"奏功特神"。

【附方】温胃消湿丹：人参、黄芪、茯神、巴戟天（各三钱），远志（一钱），肉桂（三分），肉豆蔻（一枚），益智仁、甘草、防风（各五分），水煎服。

3. 散痹汤证治

【主证】心下畏寒作痛，惕惕善惊，懒于饮食，以手按之，如有水声。

【病机】风寒湿结于心包络。"水邪犯心则痛，风邪乘心则痛，寒邪入心则痛，是邪无论风寒湿均能成病。重则未有不死者，今止畏寒作痛，而不致有死亡者，正心包以障心也。然心包既然障心，独当其锋，安得而不痛乎"。

【治法】补益心包而兼治风寒湿邪。治法自当急祛风寒湿三者之邪，"使之毋犯心包，而心君相安，何致心下之痛哉。虽然徒祛风寒湿之邪，而不补心包之气，则心包太弱，而外援之师亦多相欺，反成覆亡之祸。故必补心包而兼治风寒湿也"。

【方药】散痹汤：巴戟天（五钱），白术（五钱），菟丝子（三钱），炒枣仁（三钱），远志（八分），山药（五钱），莲子（五钱），茯苓（三钱），甘草（三分），柴胡（一钱），半夏（一钱），水煎服。"一剂而惊止，二剂而胃气开，三剂而水声息，十剂而心下之痛安然也"。此方之药，"似乎单治心也，然而心包为心之相臣，治心正所以治心包耳"。

【附方】巴戟天汤：人参、白术、茯神、巴戟天、车前子（各三钱），山药（一两），半夏、肉桂（各一钱），水煎服。

4. 攻痹散证治

【主证】小便艰涩，道涩如淋，而下身生疼，时而升上有如疝气。

【病机】风寒湿入于小肠之间而成痹。因"小肠主泄水者也。水入小肠，何邪不去，乃缩住而不流，盖寒与风作祟也"。

【治法】必须散小肠之风寒，通利膀胱之水湿。因"散小肠之风寒，而湿气不难去也。然而，治小肠必宜治膀胱之为得，膀胱利而小肠无不利也。虽膀胱亦有痹症，而与小肠之痹正无差别，故治小肠之痹，必当以治膀胱者治之耳"。

【方药】攻痹散：车前子（三钱），茯苓（三钱），薏苡仁（一两），肉桂（五分），木通（二钱），白术（五钱），王不留行（一钱），水煎服。"一连数剂。而似淋者不淋，似疝者不疝，再服数剂，而痛如失也。"此方"利湿而又不耗气，祛寒而风自散，所以为佳，何再逐风之品以损人伤脏腑哉"。

【附方】寄奴汤：白术（一两），茯苓（三钱），肉桂（一钱），柴胡（一钱），刘寄奴（二钱），水煎服。

5. 理本汤证治

【主证】一身上下尽行作痛，有时而止，痰气不清，欲嗽不能，咽喉气闷，胸膈饱胀，二便艰涩。

【病机】风寒湿之犯于三焦。因"三焦主气，而流通于上、中、下之间者，气也。风、寒、湿感一邪，而气即不能宣矣。况三邪搏结，安能自舒乎。毋怪清、浊二道，举皆闭塞，因而作痛也"。

【治法】理肺肾脾胃之气，急祛风寒湿之邪。不急祛风、寒、湿三者之邪，则三焦无以流通。但三焦不可径治，治三焦必宜治肾，肾气旺而下焦之气始通；更宜治肺，肺气肃而上焦之气始降；尤宜治脾胃，脾胃健而中焦之气始化。理肺、肾、脾胃之气，而益之散邪之药，则"三焦得令，而风寒湿不难去也"。

【方药】理本汤：人参（一钱），白术（五钱），麦冬（三钱），山药（五钱），芡实（五钱），巴戟天（三钱），肉桂（一钱），桔梗（五分），贝母（五分），白芥子（二钱），防己（三分），茯苓（三钱），豨莶草（一钱），水煎服。"四剂而上中下之气乃通，一身之病尽解，再用四剂，诸症全愈"。此方"全去扶肺、肾、脾胃之气，而轻于祛风寒湿者，正所以理其本也，而攻标在其内矣。况原未尝无荡邪之药乎，故能建功若是之神也"。

【附方】防桂术苓散：白术、茯苓、防风（各五钱），巴戟天（三钱），肉桂（一钱），桂枝（八分），天花粉、黄芪（各二钱），水煎服。

6. 补正逐邪汤证治

【主证】胸背、手足、腰脊牵连疼痛不定，或来或去，至头重不可举，痰唾稠黏，口角流涎，卧则喉中有声。

【病机】风寒湿邪乘气血之虚而侵及人体。

【治法】宜补正而助以祛邪，则"百战而百胜矣"。因痹成于气血之虚，故治法自宜气血双补。但因"气旺自能生血，且血有形之物，补之艰于速生，且恐因循等待，有碍生气之速，不若专补其气，而祛风祛湿祛寒之更捷也"。

【方药】补正逐邪汤：白术（五钱），薏苡仁（五钱），人参（一钱），桂枝（三分），茯苓（一两），白芥子（三钱），水煎服。"二剂轻，十剂愈"。方中白术、薏苡仁、人参、茯苓，皆健脾补气之药，又"利水祛湿之剂也"。虽言"风寒湿合而成痹，其内最多者湿也"。湿在经络、肠胃之间，最难分化，逐其湿而"风寒正不必治而自散，所以止佐桂枝数分而已足也"。然而，风寒湿之邪，"每藉痰为奥援，故治痹者必治痰"。今用白芥子，不仅"膜膈之中痰且尽消"，其余各处之痰亦可尽消。痰消而风寒湿邪"无可藏之薮，欲聚而作乱，已不可得，况正气日旺哉"。

【附方】自适汤：黄芪、白芍、当归、茯苓（各五钱），陈皮（五分），半夏、羌活、甘草（各一钱），柴胡（二钱），桔梗（五分），水煎服。

7. 化炎汤证治

【主证】肌肉热极，体上如鼠走，唇口反裂，久则缩入，遍身皮毛尽发红黑。

【病机】阳明热盛，热极生风。此"似乎痹症，而实非痹症也"。

【治法】解其阳明之热，而少散其风。

【方药】化炎汤：玄参（一两），甘菊花（五钱），麦冬（五钱），升麻

（三钱），羚羊角（镑，五分），生地（五钱），荆芥（炒，三钱），水煎服。"连服二剂而热少解，再服四剂而诸症尽愈矣"。方中用玄参、菊花、生地、麦冬解其阳明之火，而更退其肺金之炎者，"以肺主皮毛也"。然"仅治其胃与肺，恐止散其在内之热，而不能散其在外之热也，故又多用升麻、荆芥导之出外，而不使其内留以乱心君之神明"。至于羚羊角，虽取其散火之毒，"亦藉其上引而入于唇口之间，使缩者不缩，而裂者不裂也"。既是阳明火毒，之所以不用石膏、知母寒凉之药以泻之，是因"火热而外现于皮毛、唇口、肌肉之处，一用大寒大凉之药，则直攻其火，必从下泄，不能随升麻、荆芥之类而外泄矣。故不用石膏、知母，而用玄参、菊花于补中表火之为得也"。

【附方】凉肢散：茯苓、薏苡仁、玄参（各五钱），甘草、升麻（各一钱），炒荆芥（一钱），甘菊（三钱），麦冬（三钱），天花粉（二钱），水煎服。

8. 真火汤证治

【主证】脚膝疼痛，行步艰难，自按其皮肉直凉至骨。

【病机】风、寒、湿三邪相合而寒为甚，挟北方寒水之势侵入骨髓。"此等之病，虽三邪相合，而寒为甚"。

【治法】益气温髓生精，散寒祛风除湿。风寒湿三邪，"挟北方寒水之势，侵入骨髓，乃至阴之寒，非至阳之热不能胜之也"。然而，治法上若以"至阳之热，又虑过于炎威，恐至寒之邪未及祛，而至阴之水先已熬干。真水涸而邪水必然泛滥，邪水盛而寒风助之，何以愈痹哉"。

【方药】真火汤：白术（五钱），巴戟天（一两），附子（一钱），防风（一钱），牛膝（三钱），石斛（三钱），草薢（二钱），茯苓（三钱），水煎服。"连服四剂而皮肉温矣，又服四剂而骨髓热矣，再服四剂脚膝之痛去，更服四剂而步履无艰难之态矣"。方中"用巴戟天为君，补火仍是补水之药，而辅佐之味，又彼此得宜；不用肉桂、当归之品温其血分，实有意义。盖补气则生精最速，生精既速则温髓亦速矣。若一入血分之药，则沾濡迟滞，欲速而不达矣。萆薢原忌防风，使之相畏而相使，更复相宜，所以同群而共济也"。

9. 肝痹散证治

【主证】肝气常逆，胸膈引痛，睡卧多惊，饮食不思，吞酸作呕，筋脉挛急。

【病机】肝痹。肝之所以成痹者，"虽风寒湿三者成之，然亦气血之不足而成之也。肝之血不足而湿邪乘之，肝之气不足而风邪乘之，肝之气血不足而寒邪乘之。有此三邪，直入于肝经，而后肝之血益亏，肝之气益耗，于是肝之魂不能藏于肝之中，乃越出而作惊也"。肝经既病，无以生心；心无血养，无以生胃气；胃气不生，自难消化饮食；不能消化饮食，而强饮强食，必致吞酸作呕。"饮食既不消化，不能变精以分布于筋脉，则筋脉无所养，安得而不拘挛哉"。

【治法】益气生血，平肝降气，祛风寒除湿。不可"徒治风寒湿三者之邪，而罔顾肝经之气血"。

【方药】肝痹散：人参（三钱），当归（一两），川芎（五钱），代赭石末（二钱），羌活（五分），肉桂（一钱），茯苓（五钱），枣仁（一钱），丹砂末（五分），水煎，调丹砂、代赭石末同服。服"一剂而惊止，二剂而胸膈不痛，肝气不逆矣，再服四剂而吞酸呕吐之病痊，筋脉亦不挛急矣"。方中用当归、川芎以生血，加入"人参益气以开血，引代赭石去通肝气，以佐川、归之不逮，气开血通，而后邪可引而出矣"。又加肉桂以辟寒，加茯苓以利湿，加羌活以除风，则"邪自难留，而魂自不乱矣"。所以"益之枣仁、丹砂收惊特速也"。

【附方】二术救痹饮：白术、白芍、茯神（各五钱），陈皮、肉桂、柴胡（各一钱），枳壳（五分），远志、白芥子、苍术（各三钱）。水煎服。

10. 肺痹汤证治

【主证】咳嗽不宁，心膈窒塞，吐痰不已，上气满胀，不能下通。

【病机】肺痹之成于气虚。肺气受伤，风寒湿之邪遂填塞肺窍。"肺为相傅之官，治节出焉，统辖一身之气，无经不达，无脏不转，是气乃肺之充，而肺乃气之主也。肺病则气病，而气病则肺亦病。然则肺痹即气痹也"。

【治法】补益脾胃，理气化痰。"肺虽主气，而补气之药，不能直入于肺，必须补脾胃之气以生肺气。然而，生肺气者，止有脾胃之土。而克肺者有心焉；仇肺者有肝焉；耗肺者有肾焉。一脏腑之生，不敌众脏腑之克，此气之所以易衰，而邪之所以易入也"。且脾胃之土，又能暗伤肺金。因"饮食入胃，必由脾胃之气以转入于肺，今脾胃既受风寒湿之邪，则邪亦随脾胃之气，而输之于肺，而肺乃受伤矣。况多怒而肝之气逆于肺，多欲而肾之气逆于肺，肺气受伤，而风寒湿之邪遂填塞肺窍而成痹矣"。

【方药】肺痹汤：人参（三钱），茯苓（三钱），白术（五钱），白芍（五钱），苏叶（二钱），半夏（一钱），陈皮（一钱），枳壳（三钱），水煎服。"连用二剂而咳嗽安，再用二剂而窒塞开矣，用十剂而诸症尽愈"。此证属肺气之虚以成痹，非肺气之实以成痹，故以人参、白术补益脾胃之气。

【附方】助气散痹汤：甘草、半夏、干姜（各一钱），桔梗、茯神（各三钱），人参（二钱），陈皮、紫菀（各五分），花椒、黄芩（各三分），水煎服。

11. 肾痹汤证治

【主证】腰肾重痛，两足无力。

【病机】下元虚寒，复感寒湿。肾痹之成，非尽由于风寒湿。肾虽属寒脏，而其中原自有火；有火则水不寒，而风寒湿无从而入。"无奈人过于作强，将先天之水，日日奔泄，水去而火亦随流而去，使生气之原，竟成为藏冰之窟，火不能敌寒，而寒邪侵之矣。寒气直入于肾宫，以邪招邪，而风湿又相因而至，则痹症生矣"。

【治法】不必祛邪，惟在补正。"补正者，补肾中之火也。然而火非水不长，补火必须补水；但补水恐增其湿，湿旺而风寒有党，未必能遽去，为忧"。但肾水为火中之水，此乃真水而非邪水。真水衰而邪水始盛，真水盛而邪水自衰，故"补真水而实足以制邪水也。况水中有火，何湿不去乎"。最难治者，为水邪，水邪既去，风寒不治而自散。

【方药】肾痹汤：白术（一两），山茱萸（五钱），茯苓（五钱），薏苡仁（五钱），杜仲（三钱），肉桂（一钱），附子（五分），防己（五分），石斛（二钱），地骨皮（五钱），水煎服。"二剂而腰轻，四剂而痛止，十剂而两足有力，再十剂而全愈"。方中"补水之药少，而祛湿之药多，然而又无非补水也。于水中补火，则火无太炎之患；于水中祛湿，则湿无太息之忧"。寒湿既去，而风无以独留。方中又有防己之祛邪，故风寒湿得以尽去。

【附方】利气丹：白术，人参，山药（各一两），附子（三钱），山茱萸（四钱），薏苡仁（五钱），破故纸（二钱），防己（三分），水煎服。

（二十）心痛

《辨证录·卷之二·心痛门》，论述了心痛诸证的理法方药。其中，论及主方6首，附方5首，包括化虫定痛丹（草根粥）、去来汤（苍乌参苓散）、救痛安心汤（栀香饮）、救真汤、双治汤（苍乌暖心丹）、补水救火汤（交济汤）。兹就其中部分方证之主证、病机、治法、方药，扼要阐述如下。

1. 去来汤证治

【主证】一时心痛，倏痛倏已，一日而十数遍；饮食无碍，昼夜不安。古称此证为"去来痛"。

【病机】气虚而微感寒湿之邪，邪冲心包而作痛。

【治法】健脾胃之气而祛痰湿。"痛无补法，而独去来痛，必须用补，不补虚而痛不能止。然徒用补药，而不加入祛寒祛痰之味，亦不能定痛也"。

【方药】去来汤：人参（三钱），茯苓（三钱），苍术（三钱），白术（五钱），甘草（二钱），川乌（二钱），半夏（一钱），水煎服。"一剂而痛即止，再剂而痛不再发"。方中"用二术为君主，最有佳意。盖痛虽由于气虚，毕竟湿气之侵心包也。二术祛湿而又健脾胃之气，故用之以佐人参、茯苓补气以利湿，则湿去而气更旺也"。气旺则"川乌得直入心包，以祛逐其寒邪；半夏得行于中脘，而消其败浊之痰；甘草和缓，调停于邪正之间，以奏功于眉睫矣"。

【附方】苍乌参苓散：人参、草乌（各一钱），茯苓、苍术（各三钱），巴戟天（一两），水煎服。"一剂即止痛"。

2. 救痛安心汤证治

【主证】心痛之极，苦不欲生，彻夜呼号，涕泗滂沱。

【病机】肝气之郁而不疏，木遂生火以犯心。"心属火，而火不可极，火极反致焚心，往往有自焚而死者。故心火太旺，火正为心之所恶，而又得肝木之助火，则心不能受，必呼号求救于四邻，自然涕泪交垂矣"。而且，肝木之火又属郁火，"正火顺而郁火逆，犹非心之所喜，故入心而心不受。然火势太旺，又不能遏抑，偏欲直入于心宫……此肝火之冲心，所以直受其害也"。

【治法】必泻肝木之火，更须解木气之郁，而少佐以安心之剂，则心痛自止。

【方药】救痛安心汤：白芍（一两），炒栀子（三钱），甘草（一钱），柴胡（二钱），贯众（二钱），乳香（一钱），没药（一钱），苍术（三钱），水煎服。"一剂而痛定,再剂而全愈矣"。方中白芍、柴胡,最解肝气之郁;栀子、贯众,最泻肝火之暴;乳香、没药,最止脏腑之痛;而甘草、苍术和中消湿,辅佐得宜。

【附方】栀香饮:炒栀子、荆芥(各三钱),茯苓(五钱),甘草、乳香末、丹砂末、木香末(各一钱),水煎调服。服"一剂即止痛"。

3. 救真汤证治

【主证】心痛不在胃脘之间,亦不在两胁之处,恰在心窝之中,如虫内咬,如蛇内钻,不仅用饭不能,即饮水亦不可入,手足冰冷,面目青红。

【病机】此火热犯心致真心痛。真心痛原有两证:一寒邪犯心,一火邪犯心。"寒犯心者,乃直中阴经之病,猝不及防,一时感之,立刻身死……倘家存药饵,用人参一二两,附子三钱,急煎救之,可以望生,否则必死"。若"火犯心者,其势虽急而犹缓,可以远觅药饵,故不可不传方法,以救人也"。又寒邪犯心者,舌必滑;热邪犯心者,舌必燥。本论所述"救真汤"主治证,属"火邪犯心"。

【治法】泻肝木之气,即所以泻心火。因"肝为心之母,泻肝木之气,则肝不助火而心气自平,泻肝木正善于泻心火也。倘直泻其心,则心必受伤,虽暂取效于一时,而脾胃不能仰给于心火,则生气遏抑,必至中脘虚寒,又变成他症矣"。此所以不用黄连清心火,而反用栀子泻肝木之缘由。

【方药】救真汤:炒栀子(三钱),炙甘草(一钱),白芍(一两),广木香末(二钱),石菖蒲(一钱),水煎服。"一剂而痛止矣,不必更用二剂。但痛止后必须忍饥一日,断不再发"。

4. 双治汤证治

【主证】患心疼之病,百药治之不效,得寒则痛,得热亦痛。此非心痛,实为胃痛。

【病机】寒热同乘于心胃之间。"寒欲凌热,而热不肯相让;热欲欺寒,而寒不肯相安，两相攻战，势均力敌"，而致胃痛。

【治法】祛胃寒，清心火，平肝木。此证"治心则胃气受伤，治胃则心气受损，所以治寒治热，而两无一效也。治法宜两治之以解纷，而心痛自愈"。

【方药】双治汤：附子（一钱），黄连（一钱），白芍（五钱），甘草（一钱），水煎服。"一剂而痛立愈"。方用黄连以清心火，用附子以祛胃寒，用白芍、甘草为君，"使两家有和解之好"。芍药、甘草，最能入肝平木，"肝气既平，自然不去克胃，而又去生心，调和于心胃之间，实有至理"。

【附方】苍乌暖心丹：白术（一两），白芍（二钱），茯苓（五钱），苍术（三钱），川乌（一钱），肉桂、甘草（各五分），水煎服。"下喉即止痛"。

5. 补水救火汤证治

【主证】心痛不能忍，气息奄奄，服姜汤而少安，手按之而能忍，日轻夜重，痛阵至时，几不欲生。人以为此属寒痛，用热药少止，片时而仍痛。

【病机】心肾不交。"凡人心君宁静，由于肾气之通心也。肾气不交于心，而寒邪中之，心遂不安而痛矣"。

【治法】此治心必须治肾，而补肾中之火以救心，犹必须补肾中之水以救肾。补其肾中之水火，水得真火以相生，火得真水以相养，则肾中之阴阳既济。

【方药】补水救火汤：熟地（一两），山茱萸（三钱），巴戟天（五钱），山药（三钱），白术（五钱），肉桂（一钱），北五味子（五分），水煎服。"一剂而痛可止，二剂而痛全愈，十剂而痛不再发"。此方"绝非治心痛之药，而用之治心肾不交之心痛，实有奇功"。因"肾中水火不交，而肾邪直犯于心"，故"补其肾中之水火，水得真火以相生，火得真水以相养，肾中之阴阳既济"，则"肾气自通于心，心气自降于肾"。

【附方】交济汤：白术、苍术（各五钱），肉桂、破故纸、菟丝子（各三钱），广木香、甘草（各一钱），熟地（一两），水煎服。

（二十一）胁痛

《辨证录·卷之二·胁痛门》，论述了胁痛诸证的理法方药。其中，论及主方5首，附方5首，包括遣怒丹（宣郁定痛汤）、平怒汤（平怒散）、四物汤加减（散瘀汤）、败瘀止痛汤（木土两平汤）、填精益血汤（水木两滋汤）。兹就上述方证之主证、病机、治法、方药，扼要阐述如下。

1. 遣怒丹证治

【主证】两胁作痛，终年累月而不愈；或时而少愈，时而作痛；病来之时，身发寒热，不思饮食。

【病机】肝胆之气郁滞，肝经之血停住于两胁。"肝经之所以成病……大约得之气恼者为多。因一时拂抑，欲怒而不敢；一种不平之气，未得畅泄。肝气郁而胆气亦郁，不能取决于心中，而心中作热，外反变寒，寒热交蒸，则肝经之血停住于两胁而作痛矣。倘境遇顺适，则肝气少舒，其痛不甚。及夫听恶声，值逆境，又触动其从前之怒气，则前病顿兴，而痛更重矣"。

【治法】必须解其怒气，要在平肝，兼以理气活血祛痰。

【方药】遣怒汤：白芍（二两），柴胡（一钱），甘草（一钱），乳香末（一钱），广木香末（一钱），白芥子（三钱），桃仁（十粒），水煎服。"一剂痛轻，四剂痛止，十剂病除"。平肝之药，舍白芍实无第二味可代。世人不知其功效，不敢多用。"孰知白芍必多用而后能取胜，用至二两，则其力倍于寻常，自能遍舒其肝气。况助以柴胡之疏泄，甘草之调剂，桃仁、白芥以攻其败瘀，乳香、广木以止其痛疼，安得不直捣中坚以解散其敌垒哉"。

【附方】宣郁定痛汤：白芍（一两），川芎、当归、丹皮（各三钱），柴胡（二钱），甘草、白芥子、大黄、牛膝、炒栀子（各一钱），水煎服。"二剂即安"。

2. 平怒汤证治

【主证】横逆骤加，一时大怒，叫号骂詈，致两胁大痛而声哑，眼珠必红，口必大渴呼水，舌必干燥而开裂，肝脉必洪大而无伦次。

【病机】其人素有火性，复有横逆骤加，以致肝火上炎。"倘少迟药饵，或药饵不中其病，必触动其气，有吐血倾盆之患矣"。

【治法】平肝泻火，通气消痰。"当急用平肝泻火，方能舒其暴怒之气"。

【方药】平怒汤：白芍（三两），丹皮（一两），当归（一两），炒栀子（五钱），荆芥（炒黑，五钱），天花粉（三钱），甘草（一钱），水煎服。"一剂而气少舒，二剂而气大平，三剂痛如失，不必四剂也"。因肝性最急，怒则其气不平，故用芍药平其气，甘草缓其急。肝气既平且缓，而后可散其气而泻其火。又以当归辛以散之，荆芥引而散之，栀子、丹皮凉以泻之。然而，"徒散其火，而火为痰气所结，则散火而未能遽散，故又加香附以通其气，加花粉以消其痰"。其人素系有火，又加大怒，则五脏无非热气。"苟不用大剂凉药，则无以平其怒而解其火"。

【附方】平怒散：白芍（一两），丹皮（一两），当归（五钱），炒栀子、牛膝（各三钱），甘草、柴胡、广木香（各一钱），枳壳（八分），水煎服。"一剂轻，二剂愈"。

3. 四物汤加减方证治

【主证】人有跌仆之后，两胁胀痛，手不可按。人以为瘀血之作祟，用小柴胡汤加草龙胆、青皮等药而愈。次年而左胁复痛，仍以前药治之，不能取效。

【病机】跌仆之后，瘀血存于其中，积而不散，久而成痛。因"小柴胡乃半表半里之药，最能入肝以舒木；而胁正肝之部位，宜乎取效而不效者，以小柴胡止能消有形之活血，而不能散有形之死血也"。

【治法】必用败血之药以下死血，进而再补其血，使死血去而新血生。因"血活易于流动，行气而瘀滞可通；血死难于推移，行气而沉积不化"，故必用败血之药以下死血而痛可除。但因"血死既久，在肝经则肝血已无生气。若不补其血，则肝舍空虚，未必不因虚而成痛。惟补其血，则死血方去，而新血即生，肝气快乐，何至有再痛之虞乎"。

【方药】先用抵当丸，以水蛭、虻虫有形之毒物，逐下有形之死血。服一剂后，便黑血而愈者，调理则用四物汤加减：熟地（一两），白芍（一两），丹皮（三钱），川芎（一钱），当归（五钱），三七根末（三钱），水煎服。因"恐水蛭、虻虫过于下血，万一死血行而活血随之而下"，则徒补无益。所以"用三七于补中止之，得补之益，而无下之失，始奏万全之功"。

【附方】散瘀汤：水蛭（炒黑色，为末，一钱），当归（五钱），丹皮、红花（各五钱），甘草（一钱），生地（三钱），水煎服。服"一剂即愈"。

4. 败瘀止痛汤证治

【主证】右胁大痛，肿起如覆杯，手不可按，按之痛益甚。

【病机】脾火内伏，瘀血存注而不散。胁虽为肝位，而肝必克脾，脾受肝克，则脾亦能随肝而作痛。然而无形之痛，治肝而痛可止；有形之痛，治脾而痛始消。"今痛而作肿，正有形之痛也，乃瘀血积于脾中，郁而不舒，乘肝部之隙，因外肿于右胁耳"。

【治法】必须通脾中伏热，而下其瘀血，则痛可立除。

【方药】败瘀止痛汤：大黄（三钱），桃仁（十四粒），当归（三钱），白芍（一两），柴胡（一钱），黄连（一钱），厚朴（二钱），甘草（一钱），水煎服。"一剂而瘀血下，二剂而痛除，肿亦尽消"。此方大黄、柴胡、黄连同用，能扫瘀去陈，开郁逐火，迅速而无留滞之苦。"然非多用白芍，则肝气难平，而脾中之热受制于肝，正不易散，是病在脾，而治仍在肝也"。

【附方】木土两平汤：石膏、茯苓、苍术、炒栀子（各三钱），白芍（五钱），甘草（一钱），水煎服。"一剂轻，二剂愈"。

5. 填精益血汤证治

【主证】因贪色房劳，又兼恼怒，因而风府胀闷，两胁作痛。

【病机】色欲损肾，怒气伤肝。"肝为肾之子，肾足而肝气易平，肾亏而肝血多燥"。

【治法】重于补肾填精，轻于疏肝益血，复通腰脐之气。本证属"色欲损肾，怒气伤肝，理当兼治"，但"兼治之中尤当治肾"。因"肝恶急，补血以制其急，不若补水以安其急也"。况且，肝血易生，而肾水难生，所以肝血不足，轻补肝而木得其养；肾水不足，非大用补肾之味，则水不能生。

【方药】填精益血汤：熟地（一两），山茱萸（五钱），白芍（五钱），当归（三钱），柴胡（一钱），丹皮（二钱），沙参（三钱），茯苓二钱，地骨皮三钱，白术三钱，水煎服。"一剂而肝气平，二剂而胁痛止，连服十剂全愈"。此方重于补肾以填精，轻于疏肝以益血，治肝肾之中而复去通腰脐之气。腰脐气利而两胁之气同利，故精血生而痛亦止。

【附方】水木两滋汤：熟地（一两），山茱萸、山药（各四钱），白芍、当归（各五钱），甘草（一钱），水煎服。

（二十二）头痛

《辨证录·卷之二·头痛门》，论述了头痛诸证的理法方药。其中，论及主方6首，附方7首，包括救脑汤（护首汤）、救破汤（芷桂川芎汤）、八味地黄汤加减（五德饮）、散偏汤（半解汤）、升清固外汤（升阳汤）、生莱菔汁合生姜汁（四物汤加味、爽气丹）。兹就上述方证之主证、病机、治法、方药，扼要阐述如下。

1. 救脑汤证治

【主证】头痛连脑，双目赤红，如破如裂者，此即所谓真头痛。

【病机】邪入脑髓。"此病一时暴发，法在不救，盖邪入脑髓而不得出也。虽然邪在脑，不比邪犯心与犯五脏也。苟治之得法，亦有生者"。

【治法】宣散邪气，补益气血。"气血周通于一身，邪自不能独留于头上矣"。

【方药】救脑汤：辛夷（三钱），川芎（一两），细辛（一钱），当归（一两），蔓荆子（二钱），水煎服。"一剂而痛即止"。方中细辛、蔓荆子，为治头痛之药，"然不能直入于脑，得辛夷之导引则入之矣"。但此三药皆耗气之味，同川芎用之，虽亦得愈头痛，然而过于辛散，邪气散而真气亦散。故又加入当归之补气补血，则气血周通于一身，邪自不能独留于头上而头痛自愈。

【附方】护首汤：川芎（五钱），当归（一两），白芷、郁李仁、天花粉（各三钱），蔓荆子（一钱），水煎服。"一剂效"。

2. 救破汤证治

【主证】头痛如破，痛无定处。

【病机】饮酒之后，当风而卧，酒气既散，风邪不去，遂留于太阳之经。因"太阳本上于头，而头为诸阳之首，阳邪与阳气相战，故往来于经络之间而作痛也"。

【治法】直治风邪。病既得之于酒，治法似宜兼治酒。但因"用解酒之药必致转耗真气，而头痛愈不能效，不若直治风邪能奏效之速也"。

【方药】救破汤：川芎（一两），细辛（一钱），白芷（一钱），水煎服。"一剂而痛止，不必再剂也。"方中川芎最止头痛，但"非用细辛则不能直上于颠顶，非用白芷则不能尽解其邪气，而遍达于经络也。虽如藁本他药，未尝不可止痛，然而大伤元气，终逊川芎散中有补之为得也"。

【附方】芷桂川芎汤：川芎（一两），白芷（三钱），桂枝（三分），水煎服。"一剂即止痛"。

3. 八味地黄汤加减方证治

【主证】头疼不十分重，过劳、遇寒、遇热皆发，倘加色欲则头岑岑而欲卧。

【病机】此乃少年之时不慎酒色，或加气恼而头痛。"此病得之肾劳，无肾水以润肝，则肝木之气燥，木中龙雷之火，时时冲击一身，而上升于颠顶者也"。

【治法】宜大补其肾中之水，而少益以补火之品。"使水足以制火而火可归源，自然下引而入于肾宫。火有水养，则龙雷之火安然居肾，不再上升而为头痛也。"

【方药】八味地黄汤加减：熟地（一两），山茱萸（五钱），山药（五钱），茯苓、丹皮、泽泻（各三钱），川芎（一两），肉桂（一钱），水煎服。"二剂而头轻，十剂而全愈。然后，去川芎而加白芍、当归各五钱，再服二十剂，永不再发矣"。方中"六味汤为补精之圣药，肉桂为引火归经之神品，川芎治头痛之灵丹，合而用之，所以奏功如响"。方中川芎虽是阳药，然能补血而走于颠顶；加之肉桂，以助命门之火，同气相合，故能"同群共济，使宿疾老邪尽行祛散"。而肾中水火，又复既济，则再无冲击上焦之患。十剂之后，不再用川芎者，是因头痛既瘥，则不可再用以耗真气，故改用白芍、当归，肾肝同治。"使木气无干燥之忧，而龙雷之火，且永藏于肾宅，尤善后之妙法"。此方亦可改汤为丸。

【附方】五德饮：熟地（二两），麦冬、玄参（各一两），川芎（五钱），肉桂（三分），水煎服。"一剂而火降，二剂而痛止，连服一月，永不再发"。

4. 散偏汤证治

【主证】患半边头风，或痛在右，或痛在左，大约痛于左者为多，百药治之罔效。其病有时重有时轻，大约遇顺境则痛轻，遇逆境则痛重，遇拂抑之事而更加之。风寒之天，则大痛而不能出户。"痛至岁久，则眼必缩小。十年之后，必至坏目，而不可救药矣"。

【病机】病得之郁气不宣，又加风邪袭之于少阳之经。

【治法】先急解肝胆之郁气，奏功之后再补益气血。"虽风入于少阳之胆，似乎解郁宜解其胆，然而胆与肝为表里，治胆者必须治肝。况郁气先伤肝而后伤胆，肝舒而胆亦舒也"。

【方药】散偏汤：白芍（五钱），川芎（一两），郁李仁（一钱），柴胡（一钱），白芥子（三钱），香附（二钱），甘草（一钱），白芷五分，水煎服。方中川芎可止头痛，川芎同白芍用之，尤能平肝之气，以生肝之血；肝之血生，而胆汁亦生，无干燥之苦。而后，郁李仁、白芷用之，自能上助川芎，以散头风。又益之柴胡、香附以开郁，白芥子以消痰，甘草以调和其滞气，则肝胆尽舒而风邪得去而头痛顿除。惟是一二剂之后，不可多用，因头痛既久，不仅肝胆血虚，而五脏六腑之阴阳尽虚。若单治胆肝以舒郁，未免销铄真阴；风虽出于骨髓之外，未必不因劳因感而风又入于骨髓之中。故在前方奏功之后，必须改用补气补血之剂，如以八珍汤者治之，以为善后之策。故论中强调，"毋论左右头疼，一剂即止痛，不必多服"。

【附方】半解汤：白芍（一两），柴胡（二钱），当归（三钱），川芎（五钱），甘草（一钱），蔓荆子（一钱），半夏（一钱），水煎服。

5. 升清固外汤证治

【主证】遇春而头痛，昼夜不得休息，昏闷之极，恶风恶寒，不喜饮食。

【病机】气弱之人，阳气不能随春气而上升于头。

【治法】补其阳气，则清气上升，而浊气下降，内无所怯，而外亦自固。凡有邪在头者，发汗以散表邪，则头痛可愈。"今因气微而不能上升，是无表邪也。无邪而发汗，则虚其虚矣，而清阳之气益难上升；气既不升，则阳虚而势难外卫，故恶风寒；气弱而力难中消，故憎饮食耳"。

【方药】升清固外汤：黄芪（三钱），人参（二钱），炙甘草（五分），白术（三钱），陈皮（三分），当归（二钱），白芍（五钱），柴胡（一钱），蔓荆子（一钱），川芎（一钱），天花粉（一钱），水煎服。"一剂而痛减，再剂而病愈"。此方即补中益气汤之变方，去升麻而用柴胡者，以柴胡入肝，提其木气。木主春，升木以应春气，使不陷于肝中，自然清气上升。况人参、黄芪、当归、白芍无非补肝气之药，气旺而上荣外固，则头痛自愈。

【附方】升阳汤：人参、蔓荆子（各一钱），半夏（一钱），黄芪（二钱），白术（五钱），甘草（五分），白芍、川芎（各三钱），升麻（六分），白芷（三分），水煎服。"四剂愈"。

6. 生莱菔汁合生姜汁灌鼻方证治

【主证】头痛，虽盛暑大热之时，必以帕蒙其首，而头痛少止；苟去其帕，少受风寒，其痛即发，而不可忍。

【病机】气血两虚，不能上荣于头，脑受风寒。

【治法】祛脑中之风寒。脑受风寒，药饵上治甚难，用祛风散寒之药，益伤气血，而头愈痛。古人有用生莱菔汁以灌鼻者，因鼻窍通脑，莱菔善开窍而厘清浊，故用之而可愈头风，"然又不若佐以生姜自然汁为更胜也"。

【方药】用生莱菔汁十分之七，生姜汁十分之三和匀，令病患口含凉水仰卧，以二汁匙挑灌鼻中，至不能忍而止，必眼泪口涎齐出，其痛立止。"痛止后，用四物汤加羌活、藁本、甘草数剂调理，断不再发"。因莱菔祛脑中之风，是其所长，不能祛脑中之寒，二物同用，则姜得莱菔而并可祛风，莱菔得姜而兼可祛寒。

【附方】爽气丹：人参（三钱），白术、甘草、黄芪、当归、茯苓、川芎（各一钱），防风、荆芥（各五分），半夏（八分），水煎服。"一月全愈"。

（二十三）腹痛

《辨证录·卷之二·腹痛门》，论述了腹痛诸证的理法方药。其中，论及主方6首，附方5首，包括导火汤、制肝益火汤（消寒饮）、卫生汤（逐虫丹）、逍遥散加减（苍白甘草汤）、逐秽丹（利腹汤）、独参汤（阴阳和合汤）。兹就上述方证之主证、病机、治法、方药，扼要阐述如下。

1. 导火汤证治

【主证】人有腹痛欲死，手按之而更甚。

【病机】火痛，火之有余，水之不足。火痛各有不同，有胃火，有脾火，有大小肠火，有膀胱火，有肾火，不可不辨。胃火者，必汗而渴，口中臭；脾火痛者，必走来走去，无一定之处；大肠火者，大便必闭结，而肛门必干燥后重；小肠火者，小便必闭涩如淋；膀胱火者，小便闭涩而若急；肾火者，则强阳不倒，口不渴而面赤，水窍涩痛。

【治法】滋阴降火，导火解氛。

【方药】导火汤：玄参（一两），生地（五钱），车前子（三钱），甘草（一钱），泽泻（二钱），水煎服。"连服二剂而诸痛皆可愈也"。此方"可以共治有火之腹痛"。方中玄参、生地滋其阴，而阳火自降；益以车前子、泽泻之滑利，甘草之调和，尤能"导火解氛"。若辨明胃火而加石膏，脾火而加知母，大肠火而加地榆，小肠火而加黄连，膀胱火而加滑石，肾火而加黄柏，"尤效之极也"。

2. 制肝益火汤证治

【主证】终日腹痛，手按之而宽快，饮冷则痛剧。

【病机】寒痛，属命门火衰，寒邪内盛。"不必分别脏腑，皆命门火衰，而寒邪留之也。"

【治法】助脾胃之阳气，平肝木之气，温命门之火，复暖其脾胃。"命门为一身之主，命门寒而五脏七腑皆寒矣，故只宜温其命门之火为主。然命门之火不可独补，必须治兼脾胃。火土相合，而变化出焉。然又不可只治其土，必须制肝，使木不克土，而后以火生之，则脾胃之寒邪既去，而阳气升腾，浊阴销亡于乌有，土木无战克之忧，而肠腹享安宁之乐矣"。此"补火必须补土"，又"制肝以益土，更妙于补火也"。

【方药】制肝益火汤：白芍（三钱），白术（五钱），茯苓（三钱），甘草（一钱），肉桂（一钱），肉豆蔻（一枚），半夏（一钱），人参（三钱），水煎服。"一剂而痛减半，再剂而痛尽除也"。方中以六君子汤加减，助脾胃之阳气；加入白芍，平肝木之气；又有肉桂以温命门之火，则火自生土；肉豆蔻复自暖其脾胃，则"寒邪不战而自走也"。

【附方】消寒饮：白术、人参（各五钱），肉桂、肉豆蔻、甘草（各一钱），水煎服。"一剂即止"。

3. 卫生汤证治

【主证】腹痛，得食则减，遇饥则甚，面黄体瘦，日加困顿。

【病机】阴阳之气衰，不能运化于一身，以致虫生于腹。"其初食物，后将饮血而不可止，及至饮血而腹痛之病作"。

【治法】培补阴阳气血，升举脾胃阳气，兼以杀虫。

【方药】卫生汤：人参（三钱），白术（五钱），白薇（一钱），甘草（一钱），榧子（十枚，切片），槟榔（一钱），使君子（十个，去壳），干葛（一钱），水煎服。"一剂而腹转痛，二剂而腹痛除矣"。若"服药后而腹痛者，拂虫之意，切戒饮茶水，一饮茶水，止可杀虫之半，而不能尽杀之也。故禁食半日，则虫尽化为水，从大小便而出"。"方中用人参、白术为君，以升其阳气。阳升而虫不能自安，必头向上而觅食，所佐者尽是杀虫之药，虫何能久存哉。倘一饮茶水，则虫得水而反可死中求活矣，虽临时安贴，久则虫多而痛如故也"。

【附方】逐虫丹：白薇、茯苓（各三钱），雷丸、甘草、槟榔（各一钱），黄连（五分），使君子（十个），乌梅（一个），水煎服。"三剂全愈"。

4. 逍遥散加减方证治

【主证】腹痛至急，两胁亦觉胀满，口苦作呕，吞酸欲泻，而又不可得。曾"用寒药治之不效，热药亦不效，用补药亦不效"。

【病机】气滞腹痛。因"肝木气郁，下克脾土，土畏木克，而阳气不敢升腾，因之下行而无可舒泄，复转行于上而作呕，彼此牵掣而痛无已时也"。

【治法】必须疏肝气之滞，而又升腾脾胃之阳气，则土不畏木之侵凌而痛自止。

【方药】逍遥散加减：柴胡（一钱），白芍（五钱），白术（一钱），甘草（一钱），茯苓（三钱），陈皮（一钱），当归（二钱），神曲（一钱），水煎服。"二剂而痛止矣"。论曰："方用逍遥散加减最妙"。因"逍遥散解郁，而此痛又须缓图，不必更用重剂，再服四剂而奏功全矣"。

【附方】苍白甘草汤：苍术（五钱），白芍（一两），甘草（一钱），水煎服。"二剂愈"。

5. 逐秽丹证治

【主证】因多食生冷燔炙之物，或难化之品，存于腹内作痛，手按之而痛甚。

【病机】食积腹痛。"此食积于肠，闭结而不得出，有燥屎之故也"。能食者，多属阳旺；能食而不能化者，多属阴衰。若阴血不能润于大肠，阳火焚烁而作祟，遂致大肠熬干，留食结为燥屎而不下。由于燥屎不下，则阴阳不通而腹痛。

【治法】宜逐积化滞，清热攻下。此证"法宜逐积化滞，非下之不可。然而下多亡阴，不可不防"。宜于"滋阴之中而佐以祛逐之味，则阴不伤而食又下也"。

【方药】逐秽丹：当归尾（五钱），大黄（三钱），甘草（一钱），枳实（一钱），丹皮（三钱），水煎服。"一剂而燥屎下，腹痛顿除，不必用二剂也"。此方用大黄、枳实以逐秽，加入当归、丹皮以补血生阴，攻补兼施。

【附方】利腹汤：大黄（三钱），当归（五钱），枳壳、山楂、麦芽、厚朴、甘草（各一钱），桃仁（十粒），水煎服。"一剂即通，腹亦不痛矣"。

6. 独参汤证治

【主证】腹痛，从右手指冷起，渐上至头，如冷水浇灌，由上而下，而腹乃大痛；既而遍身大热，热退则痛止，或食或不食，或过于食而皆痛。初则一年一发，久则一月一发，发久则旬日一发。用四物汤加解郁之药不应，用四君子汤加消积之药又不应，用二陈汤加消痰破气和中之药复不应。

【病机】阳气大虚之腹痛。"明是阳不能敌阴，以失其健运而痛乃大作。痛作而热者，寒极变热也。及其寒热两停，阴阳俱衰，两不相斗，故热止而痛亦止也"。

【治法】单补其阳，阳旺而阴自衰，阳旺则气自旺，气旺则血自生。

【方药】独参汤：人参（一两），加陈皮（八分），甘草（一钱），水煎服。独参汤乃补气之药，功专而力大。因"前此兼用消积破气之药，是为诛伐无过"，故用人参扶助阳气，气旺则血自生。

【附方】阴阳和合汤：白术（五钱），人参（二钱），甘草（一钱），柴胡（一钱），白芍（五钱），枳壳（五分），水煎服。服"二剂全愈"。

（二十四）腰痛

《辨证录·卷之二·腰痛门》，论述了腰痛诸证的理法方药。其中，论及主方6首，附方6首，包括轻腰汤（三圣汤、术桂汤）、补虚利腰汤（实腰汤）、宽腰汤（术桂加泽泻汤）、起伛汤（芪术防桂汤）、续腰汤、转腰汤（术桂防豨汤）。兹就上述方证之主证、病机、治法、方药，扼要阐述如下。

1. 轻腰汤证治

【主证】两腰重如带三千文，不能俯仰。

【病机】此病因房劳力役，又感风湿而成。

【治法】先利其腰脐之气以祛风利湿，而后大补其肾中之水火。"伤肾之症，治须补肾"，但"腰脐之气未通，风湿入于肾而不得出"者，"法宜先利其腰脐之气，以祛风利湿，而后大补其肾中之水火，则腰轻而可以俯仰矣"。

【方药】轻腰汤：白术（一两），薏苡仁（一两），茯苓（五钱），防己（五分），水煎服。"连服二剂而腰轻矣"。此方"惟利湿而不治腰，又能利腰脐之气，一方而两治之也。然不可多服者，以肾宜补而不可泻。防己多用必致过泄肾邪。肾已无邪可去，而反损正气，故宜用补肾之药，而前药不可再用矣"。

【附方】①三圣汤：杜仲（一两），白术（五钱），山茱萸（四钱），水煎服。此方补肾中之水火，而"仍利其腰脐者，肾气有可通之路，则俯仰之间，无非至适也"。②术桂汤：白术（三两），肉桂（三分），水煎服。"二剂全愈，不再发"。

2. 补虚利腰汤证治

【主治】动则腰痛，自觉其中空虚无着。

【病机】肾虚腰痛。"肾分水火，未可以虚字一言了之。经谓诸痛皆属于火，独肾虚腰痛非火也。惟其无火，所以痛耳"。

【治法】滋补肾阴，温补肾阳。"似宜单补肾中之火，然而火非水不生；若徒补火而不补水，所谓无阴不能生阳，而痛不可遽止；必须于水中补火，水火既济，肾气足而痛自除，此即贞下起元之意也"。

【方药】补虚利腰汤：熟地（一两），杜仲（五钱），破故纸（一钱），白术（五钱），水煎服。"连服四剂自愈"。方中熟地补肾水，得白术则利腰脐，而熟地不腻；杜仲、破故纸，补火以止腰痛，得熟地则润泽而不至干燥。此方配伍相宜，故取效最捷。

【附方】实腰汤：杜仲（一两），白术（二两），熟地（一两），山茱萸（四钱），肉桂（一钱），水煎服。"十剂全愈"。

3. 宽腰汤证治

【主证】腰痛，日重夜轻，小水艰涩，饮食如故。

【病机】膀胱水闭所致腰痛。"膀胱为肾之府，火盛则水不能化，而水反转入于肾之中。膀胱太阳之经也，水火虽犯肾阴，而病终在阳而不在阴"。

【治法】利膀胱之水，利腰脐之气，使膀胱与肾气内外相通。"若不治膀胱，而惟治肾，用补精填水，或用添薪益火，适足以增其肾气之旺。但阴旺而阳亦旺，肾热而膀胱益热，致水不流而火愈炽。膀胱之火愈炽，必更犯于肾宫"，而腰之痛必不能痊，故此腰痛从膀胱施治。

【方药】宽腰汤：车前子（三钱），薏苡仁（五钱），白术（五钱），茯苓（五钱），肉桂（一分），水煎服。"一剂而膀胱之水大泄，二剂而腰痛顿宽也"。

方中车前子、茯苓利膀胱之水，薏苡仁、白术利腰脐之气，则膀胱与肾气内外相通。"又得肉桂之气，尤易引肾气而外达于小肠"。如此则膀胱之水得以尽泄，则腰痛必得以速愈。

【附方】术桂加泽泻汤：白术（一两），泽泻（三钱），肉桂（五分），水煎服。"一剂即通"。

4. 起伛汤证治

【主证】大病之后，腰痛如折，久而成为伛偻。

【病机】此乃脾湿而非肾虚。"此乃湿气入于肾宫，误服补肾之药而成之也"。

【治法】利湿而又不耗气，使气旺则水湿自消。先前之误治，是因"脾湿当祛湿，而乃用熟地、山茱一派滋润之药，虽非克削之味，而湿以加湿，正其所恶，故不特无益，而反害之也"。因其"湿以助湿"，故成"伛偻"之变证。

【方药】起伛汤：薏苡仁（三两），白术（二两），黄芪（一两），防风（三分）、附子（一分），水煎服。"日用一剂，服一月而腰轻，服两月而腰可伸矣，服三月而全愈"。此方利湿而又不耗气，气旺则水湿自消。且"加入防风、附子于芪、术之中，有鬼神不测之机，相畏而相使，建功实奇"。

【附方】芪术防桂汤：白术（四两），黄芪（二两），防己（一钱），肉桂（一钱），水煎服。"十剂轻，二十剂愈"。

5. 续腰汤证治

【主证】因跌打闪挫，以至腰折不能起床，状似伛偻。

【病机】肾虚兼瘀血所致腰痛。因"腰折而使之接续，其中必有瘀血在内"。

【治法】补肾补血，兼通腰脐之气。折腰宜补不宜泻，又不可不知。因"肾有补而无泻，加逐瘀之味，必转伤肾脏矣。折腰之痛，内伤肾脏，而非外伤阴血，活血之药不能入于肾之中，皆不可用，而必须独补肾也。惟是补肾之剂，小用不能成功耳"。

【方药】续腰汤：熟地一斤，白术半斤，水大碗数碗，煎服。"一连数剂，而腰如旧矣"。方中"熟地原能接骨，不止补肾之功；白术善通腰脐之气，气通则接续更易，但必须多用为神耳。使加入大黄、白芍、桃仁、红花之药，则反败事。若恐其腰痛而加杜仲、破故、胡桃等品，转不能收功矣"。

6. 转腰汤证治

【主治】因露宿于星月之下，感犯寒湿之气，腰痛不能转侧。

【病机】外感寒湿，邪入于骨髓而腰痛。"腰乃肾堂至阴之宫也，霜露寒湿之气，乃至阴之邪也。以至阴之邪，而入至阴之络，故掣急而作痛"。

【治法】利湿而通腰脐之气，逐瘀而行其滞。"惟是至阴之邪，易入而难散。盖肾宜补而不宜泻，散至阴之邪，必泻至阴之真矣。然而得其法，亦正无难也"。

【方药】转腰汤：白术（一两），杜仲（五钱），巴戟天（五钱），防己（五分），肉桂（一钱），苍术（三钱），羌活（五分），桃仁五粒，水煎服。"一剂而痛轻，再剂而痛止也"。此方以白术为君，利湿而又通其腰脐之气；得杜仲之相佐，则攻中有补，而肾气无亏；益之巴戟天、肉桂以祛其寒，苍术、防己以消其水；更得羌活、桃仁，逐其瘀而行其滞，虽泻肾而实补肾。由于"至阴之邪既去，而至阴之真无伤，故能止痛如神耳"。

【附方】术桂防莶汤：白术（二两），肉桂（三钱），防己（一钱），豨莶草（五钱），水煎服。"十剂见效"。

（二十五）遍身骨痛

《辨证录·卷之三·遍身骨痛门》，论述了遍身骨痛诸证的理法方药。其中，论及主方4首，附方4首，包括并祛丹（芪术两活汤）、逍遥散加味（和肝消火散）、消块止痛丹（防芪分湿汤）、忘痛汤（化凝汤）。兹就上述方证之主证、病机、治法、方药，扼要阐述如下。

1. 并祛丹证治

【主证】一身上下，由背而至腰膝两胫，无不作痛；饮食知味，然不能起床，即起床席，而痛不可耐，仍复睡卧，必须捶敲按摩，否则其痛走走去去，在骨节空隙之处作楚而不可忍。

【病机】风湿在肾，致遍身骨痛。

【治法】泻胃与大肠之风湿，而肾之风湿自去。因"风湿入于经络则易去，风湿入于骨髓则难去。以骨髓属肾，肾可补而不可泻。祛风湿则伤肾，肾伤则邪欺正弱，将深居久住，而不肯遽出矣。虽然肾不可泻，而胃与大肠未尝不可泻也。泻胃与大肠之风湿，而肾之风湿自去。盖胃为肾之关，而大肠为肾之户也"。

【方药】并祛丹：黄芪（一两），白术（五钱），茯苓（五钱），甘菊花（三钱），炙甘草（一钱），羌活（五分），防风（五分），水煎服。"一剂而痛减，二剂而痛除，三剂而痛全愈矣。愈后，用八味地黄丸调理，永无再犯之患"。此证"邪在骨髓，必须用气分之剂提出"。因而，"使微寒之品，与轻散之味以和解之，则邪易于速化。然后，用补肾之药补其肾中之水火，真水足而邪水不敢再入，真火足而邪火不能再侵也"。

【附方】芪术两活汤：人参、肉桂（各三钱），白术、黄芪（各一两），茯苓（五钱），甘草（一钱），羌活、独活（各五分），水煎服。"四剂愈"。

2. 逍遥散加味方证治

【主证】遍身疼痛，至腰以下不痛。

【病机】火郁于中、上二焦而不能散。"火生于郁，则肝胆之气不宣，木必下克脾胃之土；而土气不升，则火亦难发，以致气血耗损，不能灌注于经络而作痛矣"。

【治法】疏肝解郁清热，兼疏通经络。"若作风湿治之，全不能效。然而，仅治其火，亦正徒然"。

【方药】逍遥散加味：柴胡（二钱），白芍（五钱），当归（一两），甘草（一钱），炒栀子（三钱），陈皮（一钱），茯苓（三钱），白术（二钱），羌活（一钱），水煎服。"一剂而痛如失矣"。逍遥散专解肝胆之郁，栀子尤善于解郁中之火。肝胆之火既盛，则"胆中之汁必干，肝中之血必燥"，故多加当归、芍药，更于"平肝平胆之内而济之滋胆滋肝之味"。血足而气自流通，复加羌活以疏经络，自然火散而痛除。

【附方】和肝消火散：柴胡、栀子、丹皮、苍术、天花粉（各二钱），白芍（五钱），茯苓、生地（各三钱），甘草（一钱），陈皮（五分），川芎（一钱），水煎服。"四剂全愈"。

3. 消块止痛丹证治

【主证】遍身生块而痛。

【病机】湿痰外走经络。"此虽是痛风，然因湿气不入脏腑而外走经络、皮肤，以生此块，乃湿痰所结成者也"。

【治法】消痰于肠胃之内，则经络皮肤之痛块自消。因"消痰于肠胃之内者易为力，而消痰于经络、皮肤者难为功"，亦即经络皮肤难治，而肠胃则易治。

【方药】消块止痛丹：人参（三钱），黄芪（五钱），防风（一钱），半夏（三钱），羌活（一钱），白术（三钱），桂枝（五分），茯苓（五钱），薏苡仁（五钱），水煎服。"二剂而痛轻，四剂而痛止，十剂而块消，二十剂而块尽消也"。遍身块结不散，是正气虚所致。气虚则痰结，故用人参、黄芪、白术以补其气，而痰之势必衰。再益之茯苓、薏苡仁以利湿，半夏以消痰，防风、羌活以祛风，桂枝以逐邪，则"痰之党羽既孤，而不能留其块垒矣"。若徒治经络皮肤，反耗损肠胃之气，而气不能行于经络皮肤，则块且益大，难以消之。

【附方】防芪分湿汤：黄芪、白术、茯苓（各五钱），薏苡仁（五钱），防风、柴胡、天花粉（各一钱），桂枝（三分），麻黄（五分），水煎服。"四剂愈"。

4. 忘痛汤证治

【主证】遍身疼痛，殆不可忍，然有时止而不疼。

【病机】气血亏损，凝滞不通。"风寒束于肌骨，雨湿入于肢节，皆能作痛。然其痛必一定不迁，非时而痛，时而不痛也。惟气血既虚，不能流行于肢节肌骨之中，每视盛衰以分轻重，气到之时则痛轻，气散之后则痛重；血聚之时则痛轻，血滞之时则痛重也"。

【治法】必大补其气血，而佐以温热之味。则"正旺而邪不敢侵，不必止痛而痛自止也"。倘认作风寒雨湿之邪，而用祛除扫荡之药，则气血愈虚，而疼痛更甚。

【方药】忘痛汤：当归（一两），黄芪（二两），肉桂（二钱），延胡索（一钱），天花粉（三钱），秦艽（一钱），水煎服。"一剂必出大汗，听其自干，一服即愈，二服不再发"。此方即补血汤之变方。补血汤名为补血，实"气血双补之神剂"。今益以肉桂之祛寒，延胡索之活血化气，天花粉之消痰祛湿，秦艽之散风。即使有外邪，亦无不兼治，服之遍身骨痛自愈。

【附方】化凝汤：当归（五钱），黄芪（一两），肉桂（五分），茯苓（五钱），柴胡、甘草、羌活、半夏（各一钱），水煎服。"四剂愈"。

（二十六）血症

《辨证录·卷之三·血症门》，论述了血症诸证的理法方药。其中，论及主方21首，附方21首，包括固气生血汤（黄荆汤），三台救命汤（填精止血汤），两泻汤（三仙散火汤），解暑止血汤（散暑止血汤），化丝汤（益阴地黄丸、还源汤），壮水汤，平肝止血散（断红饮），六味地黄汤（生熟二地汤），救涸汤（麦冬熟地汤），止衄汤（麦冬三七汤），填窍止焚汤（截流汤），护舌丹（清心救命丹），六味地黄汤加麦冬、五味、骨碎补（阖缝丹），两止汤（障脐汤），当归补血汤加味（掩窍丹），三地汤（荸荠熟地汤），水火两通丹（通溺饮），肺肾两益汤（芪归敛血汤），滋脾饮（同归汤），助心丹（郁膏汤），补液丹（柏子安心汤）。兹就其中部分方证之主证、病机、治法、方药，扼要阐述如下。

1. 固气生血汤证治

【主证】人有一时狂吐血者，血已吐出如倾盆。

【病机】血已亏虚，且有虚火。

【治法】急当固气。"气固则已失之血可以渐生，未失之血可以再旺耳"。因"有形之血不能速生，无形之气所宜急固"。若吐血既久，尚宜斟酌。

【方药】固气生血汤：黄芪（一两），当归（五钱），荆芥（炒黑，二钱），水煎服。"一剂血止，再剂气旺，四剂血各归经，不致再吐矣"。此方即补血汤之变，"全在荆芥引血归于气分之中，引气生于血分之内；气血之阴阳既交，则水火之阴阳自济，断不至脏腑经络再有拂逆，使血冲击而再呕也"。大约此方，治初起呕狂血者，若吐血既久，尚宜斟酌。

【附方】黄荆汤：生地（四两），炒黑荆芥（三钱），煎服，血止。

2. 三台救命汤证治

【主证】久吐血未止，或半月一吐，或一月一吐，或三月数吐，或终年频吐，虽未咳嗽，而吐痰不已，委困殊甚。

【病机】此属肾肝之吐。"吐血未必皆是肾肝之病，然吐血而多，经岁月未有不伤肾肝者。肾肝既伤，则水不能养肝；而肝木必燥，龙雷之火不能安于木中，必下克于脾胃；而脾胃寒虚，龙雷之火，乃逆冲于上，以欺肺金之弱，挟胃中之血，遂火旺而沸腾，随口而出矣"。

【治法】必肾、肝、肺三经统补之，即补肾以滋肝，清肺以制肝，去肝中浮游之火，引上焦之火以下归于肾，使血归经。

【方药】三台救命汤：熟地半斤，麦冬三两，丹皮二两，水煎二碗，一日服尽，不再吐。方中熟地补肾以滋肝，麦冬清肺以制肝，丹皮去肝中浮游之火，又能引上焦之火以下归于肾脏，使血归经。"然非大用之，则火势燎原，何能止抑其炎炎之势，故必用重剂，则滂沱大雨，而遍野炎氛始能熄焰"。至于火息血静之后，再用地黄丸调理三年，乃"延生之善计，愿人守服以当续命膏也"。

【附方】填精止血汤：熟地（二两），山茱萸（四钱），麦冬（五钱），北五味子（一钱），炒黑荆芥（三钱），白芍（一两），水煎服。"十剂血不再吐"。

3. 两泻汤证治

【主证】吐黑血，虽不至于倾盆，而痰嗽必甚，口渴思饮。

【病机】此因肾经之实火所致。"肾中之火，又挟心包相火并起而上冲耳"。

【治法】泻心包之火与肾经之火。然而，"心包之火可泻，而肾火终不可泻，泻心包之火，必致有伤于肾"。故"泻其肝，则二经之火不泻而自泻也。肝为心包之母，而肾之子也，母弱而子不能强，子虚而母亦自弱耳"。

【方药】两泻汤：白芍（一两），丹皮（一两），地骨皮（一两），炒黑栀子（三钱），玄参（一两），水煎服。"连服二剂，而黑血变为红色矣。再服二剂而咳嗽除，血自止，神效也"。此两泻汤虽泻肝木，其实仍是两泻心包与肾经。火得水而解，血得寒而化。此"黑血之所以易变，而吐血之所以易止也"。

【附方】三仙散火汤：玄参（三两），生地（二两），白芍（一两），水煎服。"二剂即止血"。

4. 解暑止血汤证治

【主证】因感触暑气，一时气不得转，狂呕血块而不止，头痛如破，汗出如雨，口大渴，发狂乱叫。

【病机】暑邪犯胃，火热迫血妄行。

【治法】宜消暑热之气，而佐之下降归经之药，则气不逆而血自止。若作虚证治之，必反增剧。如当归补血汤之类，更不可轻用。

【方药】解暑止血汤：青蒿（一两），当归（五钱），荆芥（炒黑，三钱），石膏（一两），麦冬（五钱），玄参（五钱），大黄（一钱），水煎服。"一剂而暑气消，口渴止，二剂而血归于经，诸症悉愈，不可再用三剂也"。方中青蒿能于解暑之中善退阴火，则阴阳既济，而拂抑之气自除。于是，以石膏退胃火，麦冬退肺火，玄参退肾火，荆芥从上焦而引火下行，又得大黄迅逐不再停于胃；又恐血既上越，大肠必然燥结，加入当归之滑，以助其速行之势，故"旋转如环，而取效甚捷也"。

【附方】亦可用散暑止血汤：大黄、生地、石膏（各三钱），水煎服。

5. 化丝汤证治

【主证】痰中吐血如血丝，日间则少，夜间则多，咳嗽不已，多不能眠。

【病机】肾火夹痰，上升咽喉；心火刑于肺金，水中兼有火气。"此乃肾中之火，冲入咽喉，而火不得下归于命门，故火沸为痰而上升。而心火又欺肺金之弱，复来相刑，是水之中兼有火之气，所以痰中见血丝也"。

【治法】肺、肾、心并治，兼以祛痰退火。若不用补剂，而惟事于祛痰退火，"恐痰愈多而血愈结也"。

【方药】化丝汤：熟地（一两），麦冬（五钱），贝母（一钱），玄参（五钱），茯苓（三钱），苏子（一钱），地骨皮（三钱），沙参（三钱），荆芥（炒黑，一钱），水煎服。"一剂而血丝少，再剂而血丝断矣"。吐血得愈之后，"不可仍服此方，宜服益阴地黄丸"。

【附方】①前证服"化丝汤"既愈后，服益阴地黄丸：熟地（一斤），山药（八两），麦冬（十两），北五味子（三两），山茱萸（八两），丹皮（六两），茯苓（六两），地骨皮（十两），泽泻（四两），蜜为丸。此方"服一年，永不再发"。②此证用"还源汤"亦佳。以熟地（一两），山茱萸（五钱），炒黑荆芥（三钱），地骨皮（五钱），麦冬（三钱），天冬（二钱），甘草、贝母（各三分），桔梗（五分），水煎服。"三十剂愈"。

6. 壮水汤证治

【主证】久吐血，百计止之而不效。

【病机】此"血犯浊道"，为火盛气逆所致。

【治法】壮水以镇阳火，使火得水而消，气得水而降。"欲治气逆，必须降火。然而火盛既久，则火不能盛；气逆既久，则气更加逆，似乎泻火易而降气难，不知火泻则气亦随之而降矣。但火久则变为虚火，虚火宜引，而引火之药多是辛热之味，恐反有助逆之虑，不若壮水以镇阳火之为得也"。

【方药】壮水汤：熟地（二两），生地（一两），荆芥（炒黑，二钱），三七根末（三钱），水煎调服。"一剂而血即止，再剂而血即断，不再发也"。方中熟地与生地同用，补精之中即寓止血之妙；"荆芥引血而归于经络，三七根即随之而断其路径，使其入而不再出也。火得水而消，气得水而降，此中自有至理也"。

【附方】单用三七根末三钱，加入童便一碗，调服即止。

7. 平肝止血散证治

【主证】大怒吐血，色紫气逆，两胁胀满作痛。

【病机】大怒伤肝致吐血。"此怒气伤血，不能藏而吐也。肝本藏血，逢怒则肝叶开张，血即不能藏矣。肝气本急，怒则更急，急则血自难留，故一涌而出，往往有倾盆而吐者。况肝中原有龙雷之火，因怒而击动其火，于是劈木焚林，而血乃上越矣。血既上涌，肝无血养，自然两胁作痛，轻则胀满矣"。

【治法】急宜平其肝气，而少加清凉之品，则"怒气一平，而龙雷之火自收，血症可愈。倘一味用止血之药，反足以拂其火热之性也"。

【方药】平肝止血散：白芍（二两），当归（一两），荆芥（炒黑，三钱），炒栀子（二钱），甘草（一钱），丹皮（二钱），水煎服。"一剂而肝气平，二剂而吐血止，三剂气不逆，而胀痛尽除也"。方中芍药平肝，而又能益肝中之气血，同当归用之，则生血活血，实有神功。"丹皮、栀子不过少凉其血，以清其火，以便荆芥之引经，甘草之缓急"。

【附方】断红饮亦神效：白芍、当归（各一两），荆芥（炒黑，三钱），三七根末（三钱），水煎调服。"一剂即止血"。

（二十七）五郁

《辨证录·卷之四·五郁门》，论述了五郁诸证的理法方药。其中，论及主方 6 首，附方 6 首，包括善夺汤（疏土汤）、善泄汤（和金汤）、补火解郁汤（浚水汤）、发火汤（通火汤）、开郁至神汤（舒木汤）、解郁开结汤（抒木汤）。兹就上述方证之主证、病机、治法、方药，扼要阐述如下。

1. 善夺汤证治

【主证】心腹饱满作胀，时或肠鸣，数欲大便；甚则心疼，两胁填实，为呕为吐，或吐痰涎，如呕清水，或泻利暴注，以致两足面跗肿，渐渐身亦重大。

【病机】此属土郁，即脾胃之气郁滞。此"脾胃之所以成郁者，虽因于肝木之有余，与肺金之不足，然亦因脾胃之气素虚，则肝得而侮，肺得而耗也"。

【治法】宜疏通其土，使脾胃之气升腾，则郁气可解，亦即"开郁必须补脾胃之气，补脾胃而后用夺之之法，则土郁易解"。

【方药】善夺汤：茯苓（一两），车前子（三钱），白术（三钱），柴胡（一钱），白芍（五钱），陈皮（三分），半夏（一钱），水煎服。"连服四剂，而诸症渐愈"。此方利水而不走气，舒郁而兼补正，此"不夺之夺，更神于夺也"。

【附方】疏土汤：白术、茯苓（各一两），肉桂（三分），柴胡（五分），白芍（三钱），枳壳（三分），半夏（五分），水煎服。"四剂愈"。

2. 善泄汤证治

【主证】咳嗽气逆，心胁胀满，痛引小腹，身不能反侧，舌干嗌燥，面尘色白，喘不能卧，吐痰稠密，皮毛焦枯。

【病机】此属肺气之郁。"肺气之郁，未有不先为心火所逼而成。然而，火旺由于水衰，肾水不足，不能为肺母复仇，则肺金受亏，而抑郁之病起"。

【治法】必须大补肾水。"治肺金之郁，不可径泄肺金之气，必须大补肾水，水足而心火有取资之乐，必不再来犯肺，是补肾水正所以泄肺金也"。

【方药】善泄汤：熟地（一两），山茱萸（五钱），玄参（一两），荆芥（三钱），牛膝（三钱），炒枣仁（三钱），沙参（三钱），贝母（一钱），丹皮（二钱），水煎服。"一剂轻，二剂又轻，十剂全愈"。此方"滋肾水以制心火，实滋肾水以救肺金也。肺金得肾水之泄而肺安，肾水得肺金之泄而水壮，子母同心，外侮易制，又何愤懑哉！此金郁泄之之义，实有微旨也"。

【附方】和金汤：麦冬（五钱），苏叶（一钱），桔梗（二钱），甘草（一钱），茯苓（三钱），黄芩（一钱），半夏（五分），百合（三钱），水煎服。"四剂愈"。

3. 补火解郁汤证治

【主证】遇寒心痛，腰椎沉重，关节不利，难于屈伸，有时厥逆，痞坚腹满，面色黄黑。

【病机】水郁。水郁成于水虚，但水虚之成因不同。"水有因火而虚者，真火虚也；有因水而虚，真水虚也。真水虚而邪水自旺，真火虚而真水益衰。

【治法】水中补火。"大约无论真火、真水之虚，要在于水中补火，火足而水自旺，水旺而郁不能成也"。

【方药】补火解郁汤：熟地（一两），山药（五钱），巴戟天（五钱），肉桂（五分），杜仲（五钱），薏苡仁（五钱），水煎服。"连服四剂自愈"。此方"于补火之中，仍是补水之味，自然火能生水，而水且生火，水火两济，何郁之有，正不必滋肝胆而调脾胃也"。

【附方】浚水汤：白术（一两），杜仲（三钱），山药（一两），薏苡仁、芡实（各五钱），防己、桂枝（各五分），水煎服。"四剂愈"。

4. 发火汤证治

【主证】少气，胁腹、胸背、面目、四肢膜胀愤懑，时而呕逆，咽喉肿痛，口干舌苦，胃脘上下忽时作痛；或腹中暴疼，目赤头晕，心热烦闷，懊憹，善暴死，汗濡皮毛，痰多稠浊，两颧红赤，身生痱疮者。

【病机】火郁。火性炎上，"火郁则不能炎上而违其性矣"。五脏之火不同，有虚火、实火、君火、相火之异。然火之成郁者，大约皆属虚火、相火，即龙雷之火。"雷火不郁则不发动，过于郁则又不能发动。非若君火、实火虽郁而仍能发动也"。

【治法】治火之郁者，宜治虚火相火。虚火则不可用泻，相火则不可用寒，当因其性而发之。

【方药】发火汤：柴胡（一钱），甘草（一钱），茯神（三钱），炒枣仁（三钱），当归（三钱），陈皮（三分），神曲、炒栀子（各一钱），白芥子（二钱），白术（二钱），广木香末（五分），远志（一钱），水煎服。服"一剂而火郁解，再剂而诸症愈矣"。此方直入胞络之中，以解其郁闷之气，又不直泻其火，而"反补其气血，消痰去滞，火遂其炎上之性"。心包之火，下通于肝肾，解心包之郁火，正所以解龙雷之郁火。惟解其心包之火，则上火既达，而下火可以渐升；且上火既达，而下火亦可以相安而不必升。

此"治法之最巧者也"。

【附方】通火汤：白芍、玄参、麦冬（各一两），生地（五钱），甘草（一钱），陈皮（五分），荆芥（一钱），白芥子（二钱），茯苓（三钱），半夏（八分），水煎服。"一剂而郁解矣，二剂全愈"。

5. 开郁至神汤证治

【主证】畏寒畏热，似风非风，头痛颊疼，胃脘饱闷；甚则心胁相连膜胀，膈咽不通，吞酸吐食，见食则喜，食完作楚；甚则耳鸣如沸，昏眩欲仆，目不识人。

【病机】木郁。"木属肝胆，肝胆之气一郁，上不能行于心包，下必至刑于脾胃"。人身后天以脾胃为主，木克脾土，则脾不能化矣；木克胃土，则胃不能受。脾胃空虚，则津液枯槁，难以分布于脏腑。且"木尤喜水，脾胃既成焦干之土，则木无水养，克土益深，土益病矣。土益病，则土不生肺，而肺金必弱，何能制肝！肝木过燥，愈不自安而作祟矣！"

【治法】宜急舒肝胆之气，滋补肝胆而治血。因"徒舒肝胆之气，而不滋肝胆之血，则血不能润，而木中之郁未能尽解也"。

【方药】开郁至神汤：人参（一钱），香附（三钱），茯苓（二钱），白术（一钱），当归（二钱），白芍（五钱），陈皮（五分），甘草（五分），炒栀子（一钱），柴胡（五分），水煎服。"一剂而郁少解，再剂而郁尽解"。此方无刻削之品，而又能去滞结之气，"胜于逍遥散多矣"。人之境遇不常，拂抑之事常多，愁闷之心易结，而木郁之病不尽得之岁运，故治疗不可执"郁难用补"之说，弃人参而单用解散之药。况人参入于解散药中，正既无伤而郁又易解。

【附方】舒木汤：白芍、当归（各三钱），川芎、荆芥、郁金、苍术（各二钱），香附、车前子、猪苓、甘草（各一钱），青皮（五分），天花粉（一钱），水煎服。"四剂愈"。

6. 解郁开结汤证治

【主证】妇人患郁病而不得解，困卧终日，痴痴不语，貌似呆病将成之状。

【病机】思想结于心，中气郁而不舒。脾主思，思之太甚，则脾气闭塞而不开，必致见食则恶；喜则心火发越，火生胃土，而胃气大开；胃气既开，而脾气自不闭塞。怒属肝木，木能克土，怒则气旺，气旺必能冲开脾气。脾气一开，易于消食，食消而所用饮馔，必能化精以养身。

【治法】解郁开结。或"动之以怒，后引之以喜，而徐以药饵继之，实治法之善也"。

【方药】解郁开结汤：白芍（一两），当归（五钱），白芥子（三钱），白术（五钱），生枣仁（三钱），甘草（五分），神曲（二钱），陈皮（五分），薄荷（一钱），丹皮（三钱），玄参（三钱），茯神（二钱），水煎服。"十剂而结开，郁亦尽解也"。此方即逍遥散之变方，最善解郁。"凡郁怒而不甚者，服此方无不心旷神怡。正不必动之以怒，引之以喜之多事耳"。

【附方】亦可用抒木汤，加栀子、神曲，殊效。

（二十八）呃逆

《辨证录·卷之四·呃逆门》，论述了呃逆诸证的理法方药。其中，论及主方5首，附方5首，包括定呃汤（加味六君子汤）、二陈汤加减（加味六君子汤）、平呃散（两宜汤）、解呃丹（平顺散）、六君子汤加减（加味术苓汤）。兹就上述方证之主证、病机、治法、方药，扼要阐述如下。

1. 定呃汤证治

【主证】忽然呃逆不止。

【病机】此属气逆而寒入之使然。然"气之所以不顺，属气之不足也"。丹田之气足，则气守于下焦而气顺；丹田之气不足，则气奔于上焦而气逆。呃逆虽是"小症"，然治之不得法，有变成危症而不可救者，因"徒散其寒而不补其气"所致。

【治法】宜大补其丹田之气，而少佐以祛寒之药，则"气旺而可以接续，寒祛而足以升提，故不必止呃逆，而呃逆遂自止也"。

【方药】定呃汤：人参（三钱），白术（五钱），丁香（五分），陈皮（五分），茯苓（五钱），沉香末（一钱），牛膝（一钱），水煎服。"一剂而呃逆止矣"。方中人参、茯苓、白术，纯是补气回阳之药；丁香祛寒，沉香、牛膝降入丹田以止其逆；逆气既回，而呃声自定。

【附方】加味六君子汤：人参、半夏、苏叶（各一钱），白术、茯苓（各三钱），陈皮（五分），甘草（三分），丁香（二分），水煎服。"一剂即止呃，二剂全愈"。

2. 二陈汤加减方证治

【主证】痰气不清，不渴而呃逆。

【病机】痰气不清。"火逆之痰，口必作渴；今不渴而呃逆，仍是痰气之故，而非火邪之祟也……盖丹田之气欲升，而痰结胸中以阻之"。此较虚呃者甚轻。

【治法】消其痰气，而呃逆自除。

【方药】二陈汤加减：人参（五分），陈皮（五分），半夏（一钱），甘草（三分），厚朴（一钱），茯苓（三钱），水煎服。"一剂即愈"。二陈汤为治痰之妙剂，加入人参、厚朴于补气之中而行降气之药，自能"祛痰于上焦，达气于下焦也"。

【附方】亦可用"加味六君子汤"治之。

3. 平呃散证治

【主证】口渴饮水，忽然呃逆。

【病机】胃火微旺，而胃气尤虚，属火气之逆。"人若胃火太盛，必大渴呼水矣。今但渴而不大饮水者，乃胃火微旺，而胃气犹虚也。故饮水虽快，而多则不能易消，火上冲而作呃逆耳"。

【治法】宜补其胃中之土而降其胃中之火，则胃气安之而胃火自息，呃逆亦自止。

【方药】平呃散：玄参、白术（各五钱），人参（二钱），茯苓、甘菊花、麦冬（各三钱），甘草（五分），水煎服。"一剂即平"。此方"降胃火而又不耗胃气，所以奏功实神。倘以为胃火之盛，而轻用石膏，虽亦能取胜，而终于胃土有伤，呃逆除而他病又生矣，不若此方之和平而又神也"。

【附方】两宜汤：人参（二钱），茯苓、白术（各五钱），甘草、泽泻、黄连（各一钱），肉桂（三分），陈皮（五分），天花粉（二钱），柴胡（三分），水煎服。"二剂愈"。

4. 解呃丹证治

【主证】气恼之后，肝血燥，肺气热，一时呃逆而不止。

【病机】气逆而不舒。"肝性最急，一拂其意，则气必下克脾土，而脾土气闭，则腰脐之间不通，气乃上奔于咽喉而作呃逆矣"。

【治法】散郁消痰润肺。

【方药】解呃丹：茯神（三钱），白芍（三钱），当归（二钱），白术（五钱），苏叶（五分），麦冬（五钱），白芥子（三钱），柴胡（一钱），水煎服。"一剂而呃逆即止"。此方"为散郁之神方，不特治呃逆已也。用白术以利腰脐之气，用柴、芍、当归以舒肝胆之气，用苏叶、麦冬以润肺金之气，用茯神以通心与膀胱之气，用白芥子以宣膜膈之气"。此"一身上下之气尽行流通，又何虞下焦之气不上升于咽喉乎！故一剂而收功也"。

【附方】平顺散：柴胡、甘草、乌药（各一钱），白芍（三钱），香附、白芥子、川芎（各二钱），砂仁（一粒），水煎服。"二剂即止"。

5. 六君子汤加减方证治

【主证】呃逆时作时止。

【病机】气虚。"气旺则顺，气衰则逆，五行之道也。凡逆之至者，皆衰之极耳。惟是气衰而呃逆者，不比痰呃与火呃也"。

【治法】补胃气之虚，而呃逆自止。胃为"多气之腑"，诸气之逆，皆从胃始。若不知补气，而"惟从事于消痰降火，则轻必变重，而重必入死矣"。即使"痰火之呃，亦虚而致，不惟寒呃之成于虚也"。

【方药】六君子汤加减：人参（三钱），白术（一两），茯苓（三钱），陈皮（一钱），甘草（三分），半夏（二钱），柿蒂（三枚），水煎服。"连服三剂而呃逆自除"。六君子汤"乃治胃之圣剂"。胃气弱而诸气皆弱，胃气旺而诸气皆旺，故"补胃气正所以补诸气也，气既旺矣"。方中"加以柿蒂之能转呃，自然气转于须臾，而呃逆顿止矣"。

【附方】加味术苓汤：人参、白术（各五钱），茯苓（三钱），半夏（二钱），竹沥（一合），附子（三分），水煎服。"二剂愈"。

（二十九）关格

《辨证录·卷之五·关格门》，论述了关格诸证的理法方药。其中，论及主方5首，附方5首，包括开门散（通关散）、和解汤（宽缓汤）、和中启关散（黄连启心汤）、水火两补汤（化肾汤）、白通汤（加味术桂汤）。兹就上述方证之主证、病机、治法、方药，扼要阐述如下。

1. 开门散证治

【主证】关格，食至胃而吐，欲大小便而不能出，眼睛红赤，目珠暴露，两胁胀满。关格，"宜分上下，一上格而不得下，一下关而不得出也。今上既不得入，而下又不得出，是真正关格，死生危急之症也"。

【病机】肝气过郁而致关格，因气逆拂抑，"求一通气而不可得"。

【治法】必须仍用煎药和解为宜。因"治之原有吐法，上吐则下气可通。今不必用吐药而先已自吐，是用吐药无益矣。若用下导之法，则上既无饮食下胃，而大肠空虚，即用导药，止可出大肠之糟粕硬屎，而不能通小肠膀胱之气，是导之亦无益也。必须仍用煎药和解为宜"。

【方药】开门散：白芍（五钱），白术（五钱），茯苓（三钱），陈皮（一钱），当归（五钱），柴胡（三钱），苏叶（一钱），牛膝（三钱），车前子（三钱），炒栀子（三钱），天花粉（三钱），水煎一碗，缓缓呷之。"一剂而受矣。一受而上关开，再剂而下格亦通"。此方直走肝经以解郁，郁解而关格自愈，即所谓"扼要争奇"。"倘用香燥之药以耗胃气，适足以坚其关门而动其格据"。但药"不可遽然多服，须渐渐饮之，初不受而后自受矣"。

【附方】通关散：白芍（五钱），茯苓（三钱），甘草、枳壳、神曲（各三分），白豆蔻（一枚），川芎（二钱），生姜汁（半合），柴胡（一钱），水煎服。"一剂即开，二剂愈。愈后须用补肾之剂"。

2. 和解汤证治

【主证】无故而忽然上不能食、下不能出，胸中胀急，烦闷不安，大小便窘迫之极。

【病机】少阳之气不通。"少阳胆也，胆属木，木气最喜疏泄。因寒气所袭，则木不能条达，而气乃闭矣。于是上克胃而下克脾，脾胃畏木之刑，不敢去生肺气，而并生大肠之气矣。肺金因脾胃之气不生，失其清肃之令，而膀胱、小肠无所凛遵，故一齐气闭矣"。

【治法】和解少阳。"此症原可用吐法，一吐而少阳之气升腾可愈。其次则用和解之法，和其半表半里之间，而胆木之郁结自通。二法相较，和胜于吐，吐必伤五脏之气，而和则无损五脏之气也"。

【方药】和解汤：柴胡（一钱），白芍（三钱），甘草（一钱），枳壳（五分），薄荷（一钱），茯神（三钱），丹皮（二钱），当归（三钱），水煎服。"缓缓服之，三剂则可以开关矣。上关一开，而下格自愈"。此方乃逍遥散之变方。"逍遥散有白术、陈皮，未尝不可开关"。而"改用薄荷、枳壳、丹皮者，直入肝经之药，取其尤易于开郁也。此方全不开关，而关自开者，正以其善于解郁也"。

【附方】宽缓汤：柴胡、茯苓（各二钱），当归（三钱），白芍（五钱），甘草、苏叶、黄芩（各一钱），竹叶（三十片），水煎服。"二剂愈"。

3. 和中启关散证治

【主证】吐逆不得饮食，又不得大小便，头上有汗。

【病机】此五志厥阳之火太盛，不能营于阴，遏抑于心包之内，心之液外亡，自焚于中，存亡之机，间不容发。"此关格最危之症"。

【治法】宜调其营卫，不偏阴偏阳，一味冲和，毋犯胃气，使其脏腑自为敷布。"不必问其关从何开，格从何启，一惟求之中焦握枢而运，以渐透于上下之间，自能营气前通，卫气不闭，因其势而利导之，庶无扞格耳"。若以为气之不通，"欲用麝香、片脑之类，以劫开其门，必至耗散真气，反致归阴矣"。

【方药】和中启关散：麦冬（五钱），人参（五分），甘草（五分），柏子仁（三钱），滑石（敲碎，一钱），黄连（一钱），白芍（五钱），桂枝（三分），天花粉（一钱五分），水煎服。"一剂而上吐止，再剂而下闭通矣"。此方解散中焦之火，更能疏肝以平木，木气既平，而火热自减。"内中最妙者，用黄连与桂枝也。一安心以交于肾，一和肾而交于心，心肾两交，则营卫阴阳之气，无不各相和好。阴阳既和，而上下二焦安能坚闭乎。此和解之善于开关也"。

【附方】黄连启心汤：人参（一钱），白术、丹皮（各三钱），黄连、玄参（各二钱），甘草（一钱），桂枝（三分），半夏（五钱），柴胡（三分），水煎服。"二剂愈"。

4. 水火两补汤证治

【主证】上吐下结，气逆不顺，饮食不得入，溲溺不得出，腹中作疼，手按之少可，脉涩而伏。

【病机】肾中水火衰弱。"胃气之所以不开，与大小肠、膀胱之所以闭结者，由于肾气之衰也。胃为肾之关门，肾之气不上，则胃之关必不开。肾主大小便、膀胱之气化，亦肾气化之也。肾气不通于三经，则便溲何从而出，然则上下开阖之权衡全在乎肾也"。

【治法】必须大补其肾中之水火。"肾中之水火足，而关格不治而自愈矣"。

【方药】水火两补汤：熟地（一两），山茱萸（四钱），茯神（五钱），车前子（三钱），人参（二钱），麦冬（一两），五味子（五分），肉桂（一钱），白术（五钱），牛膝（三钱），水煎服。"连服二剂，上吐止而下结亦开矣。再服四剂全愈"。此方补肾中之水火，而又能通肾中之气。气足而上自达于胃，下自达于膀胱、大小肠。"若用香燥之药以救胃，则胃气愈伤；若用攻利之药以救膀胱、大小肠，则膀胱、大小肠愈损"，则必无"开关解格"之日。

【附方】化肾汤：熟地（二两），肉桂（二钱），水煎服。"一剂即通，二剂全愈"。

5. 白通汤证治

【主证】关格，大小便闭结不通；渴饮凉水，少顷即吐，又饮之又吐；面赤唇焦，粒米不能下胃，饮一杯吐出杯半，脉亦沉伏。

【病机】肾经寒邪太盛而格阳不宣，上假热而下真寒。"肾属少阴，喜温而不喜寒也。寒邪入肾则阳无所附，阳欲杜阴而不能，阴且格阳而愈胜，于是阳不敢居于下焦，而尽逆冲于上焦咽喉之间，难于容物而作吐矣"。

【治法】用真热假寒之法从治之，顺其性而开其关。通常，"阳宜阴折，热宜寒折"，似乎阳热在上，宜用阴寒之药以治之。然而，此属阳热在上，而下正阴寒，"用阴寒以折阴寒，正投其所恶也，不特无功，而反有大害"。

上假热而下真寒之证，"非用真热假寒之法从治之，断不能顺其性而开其关也"。

【方药】白通汤。"原是大热之味，得人尿、猪胆以乱之，则下咽觉寒，而入腹正热，阳可重加，而阴可立散，自然脉通而关启矣。然后以大剂八味汤投之，永不至关再闭而吐再发也"。

【附方】加味术桂汤：白术（一两），肉桂（一钱），甘草（一分），人参（二钱），丁香（一钱），水煎，加人尿半碗，探冷服之，"一剂即安"。

（三十）中满

《辨证录·卷之五·中满门》，论述了中满诸证的理法方药。其中，论及主方4首，附方4首，包括温土汤（术苓加桂汤）、生胃进食汤（调饥散）、快膈汤（抒胀汤）、金匮肾气丸（熏脾汤）。兹就部分方证之主证、病机、治法、方药，扼要阐述如下。

1. 生胃进食汤证治

【主证】未见饮食则思，既见饮食则厌，乃勉强进用，饱塞于上脘之间，微微胀闷。

【病机】胃气虚弱，心包火衰。因"心包为胃土之母，母气既衰，何能生子；心包之火不足，又何能生胃哉"。

【治法】益胃兼补心包之火。"欲胃之能食，必须补胃土，而兼补心包之火也"。

【方药】生胃进食汤：人参（三钱），白术（三钱），炒枣仁（五钱），远志（八分），山药（三钱），茯苓（三钱），神曲（五分），良姜（五分），萝卜子（一钱），枳壳（五分），干姜（炒黑，一钱），水煎服。此方治胃即是治心包，故不治中满而中满自除。此"补火之胜于补土也"。

【附方】调饥散：人参（五分），山药（一两），白芍（三钱），甘草（五分），肉桂（一钱），石菖蒲（五分），肉豆蔻（一枚），炒枣仁（三钱），水煎服。"十剂愈"。

2. 快膈汤证治

【主证】心中郁郁不舒，久则两胁饱满，饮食下喉，即便膜胀，不能消化。

【病机】气滞之中满。

【治法】开郁兼补其气。"法宜开郁为主。然而气郁既久，未有不气虚者也，使仅解其郁，而不兼补其气，则气难化食"，胀无以消。

【方药】快膈汤：人参（一钱），茯神（五钱），白芍（三钱），白芥子（二钱），萝卜子（五分），槟榔（三分），神曲（五分），枳壳（三分），柴胡（五分），薏苡仁（三钱），厚朴（三分），水煎服。"一二剂轻，四剂全愈"。此方"解郁而无刻削之忧，消胀而无壅塞之苦，攻补兼施，自易收功也"。

【附方】抒胀汤：神曲（三钱），柴胡（五分），白芍（三钱），茯苓、萝卜子（各一钱），厚朴、人参（各五分），白豆蔻（三枚），苏叶（八分），白芥子（二钱），水煎服。"十剂愈"。

3. 金匮肾气丸证治

【主证】患中满之病，饮食知味，但多食则饱闷不消。

【病机】肾虚为本，脾肾两虚。此"腹中饱闷，乃虚饱而非实饱。若作水肿治之，则丧亡指日矣。盖脾本属土，土之能制水者，本在肾中之火气。土得火而坚，土坚而后能容物，能容物即能容水也。惟肾火既虚，而土失其刚坚之气，土遂不能容物而容水，乃失其天度之流转矣。故腹饱而作满，即水臌之渐也"。

【治法】补火以生土，补水以生火。"肾火不能自生，而生于肾水之中也。但补火而不补水，则孤阳不长，无阴以生阳，即无水以生火也"。肾中之水乃真水，真水助火以生土，实有不同。故"肾虚中满，必补火以生土；

又必补水以生火耳"。

【方药】金匮肾气丸：茯苓（六两），附子（一枚），牛膝（一两），肉桂（一两），泽泻（二两），车前子（一两五钱），山茱萸（二两），山药（四两），丹皮（一两），熟地（三两），各为末，蜜为丸。每日早晚白滚水送一两。初服少胀，久服胀除而满亦尽消。此方乃"补火之圣药也。群药之内，利水健脾之味多于补阴补火者，虽意偏于补火，而要实重于救脾，补火者正补脾也。故补阴不妨轻，而补脾不可不重耳"。

【附方】熏脾汤：熟地、白术（各五钱），山茱萸（四钱），破故纸（一钱），杜仲（三钱），附子（五分），水煎服。"二剂而饱闷除，十剂全愈"。

（三十一）翻胃

《辨证录·卷之五·翻胃门》，论述了翻胃诸证的理法方药。其中，论及主方5首，附方5首，包括济艰催挽汤（制肝散）、两生汤（加味化肾汤）、逍遥散（增减逍遥散）、健土杀虫汤（锄种汤）、瓜蒂散加味（清膈散）。兹就其中部分方证之主证、病机、治法、方药，扼要阐述如下。

1. 济艰催挽汤证治

【主证】饮食入胃而即吐，此属肝木克伐胃土，用逍遥散加吴茱萸炒黄连治之可愈。而人以为胃病，杂用香砂消导之剂，反伤胃气，遂愈增其吐；又改用下药不应，复改用寒凉之味以降其火，不独胃伤而脾亦伤；又改用辛热之药以救其寒，又不应，始悟用和解之法，解郁散邪，然已成噎膈之症。

【病机】胃为肾之关门，肾中有水，足以给胃中之用，则咽喉之间，无非津液可以推送水谷。肾水不足，力不能润灌于胃中，则无以分济于咽喉；且肾水不足，不能下注于大肠，则大肠无津以相养，久必瘦小而至艰涩，饮食入胃则难以推送。下既不行，必积而上泛，不仅上不能容而吐，亦下不能受而吐。

【治法】大补其肾中之水，使津液上润于咽喉且下注于大肠。

【方药】济艰催挽汤：熟地（二两），山茱萸（一两），当归（二两），牛膝（三钱），玄参（一两），车前子（一钱），水煎服。"一日一剂，十剂必大顺也"。此方纯补精血，水足而胃中有津，大肠有液，自然上下相通而无阻滞之患。

【附方】制肝散：白芍（一两），吴茱萸（五分），黄连（一钱），茯苓（五钱），水煎服。"二剂即愈"。

2. 两生汤证治

【主证】朝食暮吐，或暮食朝吐，或食之一日至三日而尽情吐出。

【病机】食入而即吐者，是肾中之无水；食久而始吐者，乃肾中之无火。"因脾胃之土，必得命门之火以相生，而后土中有温热之气，始能发生以消化饮食"。

【治法】急补肾中之火，兼补肾中之水。因"肾火非肾水不生，肾火离水则火又亢炎。况上无饮食之相济，则所存肾水亦正无多，补火而不兼补其水，焚烧竭泽，必成焦枯之患。济之以水，毋论火得水而益生，而水亦得火而更生。水火既济，自然上下流通，何至有翻胃之疾哉"。

【方药】两生汤：肉桂（二钱），附子（一钱），熟地（二两），山茱萸（一两），水煎服。"一剂而吐减半，再剂而吐更减，连服四剂则吐止矣，服十剂而全愈也"。此方可使水火两旺，脾胃得火气而无寒冷之虞，得水气而无干涩之苦，自然上可润肺而不阻于咽喉，下可温脐而不结于肠腹。

【附方】加味化肾汤：熟地（二两），山茱萸（一两），肉桂（三钱），巴戟天（五钱），水煎服。"二剂吐轻，十剂全愈"。

3. 逍遥散证治

【主证】时而吐，时而不吐，吐则尽情吐出，有似反胃而非翻胃。

【病机】此病妇人居多，男子独少，皆因郁而成。"郁则必伤其肝木之气，肝伤，木即下克脾胃；肝性最急，其克土之性，亦未有不急者。其所克之势，胃土若不能受，于是上越而吐。木怒，其土之不顺受也，于是挟其郁结之气卷土齐来，尽祛而出，故吐之不尽不止。其有时而不吐者，因木气之少平耳"。

【治法】不必止吐，而惟在平肝。

【方药】逍遥散：柴胡（一钱），白芍（五钱），茯神（三钱），白术（一钱），当归（三钱），陈皮（三分），甘草（一分），水煎服。"一剂而吐少止，再剂而吐全愈。愈后，仍以济艰催挽汤（见前），减半分两调理可也"。逍遥散解郁之后，"其木枯渴可知，随用济艰催挽汤急救其水，则木得润而滋荣"。

【附方】增减逍遥散：白芍（五钱），茯苓、白术（各三钱），陈皮、柴胡、神曲（各一钱），白豆蔻（一粒），水煎服。"四剂愈"。

4. 瓜蒂散加味证治

【主证】食后必吐出数口，却不尽出，膈上时作声，面色如平人。

【病机】膈上有痰血相结而不散。"膈在胃之上，与肝相连，凡遇怒气，则此处必痛。以血之不行也，血不行则停积，而血成死血矣。死血存于膈上，必有碍于气道，而难于升降。气血阻住，津液遂聚而成痰，痰聚而成饮，与血相搏而不静，则动而成声。本因气而成动，又加食而相犯，势必愈动而难安，故必吐而少快也。至食已入胃，胃原无病，胃自受也，宁肯茹而复吐乎。此所以既吐而又不尽出耳"。

【治法】但去其膈上之痰血，而吐病不治而自愈。

【方药】瓜蒂散加味吐之：瓜蒂（七枚），萝卜子（三钱），韭菜汁（一合），半夏（三钱），天花粉（三钱），甘草（三钱），枳壳（一钱），人参（一钱），水煎服。"一剂即大吐，去痰血而愈，不必二剂也"。瓜蒂散原是吐药，"得萝卜子、枳壳以消食，得半夏、天花粉以荡痰，得韭汁以逐血。

诚恐过于祛除，未免因吐而伤气，又加入人参、甘草以调和之，使胃气无损，则积滞易扫，何至恶食而再吐哉。此非反胃，因其食后辄吐，有似于反胃，故同反胃而共论之也"。

【附方】清膈散：天花粉、桑白皮（各三钱），生地、白芍（各五钱），红花（三钱），桃仁（十个），杏仁（十个），枳壳（五分），甘草（一钱），紫菀（一钱），水煎服。"四剂全愈"。

（三十二）臌胀

《辨证录·卷之五·臌胀门》，论述了臌胀诸证的理法方药。其中，论及主方7首，附方7首，包括泄水至神汤（冬瓜汤）、决水汤（冬瓜汤）、消胀丹（百合消胀汤）、金匮肾气丸（温肾消水汤）、六味地黄汤加麦冬五味（健肾汤）、逐秽消胀汤（雷逐丹）、二天同补丹（芡术汤）。兹就其中部分方证之主证、病机、治法、方药，扼要阐述如下。

1. 泄水至神汤证治

【主证】两足跗上先肿，渐渐肿胀至腹，按胀上如泥之可搏，小便不利，大便反结。

【病机】此因肾气之虚而致土气之郁。人生脾胃之气健旺，则土能克水，而水自灌注于经络，而两不相碍。惟脾胃气虚，则土不能转输水精于上，而胃中之水积而不流，于是浸淫于表里、皮毛而无所不到。此脾胃气虚，"由于肾气之虚，则土无升腾之气，而土乃郁而不伸，力不能制水，使水来相侮，而脾胃之气愈虚也"。肾司开阖，"肾气从阳则开，肾气从阴则阖。阳太盛则水道大开，阴太盛则水道常闭。阳为肾中之火，而阴为肾中之寒。肾寒则脾胃亦寒，水畏热而不畏寒，此寒土之所以难制水也"。

【治法】急泄脾胃中水。"补肾中之火，可治久病之水臌；泄脾胃中之水，实益初病之水胀也。下体胀而上身未胀，正初起之病，宜急泄其水之为得"。

【方药】泄水至神汤：大麦须（二两），茯苓（一两），白术（二两），赤小豆（三钱），水煎服。此方"于补中泻水，正气无伤，而邪水尽出之为妙"。方中白术、茯苓健脾胃之土，又能通脾胃之气，则土之郁可解。土郁既解，力足以制水。况大麦须能消无形之水，赤小豆能泄有形之湿。诸药"合而相济，自能化水，直出于膀胱，由尾闾之间尽泻而出也"。

【附方】冬瓜汤：冬瓜一个，煎水十碗。另用白术（三两），车前子（五钱），肉桂（二钱），将冬瓜水煎汤二碗。先用一碗，少顷又用一碗。"其水从大便而出，一剂而胀肿全消"。

2. 决水汤证治

【主证】水肿既久，遍身手足俱胀，面目亦浮，口不渴而皮毛出水，手按其肤如泥。

【病机】土气郁塞。此为"真水臌，乃土气郁塞之甚故耳"。土本克水，之所以反致水侮，是因"土虚则崩，土崩则淤泥带水而流缓，于是日积月累，下焦阻滞，而水乃上泛。脾胃之中原能藏水，然水过于多，则脾胃不能受，乃散布于经络皮肤矣。迨至经络皮肤不能受，势不得不流渗于皮肤之外，泛滥于一身"。

【治法】必用下夺之法，否则无以泻"滔天之水"。

【方药】决水汤：车前子（一两），茯苓（二两），王不留行（五钱），肉桂（三分），赤小豆（三钱），水煎服。"一剂而小便如注不绝，二剂而肿胀尽消矣"。"凡水必从膀胱之气化，而后由阴器以出。土气不宣，则膀胱之口闭……用王不留行之迅药以开其口，加入肉桂，引车前、茯苓、赤小豆直入膀胱而利导之。茯苓、车前虽利水而不耗气，而茯苓且是健土之药，水决而土又不崩，此夺法之善也"。服此方泻水，须禁用食盐一月。"倘不能禁，则又胀矣。胀则不可再治也"。

【附方】亦可用冬瓜汤，更加刘寄奴一两，茯苓一两，"服之亦水泻而愈"。

3. 消胀丹证治

【主证】气喘作胀,腹肿,小便不利,大便亦溏,渐渐一身俱肿。

【病机】肺脾肾虚,胃中积水浸淫,遂遍走于经络皮肤。因肺脾肾三经之虚,水气不能分消,大都病在胃。胃之所以病者,正由于肺脾肾虚。"胃为水谷之海,凡水入于胃为归,盖五脏六腑之大源也。但胃能容水而不能行水,所恃脾之散水以行于肺,肺之通水以入于膀胱,肾之化水而达于小肠也。惟脾虚则不能散胃之水精于肺,而病在中矣;肺虚则不能通胃之水道于膀胱,而病在上矣;肾虚则不能司胃之关门,时其输泄,而病在下矣。三经既虚,而胃中积水浸淫,遂遍走于经络皮肤,而无所底止矣"。

【治法】补其三经之气而胃气自旺,胃气旺而肿胀尽消。

【方药】消胀丹:白术(三钱),茯苓(一两),麦冬(五钱),熟地(五钱),山药(一两),芡实(五钱),苏子(一钱),水煎服。"一剂而喘少定,二剂而胀渐消,十剂而小便利,二十剂而一身之肿无不尽愈也"。方中白术、茯苓以健其脾土,麦冬、苏子以益其肺金,熟地、山药、芡实以滋其肾水。"自然脾气旺而不至健运之失职,肺气旺而不至治节之不行,肾气旺而不至关门之不开,水自从膀胱之府而尽出于小肠矣,安得而再胀哉"。

【附方】百合消胀汤:白术、芡实(各一两),茯苓、百合(各五钱),山药(一两),肉桂(二钱),人参(三钱),水煎服。"十剂少愈,三十剂全愈"。

4. 金匮肾气丸证治

【主证】腰重脚肿,小便不利,或肚腹肿胀,四肢浮肿,喘急痰盛而不能卧。

【病机】肺肾俱虚。肺虚必盗脾胃之气,而肾虚则不能生脾胃之气。肺肾既虚，则脾胃之气更虚，土难生金，而肺之气化不行，则肾之关门不开。于是"水不能消而泛滥，一如水肿之病也"。

【治法】温补肾阳，行气化水。此证"治法似宜补肺而兼补肾，然而补肺又不若竟补肾之为得。盖肺虽生肾，然止能生肾水，而不能生肾火。脾胃必得肾火以相生，水气必得肾火以相化。况补肾则肺不必来生肾水，而肺金自安矣，是补肾即所以补肺也"。

【方药】金匮肾气丸：茯苓（十两），附子（一个），牛膝（三两），官桂（二两），熟地（四两），山药（六两），丹皮（二两），泽泻（四两），车前子（三两），山茱萸（二两），各为末，蜜为丸。每日早晚白滚水各送下一两。"服三日而小便利，再服三日而腰轻，服十日而上下之肿尽消，服二十日而喘急痰盛无不尽除，服一料完全愈，再服一料断不再发也"。此方必须多用茯苓、车前子为君，则水可泻之，从膀胱而下出。然而，肾之关门不开，非附子、肉桂回阳助火，蒸动肾气，则关无以开；肾关不开，而胃之积水无以得下，故必用桂、附以开关，关既开则茯苓、车前子、牛膝得尽利水而直下。又恐水过于利，未免损伤阴气，得熟地、山药、丹皮以佐之，则利中有补，阳得阴而生，则火无炎亢之虞，土有升腾之益。此方"诚治水之神方，补土之妙药也"。

【附方】温肾消水汤：人参（三钱），熟地（五钱），山药（一两），山茱萸（三钱），茯苓（一两），肉桂（二钱），薏苡仁（五钱），水煎服。"二十剂即愈"。

5. 二天同补丹证治

【主证】上身先肿，因而下身亦肿，久之一身肿，气喘嗽不得卧，小腹如光亮之色。

【病机】脾肾两虚。凡人脾土健旺，必能散精于肺，通调水道，下输膀胱，水精四布，五经并行。惟脾土既虚，饮食不化精而化水。"此属邪水而非真水也。真水既无所生，则肾中干涸无非火气，于是同任冲之属火者俱逆而上出。是水从火溢，上积于肺而嗽，奔越于肺而喘，既喘且嗽，身自难卧，散聚于阴络而成跗肿，故先上肿而后下肿也"。

【治法】补益脾肾。"火盛由于水衰，而水衰实先由于土衰也……惟是既补脾以健土，必至燥肾以旺火，故补脾又必须补肾，而补肾又必须补脾，所贵二者之兼治也"。

【方药】二天同补丹：山药（一两），芡实（一两），茯苓（五钱），白术（二两），肉桂（三分），诃子（一钱），百合（五钱），水煎服。"二剂而喘嗽轻，又二剂而喘嗽止，十剂而肿胀消，再十剂全愈"。此方中"无一味非治脾之药，即无一味非补肾之药也。健其土而不亏夫肾，滋其水而不损于脾，两相分消而又两相资益，得利之功而无利之失"。

【附方】芡术汤：白术、芡实（各二两），茯苓（一两），肉桂（一钱），车前子（五钱），水煎服。"二剂轻，四剂又轻，十剂愈"。

（三十三）厥症

《辨证录·卷之五·厥症门》，论述了厥症诸证的理法方药。其中，论及主方7首，附方7首，包括安厥汤（黄连定厥汤）、补阴助阳汤（解晕神丹）、旋转阴阳汤（息争汤）、平解汤（三白散）、逍遥散加味（醒酲汤）、逐血丹（破瘀丹）、苏气汤（助气回阳汤）。兹就上述方证之主证、病机、治法、方药，扼要阐述如下。

1. 安厥汤证治

【主证】日间忽然发热，一时厥去，手足冰凉，语言惶惑，痰迷心窍，头晕眼昏。

【病机】阳厥。此为阴血不归于阳气之中，而内热如焚，外反现假寒之象，故手足冰凉。厥者为逆，此属逆肝气而发为厥。厥者属火，此为逆火气而发为热。

【治法】泻其在内之火，则内热自除而外寒自散。然而，火之有余仍是水之不足，故于泻火之中佐之补水之味，则"阳得阴而有和合之欢，断不至阴离阳而有厥逆之虞"。热深而厥亦深，热轻而厥亦轻，故不必治厥，治热而已。

【方药】安厥汤：人参（三钱），玄参（一两），茯苓（三钱），白薇（一钱），麦冬（五钱），生地（五钱），天花粉（三钱），炒栀子（三钱），白芍（一两），柴胡（五分），甘草（一钱），水煎服。"一剂而厥定，再剂而身凉矣。凡日间发厥之症，俱可治之，无不神效"。此方和合阴阳，实有调剂之妙，助阳气而不助其火，生阴气而不生其寒，祛邪而不损其正，解郁而自化其痰，所以"定厥甚神，返逆最速也"。

【附方】黄连定厥汤：黄连（二钱），当归（五钱），麦冬（五钱），玄参（一两），贝母（三钱），石菖蒲（五分），水煎服。"一剂即回，二剂愈"。

2. 补阴助阳汤证治

【主证】夜间发热，一时厥逆昏晕如死人状，惟手足温和，喉中痰响，不能出声。

【病机】阴热之厥。此乃"阳气虚而不能入于阴血之中"所致。若直中阴寒，多有一时发厥者，但"彼乃阴寒而猝中，此乃阴热而暴亡，各有不同"。阴寒之厥，手足筋脉多青，灌之水必吐；阴热之厥，手足筋脉多红，饮之水必不吐。阴寒之厥，身必不热；阴热之厥，身必不凉。"以此辨之，不差毫发"。

【治法】阴热之厥，法宜补阴以助阳，使真阴足而邪阴自散，阳气旺而虚火自消。"庶痰涎化，昏晕除，厥逆定矣"。

【方药】补阴助阳汤：玄参（一两），麦冬（一两），熟地（一两），人参（二钱），白芥子（五钱），柴胡（一钱），白芍（一两），当归（一两），白术（一两），茯苓（五钱），石菖蒲（一钱），水煎服。"一剂而昏迷苏，再剂而痰涎化，三剂而厥逆回，则可生也，否则不可救矣"。此方补阴之药多于补阳，阴水足而阴火可散，阴火散而阳气可回，阴阳合而昏迷宜苏。"苟补阳过胜，则阳旺而阴益消亡，此所以必须补阴以合阳，而万不可补阳以胜阴也"。此方中"未尝无补阳之药，补阴居其七，补阳居其三，阴阳始无偏胜，而厥逆可援也"。

【附方】解晕神丹：人参、半夏（各二钱），茯苓（五钱），南星（一钱），天麻、乌药、陈皮、石菖蒲（各五分），当归（三钱），柴胡（一钱），水煎服。

3. 旋转阴阳汤证治

【主证】日间发厥，而夜间又厥；夜间既厥，而日间又复再厥，身热如火，痰涎作声。

【病机】阴阳相并致厥。

【治法】宜于泻阳之中，而用补阴之药；于抑阴之内，而用补阳之剂。"使阳火得阴而消，阴火得阳而化。提阳出于阴，而日间无昏晕之虞；升阴入于阳，而夜间无迷眩之害也"。

【方药】旋转阴阳汤：人参（一钱），白术（三钱），白茯神（三钱），白芍（五钱），当归（三钱），生地（五钱），麦冬（三钱），附子（一分），炒栀子（二钱），天花粉（三钱），柴胡（一钱），水煎服。"一剂而厥逆安矣，不必再剂也"。此方阴阳双补，痰火两泻，补泻兼施，不治厥而厥自定。"倘或补阴而不补阳，或泻阳而不抑阴，则阴阳必有偏胜，而痰火必致相争，变出非常，则不可救药"。

【附方】息争汤：柴胡、神曲（各二钱），甘草（一钱），炒栀子、天花粉（各三钱），茯苓（五钱），生地（一两），水煎服。"一剂即安，二剂愈"。

4. 平解汤证治

【主证】大怒后又加拂抑，事不如意，忽大叫而厥，吐痰如涌，目不识人。

【病机】肝气夹痰上逆，蒙蔽清阳致厥。"此肝气之逆，得痰而厥也"。因"肝性最急，急则易于动怒。怒则气不易泄，而肝之性更急，肝血必燥"。由于肝气克伐脾胃，脾胃运化失常，水谷之精微未及变血而异化成痰。"肝不能得痰之益，反得痰之损，则肝之燥结可知。既无津液之灌注，必多炎氛之沸腾，痰闭上而火起下"，故肝气夹痰冲逆于上而致厥。

【治法】平肝解怒祛痰。"宜去其痰而厥乃定"。祛痰必须平肝，而平肝在于解怒。

【方药】平解汤：香附（五钱），当归（五钱），天花粉（三钱），半夏（二钱），茯苓（三钱），神曲（二钱），麦芽（二钱），炒栀子（二钱），黄连（五分），甘草（一钱），水煎服。"一剂厥轻，再剂厥定，三剂全愈"。此方"解肝气之拂逆，实有神功，在清热而不燥，导痰而不峻也"。

【附方】三白散：白芍、川芎（各五钱），栀子、茯神、天花粉（各三钱），当归（五钱），白豆蔻（二枚），南星、石菖蒲、枳壳（各一钱），水煎服。"二剂全愈"。

5. 逍遥散加味证治

【主证】由于怒辄饮酒以为常，不醉不休，一旦发厥，不知人事，稍苏犹呼酒号叫，数次复昏晕。

【病机】胆经之火动。肝与胆为表里，肝气逆则胆气亦逆，肝火动则胆火亦动。"酒入脏腑必先入胆，酒渗入胆则酒化为水矣。然而酒性大热，饮酒过多，酒虽化水，而酒之热性不及分消，必留于胆中。况怒气伤肝，则肝火无所发泄，必分流而入于胆。胆得酒之热，又得肝之火，则热更加热矣。夫肝胆为心之母，母热必呼其子以解氛，自然胆热必移热以于心，而心不可受热，乃变而为厥矣"。

【治法】清泻肝热。"治法亟解心中之热，而心热非起于心也，仍须泻胆之热，而胆之热非本于胆也，仍须泻肝之热，以解酒之热而已"。

【方药】逍遥散加味：柴胡（一钱），白芍（一两），茯苓（五钱），白术（五钱），甘草（二分），陈皮（五分），当归（二钱），葛花（二钱），炒栀子（三钱），白芥子（三钱），水煎服。"一剂厥轻，二剂厥定，三剂全愈"。逍遥散"治郁实奇"，佐之栀子以泻火，益之葛花以解酒，加之白芥子以消痰。"酒病未有不湿者，湿则易于生痰。去其湿而痰无党，去其痰而火无势。湿既无党，火又无势，虽欲再厥，其可得乎？方中所以多用茯苓、白术以辅助柴胡、白芍者，正此意也"。

【附方】醒酲汤：干葛、柞木枝（各一钱），人参（二钱），茯神（三钱），白芍（五钱），黄连、半夏（各五分），吴茱萸（二分），水煎服。"一剂即效，四剂愈"。

6.逐血丹证治

【主证】人有一过午时，吐酸水一二碗；至未时心前作痛，至申时痛甚厥去，不省人事；至戌时始苏，日日如此。

【病机】太阳膀胱之经，有瘀血结住而不散。"气乃无形之物，无形能化；若有瘀血结住而不散者，以血有形，不比气之无形而可散也。未申之时，正气行膀胱之时也。气行于血之中，而血不能行于气之内，所以作痛而发厥"。

【治法】活血逐瘀。"欲活其血之瘀，非仅气药之能散也。必须以有形之物制血，则气可破血，而无阻滞之忧矣"。

【方药】逐血丹：当归尾（一两），大黄（三钱），红花（三钱），桃仁（二十粒），天花粉（三钱），枳壳（五分），厚朴（二钱），丹皮（三钱），水蛭（火煅烧黑，一钱），水煎服。"一剂而瘀血通，二剂而瘀血尽散"。此方"用水蛭同入于大黄、厚朴之中，以逐有形之血块，则病去如扫，而痛与厥尽去。倘不用水蛭，虽亦能止厥定痛，而有形之血块终不能尽逐，必加入水蛭而建功始神，不可以此物为可畏而轻弃之，遗人终身之病也"。

【附方】破瘀丹：水蛭（炒干黑，二钱），当归、白芍（各一两），茯苓（三钱），肉桂（三分），桃仁（十四个），生地（五钱），枳壳（五分），猪苓（一钱），水煎服。"二剂全愈"。

7. 苏气汤证治

【主证】人有忽然之间，如人将冷水浇背，陡然一惊，手足厥冷，遂不知人，已而发热，则"渐渐苏省"，一日三四次如此。

【病机】气虚之极。气卫护人体，气盛则体壮，气衰则体怯。外寒之侵，乃内气之微使然。"内气既微，原不必外邪之袭，无病之时常觉阴寒逼身，如冷水浇背"。

【治法】大补其气，而"断不可益之大寒之品"。

【方药】苏气汤：人参（一两），陈皮（一钱），枳壳（三分），石菖蒲（五分），水煎服。"一剂轻，二剂更轻，连服数剂全愈"。此方重用人参以补气，益之陈皮、枳壳宽中消痰，则人参苏气更为有神；益之菖蒲者，"引三味直入心中，则气不能散于心外也"。

【附方】助气回阳汤：人参、黄芪（各五钱），南星（二钱），甘草（一钱），茯苓（三钱），枳壳（五分），砂仁（三粒），水煎服。"二剂效，四剂全愈"。

（三十四）火热症

《辨证录·卷之六·火热症门》，论述了火热症诸证的理法方药。其中，论及主方16首，附方16首，包括人参竹叶石膏汤（苦龙汤）、缓流汤（滑苓汤）、归脾汤（参术二仁汤）、救燬丹（生地冬苓汤）、风水散斑汤（化云汤）、风水散斑汤加减（玄丹升麻汤）、引交汤（水火两滋汤）、肝肾两舒汤（快膈汤）、救焚解毒汤（定狂汤）、六味地黄汤加味（止沸汤）、解围汤（玄荆汤）、返汗化水汤（芩连汤）、清火安胃汤（玄丹麦冬汤）、攻火汤（宣扬散）、四物汤加味（二地汤）、平肝舒筋汤（息怒汤）。兹就其中部分方证之主证、病机、治法、方药，扼要阐述如下。

1. 人参竹叶石膏汤证治

【主证】发狂，腹满不得卧，面赤而热，妄见妄言。

【病机】阳明火起，内热之极。土中之火乃心中之火，心火起而阳明之火翕然而发。阳明胃经乃多气多血之府，"火不发则已，一发而反不可制……非惟焚尽于胃，而且上烧于心"。心君不宁，神既外越，自然妄见妄言。"此谵语之所以生也。然则阳明之火乃内因而成，非外邪所致也"。

【治法】清热益气养阴。

【方药】人参竹叶石膏汤：人参（五钱），石膏（一两），麦冬（一两），竹叶（三百片），知母（三钱），甘草（一钱），糯米（一撮），水煎服。"一剂狂定，再剂腹满不能卧之病除，而妄见妄言之症亦去矣，不必三剂"。此方为"退胃火之神剂"。凡有胃热之病，用之皆宜。"然止可救一时之急，而不可泻长久之火"。论理，"内热之火既起于心，宜泻心，而反泻胃者，恐胃火太盛，必致变生不测也。盖心火不止，不过增胃火之炎；而胃火不止，实有犯心火之祸。所以治心火者，必先泻胃也。胃既泻矣，而后减去石膏、知母，加入黄连一钱，玄参一两，再服二剂，不特胃火全消，而心火亦息也"。

【附方】苦龙汤亦神：地龙（二十条，捣烂），苦参（五钱），水煎服之。"一剂既止狂，不必再服"。

2. 缓流汤证治

【主证】热病，完谷不化，奔迫直泻。

【病机】肾虚而胃火太盛。"肾虚者，水虚也。水虚则火无所制，而命门龙雷之火下无可藏之地，直冲于胃；见胃火之盛，亦共相附会，不上腾而下泄矣。胃火既盛，又得龙雷之火，则火势更猛；以龙雷之性甚急，传于大肠不及传导，故奔迫而直泻也"。

【治法】宜先健其土，分利其水。此证"治法似宜先治肾矣，然而胃火不泻，则肾火断不肯回；但遽泻胃火，则胃土因火而崩，胃水随土而泄，又不能底止；必须先健其土，而分利其水，则水清而土可健，火可安，而龙雷之火亦易于收藏也"。

【方药】缓流汤：茯苓（一两），芡实、山药（各三两），车前子（五钱），薏苡仁（一两），甘草（一钱），人参（一两），五味子（一钱）。"此方无一味非健土之药，又无一味非利水之品。然利水之中不走其气，下气不走而上火自升矣。况健土之品，无非补肾之味，肾得补而真阴生，龙雷之火自仍归于肾脏。肾火既安，则胃火失党，而胃土又健，则水谷之气，更易分消，自然火衰而泻止也"。

【附方】滑苓汤：滑石、茯苓（各一两），同研为末，井水调服即止。

3. 归脾汤证治

【主证】口干舌燥，面目红赤，易喜易笑。

【病机】心包膻中之火炽甚。心包之火为相火，相火为虚火。"膻中为臣使之官，喜乐出焉，是膻中乃心之辅佐，代心而行其赏罚者也。喜怒者，赏罚之所出也。心内神明则赏罚正，心内拂乱则赏罚移"。

【治法】宜泻心包之火。然而，"泻心包必至有损于心，心虚而心包之气更虚，必至心包之火更盛。不如专补其心，心气足而心包之火自安其位，何至上炎于口舌面目，而成喜笑不节之病乎"。

【方药】归脾汤：人参（三钱），茯神（三钱），炒枣仁（五钱），远志（一钱），麦冬（三钱），山药（三钱），当归（三钱），广木香末（三分），黄芪（二钱），甘草（三分），水煎调服。"一剂面目之红赤减，二剂口舌之干燥除，三剂易喜易笑之症亦平矣"。此方补心气之虚，仍是补心包之火。心火宜泻以为补，而心包之火宜补以为泻。心包之火旺，由于心君之气衰，故补其心而心包之火自熄。

【附方】参术二仁汤：人参、茯神、炒枣仁（各三钱），白术（五钱），远志、半夏（各一钱），砂仁（二粒），水煎服。

4. 救衄丹证治

【主证】鼻中出黑血不止，名曰衄衄。

【病机】心热之极，火刑肺金。黑血实为肾之色，心火太盛移其热于肺，而"肺受火刑，必求救于肾；肾恶心火之克母，乃出其全力以制心；而心已移热于肺，肾即随火而奔入于肺，怒心火之肆恶，并力以相战，肺无可藏之地，肾即逐血而出于鼻，红血而变为黑色"。

【治法】单泻心中之火，不必泻肾中之水，火息而金安。

【方药】救衄丹：黄连（二钱），丹皮（三钱），茯苓（二钱），麦冬（五钱），玄参（一两），生枣仁（三钱），生地（三钱），柏子仁（一钱），水煎服。"连用二剂黑血即止，四剂不再衄"。此方制心火之有余，不损心气之不足。因"方中虽泻心火，而正未尝少损心气，名为泻心而实补心也"。

【附方】生地冬芩汤：麦冬、生地（各二两），黄芩（三钱），水煎服。

5. 风水散斑汤证治

【主证】热极发斑，身中如红云一片。

【病机】此热郁于内，而不能外发使然。

【治法】和解为宜。此等之病，寒热之药，两不宜施。因"火热宜用凉药，内火未有不从外泻者。但火得寒则又闭，微火可以寒解，而盛火不可以寒折，往往得寒凉之味，反遏其外出之机，闭塞而不得泄，有成为发狂而不能治者。若用热药投之，则火以济火，其势必加酷烈，欲不变为亡阳而不可得矣。治法必须和解为得。第火盛者，水必衰，徒解其火而不益之以水，未必火之遽散也。宜用补水之中而行其散火之法，则火无干燥之虞，而有发越之易也"。

【方药】风水散斑汤：玄参（二两），当归（二两），荆芥（三钱），升麻（一钱），生地（一两），水煎服。"一剂斑少消，二剂斑又消，三剂斑全消"。方中玄参补阴，以解其浮游之火，当归、生地以补其心胃之血，多用荆芥、升麻风药以解散郁热，则"火得水而相制，亦火得风而易扬，全无泻火之品，而已获泻火之效，实有深义耳"。

【附方】化云汤：黄连（三钱），当归（一两），玄参（二两），升麻（二钱），水煎服。

6. 风水散斑汤加减方证治

【主证】热极发斑，目睛突出，两手冰冷。

【病机】心肝火热。"此心火内热，所谓亢则害也，而不知又有肝火以助之耳"。夫热病宜现热象，何反见寒冷之证乎？盖火极似水耳。热极于心，则四肢之血齐来救心，转无血以养手足，故手足反寒。如冰之冷者，外寒之极，实由于内热之极也。至于目睛突出者，肝开窍于目，而目之大眦又心之窍也。心火既盛，又得木中之火相助，则火更添焰而炎上，所以直奔其窍而出。但目中之窍细小，不足以畅泄其火，怒气触睛，故突而出也。

【治法】宜泻心火，而更平肝木。木气既舒，心火自散。

【方药】风水散斑汤加减：玄参（一两），当归（一两），黄连（三钱），荆芥（三钱），升麻（三钱），白芍（一两），生地（五钱），水煎服。此方加白芍、黄连，以黄连泻心火，白芍平肝火；又得荆芥、升麻引群药共入于腠理之间，则上下四旁之余热尽消，且"不至遏抑其火，有经络未达之虞"。此方补多于攻，散火而不耗损真气，"庶几有既济之美也"。

【附方】玄丹升麻汤：玄参（半斤），丹皮（三两），升麻（三钱），水煎一碗。"一剂饮愈"。

7. 引交汤证治

【主证】热极不能睡熟，日夜两眼不闭。

【病机】肾之水火两衰，不相交而相背。"心火最畏肾水之克，而又最爱肾水之生，盖火非水不养也；肾水又最爱心火之生，而又最恶心火之烧，盖水非火不干也。是心肾相爱则相交，心肾相恶则相背，求闭目而神游于华胥之国，自不可得矣"。

【治法】心肾双补，兼调肝气。此法"补其心中之液，以下降于肾；补其肾中之精，以上滋于心；并调其肝气，以相引于心肾之间，俾相恶者仍至相爱，则相背者自相交矣"。

【方药】引交汤：熟地、麦冬（各一两），炒枣仁、山茱萸、沙参（各五钱），茯神（三钱），玄参（五钱），白芍（二两），炒栀子（三钱），石菖蒲、破故纸（各五分），水煎服。此方心肾双补，而平其肝气，以清木中之火。肝火得泻，则心火自平，肾水亦旺，势必心气通于肝，而肾气亦通于肝。"心肾既通于肝，而又有菖蒲以引心，破故纸以引肾，介绍同心，自能欢好如初，重结痞寐之交矣"。此方"连服二剂即目闭而酣睡矣"。

【附方】水火两滋汤：熟地（三两），肉桂（二钱），菟丝子（一两），水煎服。

8. 肝肾两舒汤证治

【主证】闷烦躁急，吐痰黄块。

【病机】肝火内郁，结而不伸。

【治法】宜肝肾兼治，疏其肝以解火，补其肾以济水。"肝木有火，火郁而不宣者，虽是外邪蒙之，亦因内无水以润之也。木无水润，则木郁更甚。倘徒用风药，以解肝中之火，不用润剂以荫肝中之水，则熬干肝血，而火益盛矣。倘徒用润剂，以益其肝中之水，不用风剂以舒其肝中之火，则拂抑肝气而郁更深矣"。故治宜疏其肝以解火，复补其肾以济水，"自然郁结伸而诸症愈也"。

【方药】肝肾两舒汤：熟地、玄参（各一两），茯苓（三钱），白芍（一两），柴胡（一钱），当归（五钱），甘草、炒栀子（各一钱），丹皮（三钱），水煎服。"二剂渐轻，四剂全愈"。方中"归、芍、柴、栀所以舒肝者，风以吹之也；熟地、玄、丹所以补肾者，雨以溉之也。茯苓、甘草又调和于二者之中，使风雨无太过不及之虞耳"。

【附方】快膈汤：白芍、当归、熟地（各一两），柴胡、甘草（各一钱），生地、麦冬（各三钱），枳壳、半夏（各三钱），水煎服。

9.六味地黄汤加味证治

【主证】眼目红肿，口舌尽烂，咽喉微痛，两胁胀满。

【病机】肾火大炽。肾火为龙雷之火，"雷火由地而冲于天，肾火亦由下而升于上，入于胁则胁胀，入于喉则喉痛，入于口舌则口舌烂，入于眼目则眼目肿矣。火无定位，随火之所至而病乃生。今四处尽病，乃肾火之大炽耳。盖各经之火，止流连于一处，断不能口舌、咽喉、眼目、两胁一齐受病也"。

【治法】滋阴降火。此证"似乎治法未可独治一经矣。然而各经不可分治，而肾经实可专治。治其肾火，而各经之火尽散也"。

【方药】六味地黄汤加味：熟地（一两），山药（五钱），茯苓（三钱），丹皮（五钱），泽泻（三钱），山茱萸（四钱），麦冬、白芍（各一两），水煎服。六味地黄汤，原是纯补真水之药，水足而火自息。又有白芍之疏肝以平木，麦冬之养肺以益金，金生水而水不必去生肝，则水尤易足，而火尤易平也。"一剂两胁之胀满除，二剂眼目之红肿愈，三剂咽喉之痛解，四剂口舌之烂痊也"。

【附方】止沸汤：熟地（三两），麦冬（二两），地骨皮（一两），水煎服。

10. 清火安胃汤证治

【主证】口舌红肿，不能言语，胃中又觉饥渴之甚。

【病机】心包之火上炎。"舌乃心之苗，亦心包之窍也。若心包无火，无非清气上升，则喉舌安闲，语言响亮。迨心包火动，则喉舌无权"。心包之火乃相火，相火妄动则口舌红肿，势所必至。此亦"饥渴之所以来也"。

【治法】清其心包之火，而不必泻其胃土。"恐泻胃而土衰，则心包之火转来生胃，其火愈旺也"。

【方药】清火安胃汤：麦冬（一两），石斛（三钱），丹参（三钱），生地（三钱），炒枣仁（五钱），竹叶（一百片），水煎服。"一剂语言出，再剂红肿消，三剂而胃中之饥渴亦愈矣"。此方"全去消心包之火，而又不泻心中之气，心包火息而胃气自安矣"。

【附方】玄丹麦冬汤：玄参、丹参、麦冬（各一两），水煎服。

11. 攻火汤证治

【主证】满身皮窍如刺之钻，又复疼痛于骨节之内外，以冷水拍之少止。

【病机】此属热证，乃火郁于脏腑，欲出而不得出之兆。火性原欲炎上，从皮肤而旁出，本非所宜。"其人内火既盛，而阳气又旺，火欲外泄，而皮肤坚固，火本郁而又拂其意，遂鼓其勇往之气，而外攻其皮肤，思夺门而出；无如毛窍不可遽开，火不得已仍返于脏腑之内而作痛；以凉水拍之而少止者，喜其水之润肤，而反相忘其水之能克火矣，非因水之外击，足以散火，而能止痛也"。

【治法】先泻其脾胃之火，而余火不泻而自泻。

【方药】攻火汤：大黄（三钱），石膏（五钱），炒栀子（三钱），当归

（一两），厚朴（一钱），甘草（一钱），柴胡（一钱），白芍（三钱），水煎服。"一剂火泻，二剂痛除"。此方"直泻脾胃之火，又不损脾胃之气；兼舒其肝木之郁，则火尤易消，乃扼要争奇，治火实有秘奥"。

【附方】宣扬散：柴胡（一钱），荆芥（二钱），当归（一两），麦冬（一两），天花粉（三钱），水煎服。

12. 平肝舒筋汤证治

【主证】大怒之后，周身百节俱疼，胸腹且胀，两目紧闭，逆冷，手指甲青黑色。

【病机】此属火热之证。"此病乃阳症似阴也。手指甲现青黑色，阴症之外象也。逆冷非寒极乎，不知内热之极，反现外寒，乃似寒而非寒也。大怒不解，必伤其肝，肝气甚急，肝叶极张。一怒而肝之气更急，而肝之叶更张，血沸而火起，有不可止拂之势。肝主筋，火起而筋乃挛束作痛。火欲外焚，而痰又内结，痰火相搏，湿气无可散之路，乃走其湿于手足之四末。指甲者，筋之余也，故现青黑之色。手足逆冷，而胸腹正大热也"。

【治法】平其肝气，散其内热，而外寒之象自散。

【方药】平肝舒筋汤：柴胡（一钱），白芍（一两），牛膝、生地、丹皮、炒栀子（各三钱），当归（五钱），陈皮、甘草（各一钱），神曲（五分），秦艽、乌药（各一钱），防风（三分），水煎服。"一剂目开，二剂痛止，三剂胀除，四剂诸症尽愈"。此方所用之药，俱入肝经以解其怒气。怒气解而火自平，火平而筋舒。此证阴阳难辨，辨之之法，"与水探之，饮水而不吐者，乃阳症；饮水而即吐者，乃阴症。倘饮水不吐即以此方投之"，则不至有误。

【附方】息怒汤：白芍（三两），柴胡（二钱），丹皮（五钱），炒栀子（三钱），天花粉（三钱），水煎服。

（三十五）燥症

《辨证录·卷之六·燥症门》，论述了燥症诸证的理法方药。其中，论及主方 15 首，附方 15 首，包括化精丹（生液丹），润涸汤（天一汤），六味地黄汤加麦冬、五味（灌舌丹），引阴夺命丹（三仙膏），心肾两资汤（夜清汤），子母两濡汤（宁嗽丹），水木两生汤（濡木饮），清解汤（润土汤），散消汤（丹白生母汤），四物汤加味（甘风丹荆汤），救瞳汤（菊女饮），六味地黄汤加味（冬归汤），启结生阴汤（柏桂生麦汤），六味地黄汤加味（二丹汤），治本消水汤（广泽汤）。兹就其中部分方证之主证、病机、治法、方药，扼要阐述如下。

1. 六味地黄汤加麦冬、五味证治

【主证】日间口燥，舌上无津，至夜卧又复润泽。

【病机】此阴畏阳火之燥，而不交于阳所致。"阳旺则阴衰，阳衰则阴旺，口燥之病，为阴阳两虚之症也。然夜燥而日不燥，乃阴气之虚；日燥而夜不燥，乃阳火之旺。夫肾中之水，阴水也。舌上廉泉之水，乃肾水所注，肾水无时不注于廉泉之穴，则舌上不致干枯"。此证属阳火甚旺，而阴水尚未至大衰，"然止可自顾以保其阴，不能分润以济其阳，于是坚守其阴于下焦，不肯上交于阳位，自然上焦火炽而口燥也"。

【治法】滋补真阴。"治法不必泻阳火之旺，惟补其真阴之水，则水足以济阳矣"。

【方药】六味地黄汤加麦冬、五味：熟地（一两），山茱萸（五钱），山药（五钱），丹皮、泽泻、茯苓（各三钱），麦冬（一两），五味子（一钱），水煎服。"连服数剂自愈"。此方专补肾水，加麦冬、五味子以补肺；肺肾相资，则水尤易生，阳得阴而化，亦阳得阴而平。阴既相济，阳又不旺，则口不再干燥。

【附方】灌舌丹：熟地、麦冬（各一两），沙参、地骨皮（各五钱），水

煎服。

2. 心肾两资汤证治

【主证】夜不能寐，口中无津，舌上干燥，或开裂纹，或生疮点。

【病机】燥在于心。"心属火，然而心火无水，则火为未济之火也。既济之火，则火安于心宫；未济之火，则火郁于心内。火郁不宣，则各脏腑之气不敢相通，而津液愈少，不能养心而心益燥矣，何能上润于口舌哉。开裂生点，必至之势也"。

【治法】大补其心中之津，则心不燥而口舌自润。"然而徒补其津，亦未必大润也。盖心中之液，乃肾内之精也。肾水上交于心，则成既济之火，补肾以生心"。

【方药】心肾两资汤：人参（三钱），茯神（三钱），柏子仁（一钱），炒枣仁（三钱），麦冬（五钱），北五味子（一钱），熟地（一两），丹参（二钱），沙参（三钱），山茱萸（三钱），芡实（三钱），山药（三钱），菟丝子（二钱），水煎服。"连服十剂，夜卧安而口中生津，诸症尽愈"。此方心肾同治，"补火而水足以相济，补水而火足以相生"。

【附方】夜清汤：人参、麦冬（各一两），甘草（一钱），柏子仁、菟丝子（各三钱），玄参、炒枣仁（各五钱），黄连（三分），水煎服。

3. 子母两濡汤证治

【主证】咳嗽，吐痰不已，皮肤不泽，少动则喘。

【病机】燥在于肺。咳嗽吐痰，皮肤不泽而动喘，皆属"燥病"。

【治法】补益肺脾肾。"此燥非因肾之干枯而来，乃因夏伤于热以耗损肺金之气；不必去补肾水，但润脾而肺之燥可解。虽然，脾为肺之母，而肾乃肺之子，补脾以益肺之气，补肾而不损肺之气，子母相治而相济"，可使肺气更加润泽。

【方药】子母两濡汤：麦冬（五钱），天冬（三钱），紫菀（一钱），甘草（三分），苏叶（五分），天花粉（一钱），熟地（五钱），玄参（三钱），丹皮（二钱），牛膝（一钱），水煎服。此方为肺脾肾同治之方。方名"子母两濡"，似乎只言脾肾。然而，治脾治肾，无非治肺。脾肾濡而肺气不燥。"一剂气平，二剂嗽轻，连服十剂痰少而喘嗽俱愈"。

【附方】宁嗽丹：麦冬（二两），五味子（二钱），天冬（三钱），生地（一两），桑白皮（二钱），款冬花、紫菀、桔梗（各一钱），甘草（五分），牛膝（三钱），水煎服。

4. 水木两生汤证治

【主证】两胁胀满，皮肤如虫之咬，干呕而不吐酸。

【病机】此属"肝气之燥"。肝藏血，肝中有血，则肝润而气舒；肝中无血，则肝燥而气郁。肝气既郁，则伏而不宣，必下克脾胃之土，而土之气不能运，则无以化精微以生肺气。故伤于中则胀满、呕吐，伤于外则皮毛拂抑。

【治法】滋补肾阴。肝燥必当润肝，然而肝燥由于肾亏，滋肝而不补肾，"则肝之燥止可少润于目前，而不能久润于常久，必大滋乎肾，肾濡而肝亦濡也"。

【方药】水木两生汤：熟地（一两），白芍（一两），茯苓（三钱），柴胡（一钱），陈皮（一钱），甘草（三分），神曲（五分），白术（三钱），甘菊花（二钱），枸杞子（二钱），牛膝（三钱），玄参（三钱），水煎服。"二剂而肝血生，四剂而肝燥解"。肝燥而用白芍、熟地濡润之药，自宜建功。所以用白术、茯苓、柴胡、神曲，是因过于濡润反不能受濡润之益；以脾喜燥，脾燥而不过用濡润之药，则脾土健旺，自能易受润泽而化精微。否则，纯于濡润，未免太湿。脾先受损，"安能资益夫肝经，以生血而解燥哉。用燥于湿之中，正善于治燥耳"。

【附方】濡木饮：白芍（一两），熟地、川芎（各五钱），柴胡、香附、炒栀子、神曲（各五分），白豆蔻（一粒），水煎服。

5. 清解汤证治

【主证】口渴善饮，时发烦躁，喜静而不喜动；见水果则快，遇热汤则憎。

【病机】此属"胃气之燥"。胃本属土，土似喜火而不喜水。然而，土无水气，则土成焦土，而无以生物。况胃中之土，属阳土，阳土非阴水不养。胃中无水则断难化物，水衰而物难化。且人静则火降，人动则火起，内火既盛，自索外水以相救，故喜饮水而恶热汤。"燥之势尚未至于热，然燥之极必至热之极"。

【治法】平阳明胃火与少阴相火，实因"解燥须清热也"。

【方药】清解汤：玄参（一两），生地（五钱），甘菊花（三钱），天花粉（三钱），茯苓（三钱），麦冬（三钱），丹参（二钱），沙参（三钱），水煎服。"连服四剂，而烦躁除，再服四剂，口渴亦解，再服四剂，全愈"。此方"平阳明胃火者居其半，平少阴相火者居其半"。因阳明胃火必得相火之助而势乃烈。"虽治燥不必泻火，然土燥即火炽之原，先平其相火，则胃火失势，而燥尤易解。此先发制火，乃妙法也"。

【附方】润土汤：玄参、生地（各一两），甘草（一钱），地骨皮（五钱），茯苓（三钱），水煎服。

6. 散消汤证治

【主证】肌肉消瘦，四肢如削，皮肤飞屑，口渴饮水。

【病机】此属脾燥。脾燥由于肺燥，而肺燥由于胃燥。胃燥必致胃热，而胃热必移其热于脾，脾热而燥乃成。脾为湿土而本喜燥，脾燥则不能外荣，而成"风消"。

【治法】疏肝气，润肺燥。

【方药】散消汤：麦冬（一两），玄参（二两），柴胡（一钱），水煎服。

"四剂口渴止，八剂肢肤润，二十剂不再消也"。此方润肺而不润脾，何脾消之症能愈？以症成于肺，故润肺而脾亦润也。"方中加柴胡于二味之中，大有深意。柴胡最抒肝气，肝抒则肝不克脾，脾气得养。况又泻其脾肺之火，火息而风不扬，此脾燥之所以易解，而风消不难愈也"。

【附方】丹白生母汤：白芍、生地（各一两），丹皮（五钱），知母（一钱），水煎服。

7. 四物汤加味证治

【主证】目痛之后，眼角刺触，羞明喜暗。

【病机】此属胆血之干燥。"胆属木，木中有汁，是木必得水而后养也。胆之系通于目，故胆病而目亦病矣。然而，胆之系通于目，不若肝之窍开于目也。目无血而燥，宜是肝之病而非胆之病。然而，肝胆为表里，肝燥而胆亦燥矣。胆与肝皆主藏而不泻，胆汁藏而目明，胆汁泻而目暗。盖胆中之汁，即胆内之血也。血少则汁少，汁少即不能养胆养目矣"。

【治法】不可徒治其目，"亟宜滋胆中之汁，尤不可止治其胆，更宜润肝中之血，而胆之汁自润，目之火自解矣"。

【方药】四物汤加味：熟地（一两），川芎（一钱），当归（三钱），白芍（一两），柴胡（一钱），甘菊花（三钱），白蒺藜（一钱五分），水煎服。"连服四剂而目痛之疾自除，再服四剂而羞明喜暗之病去"。方用四物汤补血，补肝中之血，补肝而胆在其中。且"四物汤尤入心肾，心得之而濡，不来助胆之火；肾得之而泽，不来盗胆之气"，心肝肾不干燥，则胆亦不燥。

【附方】甘风丹荆汤：丹皮（一两），防风（五分），荆芥（五分），甘菊花（五钱），水煎服。

8. 六味地黄汤加味证治（一）

【主证】秋后闭结不能大便。

【病机】此燥伤肺金，而大肠亦燥，非大肠之火。因肺与大肠相表里，肺燥而大肠不能独润。且大肠所以能开能阖，为肾气所主。肾足而大肠有津，肾涸而大肠无泽。大肠之不燥，全藉肾水相资。然肾水不能自生，肺金乃肾之母，肺润则易于生水，肺衰则难于生水。"肾水无源，救肾不暇，何能顾大肠哉"。

【治法】惟补肺肾，而大肠自润。此证切勿用大黄、芒硝开结。因"此病本伤阴之症，又加劫阴之药，重伤其阴，必成为阳结之症"。

【方药】六味地黄汤加味：熟地（一两），山药（三钱），山茱萸（四钱），茯苓（三钱），丹皮（三钱），泽泻（三钱），麦冬（一两），北五味子（一钱），水煎服。"连服四剂自通"。此证大补肺肾之阴，"使阴足而阳自化之为得"。

【附方】冬归汤：麦冬、当归（各二两），水煎服。

9. 启结生阴汤证治

【主证】夏秋之间，小便不通，点滴不出。

【病机】肺燥而膀胱亦燥。膀胱之能通者，由于肾气之足，亦由于肺气之足。膀胱与肾为表里，而"肺为水道之上游，二经足而水有源流，二经虚而水多阻滞。况干燥之至，既亏清肃之行，复少化生之气，膀胱之中纯是干枯之象，从何处以导其细流哉。此小便之不通，实无水之可化也"。

【治法】宜润肺补肾。"不可徒润膀胱，而亟当润肺；尤不可徒润夫肺，尤当大补夫肾。肾水足而膀胱自然滂沛，何虞于燥结哉"。

【方药】启结生阴汤：熟地（一两），山茱萸（五钱），车前子（三钱），薏苡仁（五钱），麦冬（五钱），益智仁（一钱），肉桂（一分），沙参（三钱），山药（四钱），水煎服。此方"补肾而仍补肺者，滋其生水之源也。补中而仍用通法者，水得补而无停滞之苦，则水通而益收补之利也。加益智以防其遗，加肉桂以引其路。滂沛之水自然直趋膀胱，燥者不燥，而闭者不闭矣"。

【附方】柏桂生麦汤：麦冬（一两），黄柏（三钱），生地（五钱），肉桂（三分），水煎服。

10. 六味地黄汤加味证治（二）

【主证】消渴饮水，时而渴甚，时而渴轻。

【病机】此属"三焦之气燥"。消渴有上、中、下之分，其实皆三焦之火炽。因"下焦火动，而上、中二焦之火翕然相从，故尔渴甚。迨下焦火息，而中、上二焦之火浮游不定，故又时而渴轻"。

【治法】大补肾水。三焦同是一火，"下焦之火，一发而不可遏，故下焦之火，宜静而不宜动，又易动而难静也。必得肾中之水以相制，肾旺而水静，肾虚而水动矣……火动必烁干三焦之气，则三焦更燥，势必仰望于外水之相救，以迅止其大渴也"。

【方药】六味地黄汤加味：熟地（二两），山茱萸（一两），茯苓（五钱），山药（五钱），丹皮（一两），泽泻（五钱），麦冬（一两），北五味子（二钱），水煎服。"十剂渴轻，二十剂渴解，三十剂全愈"。六味地黄汤治肾，更加麦冬、五味子以治肺者，并非只清肺金之火。此补肺以助肾水之源，肺旺而肾更有生气。肾水旺，足以制下焦之火；下焦之火不动，而"上中二焦之火乌能兴焰哉"。

【附方】二丹汤：丹皮、丹参、玄参（各五钱），茯苓、柏子仁（各三钱），水煎服。

（三十六）痿证

《辨证录·卷之六·痿证门》，论述了痿证诸证的理法方药。其中，论及主方8首，附方8首，包括生津起痿汤（紫花饮）、清胃生髓丹（石斛玄参汤）、调脾汤（玄母菊英汤）、伐木汤（二石汤）、起痿降火汤（充髓汤）、散余汤（润胃汤）、释痛汤（解醒饮）、滋涸汤（柞木化酝汤）。兹就其中部分方证之主证、病机、治法、方药，扼要阐述如下。

1. 清胃生髓丹证治

【主证】心中烦闷，怔忡惊悸，久则成痿，两足无力，不能动履。

【病机】总属胃火之盛，而非心火之旺。"胃属土，而心属火，心乃生胃，而胃不宜克心。然心火生胃，则心火不炎；胃火熏心，则心火大燥"，且肾水益枯。

【治法】大益其肾中之水，少清其胃中之火，则胃气安而肾水生，自然上交于心。若"徒泻心火，则胃子见心母之寒，益肆其炎氛，愈添心中之燥，必下取于肾水，而肾因胃火之盛，熬干肾水，不能上济于心，火益旺而水益枯，骨中无髓"。

【方药】清胃生髓丹：玄参（一两），麦冬（五钱），甘菊花（五钱），熟地（二两），北五味子（二钱），沙参（五钱），水煎服。"十剂即可行步，二十剂怔忡惊悸之病除，又十剂烦闷痿弱之症去，再服十剂全愈"。此痿虽成于阳明之火，然"用大寒之药，如石膏、知母之类，虽泻胃火甚速，然而多用必至伤胃，胃伤而脾亦伤，脾伤而肾安得不伤乎。故不若用玄参、甘菊之类，既清其胃火，而又不损其胃土，则胃气自生，能生津液，下必注于肾，而上且灌于心矣"。况麦冬、五味子以益心，熟地、沙参以滋肾，上下相资，水火既济，痿证则愈。

【附方】石斛玄参汤：金钗、石斛（一两），玄参（二钱），水煎服。

2. 调脾汤证治

【主证】人有善用肥甘之物者，食后即饥，少不饮食，便觉头红面热，两足乏力，不能行走。

【病机】阳明之火，固结于脾而不肯解。太阴脾火之盛，而烁干阴液。"太阴与阳明为表里，阳明火旺，而太阴之火亦旺矣。二火相合，而搏结于腑脏之间；所用饮食，仅足以供火之消磨，而不能佐水之优渥"。火旺水亏，则肾宫干涸，不能充足于骨中之髓；骨既无髓，则骨空无力，不能起立以步履。

【治法】益太阴之阴水，以胜其阳明之阳火。如此，"则脾胃之中，水火无亢炎之害；而后筋骨之内，髓血有盈满之机"。

【方药】调脾汤：人参（五钱），玄参（一两），麦冬（五钱），甘菊花（五钱），薏苡仁（五钱），金钗石斛（三钱），芡实（一两），山药（五钱），水煎服。"连服四剂，便觉腹不甚饥；再服四剂，火觉少息；再服十剂全愈"。此方"补脾胃之土，即所以补其火也。然而，火之所以旺者，正坐于土之衰耳。土衰则不生水，而生火矣"。故于补土之中，加入玄参、甘菊、石斛微寒之药，则脾胃之火自衰，而脾胃之土自旺；脾胃之土既旺，而脾胃之津自生，于是灌注于五脏之间，转输于两足之内。火下温而不上发，头面无红热之侵，亦无胫趾之乏力。总之，脾胃之土，俱不可伤，伤土而火愈旺，且"补阴则阳伏，消食则伤阴"。

【附方】玄母菊英汤：玄参（二两），甘菊花（一两），知母（三钱），熟地（二两），水煎服。

3. 伐木汤证治

【主证】大怒之后，两胁胀满，胸间两旁时常作痛，遂至饭食不思，口渴索饮；久则两腿酸痛，后则遍身亦痛，或痛在两臂之间，或痛在十指之际，痛来时可卧而不可行，足软筋麻，不可行动。

【病机】此属肝经之痿，阳明之火助之。"当其大怒时，损伤肝气，则肝木必燥；木中之火无以自存，必来克脾胃之土；脾阴不受，而胃独受之。胃初自强，不服其克，两相战克，而胸胁所以作痛。后则胃土不敌肝木之旺，乃畏之而不敢斗，亦归附于肝；久之而饮食少用，则不化津液以生肾水，肾无水以养肝。而肝气无非火气，胃亦出其火，以增肝火之焰，肝火之性动，遂往来于经络之内而作痛。倘更加色欲，则精泄之后，无水制火，自然足软筋麻，呻吟于卧榻之上，而不可行动也"。

【治法】必须平肝而并泻阳明之火。"惟是阳明久为肝木之克，则阳明之经必虚。若再加泻火，胃气乌能不伤。必须泻阳明之火，仍不损阳明之气为得也"。

【方药】伐木汤：炒栀子（三钱），白芍（一两），当归（五钱），甘菊花（五钱），女贞子（五钱），地骨皮（三钱），丹皮（三钱），青黛（三钱），金钗石斛（三钱），水煎服。"连服四剂，而诸痛除；再服四剂，口思饮食；再服十剂全愈"。此方泻肝火以平肝气，且并泻阳明之火，使"胃气不伤而胃火自息，饮食进而津液生，肾水足而骨髓裕，不须止痛而痛自失，毋须治痿而痿自起矣"。

【附方】二石汤：白芍（一两），熟地（三两），金钗石斛、牛膝（各五钱），石膏（三钱），水煎服。

4. 散余汤证治

【主证】烦躁口渴，面红而热，时索饮食，饮后仍渴，食后仍饥，两足乏力，不能起立，吐痰甚多。

【病机】此属阳明之虚火。胃火初起为实，而久旺为虚。胃火之初起，口必大渴，身必大汗，甚则发狂，登高而呼，弃衣而走，其势甚急。"至于旺极必衰，时起时灭，口渴不甚，汗出不多，虽谵语而无骂詈之声，虽烦闷而无躁扰之动，得水而渴除，得食而饥止，此乃零星之余火也，非虚而何。实火不泻，必至熬干肾水，有亡阳之变；虚火不清，则销铄骨髓，有亡阴之祸"。阴既亡，而必成痿。

【治法】治痿之法，必清胃火而兼以生津、生液之味，自然阴长而阳消。

【方药】散余汤：生地（一两），玄参（一两），茯苓（三钱），竹叶（一百片），麦冬（一两），人参（三钱），麦芽（一钱），天花粉（二钱），神曲（一钱），水煎服。"二剂，阳明之余火息；再服二剂，烦躁、饥渴之病除；更用十剂，痿症全愈"。此方"散胃火之余氛，不去损胃土之生气。胃气一生，而津液自润，自能灌注肾经，分养骨髓矣。倘用大寒之药，直泻其胃火，则胃土势不能支，必致生意索然，元气之复，反需岁月矣"。

【附方】润胃汤：人参（五钱），麦冬（二两），天花粉（三钱），玄参（一两），丹参（一两），甘草（一钱），山楂（二十粒），神曲（二钱），水煎服。

5. 释痛汤证治

【主证】人有嗜酒者，久坐腰痛，渐次痛及右腹，又及右脚，又延及右手，不能行动，已而齿痛者。

【病机】湿热致痿。诸痿皆起于肺热，人善饮，则肺必热。"痿虽热病，而热中有湿，不可不察。痿病兼湿重者，必筋缓而软；痿病兼热多者，必筋急而痛，是痿症未尝无痛也"。

【治法】专治阳明以生胃气，佐之泻火利湿之品，则诸痛自消。若"不祛湿以清火，而反助湿以动热，则痿症不能痊，转增添其痛矣"。

【方药】释痛汤：人参（三钱），黄芪（三钱），白术（五钱），茯苓（三钱），生地（五钱），麦冬（五钱），当归（三钱），玄参（一两），甘草（三分），水煎服。"连服四剂而病除"。此方"皆入阳明之药也。入阳明以平胃气，即入阳明以平胃火，宜痿症之顿起矣。况茯苓、白术善能祛湿，复是生胃之品，是治湿又治阳明也"。

【附方】解酲饮：干葛、白术、人参、石膏（各三钱），麦冬（三两），茯苓（五钱），半夏（一钱），水煎服。

（三十七）消渴

《辨证录·卷之六·消渴门》，论述了消渴诸证的理法方药。其中，论及主方 5 首，附方 5 首，包括清上止消丹（二冬苓车饮）、闭关止渴汤（止消汤）、引龙汤（丹桂止氛汤）、宁沸汤（解沫散）、蜜香散（消饮散）。兹就上述方证之主证、病机、治法、方药，扼要阐述如下。

1. 清上止消丹证治

【主证】消渴，气喘痰嗽，面红虚浮，口舌腐烂，咽喉肿痛，得水则解，每日饮水约得一斗。

【病机】此属肺消。肺属金，金宜清肃。肺为心火所刑，则肺金干燥。肺"既无内水以润肾，乃索外水以济之。然救其本宫之火炎，而终不能益肾中之真水。肾又不受外水，而与膀胱为表里，即将外水传于膀胱，故饮水而即溲也"。

【治法】以治肺为重，兼治胃与脾。"肺火之盛而不解者，正苦于脾胃之虚，土不能生金之故。苟再用寒凉，必至损伤脾胃之气，肺金何以养哉。必须仍治肺金，少加补土之味，则土旺而肺气自生，清肃之令行，而口渴自止"。

【方药】清上止消丹：麦冬（二两），天冬（一两），人参（三钱），生地（五钱），茯苓（五钱），金银花（一两），水煎服。"十剂渴尽减，二十剂全愈"。此方重在治肺而轻治胃与脾。治肺而不损金，清火而不伤土。"惟方中加入金银花者，火刑金而多饮凉水，则寒热相击，热虽暂解于片刻，而毒必留积于平时。用清金之药，以解其热，不能解其毒也"。而金银花不仅解毒，而且善滋阴，仅"一味而两用之也"。

【附方】二冬苓车汤：麦冬（三两），天冬（一两），茯苓（五钱），车前子（三钱），水煎服。

2. 闭关止渴汤证治

【主证】消渴，大渴恣饮，一饮数十碗，始觉胃中少快；否则，胸中嘈杂如虫上钻，易于饥饿，得食渴减，不食渴尤甚。

【病机】胃消。此病"大约成于膏粱之人者居多。燔熬烹炙之物，肥甘醇浓之味，过于贪饕，酿成内热，津液干涸，不得不求济于外水。水入胃中，不能游溢精气，上输于肺；而肺又因胃火之炽，不能通调水道，于是合内外之水建瓴而下，饮一溲二，不但外水难化，且平日素酝，水精竭绝，而尽输于下，较暴注、暴泄为尤甚。"若肾水未亏，尚可制火。然膏粱之人，肾水素乏，无以制火，于是思食以济之。然食入胃中，只可解火于须臾，不得不仍求水以救渴。

【治法】宜少泻其胃中之火，而大补其肾中之水。"肾水生而胃火息，肾有水，而关门不开，胃火何从而沸腾哉"。

【方药】闭关止渴汤：石膏（五钱），玄参（二两），麦冬（二两），熟地（二两），青蒿（五钱），水煎服。"二剂而渴减，四剂而食减，十剂消渴尽除，二十剂全愈"。此方少用石膏、青蒿以止胃火，多用玄参、熟地以填肾水，重用麦冬以益肺气。"未尝闭胃之关门。然而胃火之开，由于肾水之开；肾水之开，由于肾火之动也；而肾火之动，又由于肾水之乏也。今补其肾水，则水旺而肾火无飞动之机，火静而肾水无沸腾之患。肾水既安守于肾宅，而胃火何能独开于胃关哉。此不闭之闭，真神于闭也"。

【附方】止消汤：石膏、人参、茯神（各五钱），玄参（一两），生地（二两），知母、麦芽、谷芽、神曲（各三钱），水煎服。

3. 引龙汤证治

【主证】消渴，小便甚多，饮一斗溲一斗；口吐清痰，投之水中，立时散开，化为清水；面热唇红，口舌不峭。

【病机】肾水泛上作消。"肾水泛上，水升于咽喉口舌之间"。是为"下寒之极，逼其火于上焦，故作渴耳"。此火乃肾中之火，即龙雷之火。

【治法】龙雷之火，宜引而不宜逐，故于水中引之。

【方药】引龙汤：玄参（三两），肉桂（三钱），山茱萸（四钱），北五味子（一钱），麦冬（一两），水煎服。"一剂渴减半，三剂全愈"。证属

"龙火浮游干燥之极，非玄参三两，断不能止其焰，非肉桂三钱，必不能导其归。山茱萸、北五味非用之以益精，实取之以止渴。益之麦冬者，以龙火久居于上游，未免损肺；得麦冬以生其气，则肺金生水，火得水而易归也"。方中多用玄参，是恐少用不足以制龙雷之火。多用肉桂，则旨在引火归原。玄参善消浮游之火，但其性太凉，非多用肉桂则不足以制其寒。龙雷之性，恶大寒而又恶大热，大寒则愈激其怒，而火上炎；大热则愈助其横，而火上炽。今用肉桂三钱，入于玄参三两之中，则寒居其九，热居其一，调和于水火之中。又有山茱萸、五味子、麦冬之助，正不见其热，惟见其温；龙雷喜温，所以随之直归于肾脏。火归于肾，命门不寒，蒸动肾水，下温而上热自除。"此方较肾气丸治下消之症效更神速"。

【附方】丹桂止氛汤：熟地（三两），肉桂（二钱），茯苓、丹皮（各一两），麦冬（二两），水煎服。

4. 宁沸汤证治

【主证】消渴，口干舌燥，吐痰如蟹涎白沫，气喘不能卧；但不甚大渴，渴时必须饮水，然既饮之后，即化为白沫。

【病机】肾火上沸。"肾中有火，乃水中之火也。火生水中，亦火藏于水内。火无水不养，亦无水不藏，明是水之制火也。然而，水之不足，必至火之有余；而火反胜水，火欺水之不能相制，于是越出于肾宫，上腾于咽喉、口齿之间。火与水原不能离者也，火既上升，水必随之而上升"，故而吐之如涎沫。

【治法】不必泻火，而纯补其水。"使阴精之寒，自足以制阳光之热也"。

【方药】宁沸汤：麦冬（三两），山茱萸（三两），茯苓（一两），水煎服。服"一剂渴少止，再剂渴又止，饮半月全愈"。此方用山茱萸三两，以大补肾水；更加入麦冬三两，滋肺以生肾。因久渴之后，日吐白沫，则熬干肺液，故补其肾而随滋其肺。加茯苓，是因饮水过多，膀胱之间必有积水。麦冬、山茱萸用至六两之多，因不分消之于下，则必因补而留滞。得茯苓利水之药，以疏通之，则"补阴而无腻膈之忧，水下趋而火不上沸，水火既济，消渴自除矣"。

【附方】解沫散：熟地（二两），麦冬（二两），山茱萸、丹皮（各一两），车前子（五钱），水煎服。

5. 蜜香散证治

【主证】人有素健饮啖者，忽患消渴，日饮水数斗，食倍而溺数，服消渴药益甚。

【病机】脾气虚热。消渴皆因"脾坏而肾败。脾坏则土不胜水，肾败则水难敌火，二者相合而病成"。惟有似消渴而非消渴者，"必脾有热乘之，得之饮啖酒果而致之"。因酒能生热，热甚则饥，非饱餐则不能解其饥，然多食则愈动其火。溺数者，"火盛非水不能相济，饮水既多，不得不多溺也"

【治法】宜平脾中之虚热，佐之解酒消果之味。"火毒散，而消渴之病自除"。

【方药】蜜香散：木蜜（二钱），麝香（三分），酒为丸。更用黄连（一钱），茯苓（三钱），陈皮（五分），神曲（一钱），人参（三钱），煎汤送丸药。日用三丸，丸尽而愈。此丸"取麝能散酒也，且麝香最克瓜果"。木蜜乃枳椇椒，"酿酒之房，苟留木蜜，酒化为水"。故合用此二味，以专消酒、果之毒。酒、果之毒既消，用参、苓、连、曲之类，以平脾中虚热，则"腹中清凉，何消渴之有哉"。

【附方】消饮散：人参、天花粉、茯苓（各三钱），枳壳、厚朴（各一钱），山楂（二十粒），麦冬（二两），甘草（一钱），水煎服。

（三十八）汗症

《辨证录·卷之七·汗症门》，论述了汗症诸证的理法方药。其中，论及主方5首，附方5首，包括摄阳汤（敛汗汤）、防盗止汗汤（四参汤）、补阴止汗汤（湛露饮）、收汗丹（龟豕膏）、滋心汤（助思汤）。兹就其中部分方证之主证、病机、治法、方药，扼要阐述如下。

1. 摄阳汤证治

【主证】大病之后，无过而遍身出汗，日以为常。

【病机】阳虚自汗。此为阳气虚，汗液外泄，而腠理不能自闭所致。大病之后，必先损其肺，肺无自主之权，则卫外不固。汗乃气之所化，汗随气泄，遍体出汗淋漓，则真气外散。"亡阳之症，乃热邪驱之；自汗之症，乃阴虚促之也"。

【治法】自当以补气为主，兼以补阴，"则阴能摄阳，汗不止而自止矣"。

【方药】摄阳汤：人参（一两），黄芪（一两），白芍（五钱），麦冬（五钱），北五味子（一钱），山茱萸（三钱），熟地（一两），水煎服。"二剂汗少止，四剂汗大止，十剂全愈"。此方"用参、芪以大补其气，气足则肺气有养，皮毛自固。益之麦冬、五味，则肺金不特自足以卫外，兼可以分润于肾水。然犹恐汗出太多，必损耗真阴，更加熟地、山茱以益精，使肺金不必又来下生肾水，则肺气旺而皮毛益固矣。增入白芍一味，以收敛肝气，则肝木自平，使肺金无仇家之相逼，则肺气安然，自能行其清肃之气，而下输于膀胱，则上下之气舒，而心中生液，不来克肺，则肺金有权得以自主"，而自汗得愈。此乃"摄阳之妙法"。若不用人参，亦可于前方之中，倍加黄芪二两，增入防风五分，同前药煎服，功未尝不同，但"必须多服数十剂也"。

【附方】敛汗汤：黄芪（一两），麦冬（五钱），北五味子（二钱），桑叶（十四片），水煎服。

2. 防盗止汗汤证治

【主证】人有梦遗之后，或行役太劳，或行房太甚，遂至盗汗淋漓。

【病机】心气热之盗汗。肾因梦遗之后，自然精水不足，加之行役、行房，以劳其筋骨，则内阴大亏，无以上济于心；心无肾水之济，则心添其热而盗汗。

【治法】泄心中之热，补肾中之水。"肾水足而心火自清，心火宁而心汗自止矣"。

【方药】防盗止汗汤：麦冬（五钱），生枣仁（一两），熟地（一两），山茱萸（三钱），黄连（五分），人参（三钱），丹参（三钱），茯神（三钱），肉桂（五分），水煎服。"一剂汗少止，二剂汗全愈"。此方为"心肾双补之药，心肾两足，自有离而复合之势。黄连清心，肉桂温肾，二味同用，能使心肾交于顷刻。心肾既交，则心火清明，相火畏主……倘不补心肾，惟事止汗。汗不能止，必且轻变重而重变危矣"。

【附方】四参汤：玄参（一两），麦冬、生地（各五钱），天冬、人参、沙参（各三钱），丹参、茯苓（各二钱），黄连（五分），北五味子（一钱），水煎服。

3. 收汗丹证治

【主证】人有饮食之时，头项至面与颈脖之间大汗淋漓，每饭皆如此，然身无恙。

【病机】此属胃气之盛。胃本属土，无水谷之入，则胃气安静。即处饥饿之时，而其火暗起，亦不过在胸膈间，不能上至于头项。惟得水谷之气，填于阳明之经，则胃中之火，借水谷之气以助其势，遂化汗而上腾，越出于头面之上下。"此等之汗，明是胃火之盛，由于心包之火旺也"。心包生土以生火，非助火以害土。"胃得火生以出汗，不同于邪火之自焚。故止出汗于上焦，而不亡阳于下焦耳"。

【治法】泻胃火之有余。"不可损胃土之不足，使胃平而汗自止也"。

【方药】收汗丹：玄参（三钱），生地（三钱），荆芥（一钱），五味子（三分），桑叶（十片），白芍（五钱），苏子（一钱），白芥子（一钱），水煎服。"服一月全愈"。此方不去泻胃火，反去滋阴。"阳之盛者，阴之衰也，补阴则阴旺自足摄阳，不必止汗而汗自止。况方中有桑叶、荆芥为引经止汗之药，白芥、苏子为消痰定气之品，原调剂之咸宜，抑阳而归阴，化汗而为精"。此方必久服而始奏效者，以"调胃之药，宜和缓而不宜急遽也"。

【附方】龟豕膏：杀猪心内之血（一两），龟板膏（二两），五味子（二钱，为末），煮成一块，口含化咽，服作一次。食完永不再发。先将龟板融化，后入猪心血，再入五味子末，调化膏，切片，含化。

4. 滋心汤证治

【主证】心头有汗，一身手足无汗。

【病机】思虑过多，心虚而无血以养心。"心主火也，思虑过多，则心火炎烧，逼干其液……心中之液，内不能存，外走而汗出"。

【治法】补血以养心，泻火以生液。"不必止汗而汗自止矣"。

【方药】滋心汤：人参（三钱），桑叶（十四片），黄连（五分），丹参（三钱），麦冬（五钱），甘草（五分），熟地（一两），山茱萸（五钱），柏子仁（二钱），生地（五钱），白术（三钱），沙参（二钱），玄参（三钱），丹皮（三钱），水煎服。"二剂心汗止，十剂不再发"。此方名为滋心，实多滋肾之味。"心之液必得肾之精上溉而液乃生。故欲补心中之液，必须补肾中之精也。补肾而少加清心之品，则心火安宁而液不外越矣"。

【附方】助思汤：人参（五钱），熟地（一两），生地（五钱），麦冬（五钱），北五味子（一钱），黄连（一钱），肉桂（三分），茯苓（二钱），菟丝子（二钱），丹皮（二钱），丹砂（一钱，不可经火），柏子仁（三钱），炒枣仁（二钱），莲子心（一钱），水煎服。

（三十九）五瘅

《辨证录·卷之七·五瘅门》，论述了五瘅诸证的理法方药。其中，论及主方 10 首，附方 10 首，包括分浊散（茵陈苓术汤）、旺胆消酒汤（郁李归芍汤）、减黄丹（豨莶杜术汤）、扬肺利湿汤（通气饮）、泻肝利湿汤（茵陈苓术黄连汤）、利肝分水饮（利目汤）、补火散邪汤（茵陈分湿汤）、济水汤（加减五苓散）、两宜汤（竹茹龙胆汤）、清肺通水汤（通流饮）。兹就其中部分方证之主证、病机、治法、方药，扼要阐述如下。

1. 分浊散证治

【主证】谷瘅，胸中易饥，食则难饱，多用饮食则发烦，头眩、小便艰涩，身如黄金之色。

【病机】胃中虚热。脾胃属土，脾为阴土而"用则阳"；胃为阳土而"用则阴"。脾胃和同，则刚柔并济，通调水道，易于分消。"惟七情伤损于内，则阴阳不相和合，胃无阴以和阳，则热聚而消谷；脾无阳以和阴，则寒聚而积水，两相搏激，故昏眩、烦闷。于是，所食之水谷，不变为精华之清气，而反蒸为腐败之浊气。浊气，下降者也。浊气下流于膀胱，膀胱受胃之热，气化不行，小便闭塞，水即走于阴器，而热散走于皮肤，故一身发黄也"。

【治法】升胃中之清气，以分利其膀胱。"清升而浊易降，水利而热易消"。

【方药】分浊散：茯苓（一两），车前子（三钱），猪苓（三钱），茵陈（一钱），栀子（三钱），水煎服。服"一剂水少利，二剂湿乃退，十剂全愈"。方中"以茯苓为君者，利水而不伤胃气。胃气不伤，而后佐之去热消湿之品，则胃无火亢之忧，自然脾无水郁之害。倘不早治，而水湿之气，流入于肾，则肾被其伤，必至腹满成蛊，不可治矣"。

【附方】茵陈苓术汤：茵陈（三钱），茯苓、白术、薏苡仁（各五钱），知母（一钱），水煎服。

2. 旺胆消酒汤证治

【主证】酒疸，心中时时懊忱，热不能食，尝欲呕吐，胸腹作满。

【病机】酒湿之成疸，由于内伤饥饱劳役。人之善饮者，由于胆气之旺。"胆非容酒之物，而能渗酒；酒经胆气之渗，则酒化为水，入于膀胱而下泄矣"。内伤于饥饱劳役者，则五脏受损，脏损而腑亦损。五脏六腑俱已受损，胆气亦衰，则饮酒力不能渗。若"人之纵饮如故，则酒多而渗亦多，更伤胆气。胆损不能渗酒，酒必留于脾胃之间。而脾胃不及从前之旺，则酒肉不能受；传之膀胱，而膀胱又不及从前之健，则水入不能消。下既不行，必返而上吐，而下泄又艰，中州又不可久留，于是湿热之气，蕴隆冲膈，懊忱而发于心。由是，遍溃周身，分布四体，尽发为黄也。夫心至懊忱，其心神之昏乱可知"。

【治法】解其酒毒，兼壮其胆。"胆气旺而酒气自消，酒气消而水气自泄，水气泄而黄自解"。

【方药】旺胆消酒汤：柞木枝（三钱），山栀子（三钱），桑白皮（三钱），白茯苓（三钱），白芍（一两），竹叶（一百片），泽泻（二钱），水煎服。"二剂而膀胱利，四剂而黄色轻，八剂全愈"。柞木"专能消酒毒于无形，酒毒既消，则拔本塞源矣"。至于"助胆之药，舍白芍、山栀，无他味也。其余之药，不过分消湿热之气。世不知治法，或吐或下，皆操刀而杀之也，可不慎哉"。

【附方】郁李归芍汤：白芍（一两），当归、茯苓（各五钱），郁李仁（五分），甘草（三分），黄连（五分），车前子（二钱），水煎服。

3. 利肝分水饮证治

【主证】肝疸，两目尽黄，身体四肢亦现黄色，但不如眼黄之甚；气逆手足发冷，腰以上汗出不止。

【病机】肝气郁，湿热闭结而不散。肝属木，肝之所喜者为肾水，而非外来之邪水。肾水生木而发生，邪水克木而发疸。肝藏血而不藏水，外来之水多，则肝闭而不受，于是移其水于脾胃。然而，外来之水原从脾胃来，脾胃之所弃，势必移其水于膀胱，而膀胱又不受，"膀胱因肝木之湿热，不敢导引而入，以致自焚。于是湿热复返而入肝，而肝无容身之地，乃郁勃而发汗，汗不能尽出而黄症生矣"。若"汗能尽出，未必遽成黄也。无奈肝之湿热，欲下走于肾宫……腰以下正肾之部位也，所以无汗而发黄耳"。

【治法】开肝气之郁，佐以分湿散邪之剂。

【方药】利肝分水饮：龙胆草（二钱），茵陈（三钱），茯苓（一两），猪苓（三钱），柴胡（一钱），车前子（三钱），白蒺藜（三钱），甘菊花（五钱），水煎服。"二剂而目之黄淡矣。又服四剂，身之黄亦淡矣。再服四剂，气逆、汗出之病止，又服十剂全愈"。此方"开郁于分湿之中，补肝于散热之内，既善逐邪，又能顾正，两得而无失矣"。

【附方】利目汤：龙胆草（二钱），茵陈（三钱），白芍（一两），茯苓（五钱），泽泻、车前子、白蒺藜（各三钱），柴胡（一钱），草决明（二钱），水煎服。

4. 补火散邪汤证治

【主证】脾疸，身黄如秋葵之色，汗沾衣服，皆成黄色，兼之涕唾亦黄，不欲闻人言，小便不利。

【病机】此属"脾阴之黄"。脾土喜温，黄病乃湿热所致。脾虽不恶热而畏湿，脾乃湿土，又加湿以济湿，脾中阳气尽行消亡；无阳则阴不能化，土成纯阴之土，则不能制水。"水存于脾中，寒土不能分消，听其流行于经络、皮肤矣。凡脏腑之水皆下输膀胱，今脾成纯阴，则无阳气达于膀胱矣……夫寒极宜见水象，水寒宜见黑色，不宜见黄。而今变黄者，以水居于土中之也。其不欲闻人言者，脾寒之极，其心之寒可知。心寒则胆怯，闻人言则惕然惊矣，故不愿闻"。

【治法】宜大健其脾，而温其命门之气，佐之以利水之剂。"则阴可变阳，黄病可愈矣"。

【方药】补火散邪汤：白术（三两），附子（三钱），人参（二两），茵陈（三钱），白茯苓（一两），半夏（三钱），水煎服。"连服四剂，而小便利。再服四剂，汗唾不黄矣"。方中白术、人参补脾，茯苓、茵陈利水，附子温其火。"真火生而邪火自散，元阳回而阴气自消。阴阳和协，水火相制"，则黄病自愈。

【附方】茵陈分湿汤：白术（二两），肉桂、茵陈、猪苓（各三钱），半夏（一钱），水煎服。

5. 济水汤证治

【主证】肾疸，身体面目俱黄，小便不利，不思饮食，不得卧。

【病机】此属"肾寒"所致。"肾本水宫，然最不能容水，凡水得肾之气而皆化"。肾与膀胱为表里，肾旺则膀胱亦旺。"肾之所以旺者，非肾水之旺，而肾火之旺也。肾火旺而水流，肾火衰而水积。水积多则成水臌之病，水积少则成黄疸之苦，故黄疸易治而水臌难治"。

【治法】必须补其肾中之火，而佐之祛湿健脾之药，则黄疸可指日而愈。"肾疸之病，不可治瘅，一治瘅而黄疸反不能痊"。

【方药】济水汤：白术（二两），肉桂（三钱），茯苓（一两），山药（一两），薏苡仁（一两），茵陈（一钱），芡实（五钱），水煎服。方中白术健脾，"能利腰脐之气"，此健脾正所以健肾；茯苓、山药、芡实，俱是补肾之味，又是利湿之剂。"得肉桂以生其命门之火则肾不寒，而元阳之气自能透化于膀胱"。至于薏苡仁之类，原是直走膀胱之品。

【附方】加减五苓散：白术（二两），茯苓（一两），泽泻（三钱），薏苡仁（三钱），豨莶草（三钱），肉桂（三钱），水煎服。

6. 扬肺利湿汤证治

【主证】肺疸，鼻塞不通，头面俱黄，口淡咽干，小水不利。

【病机】肺气虚。肺金气旺，则清肃之令下行于膀胱，凡有湿热尽从膀胱下泄，则小水大行，则湿邪能去。水既直泻，则热亦难留。因其肺气先虚，而后湿热郁蒸于胸膈之间，致肺燥而失其清肃之令，水气遂乘其燥而相入；燥与湿合而成热，"湿热相留，欲分入膀胱，而膀胱不受；欲走于皮毛之窍，而腠理未疏；不能越行于外，遂变现黄色于皮肤也"。

【治法】宜宣通肺气，健其脾胃之土。"因肺气闭于上，而后水气塞于下，使肺气上通则水且下降，况重补其脾胃以生肺乎。此治肺疸必宜宣扬夫肺气也"。

【方药】扬肺利湿汤：桔梗（三钱），天花粉（二钱），白术（五钱），茯苓（五钱），桑白皮（三钱），茵陈（三钱），猪苓（二钱），黄芩（五分），水煎服。"一剂鼻塞通，二剂咽干润，三剂口澹除，四剂小水大利，十剂头面之黄尽散矣"。此方"开腠理而生津液，则肺金有润燥之功"。方中茯苓、茵陈、天花粉、白术同用，则"土气大旺，金气亦扬，清肃令行，而膀胱之壅热立通"。

【附方】通气饮：桔梗（二钱），紫菀（二钱），白术（五钱），茯苓（五钱），甘草（三分），茵陈（一钱），益智仁（三粒），贝母（二钱），水煎服。

7. 清肺通水汤证治

【主证】小便点滴不能出，小腹膨胀，两足浮肿，一身发黄。

【病机】膀胱湿热，结而成瘅。膀胱之经，气化则能出水。"无热气，则膀胱闭而不行；无清气，则膀胱亦闭而不行。所以，膀胱寒则水冻而不能化，膀胱热则水沸而亦不能化。黄瘅之病，无不成于湿热。此膀胱之黄瘅，乃热病而非寒病"。

【治法】清肺利水。"黄瘅既成于湿热，宜解热而不宜祛寒矣。然而祛寒者，必用热药以温命门之火；解热者，必用凉药以益肺金之气"。

【方药】清肺通水汤：白术（一两），萝卜子（一钱），茯苓（三钱），半夏（一钱），麦冬（三钱），桑白皮（三钱），茵陈（一钱），泽泻（二钱），车前子（三钱），黄芩（二钱），苏子（二钱），水煎服。"一剂小便微利，二剂小便大利，四剂而黄瘅之症全消"。此方"虽与扬肺利湿汤大同小异，但实有不同也。扬肺利湿汤，提肺之气也；清肺通水汤，清肺之气也。二方皆有解湿之药，而利与通微有异，利则小开其水道，而通则大启其河路也"。

【附方】通流饮：茯苓（五钱），白术（三钱），桂枝（五分），茵陈（一钱），木通、车前子（各二钱），水煎服。

（四十）癥瘕

《辨证录·卷之七·癥瘕门》，论述了癥瘕诸证的理法方药。其中，论及主方8首，附方7首，包括平肝消瘕汤（化痰膏）、温土消瘕汤（化块丹）、攻补两益汤（化鳖汤）、补中益气汤（加减六君子汤）、逍遥散（消瘕汤）、培土化瘕汤（消瘕汤）、两祛丹、释疑汤（加味四君汤）。兹就其中部分方证之主证、病机、治法、方药，扼要阐述如下。

1. 平肝消瘕汤证治

【主证】肝气甚郁，结成气块，在左胁之下，左腹之上，动则痛，静则宁；岁月既久，日渐壮大；面色黄槁，吞酸吐痰，时无休歇。

【病机】肝郁而成癥瘕。"肝木之性，最喜飞扬，不喜闭滞。肝气一郁，必下克脾胃。脾胃受克，则气不能畅行于脏腑，遇肝之部位，必致阻滞而不行，日积月累，无形化为有形，非血积而成瘕，必食积为瘕也"。

【治法】疏其肝中之郁，助其脾胃之气，则有形仍化为无形。"倘见有形，误认为食与血，妄用消食败血之剂，则脾胃之气大伤，而肝之郁仍不能解，势必其形愈大，往往有致死不悟者"，此实属可悲。

【方药】平肝消瘕汤：白芍（一两），当归（五钱），白术（一两），柴胡（一钱），鳖甲（三钱），神曲（一钱），山楂（一钱），枳壳（一钱），半夏（一钱），水煎服。"四剂块小，又有四剂而块又小，十剂块全消矣"。此方"全去平肝以解郁，郁气一舒，不来克脾胃之土，则土气自安。加白术以健脾开胃，则脾胃气旺，不畏肝气之克，则气自通"而肝无阻滞。而且，鳖甲、山楂皆是"攻坚去秽之神药"。

【附方】化痰膏：大黄（五钱），人参（三钱），白术（五钱），枳实（三钱），丹皮（二钱），鳖甲（一两），神曲（一两），山楂（五钱），麦芽（五钱），厚朴（三钱），当归（一两），白芍（一两），使君子肉（三钱），两头尖（二钱），蒲公英（一两），金银花（一两），生甘草（二钱），槟榔（二钱），防风（一钱），川乌（一个），香油（三斤）。锅熬以上药，煎数沸，用白布将药渣漉出，再煎，油滴水成珠；然后，再入后药末：薄荷叶（二钱），乳香、没药（各五钱），麝香（一钱），赤石脂（二两），冰片（二钱），阿魏（三钱），血竭（三钱），各为末，入油内再煎；又入炒过、水飞过黄丹末一斤，收之成膏矣。"贴痞块，止消一个即消"。"其膏药须摊得厚，不可大也"。

2. 温土消瘕汤证治

【主证】脾气虚寒，又食寒物，结于小腹之间，久不能消，遂成硬块，已而能动。

【病机】此为命门火衰而不能化物所致。脾属湿土，必藉命门之火熏蒸。倘命门火衰，则釜底无薪，无以蒸腐水谷，"则所用之饮食停积于中，而癥瘕生焉"。

【治法】补命门之火，扶助脾土。"若用攻逐之法，则亏损脾阴，势所不免。何若仍补命门之火，扶助脾土，则旺土自能消化，不必攻逐而癥瘕自开"。

【方药】温土消瘕汤：白术（一两），茯苓（一两），肉桂（二钱），枳实（二钱），人参（五钱），巴戟天（五钱），山楂（一钱），水煎服。方中用巴戟天、肉桂温补命门之火，火旺则阴霾自灭；人参、白术、茯苓健脾又能利湿，湿去而土燥温和；枳实、山楂，理气消食活血。"此方殆治其源，而又治其标者也"。

【附方】化块丹：人参（五钱），白术（二两），肉桂、神曲（各二钱），荸荠（一两），鳖甲（三钱），水煎服。

3. 补中益气汤证治

【主证】人有气虚下陷，饮食停住于脾胃之间而成块者，久则其形渐大，悠悠忽忽，似痛不痛，似动不动。

【病机】此为"阳气不升"所致。"脾胃之气，日动宜升，不可一朝下陷。倘饥饱劳役以伤其形，房闱秘戏以伤其骨，加之浓味醇醪，不节口腹，则脾胃之气何能升哉。于是阳闭于阴之中，阴离于阳之内，阴阳两不交接，饮食不易消化矣。即能消化而气结不伸，亦能成形，但其形外大而内歉，按之如空虚之状，见假象以惑人也"。

【治法】不必治块，惟升提阳气，"则脾胃无下陷之虚，气块不消而自化矣"。

【方药】补中益气汤：人参（三钱），黄芪（一两），当归（三钱），陈皮（一钱），甘草（一钱），白术（一两），柴胡（一钱），升麻（四分），半夏（一钱），水煎服。此原系气块，而非食块，服药不过数剂，便可奏功。补中益气汤，"乃升提阳气之圣药也。此病原是气虚，故用黄芪补气为君；

用白术一两者，以块结于腹，取其利腰脐，以通上下之气；人参、当归助芪、术以健脾胃之土；土气既旺，用升、柴提之，则气尤易升。癥瘕之块，未必无痰涎之壅，加半夏入于陈皮、甘草之中，则消痰而又不耗气。同群共济，发扬阳气之升，即有邪结无不散矣"。

【附方】加减六君子汤：人参（三钱），白术、茯苓（各五钱），甘草、山楂、麦芽、厚朴（各一钱），陈皮、枳壳（各五分），神曲（一钱），水煎服。

4. 逍遥散证治

【主证】人有正值饮食之时，忽遇可惊之事，遂停滞不化，久成癥瘕者。医有作痞块治之不效，用补药治之亦不效。

【病机】此属"惊气之未收"，而"土木之气两停于肠胃之间"所致。"少阳胆气，主发生者也。一遇惊，则其气郁结不伸。胆与肝为表里，胆病而肝亦病，必加怒于脾胃之土。脾胃畏木气之旺，不能消化糟粕，于是木土之气两停于肠胃之间，遂成癥瘕而不可解也"。

【治法】必须开少阳之郁为先，佐之平肝之剂，"则脾胃不畏肝胆之克，自能分消水谷"，而癥瘕自散。

【方药】逍遥散：白术（二钱），白芍（五钱），当归（三钱），柴胡（二钱），陈皮（一钱），半夏（一钱），鳖甲（三钱），甘草（五分），茯苓（三钱），水煎服。"一剂轻，二剂又轻，十剂全愈"。逍遥散乃"解郁之神药"。肝胆二经之郁结开，则脾胃之癥瘕不攻自破。

【附方】消瘕汤：白芍（一两），白术、鳖甲（各五钱），甘草、郁金（各一钱），枳壳（五分），天花粉、丹皮、香附（各二钱），茯苓、巴戟天（各三钱），白豆蔻（二粒），广木香（五分），水煎服。

5. 培土化瘕汤证治

【主证】人有偶食难化之物，忽又闻惊骇之事，则气结不散，食亦难消，因而痰裹成瘕。

【病机】此属肝气克脾，为"惊则气下于肝中"所致。气无形而食有形，"无形之气随惊而下降，有形之物随惊而上升；且惊则气下于肝中，而不下于脾中也"。气下于肝，则肝之气不散，而下克脾土；脾失健运，而难于化物，加之"原有难化之物，受于未惊之前"，故"痰裹成瘕"而成此病。

【治法】必须去惊骇之气，大培脾胃之土，则癥瘕不攻自散。

【方药】培土化瘕汤：白术（一两），柴胡（一钱），茯苓（三钱），山药（四钱），神曲（二钱），山楂（一钱），枳壳（五分），两头尖（三钱），厚朴（一钱），鳖甲（一钱五分），白薇（一钱），何首乌（生用二钱），白芍（五钱），白芥子（二钱），水煎服。"十剂癥瘕消半，再服十剂全消"。此方用白术以培土，又用白芍以平肝，是因脾弱由于肝胆之相制；用白芍以平肝胆，正所以培脾胃之土；肝既不克脾胃之土，则土气升腾，无物不化；益之以消瘕破癥之味，则癥块可除。且方中柴胡"已抒肝胆之气，胆气扬而肝气快"，则惊骇自愈，癥瘕必消。

【方药】亦可用"消瘕汤"治之。

6. 两祛丹证治

【主证】人有饱食即睡于风露之间，睡未觉腹中饱闷不舒，后遂成痞。

【病机】此为"风露之邪裹痰于胃中"所致。风为阳邪，露为阴邪，二邪相合，而"不阴不阳之气最难化物，故往往停积腹中而不散"，遂成癥瘕。

【治法】通其阴阳，使阳邪入于阴之中，阴邪出于阳之外，则阴阳正气两不相损，痰气开而邪气易除。

【方药】两祛丹：白术（一两），人参（三钱），何首乌（生用三钱），鳖甲末（三钱），地栗粉（三钱），神曲（二钱），茯苓（二钱），当归（三钱），半夏（一钱），贝母（一钱），水煎服。"二剂轻，四剂又轻，十剂痞块全消"。此方脾胃双治，"脾胃俱属阴……阳邪入于阴分，已全乎为阴……故治阴而不必治阳。然方中虽是治阴，未常非治阳之药，所以能入于阴之中，又能出乎阴之外，而阴邪阳邪两有以消之也"。

（四十一）痰证

《辨证录·卷之九·痰证门》，论述了痰证诸证的理法方药。其中，论及主方21首，附方21首，包括散痰汤（运痰汤）、弱痰汤（加味四君汤）、启闭汤（白花饮）、转胃汤（加味参术苓桂汤）、胜水汤（加减运痰汤）、解炎汤（息沸饮）、燥土汤（加减运痰汤）、开痰饮（疏痰汤）、八味地黄汤（复阴丹）、定沸汤（归沫汤）、散痰汤（二紫汤）、六君子汤加味（加味参术苓附汤）、疏土汤（玄石花粉散）、五苓散（制涎汤）、润燥饮（润槁汤）、健土开涎散（健运汤）、润燥破痰汤（宽膜汤）、降痰舒膈汤（伸膈汤）、二陈汤加味（矾石消垒散）、倒痰汤（蒌苏饮）、释惊汤（易消散）。兹就上述方证之主证、病机、治法、方药，扼要阐述如下。

1. 散痰汤证治

【主证】肠胃之间，沥沥有声，饮水更甚，吐痰如涌。

【病机】胃气虚而痰饮盛。胃为水谷之海，饮食无不入于胃中，游溢精气，上输脾胃，下输膀胱，水精四布，五经并行，此"胃气之旺而然也"。倘若胃气虚，则仅能消谷，不能消水，由是水入胃中，不存于胃而下流于肠，故沥沥有声。其症初犹不觉，久之水之精华，变为混浊，遂成痰饮，团聚于呼吸难到之处而上涌。然则，"痰之来也，由于胃气之虚；痰之成也，由于水气之盛"。

【治法】补心包之火，消水健胃。"治痰必先消水，消水必先健胃，但徒补胃土，而胃气不能自旺。盖胃气之衰，由心包之气弱也，补胃土必须补心包之火耳"。

【方药】散痰汤：白术（三钱），茯苓（五钱），肉桂（五分），陈皮（五分），半夏（一钱），薏苡仁（五钱），山药（五钱），人参（一钱），水煎服。此方即二陈汤之变方。二陈汤仅助胃以消痰，此方则助心包以健胃。方中用肉桂，不仅助心包之火，且能引茯苓、白术入于膀胱，以分消其水湿之气；薏苡仁、山药又能燥脾，以泄其下流之水。"水泻而痰涩无党，不化痰而化精矣，则痰饮自愈"。

【附方】运痰汤：人参、半夏（各三钱），茯苓（一两），陈皮（三分），益智仁（五粒），肉桂（一钱），水煎服。

2. 弱痰汤证治

【主证】由于水流胁下，咳唾引痛，吐痰甚多，不敢用力。

【病机】胃气怯而水旺痰盛。饮水宜入于肠，今入于胁，乃胃气之逆。胃不怯，则胃之气不逆；胃气旺而水怯，胃气怯而水旺。

【治法】益气消痰逐水。"欲使水逆而归于顺，必使胃旺而后可导其水势之下行，提其胃气之上升，自然怯者不怯，逆者不逆也"。

【方药】弱痰汤：人参（一钱），茯苓（五钱），荆芥（一钱），薏苡仁（一两），陈皮（五钱），天花粉（三钱），枳壳（三分），白芥子（二钱），水煎服。此方"上能消膜膈之痰，下能逐肠胃之水，助气则气旺，而水降矣。倘徒用消痰之药，不补其胃气之虚，则气降而水升，泛滥之祸不止矣"。

【附方】加味四君汤：人参、白芍（各三钱），白术、茯苓（各五钱），陈皮（五分），益智仁（一钱），甘草（三分），水煎服。

3. 启闭汤证治

【主证】痰涩流溢于四肢，汗不出而身重，吐痰靡已。

【病机】胃气壅而痰湿盛。此属胃土有壅滞而胃气不行，身重为水湿之征；水湿不能出，则上涌而吐痰。

【治法】宣肝气之郁，补胃气之虚。"治法必顺其性，因势利导之，庶几泛滥之害可除。开胃土之壅，而膀胱小肠之水道自通。然土壅由于肝木之克，宣肝气之郁，补胃气之虚，胃壅可开矣。"

【方药】启闭汤：白术（三钱），茯苓（五钱），白芍（三钱），柴胡（五分），猪苓（一钱），厚朴（一钱），泽泻（一钱），半夏（一钱），水煎服。"连服四剂而痰消，再服四剂而身轻矣。"此方即四苓散之变方，加入柴胡、白芍以疏肝，加入厚朴以行气，加入半夏以消痰，自然气行而水亦行，气化而痰亦化。

【附方】白花饮：白术（五钱），薏苡仁、茯苓（各一两），甘草（五分），天花粉（三钱），柴胡（一钱），枳壳（五分），水煎服。

4. 转胃汤证治

【主证】咳逆倚息短气，其形如肿，吐痰不已，胸膈饱闷。

【病机】胃气上逆而痰入胸膈。胃为水谷之海，宜顺不宜逆。"顺则水化为精，逆则水化为痰。然逆有深浅之不同，逆浅而痰入于胸，逆深而痰入于膈。然而，胃气之逆，致痰饮上行，竟入于胸膈之间，则其逆亦甚"。因胃为肾之关，"肾虚而气冲于胃，则胃失其启合之权，关门不闭，反随肾气而上冲；肾挟胃中之痰而入于肺，肺得水气而侵，故现水肿之状，咳逆倚息之病生"。此证似乎气之有余，而实为气之不足，故短气而不可以接续。

【治法】转胃气之逆，补肾气之虚。"转胃气之逆，而痰可降；补肾气之虚，而胃可顺矣"。

【方药】转胃汤：山药（一两），薏苡仁（一两），人参（一两），白术（五钱），牛膝（三钱），附子（一分），陈皮（三分），苏子（二钱），麦冬（一两），白芥子（三钱），水煎服。"一剂胃气平，二剂胃气转，三剂咳逆短气之症除，四剂全愈"。此方以"转胃"为名，"而实所以转肾气之逆也。

肾逆而后胃逆，然则转肾正所以转胃也"。此等之病，非此大剂，则"胃之气必不能通于胃之中，而肾之气必不能归于肾之内"。倘日日治痰，则耗损胃气，而肾气益逆。

【附方】加味参术苓桂汤：人参、茯苓、麦冬、山药（各五钱），白术（一两），破故纸（一钱），苏子、肉桂（各一钱），水煎服。

5. 胜水汤证治

【主证】终日吐痰，少用茶水则心下坚筑，短气恶水。

【病机】火郁于心而内有湿痰。心属火，最恶水。若心气不虚，水之入胃，正足以养心，而水亦不敢直入以犯之。"惟心气之虚，火先畏水，而水即乘其畏以相攻，火欲出而不得出，自郁于内而气不得宣，故筑动而短气，非气之真短也"。由于水停于心下而"变为湿痰也"。

【治法】补心以生胃，散郁以利水。"法不可徒利乎水也，利水必先消痰，而消痰必至损胃，胃气损而心气愈虚，水与痰终难去也。必须补心以生胃，散郁以利水，则火气旺而水不能侵，自不至停于心下而变为湿痰也"。

【方药】胜水汤：茯苓（一两），车前子（三钱），人参（三钱），远志（一钱），甘草（三分），石菖蒲（一钱），柴胡（一钱），白术（一两），陈皮（五分），半夏（一钱），水煎服。"一剂轻，二剂又轻，四剂全愈"。本方为六君子汤之变方，补心、散郁并而行之，使"心气健而火气自通，火气通而胃之气自旺"。土旺自能制水，不畏于水之攻心。

【附方】加减运痰汤：人参（三钱），茯神（一两），益智仁（一钱），石菖蒲（一钱），泽泻（五钱），肉桂（五分），水煎服。

6. 解炎汤证治

【主证】口吐涎沫，渴欲饮水；然饮水又不能多，仍化为痰而吐出。

【病机】此为"肺气之热"所致。肺主气，行营卫，布津液，周流于一身而不可停住。"惟水邪入之，塞其气道，气凝不通，液聚不达，遂变为涎沫。而清肃之令失，肺乃生火以自焚，故引外水以救内火。然内火终非外水可息，外水亦非内火易消，故不化精津，仍变为痰涎而上吐也"。

【治法】清心火之炎。"水邪之入肺，因心火之克肺也。肺因火邪相侵，原思水以相济，水乃乘其渴而入之，故欲解肺金之热，必须清心火之炎"。

【方药】解炎汤：黄连（五分），天花粉（二钱），黄芩（一钱），麦冬（一两），茯苓（五钱），桔梗（一钱），甘草（三分），陈皮（三分），神曲（五分），水煎服。"一剂渴解，二剂痰消，不必三剂"。本方清心肺之热，而痰气过升，亦非所宜。加入茯苓，下行于膀胱，则火随水走，其势自顺，既能消痰，又能降火，解肺气之壅塞。且此方虽消痰降火，不耗损肺金之气。"此痰之所以易消，火之所以易降也"。

【附方】息沸饮：麦冬（二钱），款冬花（一钱），茯神（二钱），甘草（一钱），桔梗（三钱），黄芩（二钱），天花粉（二钱），竹叶（三十片），水煎服。

7. 燥土汤证治

【主证】少气身重，日吐清水、清痰。

【病机】脾气寒而内有清痰水湿。脾为湿土，所恶者水，所喜者火。火衰则水旺，水旺则火衰。"无火则土为寒土，水不能燥，而且有凝冻之忧。即有微火，仅可化水而不能化津，但能变痰而不能变液。且火既衰微，止可化上焦之水，不能解下焦之冻。此清痰清水所以上吐而不下行也"。湿流于四体，故致身重。

【治法】补肾火之旺而土自燥。"必须利水清痰，以燥脾土之气。然而脾中无火，虽脾土之衰，由于肾火之弱也"。不补肾中之火，则釜下无薪，土如冰炭，故"必须补肾火之旺而土自燥，土燥而湿自除耳"。

【方药】燥土汤：白术（一两），茯苓（一两），肉桂（二钱），人参

（三钱），破故纸（一钱），山药（五钱），芡实（五钱），砂仁（三粒），益智仁（一钱），半夏（二钱），水煎服。此方"燥脾者居其七，燥肾者居其三，似乎仍重在补脾，而轻在补肾。不知脾喜燥而肾恶燥，使燥肾之药太多，则肾先受损，何以益脾乎。此用药之妙于权衡也"。

【附方】加减运痰汤：人参、茯神（各三钱），白术（五钱），肉桂（一钱），白豆蔻（一枚），陈皮（五分），神曲（一钱），半夏（一钱），水煎服。

8. 开痰饮证治

【主证】胁下支满，发嚏而痛，轻声吐痰，不敢重咯。

【病机】郁气在肝，痰气流行。肝藏血而不藏水，宜水之所不到。"然而，肝气郁则血不藏矣，血不藏而水乘隙而入肝，而肝终不藏水，水乃留伏于肝之外而不散。肝气本郁以招水，又因水而愈郁，肝气之逆可知矣。胁下正肝之部位，肝气已郁，即无水邪相犯，尚有胀急之症，水停胁下，安得不支满乎。发嚏而痛者，以火郁未宣，得嚏则火欲出而不得出，因吊动作痛也。"

【治法】达肝气之郁，少佐以消痰分水之药。

【方药】开痰饮：柴胡（一钱），半夏（一钱），甘草（一钱），炒栀子（一钱），陈皮（一钱），薄荷（一钱），枳壳（三分），苍术（二钱），茯苓（五钱），水煎服。"二剂肝气之郁舒，四剂胁满之痛去"。此方"专解肝郁，郁舒火散，自不下克脾胃之土，上引痰涎之闭矣"。

【附方】疏痰汤：白芍、茯神（各五钱），甘草、神曲、半夏（各一钱），水煎服。

9. 八味地黄汤证治

【主证】水泛为痰，涎如清水，入水即化。

【病机】肾寒而精变为痰。"各经之痰，皆外水入而化痰，惟肾中之痰乃内水所成"。

【治法】温补肾阳。"心肝脾肺之痰，可以用攻；而独治肾中之痰，必须用纯补之药，不可少间攻痰之味。盖肾中之痰，乃纯阴之水也，阴火非阳火不能摄。阳火者，水中之火也。阴水泛而火微，阳水旺而火伏。大补其水中之火，不必降痰而痰自降矣"。

【方药】八味地黄汤：熟地（一两），山药（五钱），山茱萸（五钱），泽泻（三钱），丹皮（三钱），茯苓（一两），肉桂（二钱），附子（一钱），水煎服。"一剂水泛为痰者立时即消"。"然亦止可治肾寒而痰泛者，不可执此方以概治痰也"。"惟真正是肾水上泛者，用此方实效应如响"。然须多用茯苓与熟地则肾水归原，而"上、中、下三焦之湿气尽行消化，始无伏留之弊"。

【附方】复阴丹：熟地（一两），山茱萸（五钱），芡实、山药（各一两），肉桂（一钱），水煎服。

10. 定沸汤证治

【主证】吐痰纯是白沫，咳嗽不已，日轻夜重。

【病机】肾热而火沸为痰。"火沸为痰者，成于肾火之太旺，由于水衰之极也"。此等之痰乃阴虚火动，大约成痨瘵者居多，即古之所谓"吐白血"。其痰一似蟹涎，吐之不已，必色变如绿涕之色，即痨瘵之已成，而不可救疗。然而，"痨瘵而吐白沫，是肾绝之痰也。亦有未成痨瘵，与阴虚之火初动，而即成此痰，与痨瘵已成者尚有分别，尚可予以救治"。

【治法】补肾水以逐痰。"补肾水之衰，即所以泻肾火之旺。故用补阴之药以制阳，不可用泻阳之品以救阴也……但补水以逐痰，则痰消于乌有矣"。

【方药】定沸汤：熟地（二两），山茱萸（一两），麦冬（一两），北五味子（二钱），茯苓（一两），山药（一两），玄参（一两），白芥子（三

钱），水煎服。"宜连服十剂，不可见二剂之效，便撤饮不服"。此方"连服
二剂，火沸之痰不知其何以去也"。火沸之痰，实本于阴虚。而"阴虚之
火，非多服补阴之药，则阴不能大长，火不能急散也。病者以此方为续命
之汤，医者以此方为夺命之剂，幸勿轻弃之也"。

【附方】归沫汤：熟地（二两），山茱萸、玄参（各一两），天冬、女贞
子、生地、百合（各三钱），款冬花（一钱），水煎服。

11. 散痰汤证治

【主证】偶感风邪，鼻塞咳嗽，吐痰黄浊。

【病机】风邪塞于肺经，且郁而化热，肺失宣发肃降。

【治法】表散风邪。"散其邪而肺气自通，肺气通而痰自化"。

【方药】散痰汤：桔梗（三钱），紫苏（二钱），黄芩（一钱），麦冬
（五钱），半夏（二钱），甘草（一钱），陈皮（一钱），茯苓（三钱），水煎
服。"一剂鼻塞通，二剂咳嗽止，三剂痰浊化，四剂全愈"。方名曰"散
痰"，实为"散肺之邪也"。

【附方】二紫汤：紫苏叶、紫菀（各一钱），桔梗（二钱），甘草、枳
壳、黄芩（各一钱），天花粉（三钱），水煎服。

12. 六君子汤加味证治

【主证】日日呕吐。

【病机】胃气虚，寒结为痰。人之胃气旺，则水谷入而化精，原本不生
痰。"惟胃气虚，仅能消谷，不能消水，则水积而为痰。然而，胃虚者，火
气之衰也。火旺则土旺，火衰则土衰；土衰不能制水，故不变精而变痰也。
夫胃土自寒，尚且水变为痰，况外寒又侵及于胃。内外之寒合，自然痰涎
日多，下不能化，必至上涌而吐矣"。

【治法】祛胃土之寒，必须补心火之旺。"火旺土坚"，则寒痰必化。

【方药】六君子汤加味：人参（三钱），白术（五钱），茯苓（三钱），

陈皮（一钱），甘草（三分），半夏（一钱），肉桂（二钱），水煎服。"六君子汤原是补脾胃之圣药"。胃病而治脾，是因脾胃为表里，脾健而胃更健。肉桂上补心火，而下尤补肾火。心火旺而胃温，肾火旺而脾热，脾胃两热，则寒痰立消。

【附方】加味参术苓附汤：人参（一钱），白术（三钱），茯苓（三钱），附子（二分），神曲（一钱），麦芽（一钱），白芥子（三钱），水煎服。

13. 疏土汤证治

【主证】痰色黄秽，败浊不堪。

【病机】胃火未消，火郁成痰。"胃本属土，胃火之盛，由于胃土之衰也"。胃土既虚，则水谷之入不能生津以润土；而土气太干，必索外水以相救；水多火胜而不相化，胃土抑郁而不伸，胃火亦搏结而不发，胃中之痰必变为黄秽败浊之色。

【治法】补胃气之虚，兼以"散火抒郁"。虽胃有热痰，但"不必治痰，补胃气之虚，少加散火抒郁之味，则胃土复强，消痰更易"。

【方药】疏土汤：白术（三钱），茯苓（五钱），干葛（五分），人参（一钱），甘草（三分），陈皮（五分），天花粉（三钱），竹叶（三十片），甘菊（二钱），柴胡（五分），水煎服。"一剂胃郁解，二剂胃火散，三剂胃痰消，四剂全愈"。此方"补胃重而泻火轻，以郁火之痰原未常大旺也。故补胃而火可散，散火而郁自解。况方中原有葛根、柴胡以解其郁乎，郁开痰豁，必至之势也"。

【附方】玄石花粉散：石膏（二钱），白术（三钱），茯苓（五钱），天花粉、玄参（各三钱），水煎服。

14. 五苓散证治

【主证】肢节酸痛，背心作疼，脐下有悸。

【病机】脾气之湿，湿以助湿。脾最恶湿，必得肾火以燥之，"则汗泥之土，始成膏壤；水入脾中，散精而无留伏之害"。惟肾火衰微，不能生脾土，而脾土愈湿，土湿自易成痰；又加"天地之水气，两相感召，则湿以添湿，痰更添痰矣"。

【治法】补肾火以生土。"补火之药，仍于补脾之中用之，则火无亢炎之祸，土有健顺之宜"。

【方药】五苓散加味：白术（一两），猪苓（三钱），泽泻（二钱），茯苓（一两），肉桂（二钱），半夏（三钱），水煎服。"一剂脐下之悸除，二剂肢节、背心之疼痛止，三剂痰饮尽消，四剂全愈"。五苓散"乃利水之神剂。肉桂温命门之火，更能引湿痰化水，尽趋于膀胱而出。尚恐旧痰已化，而新痰又生，故加入半夏以消之，助苓、术之醒脾，尤能奏健土之功也。土生火中，火旺土内。一方而火土两安，脾肾兼补，此五苓散之功也"。

【附方】制涎汤：茯苓、薏苡仁、白术、山药（各五钱），肉桂（一钱），半夏（二钱），水煎服。

15. 润燥饮证治

【主证】嗌塞喉干，咯痰动嗽。

【病机】阴虚枯槁，肺气困乏。此肺之燥必非一日，夏伤于热，秋必病燥。"肺气既燥，肺难自顾，何能下生肾水，乃肾中取给又不免，则燥且益燥，咳嗽吐痰之症生矣"。

【治法】必须于润肺之中而大补其肾水。因"健脾助胃之药，性多燥烈，以燥投燥，则肺中之津液未能遽生，反足以添其火炎。必须于润肺之中而大补其肾水，肾水足而肺金得养，子富而母自不贫也"。

【方药】润燥饮：麦冬（一两），熟地（一两），苏子（一钱），白芥子（二钱），甘草（一钱），桔梗（三钱），天冬（三钱），山茱萸（五钱），北五味子（五分），人参（一钱），水煎服。服"二剂肺润，四剂肾润，十剂全愈"。此方用二冬以润肺，用熟地、山茱萸以补肾，使肺肾相通；加人参、五味子以益气，气旺而津液尤易生。又恐过于补肾，而不上走益肺，故加升提之味，使益肺多于益肾。尚虑用人参以助燥，更入苏子、甘草使之调和于上焦之间，同白芥子以消膜膈之痰。

【附方】润槁汤：熟地、麦冬、葳蕤（各一两），甘草（五分），百合（五钱），贝母（一钱），水煎服。

16. 健土开涎散证治

【主证】小儿痰气壅阻，窍隧不开。手足逆冷，有如风证。

【病机】脾虚而痰盛。小儿以脾健为主，"脾土不旺，则所食之水谷，尽变为痰。痰气既盛，则经络之间无非痰结，窍隧闭塞，气即不能展舒矣"。脾主四肢，手足者，脾之所属。脾阳不足，则手足逆冷，运动不利，有如风证。

【治法】早用健脾之剂，少佐以祛痰之药，则"无儿不可活也"。

【方药】健土开涎散：人参（五分），茯苓（二钱），陈皮（二分），薏苡仁（二钱），干姜（二分），砂仁（一粒），白术（二钱），天花粉（五分），水煎服。"一剂风定，二剂痰消，三剂全愈"。本方健土以消痰，与六君子汤不相上下。"然六君子汤用半夏以消痰，未免有耗气之失，不若此方专利脾中之湿，又能通气温中，更胜于六君子也。倘执此方，概治小儿之痰，庶几全治者众矣"。

【附方】健运汤：人参（一钱），茯苓（三钱），甘草、枳壳、苏叶、半夏（各三分），益智仁（三粒）、白豆蔻（一粒），水煎服。

17. 润燥破痰汤证治

【主证】老痰结成黏块，凝滞喉咙之间，欲咽不下，欲吐不能者。此等之痰，必呈黄秽之色。

【病机】此为"肝气之甚郁"所致。痰块留于膜膈之上者，以老人虚人为最多。

【治法】补益肝肾，兼以消痰。"此痰非舒发肝木之气，断然难消。然徒舒肝木之气，不大补肝中之血，则胁间之燥不能除，膜膈之痰亦不能化"。然而，"肝中之血，肾水之所滋也，补肝必须补肾，而兼消痰"。

【方药】润燥破痰汤：白芍（一两），香附（一钱），青黛（五分），天花粉（二钱），白芥子（二钱），玄参（五钱），茯苓（三钱），山药（三钱），水煎服。"一剂痰易吐，二剂痰易咽矣。连服四剂而痰块开矣，再服四剂而老痰尽消"。此方肝肾两治，肝气宣而肝血养，则肝火不搏聚于胸中，自然老痰不凝滞于胁内。惟是老痰最难速化，此方必须多用，但"不可责其近功耳"。

【附方】宽膜汤：白芍（三钱），枳壳（三分），甘草（五分），神曲（三钱），白芥子（三钱），炒栀子（一钱），白术（二钱），郁金（一钱），水煎服。

18. 降痰舒膈汤证治

【主证】由于痰在膈上，大满大实，气塞不能伸，药祛而不得下。

【病机】痰涎上壅于膈。"原是胃气之盛，而本于胃火之盛也"。

【治法】治宜下法。"泻胃火之有余，自然现胃气之不足，胃气无满实之象，膈中满实，安能重满重实耶？势必痰气顿消，尽落于胃中矣"。

【方药】降痰舒膈汤：石膏（三钱），天花粉（三钱），厚朴（一钱），枳壳（一钱），半夏（一钱），茯苓（五钱），益智仁（五分），水煎服。"一剂满实平，二剂满实尽除，痰亦尽下"。此方"泻胃火而降痰，实有奇功。虽其性亦迅烈不平，然胜于吐法实多也"。欲用吐法者，先用此方，不效后再用吐药。

【附方】伸膈汤：瓜蒌（三钱），半夏（三钱），枳壳（一钱），甘草（一钱），水煎服。

19. 二陈汤加味证治

【主证】遍身俱长大小之块，累累不一。

【病机】气之不行，而痰因结之而不散。"怪病多生于痰，身中长块，亦怪病之一也。然而，痰生块结，必有其故。痰之生本于湿，块之结成于火。故无湿不能生痰，而无痰不能成块"。

【治法】补气消痰。欲"消块不必去火，惟在于消痰；亦不必全消夫痰，又在亟补其气，盖气旺则痰消，痰消则块亦消也"。

【方药】二陈汤加味：人参（三钱），茯苓（三钱），白术（五钱），陈皮（二钱），半夏（三钱），白芥子（三钱），姜炒黄连（五分），水煎服。"十剂消半，三十剂全消"。此方"本消痰之圣药，亦消块之神剂"，因"块成于痰，消痰即所以消块也"。

【附方】矾石消垒散：泽泻、半夏（各三钱），茯神、白术（各五钱），薏苡仁（一两），附子（二分），人参（二钱），甘草（五分），白矾（一钱），黄连（三分），水煎服。"十剂自消"。

20. 倒痰汤证治

【主证】人有性喜食酸者，因多食青梅，得痰饮之病。日间胸膈中如刀之刺，至晚而胸膈痛止，膝䯒大痛。

【病机】痰饮随气升降而作痛。

【治法】必用吐法以开之，于吐中行补胃平肝之法。痰在上宜吐，痰在中宜消，痰在下宜降。"今痰饮在胸膈之间，是痰在上焦也，不可用消痰、降痰之法，必当用吐药吐之。惟是吐痰必伤其气，毋论大吐之后，使脏腑反复，多伤胃气。而多食酸味之人，则肝木必旺，而恣肆其横逆之势，以伤中州之土矣。土伤则胃气更损，虽久积之痰顿失，新长之痰亦会再聚。故于吐中行补胃平肝之法，使痰去而正气不亏之为得也"。

【方药】倒痰汤：参芦（一两），瓜蒂（七枚），白芍（一两），白芥子

（一两），竹沥（二合），水煎服。"一剂必大吐，尽去其痰，其痛如失。然后用二陈汤调理，不再痛"。方中用参芦扶胃土，用白芍平肝木，用白芥子、竹沥共入于瓜蒂之中，吐痰即用消痰之药，使余痰尽化，旧痰去而新痰不生，得治痰之益，又绝其伤气之忧。

【附方】蒌苏饮：瓜蒌（三钱），甘草（一钱），半夏（三钱），苏叶（三钱），竹沥（一合），陈皮（一钱），水煎服。

21. 释惊汤证治

【主证】人有偶食难化之物者，忽然动惊，因而饮食减少，形体憔悴，面色黄瘦，颠寒作热，数载不愈。

【病机】痰裹其食而不化。"伤食之病，未有手按之而不痛者。况痰裹其食，其痛尤甚"。但食因惊而留于腹者，食存于两胁之旁，外有肋骨护之，故手按痛处而不能及。食因痰裹，痰既不消，食亦不化，故留中数载，仍为旧物，人所未知。两胁之地乃肝木之位，痰食积于中，自生如疟之证，发寒热，状似痨瘵；以痨瘵治之，则惊气不解，而痰食如故，而病不能愈。

【治法】宜开其惊，降其痰食。"数载之病，一朝可去"。

【方药】释惊汤：白芍（一两），当归（五钱），青木香（三钱），大黄（三钱），枳实（一钱），白芥子（三钱），茯苓（三钱），枳壳（一钱），甘草（五分），麦芽（一钱），山楂（十粒），水煎服。"一剂而痰食尽下，不必再剂"。此方"消痰降食，专走于两胁之间，开其惊气，故奏功如神耳"。

【附方】易消散：山楂（三钱），麦芽（三钱），白术（一两），鳖甲（一两），茯苓（三钱），半夏（三钱），附子（一片），水煎服。

（四十二）大便闭结

《辨证录·卷之九·大便秘结门》，论述了大便秘结诸证的理法方药。其中，论及主方9首，附方10首，包括濡肠饮（濡肠汤）、温肠开闭汤（暖阳汤）、竹叶石膏汤（清肃汤、润胃丹）、散火汤（丹黄汤）、救土通肠汤（助阴汤）、扫氛汤（散襟汤）、抑火汤（芩麻地冬汤）、升阳降浊汤（润输汤）、抵当汤（大黄散瘀汤）。兹就上述方证之主证、病机、治法、方药，扼要阐述如下。

1. 濡肠饮证治

【主证】大便闭结，口干舌燥，咽喉肿痛，头目昏晕，面红烦躁。

【病机】肾水涸而大肠固结。肾水为肺金之子，大肠与肺为表里。金得清气则能生水，金得浊气不仅不能生水，反欲得水以相养。故大肠得气之浊，无水则不能润。大肠之开合，虽肾水润之，亦肾火主之。而肾火必得肾水以相济，无肾火而大肠洞开；无肾水以济肾火，则大肠又固结而不得出。此等之证老人最多，"正以老人阴衰干燥，火有余而水不足耳"。

【治法】但补其肾中之水，则水足以济火，大肠自润。"肾虚而大肠不通，不可徒泻大肠也，泻大肠愈损其真阴矣"。

【方药】濡肠饮：熟地（二两），当归（一两），肉苁蓉（一两，水洗淡水浸，一日换水五次），水煎，空腹服。"一连数剂，无不通者"。方中熟地补肾，当归生血润肠，肉苁蓉性动以通便，补阴而非亡阴，于老人尤宜，而少年肾虚之辈亦无不利。

【附方】濡肠汤：熟地、当归（各一两），升麻（五分），牛膝（三钱），水煎服。

2. 温肠开闭汤证治

【主证】大便闭结，小腹作痛，胸中嗳气，畏寒畏冷，喜饮热汤。

【病机】肾火衰微。大肠为传导之官，有火则转输无碍，无火则幽阴之气闭塞。"然而，大肠本经不可有火也。火在大肠，则大肠有太热之虞；火在肾中，则大肠无大寒之惧。倘肾中无火，则大肠何以传化水谷哉"。

【治法】补肾中之火，而不必通大肠之结。

【方药】温肠开闭汤：巴戟天（一两），白术（一两），熟地（一两），山茱萸（五钱），附子（二钱），水煎服。方中巴戟天、熟地、山茱萸补肾，使至阴之中，仍有至阳之气；又用白术以利腰脐。因附子直通其肾，迅达于膀胱，则"火气熏蒸，阳回黍谷，雪消冰泮，何至固结闭塞哉"。

【附方】暖阳汤：白术、肉苁蓉（各一两），附子（一钱），水煎服。

3. 竹叶石膏汤证治

【主证】大便闭结，烦躁不宁，口渴舌裂，两目赤突，汗出不止。

【病机】胃火沸腾。"阳明胃火一发，必有烁干肾水之祸。大便不通，正胃火烁干肾水所致"。

【治法】先泻火以存阴，再补水以制阳。本证"似宜急救息其火，但火性炎上，若以细微之水泼之，则火势愈烈而不可止；必得滂沱大雨，倾盆倒瓮，淋漓浇濯，则燎原之火庶几尽息"。因而，当先泻火以损阴，再补水以制阳。

【方药】先用竹叶石膏汤：石膏（一两），知母（三钱），麦冬（一两），甘草（一钱），茯苓（二钱），人参（五钱），竹叶（一百片），黏米（一撮），水煎服。服"一剂火泻，二剂便通"，则改用清肃汤：玄参（一两），麦冬（五钱），白芥子（三钱），竹叶（三十片），甘菊花（二钱），生地（三钱），陈皮（五分），丹皮（二钱），水煎服。"十剂，大便永无闭结之苦"。

前用白虎汤，以火势太盛，因不得已而暂救肾中之水。但石膏辛散，而性又猛烈，频用多用，反致损耗真阴；真阴一耗，则前火虽消，后火又将复起，何况火之有余，水之不足。故"与其泻火以损阴，何若补水以制阳之为得，所以改用清肃汤，补水以息阳火之余焰耳"。

【附方】润胃丹：石膏（五钱），知母（一钱），玄参（一两），生地（五钱），牛膝（三钱），甘草（五分），水煎服。

4. 散火汤证治

【主证】大便闭结，胸中饱闷，两胁疼痛，呕吐作酸，不思饮食。

【病机】肝火烁水，肠中干燥。"肝中之火，乃木中之火，半是雷火也"。故肝火"动则引心包之火而沸腾，引阳明之火而震动"，火多则肠中水液干涸而闭结。

【治法】欲开大肠之闭，必先泻肝木之火，则"肝气自平，不来克土，胃脾之津液，自能转输于大肠，而无阻滞之苦矣"。

【方药】散火汤：白芍（一两），当归（一两），炒栀子（三钱），柴胡（三分），大黄（一钱），地榆（二钱），水煎服。"一剂大便通，二剂肝火尽散，不再闭结也"。此方专入肝以泻火，又能疏肝之郁，肝不郁，则肝火必不旺，肝火一散，各经之火无不尽散。况方中原有地榆，又"专解大肠之火者也"。

【附方】丹黄汤：炒栀子、丹皮（各三钱），白芍（五钱），甘草、黄芩（各一钱），水煎服。

5. 救土通肠汤证治

【主证】大便闭结，口干唇裂，食不能消，腹痛难忍，按之益痛，小便短涩。

【病机】脾火作祟。脾乃湿土，得火则燥，宜为脾之所喜。但"土太柔则崩，土太刚则燥；土崩则成废土，土燥则成焦土"。然而，土焦非"阳明之焰下逼，必命门之火上炎，二火合攻，脾之津液涸矣"。而且，水谷之入，仅足供脾之用，则无以分润于大肠，大肠无津液之润，则"肠必缩小"而闭结。

【治法】补脾土之阴，泻命门、脾胃之火。"须急救脾土之焦，又必先泻阳明、命门之火，始脾土得养，自易生阴；阴生而津液自润，何必通大肠之多事哉"。

【方药】救土通肠汤：玄参（二两），当归（一两），生地（一两），知母（一钱），厚朴（三钱），升麻（五分），大麻子（三十粒），水煎服。"二剂大便必通，减去大麻子与知母，再用四剂，脾火尽散，大便不再结矣"。方中玄参、生地补脾土之阴，又泻命门、脾胃之火；当归取以润肠；知母、厚朴，取其下行以解热；升麻提脾土之气，则阳升而阴自降；大麻子最润大肠而引火下行，不使阴气上升，正助升麻以提阳气。阳既升而阴又降，则津液无干涩之虞。

【附方】助阴汤：玄参、当归、生地（各五钱），知母（一钱），牛膝（二钱），水煎服。

6. 扫氛汤证治

【主证】大便闭结，舌下无津，胸前出汗，手足冰冷，烦闷发躁，大眦红赤。

【病机】心火亢盛。心与小肠为表里，然大肠虽不与心为表里，实与肺为表里，心火之盛"刑肺即刑大肠矣"。大肠属金，心火太盛，则心不能受，自分其火与大肠。而"大肠又最畏心火，火盛烁金，可立而待也"。肺能生水，肺与大肠相表里，但肺先受心火之刑，其自救不遑，无津液之降，以救大肠之枯渴，故"大肠之所以不通也"。

【治法】宜急泻心火。"但徒泻其火，无汪洋甘泽之降，恐不足以济大旱之渴。必须以大雨淋之，则旱魃之气顿除，而河渠尽通矣"。

【方药】扫氛汤：黄连（三钱），玄参（三两），沙参（一两），当归（一两），麦冬（一两），丹皮（一两），瓜蒌（二钱），水煎服。"一剂心火降，大便即通，不必二剂"。方中黄连可直解心中之热，但徒用黄连，不益之玄参，则黄连虽寒而性燥，火虽解而大肠之燥如故。得玄参之润，以"匡赞黄连，则浮游之火，不特尽除，且润以去燥，不啻如夏热之时，忽得大雨，既去火炎，又霶沱渥也"。至于沙参生阴，当归生血，麦冬凉肺，丹皮凉肾，无非断"四路之氛"，使其不来助心中之焰。加入瓜蒌，使火存于心中者，尽随濡润之药下降而消灭之。火灭水生，则"大肠之炎氛顿扫"而得通。

【附方】散襟汤：黄连、丹皮（各三钱），当归、麦冬（各一两），天花粉（二钱），水煎服。

7. 抑火汤证治

【主证】大便闭塞不通，咳嗽不宁，口吐白沫，咽喉干燥，两脚冰冷。

【病机】肺经火旺。肺属金，与大肠相表里。"肺乃娇脏，仅可微火熏蒸，不可猛火锻炼，故一遇火生，即移其热于大肠也。且肺主皮毛，肺气少虚，风寒袭之，因肺中正气与邪气相战，寒变热而风变邪，肺因生火，自烁其津；肺与大肠既相唇齿，肺之津涸，大肠之液亦竭矣"。

【治法】但宜轻治肺火，而不可重施。"以轻清下降之味，少抑其火，庶胃中之火，不来助炎；心中之火，不来添旺，则肺火自散，阴液自生，大肠不必通而自通也"。

【方药】抑火汤：山豆根（二钱），黄芩（三钱），麦冬（一两），天冬（五钱），当归（一两），升麻（五分），水煎服。"二剂肺火清，又服二剂，大肠之闭开，再服二剂全愈"。此方抑肺金之火，又不伤肺金之气，肺金得养，津液通而大肠润。

【附方】芩麻地冬汤：麦冬（二两），黄芩、天冬（各三钱），升麻、甘草（各一钱），生地（五钱），水煎服。

8. 升阳降浊汤证治

【主证】大肠闭结不通，饮食无碍，并无火症之见，亦无后重之机，有至一月不便者。

【病机】气虚而不能推送。大肠无津，固不能润，而气弱亦不能行。"阳气一衰，则阳不能通阴，而阴与阳相隔，水谷入于肠，各消各化，不相统会，故留中而不下也"。

【治法】亟当助阳气以升之。

【方药】升阳降浊汤：人参（五钱），黄芪（五钱），白术（五钱），当归（五钱），柴胡（三分），荆芥（五分），麦冬（五钱），肉桂（一钱），附子（一分），水煎服。"一剂大通"。方中纯是补阳分之药，只麦冬、当归少益其阴，则阳气胜阴，始有偏旺之势；又得附子、肉桂直入于至阴之中，引柴胡、荆芥升提其阳气。阳气一升，阴气立降，则大肠必无阻塞。

【附方】润输汤：黄芪（五钱），当归（一两），川芎（五钱），升麻（五分），红花（五分），麦冬、肉苁蓉（各五钱），水煎服。

9. 抵当汤证治

【主证】大便闭结不通，手按之痛甚欲死，心中烦躁，坐卧不宁，似乎有火，然小便又复清长。

【病机】肠中蓄血不散。人之气血，无刻不流通于经络之中。若有拂抑，则气即郁塞不通，血即停住不散；遂遏于皮肤而为痈，留于肠胃而成痛；搏结成块，阻住传化之机，隔断糟粕之路，大肠因而不通。蓄血之病，血不能入于膀胱之中，"膀胱之气能行能化，无害其下出之水道耳，故见小便利而大便结者"。

【治法】破血逐瘀，兼以逐秽，以宣通大肠。

【方药】抵当汤：水蛭（三钱，剪碎如米粒大，炒黑），虻虫（二钱，各为末），桃仁（十四粒，研碎），大黄（五钱），水煎调服。"一剂而大便通，顿失痛楚矣"。因血乃有形之物，必得有形相制之物，始能入其中而散其结。方中"大黄泄下，其势最猛，得水蛭、虻虫、桃仁破血之味相佐，其破坚逐秽之效更神。此等闭结，不速通利，必有发狂之变"。

【附方】大黄散瘀汤：水蛭（炒黑，三钱），大黄、丹皮（各三钱），当归（一两），红花（三钱），桃仁（十四个），生地（五钱），水煎服。

（四十三）大泻

《辨证录·卷之七·大泻门》，论述了大泻诸证的理法方药。其中，论及主方9首，附方9首，包括奠土汤（加味四君汤）、填坎汤（五神丹）、逆挽汤（参连汤）、生阴止泻汤（存阴汤）、解酲止泻汤（黄柘汤）、化毒神丹（雷轰丹）、扫虫汤（追虫丹）、平泻汤（调脾饮）、消阴止泻丹（逐魃丹）。兹就其中部分方证之主证、病机、治法、方药，扼要阐述如下。

1. 奠土汤证治

【主证】饥渴思饮食，饮食下腹便觉饱闷；必大泻后快，或早或晚，一昼夜数次以为常；面色黄瘦，肢肉减削。

【病机】脾气困。脾与胃病机宜分而言之，能消不能食者，胃气之虚，由于心包之冷；能食不能消者，脾气之困，由于命门之寒。今饥渴思饮食，食后反饱，饮后反闷，是胃能纳而脾不能受使然。"因脾乃湿土，既无温暖之气，又受水谷，则湿以助湿，惟恐久留以害土，情愿速传之为快"，故食后"必大泻后快"。

【治法】不宜治胃，而宜治脾；不宜单治脾，兼宜治肾中之火。

【方药】奠土汤：白术（一两），茯苓（一两），砂仁（五分），山药（一两），人参（五钱），萝卜子（二钱），附子（三分），半夏（一钱），破故纸（一钱），水煎服。"一二服便能止，泻止不必多用。然多用亦无妨碍，自能回阳于既危，生阴于将绝"。方中"白术、茯苓、人参皆健脾之圣药，附子、破故纸助命门之神品，山药补肾之奇味，砂仁、半夏醒脾之灵丹，而萝卜子又厘清浊之妙剂也"。

【附方】加味四君汤：人参、小茴香（各三钱），白术、山药（各一两），肉桂（一钱），萝卜子（一钱），甘草（一钱），肉豆蔻（一枚），茯苓（五钱），水煎服。

2. 填坎汤证治

【主证】长年作泻，五更时必痛泻二三次，重则五六次，日间则不作泻。

【病机】肾与命门虚寒。此等之病，亦从脾胃虚寒而起，乃久泻亡阴，脾传入肾。如肾中之火不衰，脾即传肾，久之而肾仍传于脾而自愈。惟其命门火衰，不能蒸腐水谷，脾遂传水湿之气于肾而不返。五更乃亥子之时，其位在北，正肾水主令之时，水寒而火不能温水乃大泻。此泻即"大瘕泻"。

【治法】补阴之中，兼补其火。"用止水之剂，反不能止，必须用补水之味，使亡阴者速生。尤须于补阴之中，兼补其火，则阳旺始能摄阴也"。

【方药】填坎汤：山茱萸（一两），茯苓（一两），巴戟天（五钱），肉桂（三钱），车前子（三钱），北五味子（三钱），人参（三钱），芡实（一两），白术（二两），水煎服。"一剂泻轻，再剂泻又轻，连服十剂，断不再泻"。此方脾肾兼补，又是分水止泻之药，则湿气自解。肉桂可温命门之气，则膀胱易于化水，则不复走大肠而作泻。

【附方】五神丹：熟地（二两）、山茱萸（一两）、五味子（二钱），破故纸、肉桂（各二钱），水煎服。

3. 逆挽汤证治

【主证】腹中大痛，手不可按，一时大泻，饮食下喉即出，完谷不化，势如奔马，不可止抑；顷刻之间，泻数十次，一日一夜约至百次。

【病机】肝经风木夹邪而致大泻。其病得之夏日贪凉，向风坐卧，将暑热之气遏抑不宣，藏于脾胃之内。时至秋季，凉风透入，以克肝木；而肝木之风，郁而不疏，乃下克脾胃；脾胃之热，遂与风战，将腹中所有之水谷尽驱而直下，必欲无留一丝以为快，故腹中作痛，其势甚急。"脾胃欲止而风不肯止，脾胃欲闭而热不可闭，下焦之关门大开，上焦之关门难阖，所以食甫下喉，不及传化而即泻也"。

【治法】急救其脾胃之气，而后因势利导之。

【方药】逆挽汤：人参（一两），茯苓（二两），大黄（一两），黄连（三钱），栀子（三钱），甘草（三钱），水煎服。"一剂腹痛除，泻亦顿止"。方用人参以固其脾胃之气，则气不至于骤脱。此方之奇在于大黄之用，因"此泻乃火留于肠胃，非用大黄迅逐，则火不遽散，水不尽流。然徒用大黄，不用黄连、栀子，则火邪甚炽"。三味并用，"则大小河渠，无不尽行启泄"。益之茯苓以厘清浊，且是健脾开胃之药，则"土气既坚，自无冲决之患。更虑过于迅逐，邪去虽速，未免伤损肠阴，又佐甘草之和缓，以调剂于迟速之间，使人参易于生气"。

【附方】参连汤：人参、茯苓（各一两），白芍（二两），黄连（三钱），甘草（一钱），水煎服，愈。

4. 生阴止泻汤证治

【主证】口渴饮水，忽然大泻，一日或十余行，或数十行；昼夜之间，泻至数百次，完谷不化，直下无留。

【病机】肾水不足以制火。胃为肾之关，胃火必得肾水以相制。肾水一亏，胃火必旺。"而内火无资，自索外水以相济。然外水只可少止上焦之炎，不能竟助下焦之水，故外水入而肾不受"。肾与膀胱为表里，而膀胱亦不纳，水无从而化，乃直趋于大肠而作泻。但胃火既盛，渴饮凉水，宜变为汗。今不为汗而作泻者，故因"肾水不能制胃火之炎，胃火必欺肾水之弱，于是挟水以侮肾，不泄汗而泻水耳"。

【治法】补肾益胃，生阴止泻。"论其治法，自宜急救其标，然而徒止其泻，不急救其阴，则亡阴立尽"，无以制火以存其胃气。

【方药】生阴止泻汤：山茱萸（二两），车前子（一两），茯苓（一两），白芍（二两），肉桂（三分），白术（一两），甘草（五钱），山药（二两），薏苡仁（一两），水煎服。"一剂泻减，再剂泻又减，三剂泻全止矣"。此方"纯是补肾补胃之药，非止泻之剂"。然而止泻之妙，已存于补阴之中，阳火得阴而即止。倘作胃虚有火治之，亦能止泻。然下多亡阴，虽止泻于一时，而阴虚不能骤复。此方既能止泻，而阴阳两不相伤。

【附方】存阴汤：熟地（二两），山药、茯苓（各一两），车前子（五钱），白术（二两），甘草、泽泻（各二钱），水煎服。

5. 解醒止泻汤证治

【主证】人有终年饮酒者，不知禁忌，逞醉入房，过于泄精，久则脾气大伤，变成水泻；一感风寒，遂大泻不止，如溏如积。

【病机】酒湿伤肾。脾为湿土而最恶湿，而"酒又最湿，幸酒性大热，而脾亦喜热，湿热相合，则脾不甚伤。无如人借酒气之热，以助其命门之火，鼓动其焰，以博久战之欢，究之热不可长恃，精不能坚守，兴阑精泄，火息而湿留于肾宫矣"。五脏六腑之水，皆赖肾火以化之。而肾中有湿，则火去湿存，长年相伴，岁月既深，火日衰而湿日盛，肾不能久留，仍传出于脾。前酒之湿未去，新酒之湿又来，于是湿盛而热亦盛，脾不受热之益，专受湿之害，故经年经月而作泻。

【治法】必须大补脾肾，而后解其湿热之毒。

【方药】解醒止泻汤：白术（一两），山茱萸（一两），茯苓（一两），柞木（五钱），黄连（三、五分），白芍（五钱），附子（一分），水煎服。此为脾肾双补之方。方中柞木、黄连解其酒毒，茯苓、白术消其水湿，芍药敛其耗脱之阴，附子引群药入肾以扫荡其湿热。但此方必须多服为佳，因酒湿之泻，甚难建功；且湿热入肾，最不易出。或"十服之后，改汤剂为丸，朝夕服三月，可以全愈"。

【附方】萸柞汤：山茱萸（一钱），柞木枝、肉桂、五味子（各二钱），山药、茯苓（各一两），水煎服。"十剂愈"。

6. 化毒神丹证治

【主证】无端一时作泻，腹痛不可止，面青唇黑，几不欲生；肛门之边，宛如刀割，大泻倾盆。

【病机】受毒而作泻。毒所由来，或食瓜果，或饮凉水，或斟隔宿之茶，或吸露天之酒，或"游神庙阴寒之地，或探古洞幽暗之方，或贪卧于湿处，或加餐夫树间，或饕牛羊自死之物，或吞禽鸟难化之肉，皆能受毒而发泻"。虽毒受于腹中，但若泻出于肠外，则非必死之症。

【治法】于解毒之中，而辅之以泻毒之品。"因势利导，祛毒更神"。

【方药】化毒神丹：生甘草（五钱），大黄（一两），丹皮（五钱），当归（一两），雷丸（三钱），蒲公英（五钱），水煎服。"一剂而所中之毒无不尽出而愈，不必二剂"。方中生甘草、蒲公英以解毒；合之大黄、雷丸则祛毒而无太刚之惧，扫毒而无过滞之忧；又得当归、丹皮以助之，但逐毒之秽，而不损肠之阴。

【附方】雷轰丹：雷丸、红花、甘草（各二钱），白芍、车前子（各五钱），泽泻、猪苓（各二钱），水煎服。

7. 平泻汤证治

【主证】久泻不愈。

【病机】肝乘脾土，湿气下行。肝属木，最能克土。然而土旺则木不能克，木平则土不受克。"惟肝木既旺，而土又过衰，则木来克土，而土之湿气难安矣。人身之脾土易衰，肝木复易旺。肝木能旺，非肾水生之而旺也，大约得之怒与谋虑者居多。大怒则肝叶开张，过于谋虑不决则失于刚断，而躁妄之念生，皆能使肝气之旺，旺则肝气不能发泄，必致乘脾。脾乃湿土，畏肝木之克，气不上升而下降，遂致成泻"。人之怒气不常，而谋虑无已，肝亦不能平，而泻则无有止期。

【治法】平肝以泻水，则泻可以止。"古人有用上涌之法而效者，有用下泄之法而亦效者，然皆非善法也"。

【方药】平泻汤：芍药（二两），茯苓（一两），白术（二两），水煎服。"一剂肝气平，二剂洞泻止，三剂不再泻矣"。此方用芍药以平肝，用白术、茯苓健脾以祛湿。"肝气既平，不去刑土，而脾得养，无畏于木气之克。况湿去则土燥，无波可兴，何能作泻"。

【附方】调脾饮：白芍、茯苓（各五钱），白术（一两），甘草（一钱），陈皮（五分），神曲（二钱），白豆蔻（二粒），水煎服。

（四十四）遗尿

《辨证录·卷之十·遗尿门》，论述了遗尿诸证的理法方药。其中，论及主方3首，附方3首，包括温泉饮（芪术益桂汤）、八味地黄汤（助老汤）、清心莲子饮加减（加减逍遥散）。兹就上述方证之主证、病机、治法、方药，扼要阐述如下。

1. 温泉饮证治

【主证】夜卧遗尿，畏寒喜热，面黄体怯，大便溏泄，小水必勤。

【病机】肾气虚寒。肾与膀胱为表里，膀胱之开阖，乃肾主之。"膀胱奉令于肾，肾寒则膀胱自不尊肾之令，故肾不闭而膀胱亦不闭"。而且，遗尿之病"虽成于肾寒，亦由腰脐之气不通，则水不走于小肠，而竟走于膀胱也"。

【治法】补益脾肾。"约肾之水而水寒，不若温肾之水而水缩也"。且"通其腰脐之气，则水迂回其途，自走小肠。小肠与心为表里，而心气能摄之而不遽遗也"。

【方药】温泉饮：白术（一两），巴戟天（一两），益智仁（三钱），肉桂（一钱），水煎服。"一剂即止遗，连服四剂，不再遗矣"。此方乃脾肾两补之法。"肉桂温命门之寒，益智断膀胱之漏，且白术通腰脐之气，自然病与药宜"。且"白术又上能补心之气，心气虚则水泻，心气旺而水又难泻矣。心肾交而泉温，亦心肾交而泉缩矣"。

【附方】萸术益桂汤：山茱萸（五钱），白术（一两），肉桂（一钱），益智仁（一钱），水煎服。

2. 八味地黄汤证治

【主证】年老遗尿，不必夜卧而遗；虽日间不睡而自遗，较前症更重。

【病机】命门寒极不能制水。人有偏阴偏阳之分，阳旺则有阴虚火动之忧，阳衰则有阴冷水沉之患。少年时过泄其精，"水去而火又何存。水火必两相制者也。火无水制则火上炎，水无火制则水下泄。老人寒极而遗，正坐水中之无火耳"。

【治法】惟是补老人之火，必须于水中补之。"以老人火衰，而水亦不能甚旺也"。

【方药】八味地黄汤：熟地（一两），山茱萸（一两），山药（五钱），茯苓（二钱），泽泻（一钱），丹皮（一钱），附子（一钱），肉桂（一钱），水煎服。"连服二剂，溺即止矣，服十日全愈。约照此方分两，修合丸散，每日服一两，永不再遗"。八味地黄汤，正"水中补火之圣药"。水中火旺，则肾中阳气自能通于小肠之内，下达于膀胱。膀胱得肾之气，能开能阖，即"气化能出，即气化能闭也"。惟是八味地黄汤中，"茯苓、泽泻过于利水，老人少似非宜；丹皮清骨中之热，遗尿之病助热而不可助寒，故皆略减其分量，以制桂、附之横，斟酌得宜，愈见八味汤之妙。此方但可加减，而不可去留，加减则奏功，去留则寡效也"。

【附方】助老汤：熟地（一两），山茱萸（一两），益智（一钱），肉桂（二钱），远志（一钱），炒枣仁（五钱），人参（三钱），北五味子（二钱），水煎服。

3. 清心莲子饮加减方证治

【主证】憎热喜寒，面红耳热，大便燥结，小便艰涩作痛，夜卧反至遗尿。

【病机】心火炎亢。心与小肠为表里，心热而小肠亦热。然小肠主下行，因心火太盛，小肠之水不能下行，反上走而顾心；及至夜卧，则心气趋于肾。小肠之水不能到肾，只可到膀胱；以膀胱与肾为表里，到膀胱即是到肾。"然而膀胱见小肠之水，原欲趋肾，意不相合，且其火又盛，自能化气而外越，听其自行，全无约束，故遗尿而勿顾也"。

【治法】泻心火之有余。治法"将泻膀胱，而膀胱无邪；将补膀胱，而膀胱又未损正"，故"泻心火之有余，而遗尿自止矣"。

【方药】清心莲子饮加减：茯苓（三钱），麦冬（三钱），竹叶（三十片），莲子心（三钱），黄连（二钱），白芍（五钱），陈皮（五分），丹皮（二钱），天冬（三钱），紫菀（一钱），玄参（三钱），水煎服。"一剂少利，再剂大利，三剂全愈"。此方专清心火，不去止小肠之水。"盖此等遗尿，愈止而愈遗也"。

【附方】加减逍遥散：茯苓、白芍、当归、车前子（各五钱），山药、丹皮（各三钱），柴胡、黄连（各一钱），人参（五分），陈皮（三分），甘草（五分），水煎服。

（四十五）自笑（附：自哭）

《辨证录·卷之十·自笑门（附：自哭）》，论述了哭笑无常诸证的理法方药。其中，论及主方3首，附方3首，包括止笑丹（蒲柏饮）、二陈汤加味（加味参茯饮）、转愉汤（加味参术汤）。兹就上述方证之主证、病机、治法、方药，扼要阐述如下。

1. 止笑丹证治

【主证】无端大笑不止，或背人处自笑，异于平素。

【病机】心包之火盛。"膻中为心之相"，若"过热"则"有不必喜而亦喜，不可乐而亦乐"者，故"膻中火盛，发而自笑，正相仿佛耳"。

【治法】惟泻心包之火。

【方药】止笑丹：生枣仁（三钱），黄连（二钱），犀角屑（五分），丹砂末（一钱），丹皮（三钱），生甘草（一钱），麦冬（三钱），茯神（三钱），丹参（二钱），天花粉（二钱），水煎服。"一剂笑可止，二剂笑全止，三剂全愈"。此方"泻心包之火，仍是安心君之药。盖心中清明，包络自不敢有背主私喜之事，故安心正所以安心包也"。

【附方】蒲柏饮：石菖蒲（一钱），玄参、麦冬（各一两），柏子仁（三钱），贝母（一钱），水煎服。"四剂愈"。

2. 二陈汤加味证治

【主证】笑哭不常，忽而自哭，忽而自笑。

【病机】此为"积痰"所致。心虚则不能自主，或哭或笑之病生。心气虚而不能生胃，而胃气亦虚。胃气既虚，水谷入胃，不化精而化痰，痰湿留于胃中，"胃苦痰湿之荡漾，必取心火之气以相资；而心虚不能生土，痰即乘势入于心宫，心恶痰之相犯，坚闭不纳，又恐胃土之沉沦，故心痒而作痛也。痛至则哭，痛失则笑"。

【治法】涌吐痰浊。"以化痰之药动其吐，痰出而哭与笑皆愈矣"。

【方药】二陈汤加味：茯苓（五钱），白术（五钱），甘草（三钱），陈皮（三钱），半夏（三钱），竹沥（二合），水五碗，煎三碗，顿服之。再"以鹅翎扫其咽喉，必吐痰升许而愈"。因痰在上焦，非吐则痰不能出，非用二陈汤为吐药，则旧疾虽出，新痰又积，笑哭正无止期。"惟用二陈汤为吐药，则新旧之病一治而永愈也"。

【附方】加味参苓饮：人参、茯苓（各五钱），半夏（三钱），天花粉（三钱），甘草（一钱），竹沥（二合），附子（一片），水煎服。

3. 转愉汤证治

【主证】无故自悲，涕泣不止。

【病机】此为"脏燥"所致。"脏燥者,肺燥也"。悲属肺,肺之志为悲。精气并于肺则悲,悲泣为肺所主之。肺经虚,则"肺气干燥,无所滋润,哀伤欲哭之象生。自悲出涕者,明是肺气之匮乏也"。

【治法】培土生金。因"肺乃娇脏,补肺而肺不能遽受益也,必须补其肺金之母,土旺而金自旺矣。虚则补母,正善于补肺耳"。

【方药】转愉汤:人参(三钱),甘草(二钱),小麦(五钱),大枣(十枚),白术(五钱),茯神(三钱),水煎服。"十剂全愈"。方中人参、白术、茯神、甘草补脾土,土旺而肺金无再弱之理。惟"助土生火,正助金以生气也,气旺而肺之燥自解"。大麦成于麦秋,有秋金之气,入于人参、白术、茯神、甘草之内,全无真火之气,所以相济而成功也。

【附方】加味参术汤:人参、天花粉、生地(各五钱),白术、麦冬(各一两),水煎服。

(四十六)恼怒

《辨证录·卷之十·恼怒门》,论述了恼怒诸证的理法方药。其中,论及主方2首,附方2首,包括解怒补肝汤(加味归芍汤)、润肝汤(黄芍熟地汤)。兹就上述方证之主证、病机、治法、方药,扼要阐述如下。

1.解怒补肝汤证治

【主证】少逢拂意之事,便觉怒气填胸,不能自遣,嗔恼不已。

【病机】肝血少。若肝血少者,不必有可怒之事而遇之大怒,不必有可恼之人而见之甚恼。因"肝性急,宜顺不宜逆,恼怒之事,正拂抑之事也。拂抑必致动怒,怒极必致伤肝,轻则飧泄,重则呕血者甚多。然此乃猝然而至,肝经因怒而成病者也"。

【治法】平肝养血。因"血少则肝燥,肝燥则气逆",故治以此法。

【方药】解怒补肝汤:白芍(一两),当归(五钱),泽泻(一钱),柴胡(一钱),荆芥(一钱),甘草(一钱),枳壳(三分),丹皮(三钱),天花粉（二钱），水煎服。"一剂气平，连服数剂，自然不易怒也"。此方"全是平肝之药，非泻肝之品也"。肝得补而血生，郁得血而易散，肝气不郁，则不易动怒。天性乖违，动则易怒者，"多服此药，亦可免呕血、飧泄之症也"。

【附方】加味归芍汤：当归、白芍（各一两），生地、麦冬（各五钱），天花粉、炒栀子（各二钱），水煎服。

2. 润肝汤证治

【主证】晨夕之间，时多怒气，不必有可怒之事而心烦意躁，不能自遣，至夜则口干舌燥，只有一更睡熟，余则终夜常醒。

【病机】肾水匮涸。"肝为肾子，肝子不足，由于肾母之不足也。肝属木，而木必得水以灌溉，则枝叶敷荣。今肾水日日耗去，肾且自顾不遑，则肝木零仃，势所不免。况有境遇之拂抑，自然肝益加燥，无津液以养心，此卧之所以不安也"。

【治法】大滋肾水。若"肾水足济夫心，而肝木之气，往来相通，而顺适矣"。

【方药】润肝汤：熟地（一两），山茱萸（四钱），白芍（五钱），当归（五钱），五味子（一钱），玄参（三钱），丹皮（三钱），炒栀子（一钱），水煎服。"十剂夜卧安，又十剂而怒气息，又十剂，虽遇可怒之事亦且不怒矣"。此方"补肾者六，补肝者四也。绝不去治心，而心气自交于肾者，因肾水之足，则心不畏木火之炎，可通其交肾之路也"。

【附方】萸芍熟地汤：熟地（二两），山茱萸（一两），白芍（一两），水煎服。

（四十七）瘰疬

《辨证录·外科卷之十三·瘰疬门》，论述了瘰疬诸证的理法方药。其中，论及主治方剂2首，包括消串丹、转败丹。兹就上述方证之主证、病机、治法、方药，扼要阐述如下。

1. 消串丹证治

【主证】生痰块于颈项，坚硬如石，久则变成瘰疬。流脓流血，一块未消，一块复长，未几又溃；或耳下，或缺盆，或肩上下，有流出患走之状，故名鼠疮，又名串疮，言其"如鼠之能穿也"。

【病机】瘰疬多起于痰，而痰块之生，多起于郁。"未有不郁而能生痰，未有无痰而能成瘰疬者也"。

【治法】健脾平肝，兼用消法。"治瘰疬之法，必须以开郁为主。然郁久则气血必耗，况流脓流血，则气血更亏。徒消其痰，不解其郁；但开其郁，而不化痰，皆虚其虚也，不能奏功"。故治以攻补兼施之法。

【方药】消串丹：白芍（一两），白术（一两），柴胡（二钱），天花粉（三钱），茯苓（五钱），陈皮（一钱），附子（一片），甘草（一钱），蒲公英（三钱），紫贝天葵（五钱），水煎服。"连服八剂而痰块渐消，再服十剂而瘰疬尽化，再服一月全愈。愈后可服六君子汤，以为善后之计，断不再发"。此方"妙在蒲公英与紫贝天葵为消串之神药，然非佐之以白芍、柴胡则肝木不平，非补之以白术、茯苓则脾胃之土不健，何以胜攻痰破块之烈哉。惟有攻有补，则调济咸宜。得附子之力，以引群药直捣中坚，所以能愈宿疾沉疴于旦夕耳"。

2. 转败丹证治

【主证】久生瘰疬，两颈之间尽多溃烂，胸膈之上无非痰块。亦有头破欲腐者，遂致身体发热发寒，肌肉消瘦，饮食少思，盗汗自汗，惊悸恍惚。

【病机】痰气郁结，治疗失宜，迁延日久，正气已虚。

【治法】以补为主，兼以开郁化痰。"大约瘰疬初起，宜解郁为先，而佐之补虚，以消其毒"。此证属久生之瘰疬，故治以补法为主，兼用开郁化痰。大凡治瘰疬，"倘执寻常治法，以祛痰败毒为事，鲜不速死"。

【方药】转败丹：人参（一两），柴胡（二钱），白芍（三钱），金银花（三两），当归（二两），半夏（五钱），白术（一两），生甘草（三钱），水煎服。"四剂而胸间之痰块尽消，再服四剂而颈上溃烂亦愈。将前方减半，再服十剂，疮口悉平，不再发也"。此方"补多于消，而开郁寓于中，化痰存其内。世人从未有知此法者，但一味攻毒，所以愈攻而愈坏也"。

（四十八）痔漏

《辨证录·外科卷之十三·痔漏门》，论述了痔漏诸证的理法方药。其中，论及主治方剂3首，包括益后汤、青龟丸、清源散。兹就部分方证之主证、病机、治法、方药，扼要阐述如下。

1. 益后汤证治

【主证】肛门内外四旁，忽然生长红瘰，先痒后疼，后成为痔，日久不愈。

【病机】此证皆湿热所成。患者以纵饮者为多，且江南人常生此证。因地气之湿热，又加酒热之毒，所以结于肛门边而不能遽化；因肛门通于大肠，湿热在大肠不能久留，势必尽趋于肛门。蓄积久湿热毒，肛门独受之而成此疾。

【治法】利水祛湿热。"用药必须无损于脾胃而有利于肛门者，治之始克奏功"。

【方药】益后汤：茯苓（一两），白芍（一两），地榆（三钱），穿山甲（一片，土炒，为末），山药（一两），薏苡仁（一两），水煎服。"连服四剂而肛门宽快，又四剂内外之痔尽消"。再将前方每味加增十倍，修合丸散，以蜜为丸。每日未饮之先滚水送下五钱。"服一料自然全愈，不再发也"。此方利水祛湿热，"既无伤脾胃，复有益肛门，盖两得之也"。

2. 清源散证治

【主证】大便时先射血几许而始排便。

【病机】肛门暗生血痔。多得之饮烧酒过多，热走于直肠而不得遽泄，乃结成小痔不化，久则皮破而血出，亦即"酒毒结于直肠之外，毒向内攻，而直肠之痔生矣。痔生必破，乘隙而膀胱之血注之，久且以血引血，不独膀胱之血尽归之也，乘大便之开关，血先夺门而出，故先大便而出射，正见其欲出之速耳"。

【治法】清热利湿解毒。"不亟清其上游之源，而但截其下流之隙，非计之善也"。

【方药】清源散：黄连（三钱），茯苓（五钱），白芍（五钱），葛根（二钱），白芷（三分），槐花（三钱），地榆（三钱），人参（三钱），穿山甲（土炒，为末，一钱），白术（五钱），车前子（二钱），三七根末（三钱），水煎，调末。"服三剂，血较前更多，三剂后减去黄连，再用三剂，血止而痔愈矣"。此病"愈后必务断酒，终身不可服也。若女色止忌三月，永不再发。倘不能禁，不必为之治疗，必先说过而后医也"。此方妙在"用黄连之多，以解酒热之毒，所谓先清其源也。上游无病而下流自然安闲，况诸药又分发得宜，无非去湿化热之味"。

（四十九）惊疳吐泻

《辨证录·幼科卷之十四·惊疳吐泻门》，论述了有关惊疳吐泻的理法方药。其中，论及方剂7首，包括活儿丹、平肝汤、六君子汤、生脾助胃汤、安儿至宝汤、续气汤、保赤定惊丹。兹就部分方证之主证、病机、治法、方药，扼要阐述如下。

1. 平肝汤证治

【主证】小儿生疳，上下牙床尽肿，口角流涎，咳嗽不已，咽喉肿痛。

【病机】胃火上升。若用降火之药以泻火而火不降，转至困惫者，属"壮火食气"。"少火宜泻，而壮火宜补"，不补胃以治火，反泻火以损胃，故"转至困惫"。

【治法】补其胃气之虚，少加息火之味，"则疳症不治而自愈矣"。

【方药】平肝汤：茯苓（三钱），白术（一钱），陈皮（二分），神曲（五分），麦冬（二钱），玄参（二钱），桔梗（一钱），苏叶（三分），人参（三分），枳壳（二分），黄芩（三分），水煎服。"一剂轻，二剂又轻，三剂而疳症愈，不必四剂也"。此方补胃以散火而火自平者，"以火出于土之中也。土健而火藏，土衰而火现，故补其土而火藏于下，又何至上升于口颊之间乎。况方中有解火之味在于补之内，则土引火而自归，火亦随土而自息矣"。

2. 生脾助胃汤证治

【主证】小儿大吐之后，忽然大泻，虽吐止而泻不肯止，倦怠之极。

【病机】大吐伤胃，胃病传脾。"吐乃伤胃，而泻乃伤脾也。气顺宜吐止而愈矣，今吐止而大泻，乃胃传于脾矣。由腑而入脏，是由表而入里也，较吐更甚"。

【治法】补脾必须补胃。"吐症补胃而可愈，而泻症宜兼补脾。虽脾胃有同治之法，补胃自必补脾，但吐后作泻，则补脾必须补胃也"。

【方药】生脾助胃汤：人参（三钱），白术（三钱），甘草（三分），肉桂（一钱），茯苓（五钱），神曲（五分），附子（一片），水煎服。"一剂而泻止，二剂全愈。倘服之不应，不必治之矣"。

3. 安儿至宝汤证治

【主证】小儿上吐下泻，眼目上视，死亡顷刻，其状宛似慢惊风。

【病机】脾胃之气将绝。"脾胃之气将绝，是阴阳之气欲脱也"。

【治法】急救其气。小儿脾胃虚寒，上吐下泻，乃至危之症，故当急救。

【方药】安儿至宝汤：人参（五钱），白术（五钱），茯苓（三钱），巴戟天（三钱），附子（一钱），麦芽（一钱），枳壳（三分），槟榔（三钱），车前子（二钱），白豆蔻（三钱），扁豆（二钱），萝卜子（一钱），水煎服。"一剂即吐止，再剂泻即止，三剂全愈"。此方"全在用参、附之多，所以能夺命于将危，以人参能回阳于既绝，附子能续阴于已亡也。然非群药佐之，则阴阳不能厘清浊，而积秽亦不能祛除耳。故用参、术以补气，少少祛除，自能奏功"。若"全不识补中用攻之法"，则必然"劳而无功"。

4. 续气汤证治

【主证】小儿吐泻之后，角弓反张，时而惊悸牵搐。

【病机】肝克脾胃之土而土气欲绝。

【治法】必须补火以生土，补土以止惊。此证"脾胃欲绝，补脾胃之土，而不补命门、心包之火，则土寒而阳不可以遽回，阴不可以骤长"。此种证候，"万不可治风，一治风以定惊，则立刻亡矣"。

【方药】续气汤：人参（一两），白术（一两），巴戟天（五钱），肉桂（一钱），生枣仁（三钱），远志（二钱），茯苓（五钱），干姜（三分），附子（三分），半夏（一钱），水煎服。"一剂安，二剂更安，三剂全愈"。此方以十岁为准，每岁减二分。"毋论慢惊、急惊，以此方投之，无不立效"。

（五十）带下病

《辨证录·卷之十一·妇人科·带门》，论述了有关带下病的理法方药。其中，论及主方5首，附方5首，包括完带汤（束带汤）、清肝止淋汤（黄白牛车散）、利火汤（清带汤）、退黄汤（解带利湿汤）、逍遥散加减（利肝解湿汤）。兹就部分方证之主证、病机、治法、方药，扼要阐述如下。

1. 完带汤证治

【主证】妇人终年累月下流白物，如涕如唾，不能禁止，甚则臭秽，所谓白带。

【病机】带是湿病，以带名者，因妇人有带脉不能约束，故以带名之。带脉通于任、督之脉，任、督病而带脉亦病。"带脉损伤，非独跌、闪、挫、气也，行房过于纵送，饮酒出于颠狂，虽无疼痛之苦，其中暗耗，则白物自下"。况加之脾气之虚，肝气之郁，湿气之侵，火气之逼，皆可患此证。湿盛火衰，肝郁脾虚，则脾土受伤，湿土之气下陷，是以脾精不守，不能化为荣血，变成白滑之物，由阴门直下，则欲自禁止而不可得。

【治法】宜大补脾胃之气，少佐之舒郁之味，脾气健而湿气自消。

【方药】完带汤：白术（一两），苍术（三钱），甘草（一钱），车前子（三钱），山药（一两），陈皮（五分），人参（二钱），白芍（五钱），柴胡（六分），荆芥（五分），半夏（一钱），水煎服。"二剂轻，四剂止，六剂全愈"。此方属脾、胃、肝三经同治之法，寓补于升，寄消于散。开提肝木之气，则肝血不燥，不致下克于脾土；补益脾土之元，则脾经不湿，自可分消水气。"至于补脾而兼补胃者，脾胃表里也，脾非胃气之强，则脾不能旺，补胃正所以补脾耳"。

【附方】束带汤：鸡冠花（一两，鲜鸡冠花三两），白术（一两），水煎服。"二剂即愈"。

2. 清肝止淋汤证治

【主证】妇人有带下色红者，似血非血，所谓赤带。

【病机】赤带亦湿病，火热之故。带脉通于肝，"妇人忧思以伤脾，又加郁怒以伤肝，于是肝火内炽，下克脾土。而脾土不能运化湿热之气，蕴结于带脉之间；肝火焚烧，肝血不藏，亦渗入于带脉之内，带脉因脾气之伤，约束无力，湿热之气随气下陷，同血俱下。观其形象，似血非血，其实血与湿俱不能两分之也。世人以赤带属之心火者，误耳"。

【治法】清肝中之火，扶其脾气。

【方药】清肝止淋汤：芍药（一两），当归（一两），阿胶（三钱），生地（五钱），丹皮（三钱），黄柏（一钱），牛膝（二钱），黑豆（一两），香附（一钱），红枣（十枚），水煎服。"一剂少止，二剂又少止，四剂全止，十剂不再发"。此方"但去补肝之血，全不利脾之湿者，以赤带之病，火重而湿轻也。夫火之所以旺者，由于血之衰也。补血足以制火矣。且水与血合成赤带，竟不能辨其是湿而非湿，则湿尽化为血矣，所以治血可也，何必利湿哉。此方纯治血，少加清火之味，故奏功独奇。倘一利其湿，反引火下行，转难遽效耳。或问先前言助其脾土，今但补肝木之血，绝不补脾土之气，何也？不知用芍药以平肝，则肝气得舒，自不去克脾土，是补肝正所以扶脾，何必加人参、白术之多事哉"。

【附方】黄白牛车散：牛膝（一两），车前子（三钱），黄柏（二钱），白芍（一两），水煎服。"四剂愈"。

3. 退黄汤证治

【主证】妇人有带下色黄者，宛如黄茶浓汁，其气带腥。

【病机】任脉之湿热。带脉通于任脉，任脉直上，走于唇齿。"唇齿之间，原有不断之泉，下灌于任脉，使任脉无热，则口中津液尽化为精，以入于肾中矣。惟有热以存于下焦之间，则津不化精而化湿。夫水色白，火色红，今湿与热合，欲变红而不能，欲返白而不得，煎熬成汁，因变为黄色矣。黄乃土之色也，真水真火合而成丹，邪水邪火合而成带"。

【治法】世人以黄带为脾之湿热，单去治脾，此黄带之所以难痊也。

【方药】退黄汤：山药（一两），芡实（一两），黄柏（二钱），车前子（一钱），白果（一枚），水煎服。"连用四剂，无不全愈"。凡有白带者，"俱可以此方治之，而治黄带，尤奏奇功"。山药、芡实专补任脉之虚，又能利水；加之白果引入任脉之中，更为便捷，所以奏功甚速。至所用黄柏，清肾中之火，肾与任脉相通，"同群共济，解肾中之火，即解任脉之热矣"。

【附方】解带利湿汤：白果、茯苓（各一两），泽泻、车前子、炒栀子（各二钱），水煎服。

（五十一）月经不调

《辨证录·卷之十一·妇人科·调经门》，论述了有关月经不调的理法方药。其中，论及主方14首，附方14首，包括清经散（损余汤）、两地汤（加味纯阴汤）、温经摄血汤（温带益经汤）、定经汤（顺经汤）、助仙丹（肝肾双治汤）、安老丹（芪术调经散）、加味四物汤（开结汤）、宣郁调经汤（香草散）、后调汤（填经止痛丹）、顺经汤（顺肝藏血丹）、温脐化湿汤（术桂草玄丹）、四物汤加味（加味补血汤）、健固汤（术苓固脾饮）、归经两安汤（加味芎归散）。兹就部分方证之主证、病机、治法、方药，扼要阐述如下。

1. 清经散证治

【主证】妇人有先期经来者，其经水甚多。

【病机】肾中之水火旺。"火旺则血热，水旺则血多，此有余之病，非不足之症也。似不药有喜，但过于有余，则子宫大热，亦难受孕，恐有烁干男精之虑"。

【治法】少清其火。"太过者损之，亦既济之道也。然而，火不可任其有余，水断不可使之不足"。因而，"但少清其火，不必泻水也"。

【方药】清经散：丹皮（三钱），地骨皮（五钱），白芍（三钱），青蒿（二钱），黄柏（五分），熟地（三钱），茯苓（二钱），水煎服。"服二剂自平也"。方中虽是清火之品，仍是滋水之味。"火泻而水不与之俱泻，则两不损而两有益也"。

【附方】损余汤：地骨皮（一两），茯苓（五钱），黄柏（二钱），生地（五钱），炒黑荆芥（三钱），玄参（五钱），水煎服。"四剂而经调矣"。

2. 两地汤证治

【主证】妇人有先期经来者，其经水止有一二点。

【病机】肾中火旺而阴水虚。月经"先期者，火气之冲；多寡者，水气之验。故先期之来多，火热而水有余；先期之来少，火热而水不足"。

【治法】不必泻火，专补其水，水足而火气自消。

【方药】两地汤：玄参（一两），生地（一两），白芍（五钱），麦冬（五钱），阿胶（三钱），地骨皮（三钱），水煎服。"连服四剂而经调矣"。本方地骨皮、生地同用，二味俱能凉骨中之热。骨中之热，由于肾中之热，凉其骨髓，则肾气自寒，又不损伤胃气。所用诸药，纯是补水之味，水盛则火平息。

【附方】加味纯阴汤：熟地、玄参、麦冬（各五钱），山茱萸（二钱），北五味子（一钱），丹皮（五钱），水煎服。"可用十剂，经水自多"。

3. 温经摄血汤证治

【主证】妇人经来后期而甚多。

【病机】经来后期之多少，实有不同。"后期来少，血寒而不足；后期来多，血寒而有余"。本证属经来后期而甚多者，"血既出矣，则成不足之症"。

【治法】宜于补中温之。

【方药】温经摄血汤：白芍（一两），川芎（五钱），肉桂（五分），熟地（一两），白术（五钱），续断（一钱），五味子（三分），柴胡（五分），水煎服。"二十剂经调矣"。此方大补肾、肝、脾之精血。加肉桂以祛其寒，加柴胡以解其郁，是补中有散，而散非耗气，补中有泻，而泻非损阴。"所以受补之益，收温之功也。是方凡经来后期者，俱可用，诚调经之妙药，摄血之仙丹也。倘人元气虚，加入人参一二钱，未为不可耳"。

【附方】温带益经汤：熟地（一两），白术、杜仲（各五钱），肉桂（一钱），茯苓、人参（各三钱），水煎服。

4. 定经汤证治

【主证】妇人经来断续，或前或后，无一定之期。

【病机】肝气之郁结。"经水出诸肾经，肝为肾之子，肝郁则肾亦郁，肾郁而气自不宣，前后之或断或续，正肾气之或通或闭耳"。

【治法】疏肾肝之气。"舒肝之郁即所以开肾之郁也，即所以定经水之流也"。

【方药】定经汤：白芍（一两），当归（一两），熟地（五钱），山药（五钱），菟丝子（一两），柴胡（五分），荆芥（炒黑，一钱），茯苓（三钱），水煎服。"二剂经水净，四剂经期定矣"。此方"舒肾肝之气，非通经之药也。补肝肾之津，非利水之品也。肾肝气舒而经通，肝肾津旺而水利，不治之治，正妙于治也"。

【附方】顺经汤：香附、生地、茯苓、白芥子（各三钱），当归（一两），白芍（一两），车前子（二钱），神曲、甘草（各一钱），水煎服。"十剂自调"。

5. 助仙丹证治

【主证】妇人数月一行经，每以为常，且无或先或后之异，又无或多或少之殊。

【病机】此乃无病之人，气血两不亏损耳。"妇人之中，有天生仙骨者，经水必四季一行，盖以季为数，不以月为盈虚也"。

【治法】平补，健脾益肾，解郁消痰。"万勿疑为气血之不足，而轻施医疗也……而嗜欲深者，天分损也，又不可不立一救疗之方"。

【方药】助仙丹：白术（三钱），茯苓（五钱），甘草（一钱），山药（三钱），陈皮（五分），白芍（三钱），杜仲（一钱），菟丝子（二钱），水煎。"服二、四剂而仍如其旧，不可再服"。此方平补，健脾益肾，解郁消痰，"不损天然之气血，便是调经之大益，何必用重剂以助火，用热药以通经哉"。

【附方】肝肾双治汤：白芍（三钱），当归、山药、熟地（各五钱），甘草（五分），陈皮（三分），茯苓、山茱萸（各二钱），神曲（一钱），水煎服。"自然如期矣"。

6. 加味四物汤证治

【主证】妇人经水忽来忽断，时痛时止，往来寒热。

【病机】肝气不疏。"肝属木，最恶者寒风也。妇人行经，则腠理大开，适逢风吹，则肝气闭塞，经水之门亦随之而俱闭，于是腠理经络各皆不宜，而作寒热。气行于阳而热生，气行于阴而寒生也。然此犹感寒之轻者，倘外寒更甚，则内热益深，往往有热入血室，变为似狂之症，一如遇鬼之状。今但往来寒热，是寒未甚而热未深耳"。

【治法】补肝中之血，通郁而散其风。

【方药】加味四物汤：熟地（一两），川芎（三钱），白芍（五钱），当归（五钱），白术（五钱），甘草（一钱），延胡索（一钱），丹皮（三钱），柴胡（一钱），水煎服。此方用四物汤滋脾肾，用柴胡、白芍、丹皮以宣扬风郁；用甘草、白术、延胡索利腰脐以和腹痛。此方可谓"入于表里之间，通于经络之内，用之得宜，自然奏功如响也"。

【附方】开结汤：柴胡、续断、神曲（各一钱），香附、川芎、丹皮（各三钱），当归、熟地（各一两），白术（五钱），甘草（一钱），水煎服。"十剂全愈"。

7. 宣郁调经汤证治

【主证】妇人经前疼痛，数日后行经，经水多是紫黑之块。

【病机】肝郁至极而火不能化。"夫肝中有火郁则不扬，经欲行而肝气不应，则拂抑其气而痛生。然经满则不能内藏，肝中火气焚烧，内逼经出，而火亦随之而怒泄。其色紫黑者，水火两战之象也。成块者，火煎成形之状也。经失其为经，正郁火内夺其权耳"。

【治法】补肝之血，又解肝之郁，利肝之气，又退肝之火。"似宜大泻肝中之火矣。然泻肝之火，不解肝之郁，则热之标可去，热之本未除也"。

【方药】宣郁调经汤：白芍（五钱），当归（五钱），柴胡（一钱），香附（一钱），郁金（一钱），丹皮（五钱），白芥子（二钱），甘草（一钱），黄芩（一钱），炒栀子（三钱），水煎服。"连服四剂，下月断不先腹痛而后行经也"。此方补肝之血，又解肝之郁，利肝之气，又退肝之火，"所以奏功如神耳"。

【附方】香草散：香附、茯神（各三钱），延胡索、甘草、神曲、天花粉（各一钱），炒栀子、黄芩（各二钱），白术、生地、麦冬（各五钱），陈皮（五分），水煎服。

8. 后调汤证治

【主证】妇人经后小腹作痛。

【病机】肾气之涸。"经水乃天一之水，满则溢，空则虚，亦其常也……肾水一虚，则水不能生肝，而肝必下克于脾土，土木相争而气逆，故作痛也"。

【治法】须疏肝气为主，而益之补肾之味，则水足而肝气益安。

【方药】后调汤：阿胶（三钱），荆芥（三钱），巴戟天（一钱），山药（五钱），白芍（三钱），当归（三钱），甘草（一钱），山茱萸（三钱），水煎服。此方平调肝肾，"既能转逆于须臾，尤善止郁痛于顷刻，经后以此方调理最佳，不止治经后腹痛也"。

【附方】填经止痛丹：熟地（二两），山茱萸（五钱），山药（三钱），甘草（一钱），肉桂（五分），水煎服。

9. 四物汤加味证治

【主证】妇人经水过多，行后复行，面色萎黄，倦怠无力。

【病机】血虚而不归经。"血旺则经多，血少则经缩。然血归于经，虽血旺而经亦不多，血不归经，虽血衰而经亦不少。世人以经水过多为是血旺，此治之所以错也。惟多是虚，故再行而不胜其困乏。血损精散，骨中髓空，不能华于面也"。

【治法】大补其血之不足，引其归经。

【方药】四物汤加味：熟地（一两），川芎（五钱），白芍（三钱），当归（五钱），荆芥（三钱），山茱萸（三钱），白术（五钱），续断（一钱），甘草（一钱），水煎服。"四剂血归经矣。十剂之后，加人参三钱，再服十剂，下月行经适可而止，不再行也"。四物汤乃"补血之神药"，加白术、荆芥行中有利；加山茱萸、续断止中有补；加甘草而调和得宜，所以血足而归经，经归而血净。

【附方】加味补血汤：当归、黄芪（各一两），荆芥（三钱），白术（五钱），水煎服。"四剂人健，十剂全愈"。

10. 健固汤证治

【主证】妇人行经前，先泻三日，而后行经。

【病机】脾气之虚。脾统血，脾虚则气不能摄血；且脾属湿土，"脾虚则土不实而湿更甚，经水将动，而脾气先不能固；脾血欲流注于血海，而湿气先乘之，所以先泻水而后行经也"。

【治法】调经之法在先补其气。"气旺而血自能固，亦气旺而湿自能泻"。

【方药】健固汤：人参（五钱），茯苓（三钱），白术（一两），巴戟天（五钱），薏苡仁（三钱），水煎服。"连服十剂而经行不泻矣"。此方补脾气以固脾血，则血摄于气之中，脾血日盛，自能运化其湿，而经前泄泻自愈。

【附方】术苓固脾饮：白术（一两），茯苓、人参、山药、芡实（各五钱），肉桂（五分），肉豆蔻（一枚），水煎服。"经未泻前服此则不泻矣，多服为妙"。

（五十二）妊娠恶阻

《辨证录·卷之十一·妇人科·妊娠恶阻门》，论述了有关妊娠恶阻的理法方药。其中，论及主方 2 首，附方 2 首，包括顺肝益气汤（润肝安娠汤）、补中益气汤加减（土金双培汤）。兹就上述方证之主证、病机、治法、方药，扼要阐述如下。

1. 顺肝益气汤证治

【主证】妇人怀妊之后，恶心呕吐，思酸解渴，见食则憎，困倦欲卧。

【病机】肝血之太燥。"肾一受精，则肾水生胎，不能分润于他脏。肝为肾之子，日食肾母之气，一旦无津液之养，则肝气燥而益急，火动而气乃逆也，于是恶心呕吐之症生。虽呕吐不至太甚，而伤气则一也，气伤则肝血愈耗"。

【治法】平肝补血之中，宜用健脾开胃。"补肝以生血，未为不佳，但恐生血不能生气，则脾胃衰微，不胜频呕"，恐气虚血不易生。故"平肝补血之中宜用健脾开胃之药，以生阳气，则气能生血，尤益胎气耳"。

【方药】顺肝益气汤：白芍（三钱），当归（一钱），白术（三钱），人参（一钱），茯苓（二钱），熟地（五钱），苏子（一钱），麦冬（三钱），砂仁（一粒），神曲（一钱），陈皮（三分），水煎服。"一剂恶阻轻，再剂而平，三剂全愈"。此方肝、肾、脾、胃、肺五经同调之法，其意专主于肝肾，肝平则气不逆，肾旺则血易生。"凡胎不动而少带恶阻者，俱以此方投之，无不安静如故，有益于孕妇不浅，实胜于四物之汤也。盖四物汤专治肝，此方不止治肝，所以奏功尤神耳"。

【附方】润肝安娠汤：人参、茯苓、扁豆、山药（各三钱），半夏、熟地、白术（各五钱），川芎、麦冬、丹皮、苏子、神曲（各二钱），白豆蔻（一粒），陈皮（三分），水煎服。"连服四剂，而恶阻止矣"。

2. 补中益气汤加减方证治

【主证】妇人妊娠，每至五月，肢体倦怠，饮食无味，先两足肿，渐至遍身，后及头面俱肿。

【病机】脾肺之气虚。"妊娠虽有按月养胎之分，其实不可拘于月数，总以健脾补肺为主。盖脾统血而肺通气也，胎非血不荫，儿非气不生，脾健则血旺而荫胎，肺清则气壮而生子。苟肺衰则气馁，即不能运气于皮肤矣。脾虚则血少，即不能运化于肢体矣。气血两衰，脾肺失令，饮食难消，精微不化，势必气血下陷，不能升举。而湿邪即乘其所虚之处，聚湿而浮肿矣"。

【治法】当补其脾肺之虚，不必以祛湿为事。

【方药】补中益气汤加减：人参（五钱），白术（五钱），当归（三钱），黄芪（三钱），陈皮（三分），甘草（一分），柴胡（一钱），升麻（三分），茯苓（一两），水煎服。"一剂少胀，二剂即宽，三剂渐消，四剂即愈。十剂不再犯也"。补中益气汤原是升提脾肺之药，原本益气而不益血。但"血非气不生，况湿气相犯，未便补血，故补气而助之利湿之味，则气升而水尤易散耳"。方中重用茯苓于补气之中，虽是利水，仍是健脾清肺。"凡利水之药，多耗气血，茯苓与白术补多于利，所以重用以分湿邪，即所以补气血耳"。

【附方】土金双培汤：人参、苏子、茯苓、谷芽、巴戟天、菟丝子、白芍（各三钱）、白术、薏苡仁（各五钱），山药（五钱），神曲（二钱），砂仁（一粒），甘草（二分），柴胡（五分），水煎服。"四剂全消"。

（五十三）胎动不安

《辨证录·卷之十二·妇人科·安胎门》，论述了有关胎动不安的理法方药。其中，论及主方10首，附方10首，包括安奠二天汤（娱亲汤）、润燥安胎汤（遏炎散）、援土固胎汤（脾胃两安汤）、解悬汤（通肝散）、救损汤（救伤散）、助气补漏汤（摄血丹）、止啼汤（接气饮）、止氛定胎饮（滋胎饮）、消恶安胎汤（散恶护胎丹）、利气泻火汤（息怒养妊汤）。兹就部分方证之主证、病机、治法、方药，扼要阐述如下。

1. 安奠二天汤证治

【主证】妇人小腹作痛，胎动不安，如下坠之状。

【病机】脾肾两亏。"胞胎虽系于带脉，而带脉实关于脾肾，二经亏损，则带脉力微，胞胎何能胜任乎。然人致脾肾之亏者，非因于饮食之过多，即由于色欲之太甚，不补脾补肾，而带脉迫急，胞胎所以下坠也"。

【治法】补益脾肾。因脾非先天之气不能化，肾非后天之气不能生，故"补肾不补脾，则肾之精正不能遽生也。补后天之脾，正所以补先天之肾；补先后天之脾肾，正所以固胞胎之气。盖胞胎原备先后天之气，安可不兼补先后天脾肾哉"。

【方药】安奠二天汤：人参（一两），白术（一两），熟地（一两），山茱萸（五钱），山药（五钱），炙甘草（一钱），杜仲（三钱），枸杞子（二钱），扁豆（二钱），水煎服。"一剂痛定，二剂胎安，不必三剂"。胎动乃脾肾双亏之证，必须大用参、术、熟地补阴补阳之味，始能挽回于顷刻。"世人往往畏用参、术，或少用以冀建功，反致寡效，此方正妙在多用也"。

【附方】娱亲汤：熟地（一两），白术（一两），甘草（一钱），人参（五钱），杜仲（五钱），山药（五钱），水煎服。

2. 润燥安胎汤

【主证】妇人怀妊至三四月，自觉口干舌燥，咽喉微痛，无津以润，以致胎动不安，甚则血流如经水。

【病机】肾水亏虚。"胎非男精不结，亦非女精不成，逐月养胎，古人每分经络，其实不能离肾水以养之也。故肾水足而胎安，肾水缺而胎动，又必肾火动而胎始不宁。盖火之有余，仍是水之不足，火旺动胎，补肾水则足以安之矣"。

【治法】补益肾水，兼益肺金，佐以清热之品。因"肾水不能遽生，必须上补肺金，则金能生水，而水有化源，无根之火，何难制乎"。方中少加清热之品，则胎气易安。

【方药】润燥安胎汤：熟地（一两），山茱萸（五钱），益母草（二钱），黄芩（一钱），麦冬（五钱），生地（三钱），阿胶（二钱），五味子（二分），水煎服。"二剂燥减，又二剂胎安，连服十剂，胎不再动矣"。此方专添肾中之精，虽兼于治肺，然补肺无非补肾，故肾精不燥，火不烁胎，胎气自安。

【附方】遏炎散：熟地（一两），玄参、地骨皮、麦冬（各五钱），北五味子、甘草（各一钱），贝母（五分），炒枣仁（五钱），水煎服。

3. 援土固胎汤证治

【主证】妇人上吐下泻，以致胎动下坠，疼痛难忍，急不可缓。

【病机】脾胃之虚极。脾胃气虚，则胞胎无力，必有"崩坠之虞"。况加之上吐下泻，则脾胃愈虚，难免胞胎无恙。然而，胞胎虽疼痛，而犹不下者，是因脾胃虽损，而肾气尚固。"胞胎系于肾而连于心，肾未损则肾气交于心，心气通于胞胎，所以未至于胎坠也。且肾气能固，则肾之气必来生脾；心气能通，则心之气必来援胃。脾胃虽虚而未绝，则胞胎虽动而未落耳"。

【治法】救脾胃之土与心肾之火。因"脾胃将绝，止救脾胃而土气难生，更补助其心肾之火，则火能生土，尤易接续也"。

【方药】援土固胎汤：人参（一两），白术（二两），肉桂（二钱），山药（一两），附子（五分），炙甘草（一钱），杜仲（三钱），续断（三钱），枸杞子（三钱），山茱萸（一两），菟丝子（三钱），砂仁（三粒），水煎服。"一剂泻止，二剂吐止，腹中疼痛、急迫无不尽止也"。此方"救脾胃之土十之八，救心肾之火十之二"。此"救火轻于救土者"，因土崩"非重剂不能援，火息虽小剂亦可助。热药多用，必有太燥之虞，不比温补之品，可以多用"。何况怀妊胎动，"原系土衰，非系火衰也"，故不必过用大热之剂。

【附方】脾胃两安汤：白术（五钱），白茯苓、人参（各三钱），陈皮（五分），砂仁（一粒），山药（一两），薏苡仁（五钱），水煎服。

4. 解悬汤证治

【主证】妇人怀抱忧郁，以致胎动不安，两胁闷痛，如子上悬。

【病机】肝气不通。"养胎半系肾水，然非肝血相助，则肾水亦必有独力难支之势。使肝经不郁，则肝气不闭，而肝血亦舒，自然灌注于胞胎，以助肾水之不足。今肝因忧郁，则肝且闭塞不通，子无血荫……此子悬之所必至，乃气使之升，非子之欲自悬也"。

【治法】但开肝气之郁结，补肝血之燥干，则子悬自定。

【方药】解悬汤：白芍（一两），当归（一两），炒栀子（三钱），枳壳（五分），砂仁（三粒），白术（五钱），人参（一钱），茯苓（三钱），薄荷（二钱），水煎服。"一剂闷痛除，二剂子悬定，三剂全安。去栀子多服数剂尤妙"。此方"乃平肝解郁之圣药，郁开而肝不去克土，肝平而木不去生火。况方中又有健脾生胃之药，自然水谷生精，四布各脏，肝肾有润泽之机，则胞胎自无干涩之患，何至婴儿之上悬哉"。

【附方】通肝散：白芍（一两），归身、川芎、茯苓（各三钱），郁金、薄荷（各一钱），香附、神曲（各二钱），陈皮（三分），苏叶（五分），白术（五钱），水煎服。

5. 救损汤证治

【主证】妇人跌闪失足，以致伤损胎元，因而疼痛。

【病机】内伤之故。"凡人跌、扑、闪、挫，亦能动胎"。

【治法】大补气血，少加行动之味，则瘀血自散，胎又得安。然补血宜多，补气宜少。"若作跌闪外治，未能奏功，且有因治反堕者"。

【方药】救损汤：归身（五钱），白芍（三钱），白术（五钱），人参

（一钱），生地（一两），甘草（一钱），苏木（三钱），乳香末（一钱），没药末（一钱），水、酒煎服。"一剂疼痛止，二剂胎不堕矣，不必三剂"。此方既能祛瘀，又不伤胎；补血补气，"复无停滞之忧，更少通滑之害。治无胎之跌闪，可建奇功，治有胎之跌闪，尤有殊绩者也"。

【附方】救伤散：归身、熟地（各一两），白术、白芍、生地、杜仲（各五钱），甘草（一钱），丹皮（二钱），水煎服。

6. 助气补漏汤证治

【主证】妇人妊娠，胎虽不动，腹亦不疼，然时常有血流出。

【病机】气虚不能摄血。"血能荫胎，胎中之血必藉气以包之，气虚下陷，血乃随气亦陷矣。夫气虚则血必旺，血旺则血必热，血寒则静，血热则动，动必有跃跃欲出之兆，况加气虚，安得不漏泄乎"。

【治法】补气之不足，泻火之有余，则血不必止而自止。

【方药】助气补漏汤：人参（一两），甘草（一钱），白芍（五钱），黄芩（三钱），生地（三钱），益母草（二钱），续断（二钱），水煎服。"一剂血止，再剂不再漏也"。此方用人参以补阳气，用黄芩以泻阴火。"火泻则血不热，无欲动之机，气补则血能包，无可漏之窍，自然气摄血而血归经，宁有漏泄之患哉"。

【附方】摄血丹：黄芪、白术（各五钱），人参（二钱），甘草、荆芥、破故纸（各一钱），续断（二钱），肉果（一枚），水煎服。

（五十四）咽喉痛

《辨证录·卷之三·咽喉痛门》，论述了咽喉痛诸证的理法方药。其中，论及主方7首，附方10首，包括破隘汤（散蛾汤）、吹药方（救喉汤、两地汤加减）、引火汤（收火汤）、子母两富汤（金水汤）、化癣神丹（润喉汤、白薇汤、漱喉汤）、解腥丹（息炎汤）、木通加葱淋洗法（紫白饮）。兹就其中部分方证之主证、病机、治法、方药，扼要阐述如下。

1. 破隘汤证治

【主证】感冒风寒，一时咽喉肿痛，其势甚急，变成双蛾。痰涎稠浊，口渴呼饮，疼痛难当，甚则勺水不能入喉。

【病机】阳火壅阻于咽喉。"阳火者，太阳之火也。太阳之火，即膀胱之火也，与肾经之火为表里。膀胱火动，而肾经少阴之火即来相助，故直冲于咽喉之间；而肺脾胃三经之火，亦复相随而上升，于是借三经之痰涎，尽阻塞于咽喉，结成火毒，而不可解"。此证"视其势若重而病实轻也"。

【治法】泻膀胱之火。此证"治法似宜连数经治矣。然而其本，实始于太阳，泄膀胱之火，而诸经之火自安矣"。但咽喉之地近于肺，故兼散肺经之邪气。

【方药】破隘汤：桔梗（三钱），甘草（二钱），柴胡（一钱），白芍（五钱），玄参（三钱），麻黄（一钱），天花粉（三钱），山豆根（一钱），水煎服。"一剂而咽喉宽，再剂而双蛾尽消矣"。方中"散太阳之邪者居其一，散各经之邪居其五，尤加意于散肺之邪者，由近以散远也"。

【附方】散蛾汤：射干、枳壳、苏叶、当归（各一钱），甘草（二钱），桔梗（三钱），天花粉（三钱），山豆根（八分），麻黄（五分），水煎服。"一剂即愈"。

2. 吹药方证治

【主证】一时喉忽肿大而作痛，吐痰如涌，口渴求水，下喉少快，已而又热，呼水，咽喉长成双蛾，既大且赤，其形宛如鸡冠。

【病机】少阳相火、少阴君火齐发。此"乃阴阳二火并炽，一乃少阳之相火，一乃少阴之君火也。二火齐发，其势更暴。咽喉之管细小，火不得遽泄，遂遏抑于其间，初作肿而后成蛾也"。

【治法】宜先用刺法。"一则刺少商等穴，尚欠切近。用刀直刺其喉肿之处一分，则喉肿必少消，可用吹药以开之"。

【方药】吹药方：胆矾（一分），牛黄（一分），皂角（烧灰末，一分），麝香（三厘），冰片（一分），为绝细末，和匀，吹入喉中，必大吐痰而愈。

然后用煎剂，方名救喉汤：射干（一钱），山豆根（二钱），玄参（一两），麦冬（五钱），甘草（一钱），天花粉（三钱），水煎服。"一剂而全愈也"。治单蛾，"必须刺破可以吹药"；双蛾，则"不必用刺法，竟用此方。方中玄参为君，实足以泻心肾君相之火；况佐之豆根、射干、天花粉之属，以祛邪而消痰，则火自归经，而咽喉之间，关门肃清矣"。

【附方】两地汤加减：熟地、生地、玄参（各一两），肉桂（三分），黄连、天花粉（各三钱），水煎服。"下喉即愈，不必二剂"。

3. 引火汤证治

【主证】咽喉肿痛，日轻夜重，喉间亦长成蛾，宛如阳症，但不甚痛，而咽喉之际自觉一线干燥之至，饮水咽之少快，至水入腹，而腹又不安，吐涎如水甚多，将涎投入清水中，实时散化为水；亦有勺水不能下咽者。治以泻火之药，反增其重，此为阴蛾。阴蛾则日轻而夜重，阳蛾则日重而夜轻。

【病机】此为"少阴肾火下无可藏之地，直奔而上炎于咽喉"所致。

【治法】大补肾水，兼以补火，以引火归藏。

【方药】引火汤：熟地（三两），巴戟天（一两），茯苓（五钱），麦冬（一两），北五味子（一钱），水煎服。"一剂而火自下归，咽喉之肿痛全消，二剂即全愈"。方用熟地为君，大补肾水；麦冬、五味子为佐，重滋其肺金。金水相资，水旺足以制火。又加入巴戟天之温，则水火既济，水趋下而火已有不得不随之势；更增之茯苓之前导，则水火同趋，而共安于肾宫。此等之病，因水之不足而火乃沸腾所致。今补水而仍用大热之药，"虽曰引火于一时，毕竟耗水于日后，予所以不用桂、附而用巴戟天，取其能引火而又能补水，则肾中无干燥之虞，而咽喉有清肃之益，此巴戟天所以胜桂、附也"。

【附方】收火汤：熟地（三两），山茱萸（一两），茯苓（五钱），肉桂（三钱），水煎一碗，探冷服。"一剂即消"。

4. 子母两富汤证治

【主证】咽喉干燥，久而疼痛。

【病机】肾水涸竭。肺金生肾水，肺气清肃，自能下生肾水。"肺气既虚，则肺中津液仅可自养，而无如肾水大耗，日来取给，则剥肤之痛，乌能免乎"。

【治法】欲救肺之干燥，必先救肾之枯涸。

【方药】子母两富汤：熟地（三两），麦冬（三两），水煎服。"一剂而燥少止，三剂而痛少止，十剂而燥与痛尽去也"。方中熟地滋肾以"救肺子之枯"；麦冬滋肺以"救肾母之涸"。此方"上下两治，肾水有润泽之欢，则肺金自无焦焚之迫"。此肺肾之必须兼治，而"熟地、麦冬所以并用而能出奇也"。

【附方】金水汤：熟地、山茱萸（各一两），天冬、地骨皮、丹皮（各三钱），沙参（五钱），水煎服。

5. 化癣神丹证治

【主证】生喉癣于咽门之间，以致喉咙疼痛。其症必先作痒，面红耳热而不可忍；其后则咽唾之时，时觉干燥，必再加咽唾而后快；久则成形而作痛，变为杨梅之红瘰，或痛或痒而为癣。

【病机】肾水不足，肺中干燥。"此病因肾水之耗，以致肾火之冲，而肺金又燥，清肃之令不行，水火无既济之欢，金水有相形之势，两相战斗于关隘之间，致成此症"。

【治法】补肾中之水而益肺气，以大滋其化源。因"癣必有虫"，兼用"杀虫之味"。

【方药】化癣神丹：玄参（一两），麦冬（一两），五味子（一钱），白薇（一钱），鼠黏子（一钱），百部（三钱），甘草（一钱），紫菀（二钱），白芥子（二钱），水煎服。"二剂而疼痛少痊，又服四剂，而癣中之虫尽死矣"。其后即不可仍用此方。

另用润喉汤：熟地（一两），山茱萸（四钱），麦冬（一两），生地（三钱），桑白皮（三钱），甘草（一钱），贝母（一钱），薏苡仁（五钱），水煎服。"连服十剂，而痒与痛俱除矣。方中再加肉桂一钱，饥服冷服，实为善后之策，又万举而万全也"。因"从前多用微寒之药，恐致脾胃受伤，加入肉桂以补火，则水得火而无冰冻之忧，土得火而有生发之乐，下焦热而上焦自寒也"。

【附方】此证"先可用白薇汤十剂，后可用漱喉汤三十剂，亦能奏功"。①白薇汤：白薇（二钱），麦冬（三钱），款冬花、桔梗（各三分），百部（二分），贝母（五分），生地（三钱），甘草（三分），水煎汤，漱口服，日服一剂。"服十剂，虫死"。②漱喉汤：熟地（二两），麦冬（一两），甘草（一钱），白薇（五分），水煎服。"服一月全愈"。

6. 解腥丹证治

【主证】生于膏粱之家，素耽饮酒，劳心过度，致咽喉臭痛。

【病机】心火太盛，移热于肺。"饮酒伤胃，胃气熏蒸，宜乎肺气之热矣。然而，胃火熏肺，而胃土实生肺也。故饮酒尚不伤肺，惟劳心过度，则火起于心，而肺乃受刑矣。况胃火助之，则火性炎上，而咽喉乃成燔烧之路，自然唾涕稠黏，口舌干燥，气腥而臭，而痛症乃成矣"。

【治法】解腥丹：甘草（二钱），桔梗（二钱），麦冬（五钱），桑白皮（三钱），枯芩（一钱），天冬（三钱），生地（三钱），贝母（五分），丹皮（三钱），水煎服。"连服二剂而痛止，再服四剂而臭除"。此方"治肺而兼治心，治心而兼治胃者也。因膏粱之人，其心肺之气血原虚，不滋益二经之气血，而但泻其火，则胃中之气血必伤，反增其火热之焰矣。今补肺以凉肺，补心以凉心，补胃以清胃，而火自退舍，不止咽喉之痛，而其痛自定也"。

【方药】息炎汤：黄连、甘草、黄芩（各一钱），麦冬（五钱），天冬、生地、玄参（各三钱），紫菀、天花粉、石膏（各二钱），竹叶（三十片），陈皮（三分），水煎服。"四剂愈"。

（五十五）牙齿痛

《辨证录·卷之三·牙齿痛门》，论述了牙齿痛诸证的理法方药。其中，论及主方6首，附方7首，包括治牙仙丹（毕芜汤、沙豆汤）、五灵至圣散（破颜丹、安宁饮）、竹叶石膏汤加减（石母降炎汤）、八味地黄汤加骨碎补（制火汤）、散风定痛汤（宣扬散）、上下两疏汤。兹就其中部分方证之主证、病机、治法、方药，扼要阐述如下。

1. 治牙仙丹证治

【主证】牙齿痛甚不可忍，涕泪俱出。

【病机】脏腑之火旺，上行于牙齿而作痛。"大约虚火动于脏，实火起于腑"。实火之中，有心包之火，有胃火；虚火之中，有肝火，有脾火，有肺火，有肾火。

【治法】泻火以止痛。"治火之法，宜分经以治之"，亦有统治之法。

【方药】"统治"之方，为治牙仙丹：玄参（一两），生地（一两），水煎服。无论诸火，服之均效。

加减：察其为心包之火，加黄连五分；察其为肝经之火，加炒栀子二钱；察其为胃经之火，加石膏五钱；察其为脾经之火，加知母一钱；察其为肺经之火，加黄芩一钱；察其为肾经之火，加熟地一两。"火之有余，无非水之不足"。而"玄参尤能泻浮游之火，生地亦能止无根之焰，二味又泻中有补，故虚实咸宜，实治法之巧，而得其要者也"。上述加减之法，"辨各经之火，而加入各经之药"，故能"取效如神"。

【附方】荜茇汤：荜茇、芫花（各二钱），水一碗，煎半盏，漱口即止痛。

内治用"沙豆汤"亦妙：以沙参（一两），荆芥、丹皮（各三钱），山豆根（一钱），水煎服。"二剂即愈"。

2. 竹叶石膏汤加减方证治

【主证】牙痛日久，上下牙床尽腐烂，至饮食不能用，日夜呼号。

【病机】胃火独盛，有升无降。"人身之火，惟胃最烈，火既升于齿牙，而齿牙非藏火之地，于是焚烧于两颊，而牙床红肿，久则腐烂矣"。

【治法】清胃，养阴，退阴火。

【方药】竹叶石膏汤加减：石膏（五钱），知母（二钱），半夏（二钱），茯苓（三钱），麦冬（三钱），竹叶（二百片），葛根（三钱），青蒿（五钱），水煎服。"连服四剂，而火退肿消矣。然后再用治牙仙丹，以收功也"。竹叶石膏汤可泻胃火，增入葛根、青蒿，能引石膏至于齿牙以逐其火。而"葛根、青蒿尤能退胃中之阴火，所以同用之以出奇，阴阳之火尽散，齿牙之痛顿除"，牙床红肿、腐烂亦可渐消。

【附方】石母降炎汤：石膏、茯苓、荆芥（炒黑，各三钱），知母（一钱），麦冬（一两），玄参（一两），甘草（一钱），升麻（五分），天花粉（三钱），水煎服。"四剂全愈"。

3. 八味地黄汤加骨碎补证治

【主证】牙齿疼痛，至夜而甚，呻吟不卧。

【病机】肾火上冲。"肾火乃虚火，非实火也"，故此"火盛当作火衰，有余当认作不足，乃下虚寒而上现假热也。人身肾中不寒，则龙雷之火下安于肾宫，惟其下寒之甚而水又无多，于是上冲于咽喉，而齿牙受之"。至于"夜分尤肾水主事，水不能养火，而火自游行于外，仍至齿而作祟"。

【治法】急宜大补其肾中之水，而益以补火之味。引火归原，则"火有水以养之，自然快乐，而不至于上越矣"。此证"若作火盛治之，多不能胜，即作虚火治之，亦时而效时而不效"。

【方药】八味地黄汤加骨碎补。服"一剂而痛止，再剂而痛不发也"。此方以六味地黄汤补其肾水，以桂、附引火以归于命门。"但补水引火之药，不先入齿中，则痛之根不能除，所以必用骨碎补以透入齿骨之中，而后直达于命门之内，此拔本塞源之妙法耳"。

【附方】制火汤：熟地（二两），生地（一两），玄参（五钱），肉桂（三分），骨碎补（一钱），车前子（二钱），水煎服。"二剂即止痛"。

4. 散风定痛汤证治

【主证】上下齿牙疼痛难忍，闭口少轻，开口更重。

【病机】风闭于阳明、太阳二经之间。此病"得之饮酒之后，开口向风而卧，风入于齿牙之中，留而不出，初小疼而后大痛也"。

【治法】散风定痛。"古人有用灸法甚神，灸其肩尖微近骨后缝中，小举臂取之，当骨解陷中，灸五壮即瘥。但灸后，项必大痛，良久乃定，而齿疼永不发也"。然而，人往往有畏灸者，可以汤药"散风定痛"。

【方药】散风定痛汤：白芷（三分），石膏（二钱），升麻（三分），胡桐泪（一钱），当归（三钱），生地（五钱），麦冬（五钱），干葛（一钱），天花粉（二钱），细辛（一钱），水煎服。"一剂轻，二剂即愈，不必三剂也"。此方补药重于风药，正因"风得补而易散也"。

【附方】宣扬散：柴胡（五分），白芍（五钱），甘草、白芷、干葛、细辛（各一钱），青蒿（三钱），天花粉（三钱），石膏（二钱），水煎服。二剂愈。

5. 上下两疏汤证治

【主证】上下齿痛甚，口吸凉风则暂止，闭口则复作。

【病机】湿热壅于上下之齿而不散。"湿在下易散,而湿在上难去。盖治湿不外利小便也。水湿下行其势顺,水湿上散其势逆,且湿从下受易于行,湿从上感难于散。故湿热感于齿牙之间,散之尤难。以饮食之水,皆从口入,必经齿牙,不已湿而重湿乎。湿重不散,而火且更重矣,所以经年累月而痛,不能止也"。

【治法】上祛其湿热,下利其小便,兼以祛风,则"湿得风而燥,热得风而凉,湿热一解,而齿痛自愈矣"。

【方药】上下两疏汤:茯苓(五钱),白术(三钱),泽泻(二钱),薏苡仁(五钱),防风(五分),白芷(三分),升麻(三分),荆芥(二钱),胡桐泪(五分),甘草(一钱),水煎服。"四剂而湿热尽解,而风亦尽散也"。方中"茯苓、白术、泽泻、薏仁,原是上下分水之神药,又得防风、白芷、升麻、荆芥风药以祛风。夫风能散湿,兼能散火;风火既散,则湿热无党,安能独留于牙齿之间耶。仍恐邪难竟去,故加入甘草、胡桐泪引入齿缝之中,使湿无些须之留,又何痛之不止耶。况甘草缓以和之,自不至相杂而相犯也"。

(五十六)鼻渊

《辨证录·卷之三·鼻渊门》,论述了鼻渊诸证的理法方药。其中,论及主方3首,附方2首,包括取渊汤(探渊丹)、温肺止流丹、逍遥散加味(宣肺散)。兹就上述方证之主证、病机、治法、方药,扼要阐述如下。

1. 取渊汤证治

【主证】无端鼻流清水,久则流涕;又久则流黄浊之物,如脓如髓,腥臭而不堪闻。

【病机】胆之酒毒,移其热于脑中。"此病得之饮酒太过,临风而卧,风入胆中,胆之酒毒,不能外泄,遂移其热于脑中……胆属阳,而头亦属阳,胆移热而上走于头,脑在头之中,头无可藏热之处,故遇穴而即入……火毒浅而涕清，火毒深而涕浊，愈久愈流而愈重"。

【治法】疏胆中之郁热，清脑中之火，益脑之气。此证"治其脑，必仍治其胆者，探源之治也"。

【方药】取渊汤：辛夷（二钱），当归（二两），柴胡（一钱），炒栀子（三钱），玄参（一两），贝母（一钱），水煎服。"一剂涕减，再剂涕又减，三剂病全愈"。方中"辛夷最能入胆，引当归以补脑之气，引玄参以解脑之火；加柴胡、栀子以舒胆中之郁热，则胆不来助火，而自受补气之益也。然不去止鼻中之涕者，清脑中之火，益脑中之气，正所以止之也"。因"脑髓尽出，不大补则脑之气不生"，故重用当归。辛夷乃耗散之物，非可常用，"故乘其引导，大用当归补脑添精，不必日后之再用"。

【附方】探渊丹：辛夷（一钱），当归（五钱），麦冬（二两），茯苓（三钱），黄芩（二钱），白芍（一两），天花粉（三钱），生地（五钱），桔梗（二钱），水煎服。"四剂全愈"。

2. 温肺止流丹证治

【主证】鼻流清涕，经年不愈。

【病机】肺气虚寒。"涕臭者热也，涕清而不臭者寒也。热属实热，寒属虚寒。兹但流清涕而不腥臭，属虚寒之病也"。

【治法】温肺祛邪。"热症宜用清凉之药，寒症宜用温和之剂。倘概用散而不用补，则损伤肺气，而肺金益寒，愈流清涕矣"。

【方药】温肺止流丹：诃子（一钱），甘草（一钱），桔梗（三钱），石首鱼脑骨（五钱，煅过存性为末），荆芥（五分），细辛（五分），人参（五分），水煎调服。"一剂即止流矣，不必再服也"。此方"气味温和，自能暖肺；而性又带散，更能祛邪，故奏功如神"。鼻渊实有寒、热之别，而石首鱼脑骨虽性寒，但适用于寒、热二证。热证之涕通于脑，寒证之涕出于肺。方中皆入肺之药，无非温和之味，肺既寒凉，得温和而自解。"复得石首脑骨佐之，以截脑中之路，则脑气不下陷，而肺气更闭矣。所以一剂而止流也"。

3. 逍遥散加味证治

【主证】鼻塞不通，浊涕稠黏，有似于鼻渊而非鼻渊，已经数年。

【病机】肺经郁火不宣。"郁病五脏皆有，不独肝木一经之能郁也。《内经》曰：诸气膹郁，皆属于肺。肺气郁则气不通，而鼻乃肺经之门户，故肺气不通，而鼻之气亦不通也。《难经》曰：肺热甚则出涕。肺本清虚之府，最恶者热也。肺热则肺气必粗，而肺中之液，必上沸而结为涕。热甚则涕黄，热极则涕浊，败浊之物，岂容于清虚之府，自必从鼻之门户而出矣"。

【治法】疏肝解郁，清泄肺热，宣通肺之壅塞。

【方药】逍遥散加味：柴胡（二钱），当归（三钱），白术（二钱），陈皮（五分），甘草（一钱），黄芩（一钱），茯苓（二钱），白芍（三钱），白芷（一钱），桔梗（三钱），半夏（一钱），水煎服。"一剂轻，二剂又轻，连服八剂全愈"。

逍遥散善治五郁，非"独治肝经一部之郁已也"。况佐之桔梗散肺之邪，加之黄芩泄肺之热，且引群药直入肺经，故可使肺之"壅塞通、稠浊化"。

【附方】宣肺散：柴胡、黄芩、紫菀（各二钱），白芍（一两），当归、麦冬（各五钱），茯苓、白芥子（各三钱），甘草、款冬花（各一钱），紫苏（一钱），辛夷（五分），水煎服。"四剂愈"。

（五十七）耳痛（附：耳聋）

《辨证录·卷之三·耳痛门》，论述了耳痛及耳聋诸证的理法方药。其中，论及主方7首，附方7首，包括润胆汤（止鸣丹）、益水平火汤（息沸汤）、发阳通阴汤（开闭丹）、启窍汤（通耳汤）、两归汤（定喧汤）、加减八味汤（补阴制火汤）、加味逍遥散（莫愁汤）。兹就其中部分方证之主证、病机、治法、方药，扼要阐述如下。

1. 润胆汤证治

【主证】双耳忽然肿痛，内流清水，久则变为脓血；身发寒热，耳内如沸汤之响，或如蝉鸣。

【病机】少阳胆气不舒，而风邪乘之，火不得散，故生此病。

【治法】平肝泻火，化痰通窍。本证"法宜舒发胆气，而佐之祛风泻火之药则愈矣"。然有治之而不效者，因"胆受风火之邪，烁干胆汁；徒用祛风泻火之法，则胆汁愈干，胆火益炽，火借风威，愈肆焚烧，而耳病必转甚矣"。

【方药】润胆汤：白芍（一两），当归（一两），柴胡（一钱），炒栀子（二钱），玄参（一两），天花粉（三钱），石菖蒲（八分），水煎服。"一剂而痛轻，二剂而肿消，三剂而脓血止，四剂而寒热尽除，十剂而全痊也"。方中"当归、白芍不特入胆，而且入肝也，胆病肝必病，平肝则胆亦平也。柴胡、栀子亦是舒肝之药，舒肝正所以舒胆，肝血自旺，而胆汁有不濡润者乎。邪风邪火，已有不治自散之机，乃加天花粉之逐痰，而风火无党。用菖蒲通耳中之窍，引玄参以退浮游之焰，自然风火渐去，上焦清凉，而耳病随愈"。

【附方】止鸣丹：白芍（五钱），柴胡（二钱），炒栀子（三钱），生地（三钱），麦冬（三钱），石菖蒲（五分），茯苓（三钱），半夏（五分），水煎服。"数剂即愈"。

2. 益水平火汤证治

【主证】耳中如针之触而生痛，"并无水生，止有声沸"。

【病机】肾水亏耗，肾火上冲而不得出。"肾开窍于耳，肾气不足则耳闭。然耳闭之前，必痛而后闭，何也？盖肾火冲之也，火冲而不得出，则火之路塞而不通，于是火不再走于耳而成聋矣"。

【治法】滋补肾水。"火邪上冲耳窍之内，如有物塞之状。故此等之病必须速治，否则成聋而难治矣"。老人耳聋，"多是虚火作祟。补水之法，实治聋之法"。

【方药】益水平火汤：熟地（一两），生地（一两），麦冬（一两），玄参（一两），石菖蒲（一钱），水煎服。"一剂而痛止，二剂而响息，三剂而全愈，而耳不再聋也"。方中四味乃补水之药，又能于水中泻火，且不损伤肾气，则肾火自降。石菖蒲引肾气而上通，火得路而上达，则无阻抑之虞。此等之病，老人最多。"老人耳聋，虽高寿之征，似可不必施治。不知已成之聋不必治，未成之聋正不可不治"。此方"治已聋者尚有奇功，矧治未聋之耳，有不取效者哉"。

【附方】息沸汤：熟地（二两），山茱萸（一两），麦冬（五钱），北五味子（十粒），石菖蒲（一钱），远志（五分），丹参（三钱），水煎服。"十剂愈"。

3. 发阳通阴汤证治

【主证】耳痛之后，虽愈而耳鸣如故。"人以为风火犹在耳也，仍用祛风散火之药而鸣且更甚。然以手按其耳，则其鸣少息"。

【病机】阳虚而气闭。

【治法】宜补阳气为主，兼理其肝肾之虚。

【方药】发阳通阴汤：人参（二钱），茯苓（三钱），白术（二钱），黄芪（三钱），肉桂（五分），熟地（五钱），当归（二钱），白芍（三钱），柴胡（一钱），甘草（五分），白芥子（二钱），荆芥（炒黑，一钱），水煎服。"一剂轻，二剂愈，不必三剂也"。此方即十全大补之变方，不仅适于治气血虚证，亦适于治阳虚之证。因阳虚而阴未有不俱虚者，若单补阳虚以助其阳，恐阳旺阴衰，转动其火，不若兼补其阴，则"阴足以制阳，阴阳相济而彼此气通，蝉鸣之声顿除也"。

【附方】开闭丹：黄芪（一两），当归（五钱），肉桂、甘草（各五分），石菖蒲、远志、柴胡、香附（各一钱），天花粉（二钱），水煎服。"二剂愈"。

4. 启窍汤证治

【主证】双耳聋闭，雷霆喧呼之声终不相闻，而耳内不痛。

【病机】此大病之后，或年老人有之，乃肾火内闭而气塞所致，最难取效。

【治法】当内外兼治。内治必须大补心肾。"虽耳属肾，而非心气之相通，则心肾不交，反致阻塞。故必用补肾之药，使肾之液滋于心；并用补心之剂，使心之气降于肾。心肾之气既交，自然上升而通于耳矣"。

【方药】启窍汤：熟地（二两），山茱萸（一两），麦冬（一两），远志（三钱），五味子（二钱），石菖蒲（一钱），炒枣仁（三钱），茯神（三钱），柏子仁（三钱），水煎服。"一连四服，而耳中必然作响，此欲开聋之兆也"。再照前方服十剂。

外用：龙骨（一分），雄鼠胆汁（一枚），麝香（一厘），冰片（三厘），研绝细末为丸，分作三丸，绵裹塞之，不可取出。"一昼夜即通矣，神效之极"。耳通后仍用前汤再服。一月后，用大剂六味丸以为善后之计，否则恐不能久聪。

【附方】通耳汤：熟地（三两），麦冬（一两），炒枣仁、茯神、玄参（各五钱），石菖蒲（一钱），柏子仁、炒黑荆芥（各三钱），水煎服。"十剂自通"。

5. 两归汤证治

【主证】人有平居无事，忽然耳闻风雨之声，或如鼓角之响。

【病机】心火之亢极。"凡人心肾两交，始能上下清宁，以司视听。肾不交心，与心不交肾，皆能使听闻之乱。然而肾欲上交于心，与心欲下交于肾，必彼此能受，始庆相安。倘肾火大旺，则心畏肾炎，而不敢下交；心火过盛，则肾畏心焰，而不敢上交矣。二者均能使两耳之鸣，但心不交肾耳鸣轻，肾不交心耳鸣重。今如闻风雨鼓角者，鸣之重也"。

【治法】益心滋肾。"欲肾气复归于心，必须使心气仍归于肾"。

【方药】两归汤：麦冬（一两），黄连（二钱），生枣仁（五钱），熟地（一两），丹参（三钱），茯神（三钱），水煎服。"二剂而鸣止，四剂不再发"。此方为凉心之剂。心既清凉，则肾不畏心热，"而乐与来归，原不必两相引而始合也"。方中全是益心滋肾之品，"不特心无过燥之虞，而且肾有滋润之乐"。

【附方】定喧汤：玄参（三两），生地（一两），贝母（二钱），水煎服。"一剂，即止鸣"。

（五十八）目痛

《辨证录·卷之三·目痛门》，论述了目痛诸证的理法方药。其中，论及主方14首，附方14首，包括息氛汤（柴荆饮）、磨翳丹（加减逍遥散）、固根汤（养目汤）、养目汤（还光饮）、八味地黄汤加减（抑火散）、养火助明汤（鉴远汤）、敛瞳丹（束睛丹）、健母丹（益肺汤）、安脏汤（参芦汤）、解结舒气汤（舒结汤）、助肝益脑汤（补瞳神丹）、四物汤加味（向荣汤）、转治汤（利水益心丹）、开壅汤（泻壅丹）。兹就其中部分方证之主证、病机、治法、方药，扼要阐述如下。

1. 息氛汤证治

【主证】目痛如刺触，两角多眵，羞明畏日，两胞浮肿，泪湿不已。

【病机】肝木风火作祟，脾胃之气，不能升腾。人生后天，以脾胃为主。脾胃一受肝木之制，则土气遏抑，津液干涸，于是木无所养而干枯；风又袭之，则木更加燥。眼目为肝之窍，肝中无非风火之气，而目宜以清凉为宜。而肝经既燥，则目偏生泪，此"肾气救之耳"。因肝为肾之子，肝为风火之邪所困，必求救于肾水，而肾必以水济之。然"风火未除，所济之水与风火相战，肾欲养木而不能，肝欲得水而不敢，于是目不得水之益，而反得水之损矣。然而水终为木之所喜，而火终为木之所畏，日为阳火，灯为阴火，故两忌之"。

【治法】泻肝木之风火，调脾胃之气，兼以治目退翳。此证"徒治风火而不用和解之法，则风不易散，而火不易息也"。

【方药】息氛汤：柴胡（二钱），当归（三钱），白芍（三钱），天花粉（二钱），白蒺藜（三钱），蔓荆子（一钱），甘菊花（三钱），草决明（一钱），炒栀子（三钱），白茯苓（三钱），水煎服。"二剂而火退，再服二剂而羞明畏日之症除，再服二剂，诸症尽愈也"。此方泻肝木之风火，而又善调脾胃之气，更佐之治目退翳之品，可谓和解得宜。

【附方】柴荆饮：柴胡、薄荷、荆芥、甘菊（各一钱），甘草（三分），茯苓（三钱），白芍（四钱），白蒺藜、草决明、炒栀子（各二钱），密蒙花、半夏（各五分），水煎服。"四剂愈"。

2. 磨翳丹证治

【主证】目痛既久，终年累岁而红赤不除，致生胬肉扳睛，拳毛倒睫。

【病机】此为正虚而误用攻邪所致。大凡目疾初痛，则为邪盛，目疾久痛，则为正虚。"正虚而误以邪盛之法治之，则变为此症矣"。

【治法】清肝明目，养血滋阴。"用攻于补之中，不治风而风息，不治火而火亡，不治胬肉而胬肉自消，不去拳毛而拳毛自去"。此法之"奇寓于平之中也"。

【方药】磨翳丹：葳蕤（一斤），甘菊花（一斤），当归（一斤），白芍（一斤），陈皮（二两），柴胡（三两），同州蒺藜（一斤），白芥子（四两），茯神（半斤），各为末，蜜为丸。每日早晚白滚水送下各五钱。"服一料全愈"。

【附方】加减逍遥散：白芍、当归（各一两），甘草、白蒺藜、蕤仁（各一钱），陈皮（五分），茯苓（三钱），甘菊（三钱），柴胡、半夏（各三分），水煎服。"三月愈"。

3. 固根汤证治

【主证】目痛后迎风流泪，至夜则目暗不明，一见灯光，两目干涩。

【病机】心肾两虚，风火上炎。此乃少年时元阳受损，又加患"时眼"而不守色戒，以致伤损大眦。故眦孔不闭，风寒透入其孔，内气即虚，外邪难杜，故而出泪。泪生于心，大眦正心之窍，伤心则泪出，伤大眦亦泪出。

【治法】急补其心，兼治肝肾。因欲止大眦之泪，必须急补其心。而"徒补心亦正无益，必须兼肾与肝而治之，使肾水生肝木，而肝木更能补心也"。

【方药】固根汤：葳蕤（一两），当归（五钱），白芍（五钱），熟地（一两），麦冬（五钱），甘菊（三钱），石菖蒲（三分），柴胡（五钱），水煎服。"连服四剂，即不畏风；再服四剂，见风不流泪矣；再服十剂全愈"。方中葳蕤最善止泪，加之当归、白芍以补肝，熟地以滋肾，益之麦冬以补心，佐之甘菊、石菖蒲、柴胡以舒其风火，而引诸经之药以塞其泪窍。"此固其根本而末症自愈"。

【附方】养目汤：当归、熟地、葳蕤、白芍（各五钱），山茱萸、茯苓、麦冬、白术、丹皮、枸杞子（各三钱），巴戟天（二钱），柴胡（三分），水煎服。"十剂全愈"。

4. 养目汤证治

【主证】患"时眼"之后，目不痛而色淡红，然羞明恶日，与目痛时无异。

【病机】肝肾阴虚。此"内伤之目，人误作实火治之，又加不慎色欲，故尔如此"。

【治法】大补肝肾，使水旺以生肝，木旺以祛风，则"目得液以相养，而虚火尽散也"。若再作风火治之，必有失明之悲。

【方药】养目汤：熟地（一两），白芍（五钱），麦冬（五钱），当归（一两），葳蕤（五钱），山茱萸（四钱），北五味子（一钱），甘草（一钱），甘菊花（二钱），柴胡（五分），水煎服。"二剂而目明，又二剂而羞明之症痊，更四剂而红色尽除而愈矣"。此方"大补肾肝，全不去治目，正所以治目也。世医每拘执成方，不顾目之虚实，一味以治火为主者，不知坏天下之眼几百万矣。幸治目者，察其虚实，如知其虚，即以此方投之，效应如响，正不必分前后也"。初起即是内伤之目痛，日间痛重者属阳火，乃是实证；夜间痛重者属阴火，乃是虚证。

【附方】还光饮亦妙：熟地（一两），山茱萸（四钱），枸杞、甘菊、同州蒺藜、玄参、麦冬（各三钱），葳蕤（五钱），肉桂（三分），水煎服。"十剂全愈"。

5. 八味地黄汤加减方证治

【主证】两目红肿，泪出而不热，羞明而不甚，日出而痛轻，日入而痛重。

【病机】肾中无火，下焦寒甚，阴火上行。此病"不在肝而在肾也。肾中无火，下焦寒甚，乃逼其火而上行，浮游于目而目痛也"。

【治法】治宜补火，兼宜补水。此证"肾中真寒而火不存，实肾中少水而火无养也。水火原不可两离，补水即宜补火则水不寒，补火即宜补水则火不燥"。

【方药】八味地黄汤加减：熟地（一两），山茱萸（五钱），山药（五钱），茯苓、泽泻、丹皮（各三钱），柴胡（五分），白芍（五钱），甘菊花（三钱），肉桂（一钱），水煎服。"一剂而阴火归原，目疾顿愈"。"阴阳之道，归根最速"，故方中"用六味大滋其肾中之水，加肉桂以温其命门之火，火喜水养，即随水而同归于本营，龙雷安静"；且又"佐之柴、芍、甘菊，风以吹之，通大泽之气，而雷火更且安然也"。

【附方】抑火散：熟地、麦冬（各一两），北五味子、肉桂（各一钱），巴戟天、葳蕤（各五钱），水煎服。"一剂效，二剂全愈"。

6. 养火助明汤证治

【主证】能近视而不能远视，近视则蝇脚细字辨晰秋毫，远视则咫尺之外不辨真假。

【病机】肾火衰微。肾火为先天之火，存于肾水之中。"先天之火，天与之也，生来火微，光焰自短。盖眼目之中，不特神水涵之，抑亦神火藏之，故凡光能照远者，火也。近视之人，正神火之微耳"。

【治法】必以补肾火为主。因"神火藏于目中，而发于肾内。治近视之病，必补肾火为主。然而火非水不养，虽近视之人原有肾水，然能保其后天之斫削乎。水中补火，不易之道也"。

【方药】养火助明汤：熟地（五钱），山茱萸（三钱），葳蕤（五钱），巴戟天（一两），肉桂（一钱），麦冬（三钱），北五味子（三分），枸杞子（三钱），水煎服。服一月之后，"自然渐能远视矣。仍将前药修合丸散，日日吞服，一年之后，远近俱能视也。但服药之时，必须坚忍色欲为妙，否则仅得半之道耳"。此方"补命门之火，所以助其阳也"。

【附方】鉴远汤：附子、北五味子（各一钱），熟地、葳蕤（各一两），山茱萸（五钱），水煎服。

7. 敛瞳丹证治

【主证】目痛，二瞳子大于黄精，视物无准，以小为大。

【病机】原本气血两虚，而骤用热物火酒所致。"五脏六腑之精，皆上注于目，而瞳子尤精之所注也，故精足则瞳子明，精亏则瞳子暗。视物而昧大小者，盖筋骨气血之精而为脉并为系，上属于脑。脑热则瞳子散大，而脑之所以热者，由于多食辛热之物也。火酒者，酒中至热之浆，且其气又主散。脑中之精，最恶散而最易散，热而加散，脑气又乌能安然无恙乎？自必随热而随散矣。脑气既热，则难于清凉，更难于静，固欲瞳子之不散大而不可得，又乌能视物有准哉"。

【治法】解热益气，滋阴降火。"以解热益气为主，而解热必须滋阴，滋阴自易降火，然后于滋降之中佐之酸收之味，始克敛瞳神之散大也"。

【方药】敛瞳丹：熟地（一两），山茱萸（五钱），白芍（一两），当归（五钱），黄连（三钱），五味子（一钱），人参（三钱），甘草（一钱），地骨皮（五钱），柴胡（五分），柞木枝（三钱），陈皮（五分），黄柏（五分），水煎服。"连服四剂，瞳子渐小，再服四剂，而视物有准矣，服一月全愈"。此方"凉血于补血之中，泻邪于助正之内，祛酒热于无形，收散精于不觉，实有不知其然而然之妙，较东垣治法为更神也"。

【附方】束睛丹：熟地、白芍、麦冬（各一两），人参（五钱），炒栀子、川芎（各三钱），北五味子（一钱），水煎服。"十剂全愈"。

8. 健母丹证治

【主证】病目数日，而即生翳，由下而上。其翳色作淡绿状，瞳子痛不可当。

【病机】肺金不足，肾火乘肺，肺火与肾水相合而不解。肾主黑色，肺主白色，白与黑相合，必变绿色。肾为肺之子，肺为肾之母，二火相犯，乃"子母之变"。其翳由下而上，"是子犯其母，亦缘母之过柔"。

【治法】补肺金，清肺火。"肺气既旺，而肾火自然难侵"。

【方药】健母丹：麦冬、天冬（各一两），生甘草、黄芩（各一钱），茯苓、青蒿、白芍、桔梗、丹参（各三钱），陈皮（三分），天花粉（二钱），水煎服。"一剂而绿色退，四剂而目翳散，十剂全愈"。此方用麦冬、天冬以补肺，用甘草、桔梗以散肺之邪，用黄芩以退肺之火，益以"茯苓以泻膀胱之火，用青蒿以泻胃脾之热，白芍以平肝胆之气，丹参以清心内之炎，是脏腑无非清凉，而肾脏邪火安能作祟"。

【附方】益肺汤：麦冬（二两），天冬（五钱），生地、玄参（各一两），水煎服。"十剂愈"。

9. 解结舒气汤证治

【主证】惊悸之后，目张不能瞑，百计使之合眼不可得。

【病机】肝胆之气郁结。"虽五脏六腑，皆禀受脾土，上贯于目，而目之系实内连肝胆"。肝胆血足而气舒，肝胆血亏而气结。肝胆逢惊则血缩，肝胆逢悸则血止，血止血缩而气乃因之而结。气结则肝胆之系不能上通于目，"目之睫不能下矣"。

【治法】滋补肝胆之血，"血旺则气伸，而结乃解也"。

【方药】解结舒气汤：白芍（一两），当归（一两），炒枣仁（一两），郁李仁（三钱），水煎服。"一剂而目能瞑矣"。方中白芍平肝胆之旺，于泻中能补；当归滋肝胆之枯，于补中能散；炒枣仁为安心之药，心安则不必取资于肝胆，子安而母更安；郁李仁善能去肝胆之结，入之于以上三味之中，"尤易入肝而舒滞去郁也"。所以"一剂奏功耳"。

【附方】舒结汤亦神：柴胡、荆芥（各二钱），白芍（一两），甘草、半夏、独活（各一钱），炒枣仁（四钱），麦冬（五钱），水煎服。"一剂目瞑而卧"。

10. 助肝益脑汤证治

【主证】无故忽见一为两。

【病机】脑气不足。"目之系下通于肝，而上实属于脑。脑气不足则肝之气应之，肝气大虚不能应脑，于是各分其气以应物，因之见一为两矣"。

【治法】大补肝气，"使肝足以应脑，则肝气足而脑气亦足也"。

【方药】助肝益脑汤：白芍（二两），当归（一两），人参（三钱），郁李仁（二钱），柴胡（五分），天花粉（二钱），细辛（五分），川芎（三钱），甘菊花（五钱），薄荷（八分），生地（五钱），天冬（三钱），甘草（一钱），白芷（三分），水煎服。"一剂而视物为一矣，二剂全愈"。此方"全是益肝之药，非益脑之品也。不知补脑必须添精，而添精必须滋肾。然而，滋肾以补脑，而肝之气不能遽补，不若直补其肝，而佐之祛邪之药为当。盖脑气不足，而邪得以居之，不祛邪而单补其精于脑气，正无益也，治肝正所以益脑也"。

【附方】补瞳神丹：当归、白芍（各一两），郁李仁、黑荆芥、丹皮（各三钱），麦冬、川芎、葳蕤（各五钱），细辛（五分），水煎服。"二剂愈"。

11. 四物汤加味证治

【主证】病目之后，眼前常见禽鸟昆虫之飞走，捉之则无。

【病机】肝胆血虚，内有痰湿。"肝胆属木，木中无血以润之，则木气过燥……血资肝胆则有益，痰侵肝胆则有损。且血能入于肝胆之中，痰难入于肝胆之内。痰既在外，反壅塞肝胆之窍，而气不能展。见禽鸟昆虫之飞走者，皆痰之作祟也"。

【治法】益肝胆之血，而兼消其外壅之痰。

【方药】四物汤加味：熟地（三钱），白芍（五钱），当归（一两），川芎（二钱），枣仁（五钱），青葙子（三钱），茯神（三钱），陈皮（一钱），甘草（一钱），半夏（三钱），白术（二钱），水煎服。"四剂目无所见矣"。此方用四物汤以滋肝胆，用茯苓、半夏、白术以分消其湿痰。"加入枣仁、青葙者，以青葙走目中之系，枣仁去心内之迷，心气清而痰易出，目系明而邪自散也。然但用二味，而不合前药同用，正未能出奇制胜耳"。

【附方】向荣汤：当归、白芍、生地（各一两），麦冬（五钱）、白芥子、茯苓（各三钱），贝母（一钱），柴胡（五分），水煎服。"十剂全愈"。

12. 开壅汤证治

【主证】月经不通，三月忽然眼目红肿，疼痛如刺。

【病机】热无可泄，血壅于上。"血过于盛，则肝气反闭塞而不通。经既不通，则热无可泄，不下行而转壅于上；而肝之窍开于目，乃走肝而目痛矣。此等之痛，肝脉必大而有力，或弦而滑，必非细涩微缓无力之状也"。

【治法】宜通经以泻肝，"不可补血以助热"。

【方药】开壅汤：红花（三钱），当归尾（三钱），牛膝（二钱），桃仁（十四个），柴胡（二钱），丹皮（三钱），大黄（一钱），香附（一钱），郁金（三钱），天花粉（二钱），延胡索（一钱），水煎服。"一剂而经通，再剂而目愈"。此方"全不治目，但去通经，经通而热散，热散而目安也"。

【附方】泻壅丹：当归（一两），红花（五钱），大黄（二钱），生地（五钱），荆芥（三钱），桃仁（十粒），丹皮（三钱），炒栀子（二钱），水煎服。"一剂而血通，二剂而目之肿全消，不必三剂也"。

陈士铎

后世影响

一、历代评价 🦢

据清嘉庆八年（1803）《山阴县志》记载："陈士铎，邑诸生，治病多奇中，医药不受人谢，年八十卒。"

清·王之策于康熙二十三年（1693）为《辨症玉函》所写"弁言"曰："人身一小天地，大都不外阴阳虚实四字，故燮理得宜，愆伏可以不患；调剂有法，疾病因之无虞。是在司命者有以辨之而已。苟临症疏略，不暇加辨，以致毫厘千里，误人于俄顷者，曷可胜叹，此陈子远公《辨症玉函》之所为著也。陈子为於越世胄，幼抱匡济，恒以公辅自命，人亦无不以公辅期之。赍志未售，间留心于经世之学。当途者殷勤征聘，争欲延致，后因远陟苍梧，雅慕独秀，栖霞诸胜，遍历幽隐，遇一庞眉修髯者，衣冠岸伟者，相与坐语。移日，因出其囊中一编，授之曰：熟此可以普济世人。盖活人于笔端，与活人于指下，均之跻斯民于寿域也。陈子携归展读，悉岐黄辩论问答语，与世之所传《内经》《素问》诸书迥异，始悟前此之成编累帙，皆伪托以行世者。陈子掩关肄习，不数年间，即以医学擅明于时。客岁，余仲子忽婴异症，遍召诸医，不特不能祛病使去，并不能辨病所自来，辗转迁延，经年弥剧。苍崖姜世兄亲见所苦，因为推毂。适陈子以秋试入省，亟延诊视。一剂奏功，再服而十减四五矣。余力扣其所蕴，知授受有自，大异寻常，殊恨相知之晚也。"

清·年希尧于雍正三年（1725）为《辨证录》所作序言曰："九流莫难于医，亦莫慎于医，盖人之性命所攸关也。是必奉其传于名师，穷其理于素习，小其心于临时。一遇其人之病，先审其人之气质，按其人之性情，据其人之居处、服习、循经辨络，以得其致病之原与夫病之所在；然后随节气，就方舆，切脉对症而投之以药，无不有随手而效焉者也。顾自张仲景以后，名医代出，其所著述，几于汗牛充栋。后之学者，于茫茫大海中，非埋首读书，潜心味道，得名师之指授，而能知三昧者盖寡。余少留心于方书，稍稍知本草，每有疾而不轻服药，惟恐庸医之误也。兹奉圣天子命抚粤东。粤东山海陬区也，在天文星躔鹑火，其气多燥，而又近乎大海，群山叠抱，其间溪涧泉窦，莫非潮湿也。以天燥地湿之乡，而人之生于其中者，苟不自谨，立即致病。其气之壮者，感之轻而发之速，固可不药而愈。然疾甚者必延医，讵知粤东之医，其能记诵《汤头》，耳熟《脉诀》者，十无一二，甚而不解《内经》为何文，《条辨》为何意；略知药性，拘守陈方，究之胸中不通，指下不明，是以投之剂而多死……余抚粤未及三载，而闻医之杀人者不可数计，殊悯粤人之甘心送命于庸医而不自知也。比山阴余子燮庵来粤，携函秘藏《辨证录》一书，余假一观，真有仲景诸公所未及者，而辨证折衷补救，诚为仁人济世寿物之至宝。即为捐俸授梓印行本普行，愿吾粤之医家熟读精思，悟其今之所是，故不惮琐琐以为之序。"

清·黄晟于乾隆十二年（1747），为《辨证录》所作序言曰："医，小道也，而益于民生者甚大。习医，曲艺也，而关于民命者最深。岐黄以下，代有名贤。其间，着书立说以传于世者，千百年来不啻汗牛盈栋矣。然而，意见各别，言论参差，求能去糟粕、掇菁华、更相表里，若出一人之手，不少概见。无惑乎医道之难明，而医门之贻祸匪浅也。余于斯术，夙所未娴，迩年屏弃尘事，颇爱闲居，尝检东垣李氏、丹溪朱氏之书，排遣寒暑，反复寻绎。一主清凉，一主温补，以故宗朱者诎李，宗李者诎朱，两家考难，犹如水火。愚窃谓药性有温凉，病症亦有虚实，参观互取，不惟可以相通，兼可以相济，则证之疑似，不可不亟辨也彰彰矣。庚午秋间，汉川友人客于邳上，假馆小斋，业工医术。因举平日疑义相质，乃为予条分缕晰，洞开胸臆，而于证候一节，尤有发明。询其所传，则会稽陈子远公也。叩其所读之书，亦即陈子自著《辨证录》一编也。予索观焉，即启箧筒，抄本持赠。展阅数过，凡辩论证候，别具新裁，实能阐扬《灵》《素》所未备。亟商付梓，公诸当世。客欣然笑曰：此予与陈君有志未逮者也，若果行此，厥功懋矣。于是汇辑全稿，细加厘订，卷分一十有二，门分九十有一，脉诀、外科、幼科以次类附焉，越期年而告竣。陈君笃实君子也，自言授受之际，踪迹甚奇，要皆救世婆心，而非故为大言以欺人者，学人服膺。是编穷其辨证之精微，究其制方之妙旨，引而伸之，触类而长之，毋按图而索骥，刻舟而求剑，是则陈君之矢念也夫，抑予之所浓望也夫。"

清·郭淳章于嘉庆二十二年（1817），为《辨证录》所作序言曰："余素不知医。二十年前家居时，见戚里中多为庸手所误，每戒病者勿轻延医，勿轻服药。嗣于家表兄宗之山处，得见陈子远公所著《辨证录》，试之无不奇效。知其书自浙得来，惜其为抄本，无以广其传也。十六年，余官于浙，亟求是书，乃得黄退庵刻本。奉使来滇，置一部于行箧，试之亦无不奇效。惜其板之在浙者，久经散失，窃欲付梓以广其传，而独力难成，商之李石渠、周宁斋、硕致堂，各愿共襄此举，遂于滇中付剞劂焉。前人有言：药虽用于己手，方多出于古人。是书不但传方，而先辨证，证见乎外者也。人之虚实、寒热，伏于内者不可知，见于外者显可辨。得是书者，先即其证审之，症确而药可有功，即是书亦不至无补云。"

清·娄庆昌在为《辨证录》所做跋文中曰："远公陈先生真奇士也。尝著《石室秘录》及本草诸书行世，私心企慕殆二十余年矣。一日晤成君而行，因悉先生著述甚富，盖成君为远公之甥，故知之为独详。其书总名《洞垣全书》，其中最有益于人世者，莫若《辨证录》。余遂固请得而有焉。

斯编辨病体之异同，证药味之攻补，五行生克、准情酌理，明如指掌，即不善于导养者，读之亦能知所从事，不少迷惑，是真有益于人世者也。余因勉力付诸剞劂，将以公之海内，不独轩岐家视为津梁，亦可使天下后世皆有所辨证，而病者起，危者安，胥熙熙然咸跻于仁寿之域，是则余之素志焉耳。"

清·陶式玉于康熙三十七年（1698），为《洞天奥旨》所作序言曰："人身一小天地也，莫不能言之，然而知之者鲜矣……人身亦具一小天地，常则耳聪目明，手持足履，饮食起居，不异于人，早作夜息而无有疾痛之患。变则内而气血损匮，脏腑壅滞，百病丛生，与死为邻；外而痈疽疮毒，轻重不齐，血气腐涸，寒热交迸。是人身之常变，与天地之常变等。而求其起死回生，转败为功，如迱日回天之手，固非庸众之流所能知也。第内科自《素问》《难经》《灵枢》而下，历代高贤著书，已等于五车之富，间有窥见一斑，而以之骛名逐利者，效则归功于己，不效辄委之于命，良足深慨也。至于外科，其书原不及内科之什一，患者谓与内科无涉，而专委于外科。业外科者以为不关脏腑，而未尝诊视其脉之虚实，审辨其症之阴阳，动辄滥用刀针，妄施败毒攻伐之剂，致虚弱者轻变为重，重变至危而不可收拾，乃至于死，伊谁之咎与……吾老友陈远公先生，至诚恺恻，慈悯为心……兹更悯外科之贻误于患者实非浅鲜，特著《洞天奥旨》一书……迥异于时医之治法者。夫痈疽之患，虽在肤肉之间，然莫不由脏腑不和，受病于内而形诸外者。余再四展读此书，或攻补兼施，或纯用补剂，置刀针而不用。譬之狂寇窃发，踞险负隅，皆由饥寒所迫，亦有善良被胁者，是犹痈疽之气血内虚所致也。必攻破其寨栅，夷捣其巢穴，既已歼厥渠魁，胁从即宜罔治。若必尽得其余孽，宁保无玉石俱焚之弊，寇虽荡平，而地方无醮类矣。是犹痈疽既溃，而犹欲攻其余毒，必至元气颓败，而身命与之俱殒者也。倘属阴症，皆由脏腑内匮，九死一生，急宜大补真元，庶可逭救于垂危。譬之黄河天堑已漏，惟当填筑补塞，庶保无虞；妄施锹锸，则立见崩决矣。至滥用刀针，即如小寇初聚，上官苟能开诚布公而慰抚之，何难使其解散，地方仍归安堵。若轻动官兵，则必挺而走险，招集滋蔓，依附强寇，而成大敌，善良受蹂躏之害矣。是犹痈疽初发，本可内消，乃以刀针伤其筋络肌理，致好肉亦成溃腐。苟力不能以参、芪补救，久而不能收口，至于尪羸而成坏症者比比也。远公乃夙世药师，故得遇仙真指点而尽传其奥，诚救人之宝筏，万世之慈航也。余垂髫慕道，千里从师，身执洒扫之事，而空山习静，虔叩位局，特以慈帷之望子心切，复涉世缘，不意滥叨仕籍，遂失故吾。然梦寐依依，犹不忘慕道求师之志，奈俗染深重，仙真莫遇，兹于陈君有不胜扼腕感慨而徒羡者也。因敬为之序。"

清代道人吕岩于康熙二十八年（1689），为《本草新编》所作序言曰："人不学医，则不可救人；医不读《本草》，则不可用药。自神农氏尝药以来，发明《本草》者数十家，传疑传信，未克折衷至正，识者忧之，冀得一人出而辨论不可得。吾弟子陈远公，实有志未逮。丁卯失意，肆志轩岐学，著《内经》未已，著《六气》书。今又取《本草》著之，何志大而书奇乎。嗟乎！陈子欲著此书者久矣，而陈子未敢命笔也。陈子少好游，遍历名山大川，五岳四渎，多所瞻眺，颇能抒发胸中之奇，且所如不偶。躬阅于兵戈患难兴亡荣辱者有几，亲视于得失疾病瘴疫死生者又有几，身究于书史花木禽兽鳞虫者又有几。是陈子见闻广博而咨询精详，兼之辨难纵横，又足佐其笔阵，宜其书之奇也，而陈子之奇不在此。陈子晚年逢异人燕市，多获秘传，晨夕研求，几废寝食，竟不知身在客也。嗟乎！真奇也哉。然而陈子雅不见其奇，遇异人忘其遇，著奇书忘其书，若惟恐人不可救而用药误之也。汲汲于著书为事，著《内经》《六气》之书甫竣，复著《本草》。嗟乎，真奇也哉，而陈子更奇。谓医救一世其功近，医救万世其功远。欲夫用药之人，尽为良医也，则本草之功用，又乌可不亟为辨论哉。

甚矣，陈子之奇也。予评阅而序之首，喜得人仍出吾门而折衷至正，实可为万世法，是则余之所深幸者乎。"

有关陈士铎的学术研究始于清代，对于陈士铎及其学术的评价褒贬不一。例如：清·龙绘堂十分推崇陈士铎之学术，并将自己学习和运用陈士铎学术的心得记载于所著《蠢子医》中。清·沈金鳌在《伤寒论纲目》中，以张仲景论述为纲，后世论述为目，大段引用陈士铎对伤寒的诊治内容并大加肯定。

从另一方面来看，也有医家对陈士铎及其著作持有异议。其一，批评陈士铎假托其学术得之于异人。如陆以湉《冷庐医话》云："医家著书，每为假托之辞，以炫其功能"；"陈远公《石室秘录》，乃竟托之于岐天师雷公，尤属不经。"

其二，认为陈士铎用药徒事补益。如清·王三尊在《医权初编》中言："夫《石室秘录》一书，乃从《医贯》中化出，观其专于补肾、补脾、舒肝，即《医贯》之好用地黄汤、补中益气汤、枳术丸、逍遥散之意也。彼则补脾肾而不杂，此又好脾肾兼补者也。"

其三，认为陈士铎组方药量过重。如清·李冠仙《知医必辨》评价《石室秘录》一书，言"其方皆袭成方，而重其分量，一方用之数斤，以为奇异，以为仙方，有是理乎？虽其治法间有可取，而其方何可用乎？"

对于以上三点批评，笔者认为尚有可商讨之处。首先，前文已解释了陈士铎假托作书的原因，兹不赘述。其次，对于陈士铎滥用温补的说法，笔者认为陈士铎的确略偏温补，但立法处方皆因病情所设，总不悖阴阳调和、以平为期的原则，这也正是其医学思想的独特之处，善读者自可明辨其中之道。再者，对于陈士铎用药剂量的批评，也不尽然。其实，陈士铎处方也强调王、霸并用，并非一味施以重剂，其临证用药也是颇有法度的。例如，陈士铎外科治法，在运用大剂补药之余，十分强调顾护胃气，并非一味蛮补。对此，清·龙绘堂在《蠢子医》中，论及《石室秘录》多用重大之剂时说："无奈俗医执不肯，案头小本把人诈。岂是二竖未肯离，一苇作航妄凌架。吾独把棹不敢移，天师谓我不必怕。洪波巨浪乱翻花，欸乃一声一齐下。两岸人声乱惊啼，吾独船头食甘蔗。以此方儿去治人，可谓霸中又用霸。其实稳坐钓鱼船，未见揶揄小儿把人骂。今日谨告小后生，不学天师更学嘎"？他还列举自己的治验加以佐证。其云："余前治一暴得鼻血症，已经无药不投，均难稍为遏止。因视内热太甚，即用生地一斤，佐以生侧柏叶炭之类，水和生捣取汁，凉服立获神效。后又用桃仁、红花、当归等诸和血之品，瘀血尽从大便而下，亦无后患。借此可知先生是言为不虚矣。"同时，也辩证地指出："然要看病之浅深缓急，万不可轻施重剂，致偏害而莫克挽回也。"

二、后世发挥

　　有关陈士铎的学术研究、临证运用及学术发挥，现代文献中主要涉及以下几方面的内容：陈士铎学术渊源及著作考证、陈士铎著作之医学理论探讨、临床辨证论治及组方用药分析、陈士铎学术经验的现代应用报道等。但总体上来看，对陈士铎的学术渊源及著作来源，目前仍有不同看法，有待进一步考证；对陈士铎之医学思想及其著作所述中医理论的探讨较为少见；对其临证经验的运用和发挥相对较多但视角较为局限，大多是就某一病证的治疗或方剂的临床运用效果加以简要总结报道。例如：以救顽汤（《辨证录》）治疗疝病，以散偏汤（《辨证录》）治疗偏头痛，以宣志汤（《辨证录》）治疗不寐、失眠、癃闭，以决水汤（《辨证录》）治疗顽固性水肿，以调脾汤（《辨证录》）治疗格林巴利综合征，以宽腰汤（《辨证录》）治疗颈椎病；以引龙汤（《辨证录》）加味治疗老年性糖尿病，以生髓育麟丹（《辨证录》）治疗男性不育症；以定呃汤、解呃丹（《辨证奇闻》）治疗呃逆，以引火汤（《石室秘录》）治疗阴虚双蛾，以分水丹（《石室秘录》）治疗泄泻，以痢下通用方（《石室秘录》）治疗急性痢疾；以固步汤（《洞天奥旨》）加味、利水行湿方（《石室秘录》）治疗血栓闭塞性脉管炎；以清肠饮（《洞天奥旨》）治疗内痔；以五神汤（《洞天奥旨》）加味，治疗尿血、痢疾、眩晕、胁痛、癃闭、淋证，等等。具体内容，在此不一一赘述，选择部分文章列于参考文献之中，以供读者参考。总之，陈士铎著作的丰富学术内涵，在当代尚未引起应有的关注和深入的研究，此与陈士铎著作的学术渊源争议不无关系。但已有少数国内外专家、学者乃至临床工作者，注意到陈士铎著作的理论与实用价值，正在从不同角度开展相关基础理论探讨和临床应用研究。

综上所述，陈士铎不仅是一位中医药学术的优秀传承者，而且也是一位具有高深造诣的理论家，同时也是一位经验丰富的临床家。陈士铎的医学著作，具有重要的理论价值和实用价值。无论对于陈士铎的学术渊源及其著作托名问题有何争议，都无法否认其著作的丰富内涵、学术创见、诊治经验，无法否认这些著作与中医经典及历代各家学术之间的内在联系，更无法否认其理法方药与临床各科病症诊治实际的密切关联。因此，我们当以陈士铎一生志在传承前贤学术并努力为民众解除病苦的精神，深入开展陈士铎学术及其传世著作的发掘、整理与研究，使之在当代得到更好的运用、传承和发扬。

陈士铎

参考文献

著作类

［1］陈士铎.洞天奥旨［M］.北京：中国中医药出版社，1991.

［2］陈士铎.辨证录［M］.北京：人民卫生出版社，1989.

［3］陈士铎.脉诀阐微［M］.见：陈士铎.辨证录.北京：人民卫生出版社，
　　　1989.

［4］陈士铎.外经微言［M］.北京：中医古籍出版社，1984.

［5］陈士铎.辨症玉函［M］.上海：上海科学技术出版社，1989.

［6］陈士铎.石室秘录［M］.北京：中国中医药出版社，1991.

［7］陈士铎.本草新编［M］.北京：中国中医药出版社，1996.

［8］柳长华.陈士铎医学全书［M］.北京：中国中医药出版社，1999.

［9］王弼注.老子道德经［M］.北京：中华书局.1985.

［10］庄子［M］.北京：中华书局.2007.

［11］黄帝内经素问［M］.北京：人民卫生出版社，1963.

［12］钱乙.小儿药证直诀［M］.上海：商务印书馆，1939.

［13］成无己.伤寒明理论［M］.上海：上海大东书局，1936.

［14］赵献可.医贯［M］.北京：学苑出版社，1996.

［15］李时珍.本草纲目新校注本［M］.刘衡如，刘山永，校注.北京：华
　　　夏出版社.1998.

［16］张介宾.景岳全书［M］.北京：人民卫生出版社，1991.

［17］张介宾.类经图翼［M］.北京：人民卫生出版社，1965.

［18］薛己.内科摘要［M］.南京：江苏科学技术出版社，1985.

［19］李中梓.医宗必读［M］.上海：上海卫生出版社，1957.

［20］陆以湉.冷庐医话［M］.北京：中医古籍出版社，1999.

［21］李冠仙.知医必辨［M］// 曹炳章.中国医学大成（九）.北京：中国中医药出版社，1997.

［22］王三尊.医权初编［M］// 裘庆元.珍本医书集成：第四册.北京：中国中医药出版社，1999.

［23］龙绘堂.蠢子医［M］.北京：人民卫生出版社，1993.

［24］胡孚琛，吕锡琛.道学通论［M］.北京：社会科学文献出版社，2004.

论文类

［1］上海中医学院中医文献研究所古籍研究室.《辨症玉函》评述［J］.上海中医药杂志，1983，（4）：38-39.

［2］任翼.《辨证录》成书年代及版本考略［J］.上海中医药杂志，1985（6）：44-45.

［3］张灿玾.《石室秘录》的学术特色［J］.中医杂志，1986（3）：53-54.

［4］孙益平.《辨证录》从肾论治血证的经验［J］.重庆中医药杂志，1988（3）：28-29.

［5］贾得道.《傅青主女科》和陈士铎《辨证录》——兼与《中国医学大辞典·医史文献分册》编者商榷［J］.山西中医，1988，4（6）：45-47.

［6］职延广.清代名医陈士铎治疗头痛经验［J］.浙江中医杂志，1988（12）：

538–540.

[7] 郭振球.《石室秘录》的治则学思想 [J]. 山西中医, 1989, 5（5）:1-3.

[8] 陆惠铭.陈士铎论治男科病经验 [J]. 上海中医药杂志, 1989（12）: 39–42.

[9] 王炳炎.陈士铎男性不育证治九法 [J]. 河北中医, 1990, 12（5）: 37–38.

[10] 杨建书, 杨化峰.《石室秘录》方药应用三则 [J]. 山西中医, 1991, 7（6）: 13-14.

[11] 史传道, 汶医宁, 于望远.陈士铎《洞天奥旨》对金银花的认识 [J]. 新疆中医药, 1991（3）: 53-55.

[12] 陆惠铭.浅论陈士铎调气治不育 [J]. 新中医, 1992（2）: 38-39, 42.

[13] 贺福田, 毛连侠, 王玉秀.陈士铎特殊服药法九种 [J]. 四川中医, 1993（1）: 10-11.

[14] 齐南.《外经微言》别论探 [J]. 江西中医学院学报, 1994, 6（2）: 7-10.

[15] 虞陆祥, 朱君华.试谈陈士铎的学术特色 [J]. 浙江中医学院学报, 1994, 18（6）: 34-35.

[16] 李树德.也谈《傅青主女科》和陈士铎《辨证录》——与贾得道先生的商榷 [J]. 山西中医, 1995, 11（2）: 48-51.

[17] 谢邦军, 王丽.《石室秘录》对药采撷 [J]. 陕西中医, 1995, 16（11）: 520.

[18] 谢邦军.《石室秘录》对药拾遗 [J]. 光明中医杂志, 1996（1）: 29-30.

［19］杜武勋.《石室秘录》火不归源证治初探［J］.天津中医学院学报，1996（3）：10-11.

［20］徐浩，晁民，郝春华.陈士铎治疗老年痴呆学术思想［J］.山东中医学院学报，1996，20（3）：171-172.

［21］职延广，侯美玉.陈士铎《洞垣全书》初考［J］.中华医史杂志，1996，26（4）：253-254.

［22］周爱峰，张荣恩.陈士铎运用柴胡白芍对药的经验［J］.中国民间疗法，1997（4）：3.

［23］张梅红，谷万里.陈士铎治疗痹证诸痛思想探析［J］.四川中医，1997，15（4）：3-4.

［24］那素梅，董克伟，马琳.陈士铎辨治胎动不安经验探析［J］.北京中医，1997（6）：5-6.

［25］傅汝林.试探《辨证录》应用阴阳五行学说的学术经验［J］.贵阳中医学院学报，1999，21（1）：2-4.

［26］职延广.陈士铎先生及其《辨证玉函》［J］.中国中医基础医学杂志，1999，5（1）：58-59.

［27］玄振玉.陈士铎外科组方特点［J］.山东中医药大学学报，1999，23（4）：183-184.

［28］王慧生.《辨证录》辨治阳痿的特色［J］.浙江中医杂志，1999（7）：310-311.

［29］杨灵生.应用陈士铎《辨证录》方治验［J］.中国民间疗法，1999（10）：25-26.

［30］杨灵生.应用陈士铎《辨证录》治验2则［J］.成都中医药大学学报，2000，23（3）：29-31.

［31］刘荣喜.陈士铎《外经微言》医学思想探讨［J］.中医文献杂志，
　　　2000（4）：20-21.

［32］徐春波.《本草新编》的学术特色［J］.山东中医药大学学报，2000，
　　　24（6）：451-452.

［33］邱立新.陈士铎从痰论治癫狂呆病初探［J］.时珍国医国药，2002，
　　　13（3）：161-162.

［34］玄振玉，胡惠平.陈士铎外科分经用药经验举隅［J］.中医药研究，
　　　2002，18（3）：4.

［35］李官火.从药中四维看陈士铎的学术渊源［J］.中医药研究，2002，
　　　18（3）：93-94.

［36］杨石，张胜.《外经微言》学术思想探讨［J］.成都医药，2003，29（2）：
　　　101-102.

［37］包祖晓，管利民.陈士铎辨治头痛五法浅识［J］.国医论坛，2003，
　　　18（4）：12-13.

［38］孙建峰.《洞天奥旨》补法浅析［J］.国医论坛，2003，18（4）：41-
　　　43.

［39］刘恩顺.陈士铎《辨证录》辨证论治特点浅析［J］.天津中医学院学
　　　报，2004，23（2）：66-67.

［40］赵岩，高权国.陈士铎"直接交通心肾法"诸方简析［J］.中医药信
　　　息，2004，21（4）：42-444.

［41］陈永灿.陈士铎健忘呆病证治方药探析［J］.中医药临床杂志，2004，
　　　16（5）：497-499.

［42］赵岩，高权国.陈士铎间接交通心肾诸方简析［J］.中医药信息，
　　　2004，21（5）：52-53.

［43］朱桂梓，李成文.陈士铎伤寒思想探讨［J］.河南中医，2005，25（3）：21-22.

［44］王小芸，王象礼，赵怀舟.《青囊秘诀》与《洞天奥旨》关系的文献考察［J］.山西中医，2005，21（6）：47-49.

［45］陈化尧，吴同启，张明德.陈士铎论治咳嗽学术思想探析［J］.黑龙江中医药，2005（6）：52-53.

［46］邱立新.浅析《辨证录》对健忘证的论治［J］.内蒙古中医药，2006（4）：3-4.

［47］贾颖，赵怀舟，沈华.《本草新编》与《本草蒙筌》渊源关系探讨［J］.山西中医，2006，22（6）：43-44.

［48］王广民，侯桃红.《石室秘录》学术特色浅识［J］.山西中医，2007，23（2）：47.

［49］王希兰，宋竖旗.陈士铎辨治阳痿浅析［J］.中医杂志，2007，48（3）：283-284.

［50］王象礼.陈士铎"遇仙传书"案"仙"序署名考——"云中逸老岐伯天师"考［J］.山西中医，2007，23（3）：42-44.

［51］李志强，赵国平.对陈士铎论治呆病健忘的思考［J］.浙江中医药大学学报，2007，31（3）：284-285.

［52］包祖晓，唐启盛.陈士铎从心肾不交论治神志病［J］.吉林中医药，2007，27（5）：1-2.

［53］孙佳，潘桂娟.对陈士铎痰证诊疗思想的探讨［J］.中国中医基础医学杂志，2007，13（5）：375-377.

［54］孙佳.陈士铎医学思想研究［D］.北京：中国中医科学院，2007.

［55］邢大庆.《本草新编》学术思想探讨［J］.山西中医，2008，24（增刊）：

2-3.

[56] 吴静.《辨证录》从肝论治心肾不交探微 [J]. 山西中医, 2008, 24（9）:
1-3.

[57] 李宝来.《石室秘录》中男子不育浅析 [J]. 实用中医内科杂志,
2008, 22（1）: 17-18.

[58] 郝秀梅, 郭选贤, 殷光辉, 等. 清代名医陈士铎治疗咳嗽的经验 [J].
陕西中医, 2008, 29（12）: 1647-1648.

[59] 张玲, 沈华. 傅山医著源流考——《手稿》《女科》及《辨证录》的渊
源关系 [J]. 光明中医, 2008, 23（11）: 1647-1648.

[60] 刘树山. 应用陈士铎的平肝舒怒饮治疗胁痛的体会 [J]. 世界中医药,
2009, 4（6）: 339.

[61] 孙建峰. 陈士铎对中医理论的发挥举隅 [J]. 中医文献杂志, 2010（2）:
15-17.

[62] 卫云英.《傅青主女科》与《辨证录》内容及语言考察 [J]. 江西中
医学院学报, 2010, 22（3）: 25-27.

[63] 第五永长, 田金洲, 时晶. 从清代名医陈士铎治疗痴呆学术特色谈脾
脑相关 [J]. 四川中医, 2011, 29（2）: 43-44.

[64] 和中浚, 周兴兰.《外科证治全生集》与《洞天奥旨》学术思想的比
较研究 [J]. 中华中医药学刊, 2012, 30（3）: 459-462.

[65] 马云飞. 陈士铎治疗腰痛辨证思路及用药特点 [J]. 福建中医药,
2013（8）: 59-60.

[65] 王维广, 李成卫, 王庆国, 等. 陈士铎的肝藏象理论框架分析 [J].
世界中医药, 2015（11）: 46-48.

[66] 施岚尔, 赵鸣芳, 凌云. 陈士铎《辨证玉函》学术思想研究 [J]. 辽

宁中医杂志，2018（4）：730-731.

［67］曹雯，张肖敏.陈士铎辨治燥证探究［J］.中医药学报，2019，47（3）

106-108.

汉晋唐医家（6名）

张仲景　王叔和　皇甫谧　杨上善　孙思邈　王　冰

宋金元医家（19名）

钱　乙　刘　昉　陈无择　许叔微　陈自明　严用和
刘完素　张元素　张从正　成无己　李东垣　杨士瀛
王好古　罗天益　王　珪　危亦林　朱丹溪　滑　寿
王　履

明代医家（24名）

楼　英　戴思恭　刘　纯　虞　抟　王　纶　汪　机
薛　己　万密斋　周慎斋　李时珍　徐春甫　马　莳
龚廷贤　缪希雍　武之望　李　梴　杨继洲　孙一奎
吴　崑　陈实功　王肯堂　张景岳　吴有性　李中梓

清代医家（46名）

喻　昌　傅　山　柯　琴　张志聪　李用粹　汪　昂
张　璐　陈士铎　高士宗　冯兆张　吴　澄　叶天士
程国彭　薛　雪　尤在泾　何梦瑶　徐灵胎　黄庭镜
黄元御　沈金鳌　赵学敏　黄宫绣　郑梅涧　顾世澄
王洪绪　俞根初　陈修园　高秉钧　吴鞠通　王清任
林珮琴　邹　澍　王旭高　章虚谷　费伯雄　吴师机
王孟英　陆懋修　马培之　郑钦安　雷　丰　张聿青
柳宝诒　石寿棠　唐容川　周学海

民国医家（7名）

张锡纯　何廉臣　陈伯坛　丁甘仁　曹颖甫　张山雷
恽铁樵